D1722420

**Praxis der
Audiometrie**

Praxis der Audiometrie

Ernst Lehnhardt

unter Mitarbeit von
Thomas Janssen und
Jürgen Kießling

7., überarbeitete und
erweiterte Auflage

281 teils farbige Abbildungen,
18 Tabellen

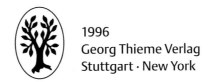

1996
Georg Thieme Verlag
Stuttgart · New York

Prof. Dr. Dr. Ernst Lehnhardt
Cochlear Implant Centrum Hannover
Siegesstr. 15, 30175 Hannover

Dr.-Ing. Dr. med. Thomas Janssen
Univ.-HNO-Klinik der Techn. Univ. München,
Klinikum rechts der Isar
Ismaninger Str. 22, 81675 München

Prof. Dr. rer. nat. Jürgen Kießling
Univ.-HNO-Klinik Gießen
Feulgenstr. 10, 35385 Gießen

Begründet von Bernhard Langenbeck

Die Deutsche Bibliothek – CIP-Einheitsaufnahme

Lehnhardt, Ernst:
Praxis der Audiometrie / Ernst Lehnhardt. Unter
Mitarb. von Thomas Janssen und Jürgen Kiessling.
– 7., überarb. und erw. Aufl. – Stuttgart ; New
York : Thieme, 1996

1. Auflage 1952; Leitfaden der praktischen Audiometrie
2. Auflage 1956; Leitfaden der praktischen Audiometrie
3. Auflage 1963; Leitfaden der praktischen Audiometrie
4. Auflage 1970; Leitfaden der praktischen Audiometrie
5. Auflage 1978; Praktische Audiometrie
6. Auflage 1987; Praxis der Audiometrie
1. spanische Auflage 1965
2. spanische Auflage 1966
3. spanische Auflage 1992
1. japanische Auflage 1983

© 1952, 1996 Georg Thieme Verlag,
Rüdigerstraße 14, D-70469 Stuttgart
Printed in Germany

Einbandgestaltung: Markus Voll, Fürstenfeldbruck

Satz und Druck: Gulde-Druck, 72070 Tübingen

ISBN 3-13-369007-8   1 2 3 4 5 6

Wichtiger Hinweis: Wie jede Wissenschaft ist die Medizin ständigen Entwicklungen unterworfen. Forschung und klinische Erfahrung erweitern unsere Erkenntnisse, insbesondere was Behandlung und medikamentöse Therapie anbelangt. Soweit in diesem Werk eine Dosierung oder eine Applikation erwähnt wird, darf der Leser zwar darauf vertrauen, daß Autoren, Herausgeber und Verlag große Sorgfalt darauf verwandt haben, daß diese Angabe **dem Wissensstand bei Fertigstellung des Werkes** entspricht.

Für Angaben über Dosierungsanweisungen und Applikationsformen kann vom Verlag jedoch keine Gewähr übernommen werden. **Jeder Benutzer ist angehalten**, durch sorgfältige Prüfung der Beipackzettel der verwendeten Präparate und gegebenenfalls nach Konsultation eines Spezialisten, festzustellen, ob die dort gegebene Empfehlung für Dosierungen oder die Beachtung von Kontraindikationen gegenüber der Angabe in diesem Buch abweicht. Eine solche Prüfung ist besonders wichtig bei selten verwendeten Präparaten oder solchen, die neu auf den Markt gebracht worden sind. **Jede Dosierung oder Applikation erfolgt auf eigene Gefahr des Benutzers.** Autoren und Verlag appellieren an jeden Benutzer, ihm etwa auffallende Ungenauigkeiten dem Verlag mitzuteilen.

Vorwort zur 7. Auflage

Der Unbefangene möchte glauben, die Audiometrie sei inzwischen zu einem gewissen Abschluß gekommen, ihre Methoden seien Standard, dem nicht mehr viel Neues hinzuzufügen sei. Dies gilt sicher für manche inzwischen bewährte Verfahren oder Tests. Doch selbst für das Rekruitment haben sich in den letzten Jahren neue Gesichtspunkte ergeben in dem Sinne, daß man für den ebenfalls rekruitmentpositiven Endolymphhydrops eigene spezifische Tests zu inaugurieren bemüht ist. Andererseits verlieren bewährte Rekruitmenttests wie der SISI oder das Langenbeck-Geräuschaudiogramm an Bedeutung.

Bewegung in die Audiometrie ist vor allem durch die otoakustischen Emissionen gekommen, die als Screeningverfahren schon längst akzeptiert werden und die sich anschicken, objektive Daten zum Schwellen- und überschwelligen Hören beizutragen. Auch für die diagnostische Zuordnung des Tinnitus könnten sie Bedeutung erlangen.

Die zunehmend engere Verflechtung der diagnostischen Audiometrie mit der Hörgeräteauswahl und -anpassung ließ es angezeigt erscheinen, den diesbezüglichen Stoff zu erweitern und zu vertiefen. Dementsprechend findet auch der Hörgeräteakustiker in der neuen Auflage für ihn wissenswerte Daten und Hinweise.

Schließlich hat während des letzten Jahrzehnts die Hörprüfung des tauben Patienten ein eigenes Arbeitsgebiet geschaffen. War es ursprünglich nur der Promontoriumstest, so gewinnen jetzt auch die elektrisch evozierten Reizantworten der Hörbahn und – in jüngster Zeit – selbst des Hörnervs nach der Cochlear-Implant-Operation an Interesse, ein Gebiet, das zu einer wesentlichen Bereicherung der Audiometrie beitragen wird.

So war es zwingend, daß trotz zum Teil wesentlicher Straffung des bisherigen Stoffes die 7. Auflage an Umfang zugenommen hat. Um so mehr ist dem Verlag für die preisliche Disziplin zu danken und zu hoffen, daß Leser aus den unterschiedlichsten Arbeitsbereichen hier die Daten finden, die sie suchen.

Hannover, im Oktober 1995

Ernst Lehnhardt

Inhaltsverzeichnis

1. Akustische und audiometrische Grundbegriffe

E. Lehnhardt

▰▰ Audiometrische Symbole und Farben

Für die Dokumentation der alltäglichen audiometrischen Meßergebnisse sollte man einheitliche Symbole *und Farben* verwenden (Abb. 1.**1**). Nur so ist es möglich, die Vielseitigkeit der audiometrischen Daten leicht verständlich und unmißverständlich auch für andere Untersucher festzuhalten. Lediglich für Publikationen ist man zumeist gehalten, auf Farben zu verzichten; um so wichtiger ist es dann, „genormte" Symbole zu benutzen. Die zaghaften Ansätze einer internationalen Standardisierung haben allerdings bislang nur begrenzte Erfolge gehabt.

Grundsätzlich sollte man bemüht sein, möglichst viele Daten in *nur einen* Vordruck einzufügen. Da der Ohrenarzt gewöhnt ist, die Befunde des rechten Ohres auf die linke Bildseite und die des linken auf die rechte zu projizieren, bietet es sich an, diese Gepflogenheit auch auf das Audiogramm zu übertragen, d.h. für jedes Ohr ein getrenntes Ton- und Sprachaudiogramm zu verwenden. Am unteren Rand des Tonaudiogramms lassen sich die Ergebnisse des SISI- und evtl. auch des Lüscher-Tests vermerken, zugeordnet der jeweiligen Prüffrequenz. Geräuschtonschwelle („Mithörschwelle") und Schwellenschwund gehören *in* das Tonaudiogramm, zumal sie sich unmittelbar darauf beziehen. Der Lautheitsvergleich (Fowler-Test) wird auf der Seite des *schlechteren* Ohres eingezeichnet, vom entsprechenden Meßpunkt ausgehend. Die Vertäubung muß für jede einzelne Tonfrequenz in Knochenleitung und Luftleitung gesondert *auf dem vertäubten Ohr* notiert werden.

In das Sprachaudiogramm werden auch die Ergebnisse der Hörgerätanpassung eingefügt. Um schließlich zusätzliche Testergebnisse wie die der Impedanzmessung oder zentraler Sprachtests erfassen zu können, ist eine Darstellungsform zu wählen, die eine übergeordnete synoptische Wertung ermög-

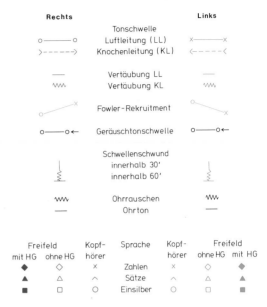

Abb. 1.**1** Audiometrische Symbole und Farben

licht; die tonalen Hörfunktionen erscheinen im oberen, das monaurale Sprachverstehen im unteren Teil des Formulars und das dichotische ganz unten. Die Anordnung der Impedanzbefunde in der Mitte verdeutlicht ihren Bezug auf beide Ohren, jedenfalls bei kontralateraler Registrierung.

Je mehr Befunde „mit einem Blick" gegeneinander abzuwägen und miteinander zu vergleichen sind, um so eher fallen Unregelmäßigkeiten und Unstimmigkeiten ins Auge. Um so eher auch werden sich Erfahrungswerte einschärfen und sich aus der Wiederholung scheinbar nicht zueinander passender Befunde neue Erkenntnisse herleiten. Diese Aufzeichnungsform hat überdies den Vorteil, daß durch Fotokopie die Lesbarkeit und Eindeutigkeit kaum geschmälert wird.

▰▰ Stimmgabel- und Hörweitenprüfung

Die *Stimmgabelprobe* gilt der primären Differenzierung zwischen Mittelohr- und Innenohrschwerhörigkeit: Beim Weber-Versuch werden über Knochenleitung beide Ohren miteinander verglichen, beim Rinne-Versuch Knochenleitung und Luftleitung des einzelnen Ohres.

Die Schwingungszahl der verwendeten Stimmgabel sollte unter der der Eigenfrequenz des Mittelohres liegen, also unter 800 oder 1000 Hz. Extrem langsam schwingende Stimmgabeln sind zu groß und unhandlich; andererseits werden die Testergebnisse um so weniger eindeutig, je mehr sich die Schwingungszahl 800 Hz nähert. Einen vernünftigen Kompromiß stellt deshalb die Benutzung von Stimmgabeln mit 258 oder 435 Hz dar.

Zum **Rinne-Versuch** fragt man den Patienten nach der größeren Lautheit „vor dem Ohr" (= Luftleitung) oder „hinter dem Ohr" (= Knochenleitung). Nur wenn der Patient sich bei diesem Vergleich nicht klar entscheiden kann, ist es notwendig, über die *Abklingzeit* der Stimmgabel zunächst in Luftleitung, dann in Knochenleitung oder umgekehrt – das Testergebnis zu erhärten. Damit gelangt man schließlich auch zu schwellennahen Lautstärken, ein Gesichtspunkt, der heute allerdings zweitrangig ist, weil dem Rinne-Versuch lediglich noch ein orientierender Wert zukommt.

Unentbehrlich ist weiterhin der **Weber-Versuch**, auch für die Frage, ob eine Vertäubung notwendig ist (vgl. Kapitel 9). Die auf den Scheitel aufgesetzte Stimmgabel wird entweder diffus im Kopf wahrgenommen – bei annähernd seitengleichem Gehör, normal- oder schwerhörig – oder in ein Ohr lokalisiert; bei einseitiger *Mittelohrschwerhörigkeit* hört der Patient den Ton im kranken Ohr, bei einseitiger *Innenohrschwerhörigkeit* oder Taubheit in aller Regel im gesunden. Bei kombinierter Mittelohr-Innenohrschwerhörigkeit kann die Lateralisation unsicher sein, je nachdem, welcher Schwerhörigkeitsanteil überwiegt. Gelegentlich erscheint das Ergebnis des Weber-Versuchs kaum erklärbar, wie auch die Deutung des Phänomens selbst noch Schwierigkeiten bereitet (vgl. Kapitel 10).

Die **Sprachabstandsprüfung** dient der *quantitativen* Bestimmung des Gehörs und des Verstehens; sie gibt außerdem einen Hinweis auf den Sitz der Hörstörung insofern, als ein großer Unterschied in der Hörweite für Flüstersprache und derjenigen für Umgangssprache charakteristisch ist für die *Innen*ohrschwerhörigkeit, während eine annähernd gleiche Einschränkung des Flüster- und Umgangssprachverstehens für eine Lokalisation der Schwerhörigkeit im *Mittel*ohr spricht.

Nachteile der Sprachabstandsprüfung sind die unterschiedliche Sprechweise und Sprachlautstärke verschiedener Untersucher und auch des gleichen Sprechers in Abhängigkeit von seiner Stimm*ungs*lage. Andererseits schafft die Sprachabstandsprüfung einen lebendigen Kontakt zwischen Arzt und Patient und damit zugleich einen gewissen Spielraum in der Beurteilung des Ergebnisses.

Bei der *Flüsterspracheprüfung* genügt zur Ausschaltung des nichtgeprüften Ohres das einfache Verschließen des Ohres. Dazu wird die Beere des 2. oder 3. Fingers in den Gehörgangseingang gelegt oder der Tragus in den Gehörgang gepreßt. Für die *Umgangsspracheprüfung* schüttelt man zusätzlich den Finger und erreicht auf diese Weise eine Vertäubung des abgewandten Ohres; sie reicht jedoch nur für geringe Sprachabstände (10 bis 20 cm), auf größere Entfernung ist eine Geräuschvertäubung notwendig. Hierfür kann die Barany-Lärmtrommel benutzt werden; sie hat jedoch einen unregelmäßigen Frequenzgang mit Schalldruckspitzen zwischen 500 und 100 Hz oder auch um 4000 Hz. Außerdem schwankt die Lautstärke der Trommeln untereinander, und schon nach einer Minute Laufzeit geht sie um mindestens 6 dB zurück (Dieroff, 1958). Auch für die Sprachabstandsprüfung ist deshalb zum Ausschluß des nichtgeprüften Ohres nach Möglichkeit ein *audiometrisches* Rauschen zu verwenden.

Die Hörweitenprüfung sollte sich ausschließlich auf das Vorsprechen zweistelliger, zumeist vielsilbiger Zahlen beschränken. Zu bewerten ist diejenige Meterzahl, aus der *mindestens drei Zahlen nacheinander* richtig nachgesprochen wurden. Der Prüfer sollte sich zunächst vom Patienten fortbewegen, um dann – sobald einzelne Zahlen nicht verstanden werden – den Abstand wieder zu verringern. Das geprüfte Ohr muß dem Untersucher zugewandt sein; so wird ein Ablesen von den Lippen verhindert. Gegebenenfalls verdeckt die Hilfsperson – vor dem Pati-

Abb. 1.**2** Stimmgabel-
und Hörweitenbefunde

→	W	←
+	R	+
6	Fl. Spr. Zahlen (m)	6
>6	Umg. Spr. Zahlen (m)	>6

normal

	W	→
+	R	–
6	Fl. Spr. Zahlen (m)	3
>6	Umg. Spr. Zahlen (m)	5

Mittelohr-
schwerhörigkeit
links

	W	→
+	R	+
1	Fl. Spr. Zahlen (m)	6
6	Umg. Spr. Zahlen (m)	>6

Innenohr-
schwerhörigkeit
rechts

enten stehend – mit der flachen Hand den Blick hin zum Prüfer. Notiert werden die Werte zusammen mit denen der Stimmgabelprüfung für jedes Ohr getrennt, für Flüstersprache (v) und für Umgangssprache (V), im linken Feld für das rechte, im rechten für das linke Ohr (Abb. 1.**2**).

Nur wenn man dieses Aufzeichnungsschema strikt einhält, läßt sich das Ergebnis mit einem Blick erfassen. Meterangaben von über 6 m sind als > 6 m einzutragen; größere Prüfabstände sind unnötig, kleinere, z. B. 4 m, sind als maximale Entfernung unzureichend.

Akustische Grundbegriffe

Schall kann in Luft, Gasen und in flüssigen oder festen Körpern entstehen. Für die Audiometrie interessieren der *Luft*schall sowie die Schallausbreitung im *Knochen*. Die durch einen Schallgeber angeregten Teilchen schwingen um einen Ruhepunkt hin und her; sie streben also nicht von der Schallquelle fort, sondern bewegen sich abwechselnd voneinander weg und wieder aufeinander zu (Abb. 1.**3**). Für die Beschreibung des Schalls sind folgende Daten von Bedeutung.

➤ der *Weg*, um den die Teilchen ausgelenkt werden = Amplitude (A);

➤ der *Druck*, mit dem die Teilchen hin- und herbewegt werden = Schalldruck (p in dyn/cm², µbar oder µPa). 1 Bar (bar) ist gleich 1 kp/cm², 1 Mikrobar (µbar) gleich 10^6 bar;

➤ der *Abstand* zwischen zwei Maxima bzw. Minima der Auslenkungswelle (λ); er ist abhängig von der Anzahl der Auslenkungen pro Sekunde = Frequenz (f in Hertz).

Durch das Hin- und Herschwingen der Teilchen entstehen Verdichtungen und Verdünnungen der schalleitenden Masse. Sie breiten

sich *kugelförmig* aus, allerdings nur in unmittelbarer Nähe des Schallgebers; schon im Abstand von einer Wellenlänge erscheint die Schallwelle eben.

Die *Ausbreitungsgeschwindigkeit* des Schalls beträgt in Luft 330 m pro Sekunde, in festen Medien etwa 5000 m pro Sekunde.

Wenn Verdichtungen und Verdünnungen pro Sekunde tausendmal wechseln, ist die Frequenz gleich 1000 Hz. Tausendmal also wechselt zugleich der Druck auf einer Strecke von 330 m, eben wegen der Geschwindigkeit des Schalls von 330 m pro Sekunde. Daraus ergeben sich für eine Wellenlänge, also für die Entfernung von einer Verdichtung bzw. Verdünnung zur nächsten, im angeführten Beispiel 330 m : 1000 = 33 cm oder für 100 Hz 3,30 m, für 10 000 Hz 3,3 cm.

Wo die Schwingungsamplitude groß ist, die Teilchen also relativ weit ausschwingen, ist der Schalldruck klein; er ist umgekehrt groß, wo die Amplitude klein ist. Zwischen beiden Größen besteht damit eine Phasendifferenz von 90 Grad insofern, als die *Maxima* der Verdichtung und Verdünnung mit den *Nulldurchgängen* der Amplitude zusammenfallen. Dabei wechseln Über- und Unterdruck einander ab: *Wechseldruck*. Mit dem Schall*druck* konphas verläuft die Schall*schnelle*, eine für die Audiometrie weniger bedeutsame Größe (Abb. 1.**4**).

Die physikalischen Gegebenheiten des Schalls sind am übersichtlichsten bei sinusförmigen Schwingungen, d. h. bei Tönen. Komplizierter zu beschreiben sind unregelmäßige Tongemische, also Geräusche (vgl. Kapitel 9). Die Audiometrie versucht deshalb soweit wie möglich mit Tönen auszukommen.

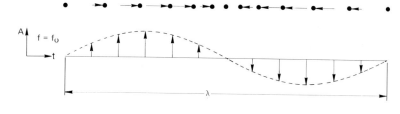

Abb. 1.3 Die Punktreihe gibt die Verdichtungen und Verdünnungen der Luftteilchen während der Schallausbreitung wieder. Darunter ist die Schwingungsamplitude (A) gezeichnet; sie geht durch Null während maximaler Verdichtung oder Verdünnung. λ = Wellenlänge

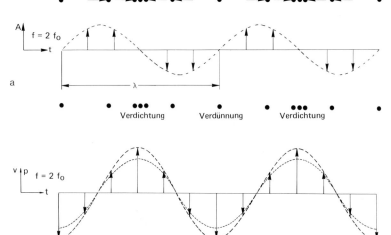

Abb. 1.4 a u. b Bildliche Darstellung des Schalls. a Die Frequenz ist hier doppelt so groß wie in Abb. 1.3, die Wellenlänge (λ) entsprechend halb so groß. b Schalldrucke (p, kräftig gestrichelt) und Schallschnelle (v, dünn gestrichelt) als Sinuswelle; beide Größen sind gegenüber der Schwingungsamplitude um 90 Grad phasenverschoben

Audiometer

Audiometer erzeugen elektrische Wechselströme verschiedener Frequenz und Intensität. Die Wechselströme betreiben Luftschall- und Knochenschallhörer, die einen möglichst reinen, von Oberwellen freien Ton abstrahlen. Die Verwendung obertonfreier Töne für die Hördiagnostik geht auf Ohm, v. Helmholtz und Bezold zurück und gilt seither unwidersprochen; der medizinhistorisch Interessierte sei auf Feldmann „Die geschichtliche Entwicklung der Hörprüfungsmethoden" verwiesen.

Seit 1. 11. 1988 besteht in Deutschland eine Eichordnung für Reinton- und Sprachaudiometer; die Zulassungsprüfungen durch die Physikalisch-Technische Bundesanstalt (PTB) Braunschweig beruhen auf der DIN 45624 bzw. DIN 45626 und entsprechen den internationalen Normen IEC 645-1, IEC 645-2, OIMLR 104. Zugelassene Audiometer sind zu erkennen an einem solchen Zeichen:

15.11
33.95

Die Ziffern der ersten Zeile stehen für die zugehörige Anlage der Eichordnung, nämlich Anlage 15.11 „Psychoakustische Audiometer": Anlage 15.111 Reintonaudiometer 1990, Anlage 15.112 Sprachaudiometer. In der zweiten Zeile nennen die ersten beiden Ziffern die laufende Nummer des Gerätetyps, die letzten beiden das Zulassungsjahr.

Für den Umgang mit den Audiometern beschreibt die DIN EN 28253-1 das „Akustisch-audiometrische Prüfverfahren" oder die ISO/8253 „Acoustics-Audiometry Test Methods".

Die Eichordnung verpflichtet zur jährlichen meßtechnischen Wartung durch eine autorisierte Institution und zur wöchentlichen subjektiven Funktionskontrolle durch den Benutzer. Der Umfang der Wartung ist im einzelnen definiert, zu verwenden sind ausschließlich von der PTB geprüfte Kuppler und Meßgeräte, für die Luftleitungseichung z. B. künstliche Ohren vom Typ 5152/53, für die Knochenleitungskalibrierung das künstliche Mastoid Typ 4930 oder der Kalibrator Typ 3505.

Für die wöchentlichen Tests stehen seitens der Wartungsdienste Checklisten und Protokollformulare zur Verfügung, die 5 Jahre aufzubewahren sind.

Da es schwierig ist, Töne unterhalb 125 Hz in genügender Obertonfreiheit und Lautstärke zu erzeugen, enthalten die Audiometer allgemein eine Tonreihe nur ab 125 Hz aufwärts.

Im Hochtonbereich ist die Obertonfreiheit weniger kritisch als die Gewährleistung konstanten Schalldrucks am Trommelfell, weil hier schon geringe Verschiebungen des Kopfhörers am Ohr zu Lautstärkeänderungen in weiten Grenzen führen. Da außerdem der Bau des äußeren Ohres und insbesondere des Gehörgangs von Patient zu Patient verschieden ist, wird es mit zunehmender Tonhöhe unsicherer, welche Lautstärken am Trommelfell tatsächlich ankommen. Aus diesen Gründen gelten 10 000 Hz oder 12 000 Hz als die obere Grenze des Prüfbereichs (bezüglich Höchsttonaudiometrie s. Kapitel 2).

Innerhalb des Tonumfanges 125–12 000 Hz arbeiten die Audiometer zumeist in Oktav- bzw. – ab 500 oder 1000 Hz – in Halboktavabständen. Die Bezeichnung der Meßfrequenzen wird teils nach der tatsächlichen Schwingungszahl pro Sekunde bestimmt, nämlich 128, 256, 512 (768), 1024 … 8192 und 11 584 Hz, oder sie wird abgerundet auf 125, 250, 500 (750), 1000 … 8000 und 12 000 Hz. Die Vereinfachung erscheint erlaubt, auch wenn damit die tatsächlichen Tonhöhen im Audiometer nicht exakt wiedergegeben werden.

Die **Lautstärkeregelung** geschieht von unhörbar leise bis zum Erreichen der Verstärkungsgrenze des Audiometers. Der Höreindruck umfaßt vom gerade Gehörten (Minimum audibile) bis zum schmerzhaft Lauten, im Schalldruck gemessen, 7 Zehnerpotenzen. Wenn also sehr leise mit 1 beschrieben wird, dann ist der Schalldruck von sehr laut 10 000 000. Einen solch weiten Bereich kann man nur *logarithmisch* beschreiben, d. h. den

Schalldruck von Skalenstufe zu Skalenstufe mit 10 multiplizieren: 1, 10, 100, 1000, 10 000, 100 000, 1 000 000 und 10 000 000. Der Lautstärkezuwachs von jeder dieser Stufen zur nächsten erscheint dem Gehör etwa gleich groß, obwohl doch der Unterschied zwischen 1 und 10 sehr viel kleiner ist als z. B. zwischen 100 000 und 10 000 000. Das Lautheitsempfinden gehorcht also nicht einer geometrischen Stufung, sondern einer logarithmischen (Abb. 1.**5**). Dieses Weber-Fechner-Gesetz gilt generell für alle Sinnesmodalitäten; den spezifisch akustischen Gegebenheiten wird eher die Stevens-Potenzfunktion (Stevens-power-function) gerecht, die sich auch an Hand akustisch ausgelöster Hirnrindenpotentiale objektivieren ließ (Keidel u. Spreng, 1963).

Das Regeln der Lautstärke in nur sieben Schritten würde für die Hörprüfung nicht genügen. Mit Hilfe der Dezibel*-(dB)-Skala erreicht man eine Unterteilung jeder dieser Verzehnfachungen in weitere 20 Einzelschritte. 20 dB entsprechen also einem Zehnfachen des Ausgangsschalldrucks, 40 dB dem Hundertfachen, 60 dB dem Tausendfachen.

Das Dezibel ist definiert als das Verhältnis linearer Größen zueinander, und zwar als 20facher Brigg-Logarithmus:

$$dB = 20 \cdot \log \frac{P_1}{P_0}$$

Dabei ist P_1 der Schalldruck, zu dem der dB-Wert gesucht wird, und P_0 der Schalldruck, von dem man ausgeht. Ist der gesuchte Schalldruck zehnmal größer als der Ausgangsdruck, dann ergibt sich

$$dB = 20 \cdot \log \frac{P_1}{P_0} = 20 \cdot \log \frac{10}{1} = 20 \cdot \log 10$$

und weil der Logarithmus von 10 = 1,
ist dB = 20 · 1 = 20.

Würde der fragliche Schalldruck hundertmal größer als der Ausgangswert sein, dann wäre – weil der Logarithmus von 100 = 2 ist – die Verstärkung 20 · 2 = 40 dB. In gleicher Weise kann man den Schalldruck reduzieren, auf ein Zehntel = minus 20 dB, auf ein Tausendstel = minus 60 dB usw.

Wichtig zu wissen ist, daß das dB kein absolutes Maß ist, also *keine physikalische Einheit* wie z. B. das Gramm oder der Millimeter;

---

* $^1/_{10}$ Bel, benannt nach dem amerikanischen Physiker Graham Bell

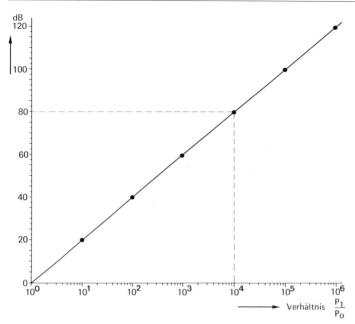

Abb. 1.5 Beziehungen zwischen dB (Ordinate) und Verhältnis von p_1/p_0 (Abszisse). Bei 20 dB ist der Schalldruck (p_1) gegenüber dem Ausgangsschalldruck (p_0) um das Zehnfache größer, bei 40 dB um das Hundertfache, bei 60 dB um das Tausendfache usw.

das dB beschreibt lediglich das *Verhältnis* eines Schalldrucks zum anderen. Für den Umgang mit dem dB ist es deshalb *erforderlich*, einen *Bezugspunkt* zu nennen.

Wie notwendig ein Bezugspunkt für den Umgang mit dem Dezibel ist, verdeutlicht ein Vergleich vom Lautstärke*pegel* z.B. mit dem Wasserstandspegel. Die Angabe Wasserstand gleich 2 m ist so wenig zulänglich wie „Lautstärke = 80 dB". Vielmehr ist es unumgänglich, einen Bezugspunkt zu nennen, wie beim Wasserstand „über Normalnull".

Bei der Lautstärke bezieht man sich auf einen *physikalischen* Wert, und zwar 2×10 µPa = dB *SPL*. Im Audiogramm geht man entweder von der Nullinie aus, d.h. von der durchschnittlichen menschlichen Hörschwelle: Hearing level = dB *HL*. Oder man bezieht sich auf die individuelle Hörschwelle des Patienten in der jeweiligen Frequenz: Sensation level = dB *SL*.

▬▬ Hörschwelle in Luftleitung

Bezugspunkt in der Audiometrie ist die menschliche Hörschwelle für 1000 Hz; der für die schwellenhafte Hörbarkeit eines 1000-Hz-Tones notwendige Schalldruck beträgt 2×10 µPa. Diese Größe wurde als Durch-

schnittswert hörgesunder Jugendlicher ermittelt und ist Bezugspunkt für *physikalische* oder *absolute* Bemessung der Hörschwelle in dB SPL*. Da in den tiefen und hohen Tonlagen größere Schalldrücke notwendig sind, um die gleiche schwellenhafte Hörempfindung auszulösen wie im Mitteltonbereich, verläuft die physikalische oder absolute Hörschwellenkurve deutlich gekrümmt. So ist der Schalldruck bei 250 Hz und 10 000 Hz um ~ 20 dB, also das Zehnfache größer, weil das Ohr im Bereich der Sprachfrequenzen besser hört als in den tiefen Frequenzen des Störschalls und in den hohen jenseits der Sprache. Diese *absolute* Darstellung der Hörschwelle ist in der Akustik allgemein gebräuchlich und schien anfänglich auch in die Audiometrie Eingang zu finden (Langenbeck, 1952; Abb. 1.6). Einfacher für die Darstellung und Beschreibung der Tonschwelle ist der Umgang mit einer flach verlaufenden Nullinie. Dies ist möglich, wenn man das frequenzabhängige Minimum audibile, d.h. den physikalischen Schalldruck außer acht läßt und statt dessen jeweils vom – subjektiv – gerade Hörbaren ausgeht: dB HL**. Der Gebrauch dieser *relativen* Hörschwelle hat zur Folge, daß die *Verstärkungsgrenze* der Audiometer, die im Tief- und Hoch-

---

* Sound Pressure Level
** Hearing Level

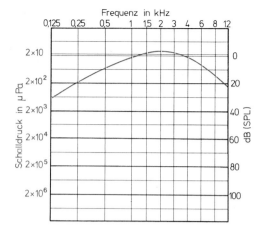

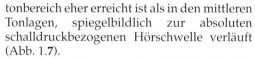

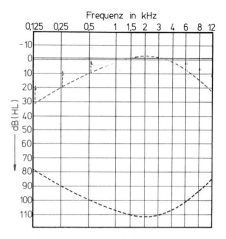

Abb. 1.6 Für das Erreichen der Hörschwelle genügt ein Schalldruck von 2·10 µPa nur im Mitteltonbereich (1000–4000 Hz); bei 250 und 10 000 Hz z. B. ist der zehnfache Schalldruck (2·10² µPa) notwendig, um einen schwellenhaften Höreindruck auszulösen. Deshalb verläuft die absolute Hörschwelle gekrümmt (rot). Rechts sind die zugehörigen dB-Werte gegenüber dem Ausgangspegel (2·10 µPa) angegeben (= SPL)

Abb. 1.7 Aus der gekrümmten *absoluten* Hörschwelle (– – –) wird die gestreckte *relative* Hörschwelle (——), wenn man in jeder Frequenz – unabhängig vom physikalischen Schalldruck – das physiologische Minimum audibile zugrunde legt. dB HL bedeutet dann dB über der subjektiven Normalhörschwelle (Hearing Level). Spiegelbildlich reduziert sich damit zugleich die Verstärkungsleistung des Audiometers (- - - - - für Luftleitung)

tonbereich eher erreicht ist als in den mittleren Tonlagen, spiegelbildlich zur absoluten schalldruckbezogenen Hörschwelle verläuft (Abb. 1.7).

Im Audiogramm liegt die Hörschwelle *oben*, der Hörverlust in Dezibel nimmt nach unten hin zu. In der Akustik stellt die Hörschwelle die *untere* Begrenzung des Diagramms dar, der Schalldruckpegel wird nach oben hin aufgetragen. Wenn in der Audiometrie vom *Absinken* der Hörschwelle gesprochen wird, so ist dies nur bildlich gemeint und leitet sich aus der gebräuchlichen Darstellungsweise her. Aus pathophysiologischer Sicht *steigt* die Hörschwelle mit zunehmender Schwerhörigkeit an; sie liegt beim Normalhörenden extrem niedrig, beim Schwerhörigen zunehmend höher. In der Beschreibung der Befunde kann man Mißverständnisse durch den Zusatz „im Audiogramm" vermeiden: z. B. „*im Audiogramm* liegt die Luftleitungsschwelle um 25 dB unter der Schwelle für Knochenleitung" oder „*im Audiogramm* fällt die Tonschwelle oberhalb 1000 Hz steil ab".

Als **Schallgeber für die Luftleitungsmessung** dienen dem Ohr anliegende und möglichst dicht abschließende Kopfhörer. Sie sollen für das geprüfte Ohr weitgehend konstante Schalldruckverhältnisse am Trommelfell gewährleisten, das abgewandte Ohr vom Mithören ausschließen und den Zutritt von Störschall an das geprüfte Ohr verhindern.

Die Verwendung großer Kopfhörer bringt den Nachteil mit sich, daß der Luftschall sich nicht nur dem Trommelfell mitteilt, sondern daß – wegen der breiten Auflage des Kopfhörers – ein Teil der Energie in den Schädelknochen übergeht, also zu Knochenschall wird. Wollte man den Schall ausschließlich durch den Gehörgang heranbringen, so müßte man kleine, in den Gehörgang einzusteckende Hörer verwenden; diese haben jedoch eine geringere Leistung, insbesondere im Tieftonbereich, einen weniger linearen Frequenzgang und geringere Dauerhaftigkeit. Folgerichtiger wäre es dann, das Hörvermögen mit Tönen zu messen, die von einem Lautsprecher abgestrahlt werden; diese Methode ist jedoch aus zwei Gründen zu unvorteilhaft, als daß man sie generell bevorzugen sollte. Einmal kann dabei auch der Störschall frei in das Ohr eindringen, zum anderen hängt der an das Trommelfell gelangende Schalldruck unmittelbar ab von der Kopfstellung des Untersuchten zum Lautsprecher.

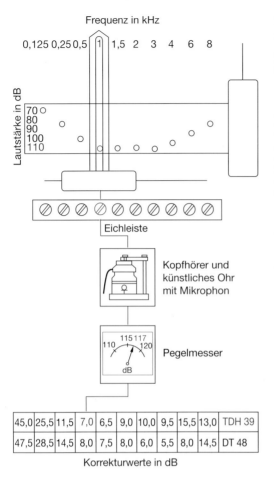

Abb. 1.8 Zur Kalibrierung der *Luftleitung*shörer wird die Lautstärke im Audiometer maximal heraufgeregelt. Der Kopfhörer liegt auf dem künstlichen Ohr mit einem 6-cm³-Kuppler und Mikrophon (Brüel & Kjaer 4152). Am Pegelschreiber soll durch Regelung des zugehörigen Potentiometers in der Eichleiste ein dB-Wert erscheinen, der der eingestellten Lautstärke plus einem Korrekturwert entspricht, im angegebenen Beispiel für den TDH 39 bei 1000 Hz 110 dB plus 7 dB = 117 dB. Die Korrekturwerte sind frequenzabhängig und z. B. für den DT-40-Hörer anders als für den TDH 39

Dies gilt insbesondere für hohe Frequenzen, vor allem, wenn sich in einem nichtreflexionsarmen Raum scharfe Schalldruckmaxima und -minima ausbilden. So stellen die allgemein verwendeten, relativ großen Kopfhörer mit flacher Gummimuffe einen vernünftigen Kompromiß dar zwischen einer Luftleitungsmessung möglichst nahe dem Trommelfell und der Ermittlung des tatsächlichen *Luftlei-*

*tungs*gehörs im freien Raum. Gegenüber den früher vereinzelt benutzten Hörern mit *übergreifender* Gummimuffe haben sich heute die *flachen* Muffen durchgesetzt (Dieroff 1959).

Kalibrierung der Luftleitungshörer

Für die objektive Kalibrierung der Luftleitungshörer ist es notwendig, die Hohlraumwirkung des Gehörgangs und die akustische Impedanz des Trommelfells einschließlich Paukenhöhle und Warzenfortsatz zu berücksichtigen; hierzu sind sog. künstliche Ohren (Kuppler) unterschiedlichen, auf das jeweilige Hörermodell abgestimmten Volumens entwickelt worden. Das *subjektive* Kalibrieren durch „Normpersonen", wie sie früher bei Audiometerfirmen zu finden waren, bleibt heute eine Ausnahme.

Die **Eichvorschriften** berücksichtigen die wichtigsten Kopfhörer insofern, als für die gängigen Modelle die Differenz zwischen Ausgangspegel und dem im Audiometer eingestellten dB-Wert angegeben wird, und zwar gesondert für die verschiedenen Prüffrequenzen. Wenn beispielsweise der Lautstärkeregler auf 110 dB eingestellt ist, so muß – für den Kopfhörer TDH 39 – an der Eichleiste das zu 1000 Hz gehörende Potentiometer so eingeregelt werden, daß am Meßgerät 117 dB erscheint oder für 3000 Hz 120 dB. Grundsätzlich wäre es gleichgültig, mit welchem Eingangsschalldruck man arbeitet, aus mikrophontechnischen Gründen jedoch hat man sich für die jeweils größte Ausgangsleistung entschieden (Abb. 1.8). Die Zuverlässigkeit solcher Kalibrierung setzt voraus, daß die – hochwertigen und entsprechend kostspieligen – Hörer sorgfältig behandelt werden, sie sind empfindlich gegen mechanische Belastung. Zum Beispiel sollten die Gummimuffen nicht auf einer glatten Fläche abgelegt werden, weil so der Hohlraum im Hörer abgeschlossen wird und beim Wiederabheben ein momentaner Unterdruck entsteht, durch den die Membran beschädigt werden kann. Richtig ist es, den Hörer zwischen den Untersuchungen auf einer weichen Unterlage mit der Gummimuffe nach oben abzulegen oder am Bügel aufzuhängen.

Die ordnungsgemäße Kalibrierung des Gerätes kann am Patienten nur dann richtige Meßdaten ergeben haben, wenn später der Hörer korrekt am Ohr angelegt wird; ggf. ist der Sitz durch Verstellen des Kopfbügels zu kontrollieren. Ein zu lockeres Anliegen des Hörers führt zu akustischem Nebenschluß, der besonders in den tiefen Tonlagen zu schlechte Werte vortäuscht.

▨▨ Hörschwelle in Knochenleitung

Mit Hilfe der Stimmgabel war eine Prüfung sowohl der Luftleitung wie der Knochenleitung möglich. Der Stimmgabelstiel schwingt zwar nur mit kleinen Amplituden, dafür aber mit um so größerer Kraft. Diese Kraft ist notwendig, um den Schädelknochen zu Schwingungen anzuregen. Elektrotechnisch ist ein solches Verhältnis von kleiner Amplitude zu großer Kraft schwer zu realisieren, jedenfalls wenn eine hinreichend gleiche Leistung über einen breiten Frequenzbereich gewährleistet sein soll. Außerdem muß das Magnetgehäuse des Hörers mit schallabsorbierenden Mänteln gekapselt werden, um zu verhindern, daß die im Inneren schwingenden Teile zu viel Luftschall abstrahlen. Andernfalls bestünde Gefahr, daß der Höreindruck eher über Luftleitung als über Knochenleitung zustande kommt. Beim *Knochenhörer* soll also der Knochenschallanteil groß sein gegenüber dem zwangsläufig gleichzeitig entstehenden Luftschall.

Wie von Luftleitungshörern, so ist auch vom Knochenhörer ein möglichst niedriger Klirrfaktor zu fordern; diese Forderung ist um so eher zu erfüllen, je größer die Masse des Hörers ist. Bei kleinen Ausführungen ist der Klirrfaktor deshalb relativ groß.

Die für das Betreiben eines Knochenhörers benötigte elektrische Energie ist um etwa das Hundertfache größer als die für Luftschallhörer; deshalb auch ist die Audiometerleistung für Knochenleitung um etwa 40 dB geringer als die für Luftleitung. Die Drosselung des Eichteiles muß also für das Erreichen der Hörschwelle in Knochenleitung um 40–50 dB reduziert werden; dies geschieht zumeist automatisch beim Umschalten auf Knochenleitung. Damit erreicht man außerdem, daß die Schwelle für Luftleitung und die für Knochenleitung graphisch miteinander übereinstimmen, während in Wirklichkeit ja das Ohr über Luftleitung wesentlich besser hört als über Knochenleitung. Im Audiogramm wird also die normale Knochenlei-

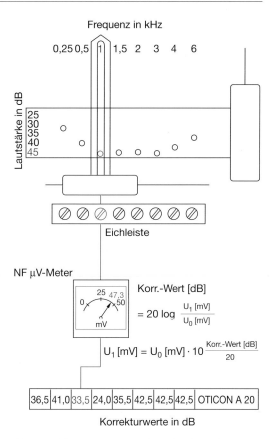

Abb. 1.9 Zur Kalibrierung des *Knochenleitungs*hörers ist vom Hersteller eine jeweils nur für den speziellen Hörer gültige Eichkarte beigegeben, in der die Ausgangsspannungen aufgeführt sind, die bei bestimmten Lautstärkeeinstellungen am NF-µV-Meter erreicht werden müssen. Die dazu notwendige Nachregelung geschieht an dem der Knochenleitung zugehörigen Potentiometer in der Eichleiste. Die in dB aufgeführten Korrekturwerte sind auf $U_0 = 1$ mV bezogen

tungsschwelle bei der gleichen Lautstärke*einstellung* überschritten wie die normale Luftleitungsschwelle.

Daß auch der Luftschallgeber ein Knochenleitungshören auslösen kann, ist im Selbstversuch nachzuweisen, indem man den Luftschallhörer an die *Stirn* anlegt und auf Lautstärken ≥ 50 dB einstellt. Man hört dann den Ton, weil Luftschall zu Knochenschall wird, allerdings erst ab den genannten Lautstärken.

Kalibrierung der Knochenleitungshörer

Das Kalibrieren des *Knochen*leitungshörers geht aus von der des Luftleitungshörers. Abgesehen von der um 40–50 dB niedrigeren Verstärkungsgrenze muß hierbei der spezielle Frequenzgang des *einzelnen* Knochenhörers berücksichtigt werden. Eine jeweils nur für den speziellen Hörer gültige Eichkarte führt die Ausgangsspannungen auf, die bei bestimmten Lautstärkeeinstellungen am NF-µV-Meter erreicht werden müssen. Inzwischen verlangt die Eichordnung das Verwenden eines künstlichen Mastoids mit genau definierter Andruckkraft. Wie bei der Kalibrierung der Luftleitungshörer sind jetzt für die einzelnen Frequenzen der Knochenleitungshörer Korrekturwerte (RET SPL in dB) von der PTB vorgegeben. Die dann notwendige Nachregelung geschieht durch Einpegeln der zugehörigen Potentiometer in der Eichleiste (Abb. 1.**9**).

Die Verstärkungsleistung in Knochenleitung erreicht in gebräuchlichen Audiometern bei 1000 Hz 70–80 dB, bei 250 Hz nur 45 dB oder bei 8000 Hz 50 dB. Die Lautstärkeregler sind zumeist an der Leistungsgrenze blockiert, so daß Fehleintragungen kaum möglich sind.

▇▇ Fühlschwelle

Unrealistische Meßpunkte vor allem für die Knochenleitung können sich ergeben, wenn im Tieftonbereich die Vibrationen des Knochenschallgebers nicht gehört, sondern – mit den Fingern – *gefühlt* werden. Der tieftonschwerhörige Patient kann in dieser Situation nicht ohne weiteres zwischen Hören und Fühlen unterscheiden, weil für ihn Vibrationen leichter (bei kleineren dB-Werten) zu fühlen sind als Knochenschall zu hören ist. Dies geschieht allerdings nur im Tieftonbereich, weil nur hier ($\leq$ 1000 Hz) Vibrationen als solche empfunden werden können. Dieses durch Fühlen vorgetäuschte Hören kann zu einer vermeintlichen Knochenleitungs-Luftleitungs-Differenz und damit zur Annahme einer Mittelohrkomponente im Tieftonbereich führen.

Die Fühlschwelle in *Knochenleitung* liegt durchschnittlich für 125 Hz etwa bei 15 dB, für 250 Hz bei 30 dB und für 500 Hz bei 45 dB.

Nicht einhellig ist die Ansicht darüber, ob auch 1000-Hz-Schwingungen noch gefühlt werden können (dann in Knochenleitung zumeist bei 60–70 dB); möglicherweise ist diese Fähigkeit von Patient zu Patient unterschiedlich ausgebildet (Wagemann 1969).

Besonders niedrig stellt sich die Fühlschwelle für 62,5 Hz dar. Da jedoch die tiefen Frequenzen bis herauf zu 250 Hz von sich aus die Diagnose einer Schwerhörigkeit nicht bestimmen, sollte man auf Knochenleitungsmessungen im Tonbereich unterhalb 250 Hz generell verzichten. Man spart dadurch Zeit, verliert keine zusätzliche Information und entgeht einer Fehlinterpretation.

Auch von *Luftschallhörern* abgestrahlte Schwingungen können gefühlt werden, allerdings wohl nur von tauben Patienten. Diese *Fühlreste* in Luftleitung liegen bei 40–50 dB größeren Lautstärken als die in Knochenleitung (s. oben). Aus dem Fehlen von Fühlresten sollte man nicht ohne weiteres auf die Aggravation oder Simulation schließen, da sie gelegentlich auch von sicher tauben Patienten nicht empfunden werden. Offenbar ist – wie für den 1000-Hz-Ton schon erwähnt – die Fähigkeit, derartige Schwingungen wahrzunehmen, individuell unterschiedlich gut ausgeprägt.

Da ein Vibrationsfühlen auch über die Finger möglich ist, sollte der Knochenleitungshörer nicht vom Patienten, sondern möglichst mittels eines Stirnbandes auf dem Warzenfortsatz gehalten werden. Taube Patienten können sicher auch lernen, selbst 1000 Hz oder gar 1500 Hz noch als Vibration zu empfinden. Von tauben Kindern ist dann kaum zu erfahren, ob sie *gehört* oder *gefühlt* haben.

▇▇ Audiogrammformular*

In manche Audiogrammformulare sind die Fühlschwellen für Knochenleitung und Luftleitung eingedruckt. Notwendig ist dies nicht, wenn der Prüfer die Möglichkeit des Fühlens anstelle des Hörens berücksichtigt. In einzelnen Vordrucken finden sich außerdem nach oben konkave Hilfskurven; sie sollen den *Tonhörverlust in Prozent* unmittelbar ablesbar ma-

---

* DIN 45 627 Audiogramm-Formblatt für Reintonaudiometer

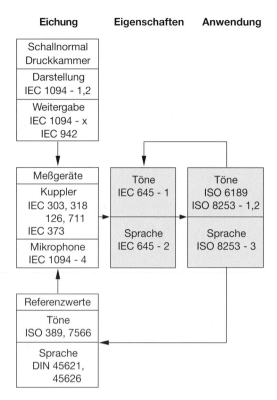

Eichung	Eigenschaften	Anwendung

Schallnormal
Druckkammer

Darstellung
IEC 1094 - 1,2

Weitergabe
IEC 1094 - x
IEC 942

Meßgeräte	Töne	Töne
Kuppler IEC 303, 318 126, 711 IEC 373	IEC 645 - 1	ISO 6189 ISO 8253 - 1,2
Mikrophone IEC 1094 - 4	Sprache IEC 645 - 2	Sprache ISO 8253 - 3

Referenzwerte

Töne
ISO 389, 7566

Sprache
DIN 45621,
45626

Abb. 1.**10** Die wichtigsten Normen für Eigenschaften, Eichung und Anwendung von Audiometern und ihre Beziehung zueinander (nach Brinkmann 1992)

chen. Eine wesentliche Bedeutung hat diese Definition des Hörverlustes jedoch nie erreicht, die Linien verwirren deshalb mehr als daß sie nutzen. Gleiches gilt für die Schraffierungen in den unteren Diagrammecken, mit denen auf das Erreichen bzw. Überschreiten der Luftleitungsleistungsgrenze des Audiometers hingewiesen werden soll. Zuverlässiger lassen sich Fehlmessungen vermeiden durch entsprechende automatische Blockierung der Lautstärkeregler am Audiometer – möglichst für Knochenleitung und Luftleitung.

Das Audiogrammformular sollte insofern den internationalen Empfehlungen entsprechen, als der Oktavabstand auf der Abszisse gleich einem 20-dB-Schritt auf der Ordinate ist. Solange nämlich das Verhältnis der Maßstäbe variiert, müssen die Schwellenkurven gleichermaßen Schwerhöriger voneinander abweichende Bilder ergeben. Auch wenn im Diagramm die dB-Skala bis auf 140 dB ausgedehnt ist, wird man durch die Höhe des

Formulars verleitet, das Ausmaß der Schwerhörigkeit *auf den ersten Blick* hin zu unterschätzen – eben weil die Schwellenkurven noch in mittlerer Höhe des Formulars bleiben, obwohl der Hörverlust sich beispielsweise schon um 70 dB bewegt. Lautstärken über 110 dB dürfen sowieso nur für kurze Momente auf das Ohr und insbesondere auf das kranke Innenohr einwirken, wenn eine Schädigung sicher vermieden werden soll. Audiometer, die über solche extreme Verstärkungen verfügen, sind deshalb mit einer Sperrvorrichtung auszurüsten, die ein längeres Stehenbleiben des so lauten Tones verhindert. Im Vordruck sollte dann der Bereich oberhalb 115 dB kräftig schraffiert sein, um den optischen Eindruck eines in der Höhe zu langen Audiogramms zu vermeiden.

Für die Ermittlung der *Unbehaglichkeits*schwelle reichen 110 dB im Mitteltonbereich und 85 dB bei 250 und 8000 Hz aus. Die *Schmerz*schwelle aber läßt sich nur mit Lautstärken jenseits der üblichen Verstärkungsleistung erreichen, d. h. soweit vorhanden für begrenzte Augenblicke unter Überfahren der erwähnten Sperrvorrichtung.

Die Audiogrammvordrucke enthalten oberhalb der Nullinie zumeist noch eine Skaleneinteilung bis minus 20 dB. „Hörverluste" von *minus* 10 dB oder 15 dB sind jedoch selten und auch dann nur in einzelnen Frequenzen vorhanden. Ungleich häufiger ist selbst bei Normalhörenden ein begrenztes Ausweichen der Schwellenkurve in den Bereich positiver dB-Werte, im Audiogramm also nach unten. Eine Zusammenstellung der wichtigsten audiometrischen Normen zeigt Abb. 1.**10**.

Literatur

Brinkmann, K.: Europäische und internationale Normen – Voraussetzung für einheitliches Messen in der Akustik. PTB-Mitt. 102 (1992) 107–114

Dieroff, H. G.: Über Schalldruckmessungen an der Barany-Lärmtrommel. Arch. Ohr.-, Nas.- u. Kehlk.-Heilk. 172 (1958) 281

Feldmann, H.: Die geschichtliche Entwicklung der Hörprüfungsmethoden. Thieme, Stuttgart 1960

Keidel, W. D., M. Spreng: Elektronisch gemittelte langsame Rindenpotentiale des Menschen bei akustischer Reizung. Acta oto-laryngol. 56 (1963) 318

Langenbeck, B.: Leitfaden der praktischen Audiometrie. Thieme, Stuttgart 1952

Wagemann, W.: Untersuchungen zur Vibrations-Fühlschwelle. Arch. Ohr.-, Nas.- u. Kehlk.-Heilk. 194 (1969) 248

2. Hörschwellenmessung und -diagnostik

E. Lehnhardt

Die Genauigkeit von Hörschwellenmessungen wird keinesfalls allein durch das benutzte Gerät bestimmt. Natürlich muß die Forderung erfüllt sein, daß das Audiometer bei gleicher Einstellung immer den gleichen Tonfall und physikalisch gleiche Lautstärken liefert. Darüber hinaus aber sollte man bedenken, daß es ein Mensch mit seiner subjektiven Empfindung ist, der über Hören und Nichthören Auskunft gibt. Deshalb spielen die Konzentration auf den Höreindruck und die Reaktionsgeschwindigkeit des Patienten bei audiometrischen Messungen eine ausschlaggebende Rolle. Die Konzentration des Patienten wachzuhalten und die Reaktionsgeschwindigkeit richtig abzuschätzen, ist eine der Hauptaufgaben des audiometrierenden Untersuchers. Sie braucht durchaus nicht mit großem Zeitaufwand verbunden zu sein; eine ruhig und besonnen aufgenommene Hörkurve benötigt nicht mehr Zeit als viele „Kontrollen" schnell hintereinander, bei denen aus Ungeduld die Reaktionszeit des Patienten nicht richtig eingeschätzt wurde und die deshalb immer wieder unregelmäßige Abweichungen ergeben.

Richtig zu audiometrieren sei – so meinte Langenbeck – eine ärztliche Kunst, die erlernt sein wolle, wie z. B. das Ohren-, Nasen- und Kehlkopfspiegeln. Diese Vorstellung Langenbecks war zweifellos richtig in der Pionierzeit der Audiometrie. Die Begründer der audiologischen Wissenschaft hätten nicht so stürmisch die Entwicklung ihres Faches vorantreiben können, hätten sie nicht selbst Tag für Tag die Knöpfe und Schieber ihrer Audiometer betätigt. Heute ist es sicher nicht mehr die Regel, daß der Arzt selbst das Audiogramm schreibt. Inzwischen haben Helferinnen sich eine solche Fertigkeit und oft genug auch ein so gründliches Wissen angeeignet, daß sie unter ärztlicher Aufsicht weitgehend selbständig arbeiten. Diese Tatsache entbindet den audiologisch tätigen Arzt jedoch nicht von der Pflicht, selbst audiometrieren zu *können*, vor allem um eventuelle Fehler in der Messung zu erkennen.

▌ Luftleitungsschwelle

Die Untersuchung gestaltet sich folgendermaßen: Dem Patienten wird bedeutet, er solle kurz auf die Taste in seiner Hand drücken, sobald er den dargebotenen Ton gerade eben hört. Durch einige Proben erreicht man schnell, daß diese Art der Verständigung funktioniert. Ältere Leute tun sich unter Umständen leichter, wenn sie statt des Knopfdruckes „jetzt" (= gehört) sagen dürfen.

Dann steigert man aus dem unhörbar Leisen in mittlerer Geschwindigkeit die Lautstärke, bis der Patient den Knopf drückt oder „jetzt" sagt. Sofort werden der Ton unterbrochen und die Lautstärke wieder herunterreguliert, bis nicht mehr gehört wird, und sogleich wieder gesteigert, bis erneut „Hören" signalisiert wird. Das Heraufregulieren der Lautstärke soll dabei um so langsamer geschehen, je öfter es wiederholt wurde. Man bekommt auf diese Weise nach zwei bis drei Wiederholungen einen Eindruck von der Reaktionsgeschwindigkeit des Patienten und von der Lage seiner Hör*schwelle*. Mit jeder Kontrolle sollte man prüfen, ob nicht doch ein jeweils noch günstigerer Schwellenwert zu erreichen ist (Abb. 2.1).

Zwischen dem ersten Hören eines Tones beim Heraufregulieren aus dem Unhörbaren und dem Wiederverschwinden beim Senken der Lautstärke liegt eine bestimmte dB-Spanne. Anfangs sind für das Auftauchen des Tones größere Lautstärken nötig als für das Verschwinden. Wahrscheinlich muß zunächst die Aufmerksamkeit für den Ton geweckt werden, bevor er wahrgenommen werden kann, und dies ist offenbar erst möglich, wenn der Ton schon ein wenig überschwellig ist. Wurde der Ton dann einmal erkannt, so wird er trotz Herunterregulierens der Lautstärke noch relativ lange gehört.

Steigert man erneut die Lautstärke, dann taucht der Ton zumeist eher wieder auf, als es beim ersten Prüfgang der Fall war. Nach

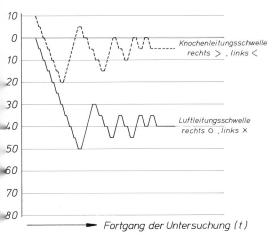

Abb. 2.**1** Aufsuchen der Hörschwelle in Luftleitung (——) und in Knochenleitung (- - - - -)

mehrfachem Eingabeln kann man sich auf diese Weise der wirklichen Hörschwelle mehr und mehr nähern.

Der Untersucher muß sich hüten, nach jeder Lautstärkeerhöhung den Kopf zu heben und den Blick fragend auf den Patienten zu richten. Mancher gutwillige Patient und besonders Kinder könnten dadurch verleitet sein, den Signalknopf zu drücken, bevor sie den Ton überhaupt hören – vielleicht nur in der Vorstellung, nicht als ungelehrig aufzufallen. Die Hörschwelle läge dann besser, als es den tatsächlichen Gegebenheiten entspricht.

Das Streben nach übertriebener Genauigkeit ist schon deshalb unsinnig, weil der Intensitätsschalter der meisten Audiometer keine kontinuierliche Regelung ermöglicht, sondern nur in Stufen von 5 dB oder auch 2,5 dB arbeitet, also Messungen etwa auf 1 dB Genauigkeit gar nicht zuläßt.

Als Schwelle gilt schließlich die Lautstärke, bei der *während des Auftauchens* aus dem unhörbar Leisen konstant Hören angegeben wird. Demgegenüber wird das *Verschwinden* eines Toneindrucks von vielen Patienten zu ungenau bestimmt; wahrscheinlich entschließt man sich allgemein schwerer, „Ton aus" zu signalisieren, als den Beginn des Hörens zu vermelden. Trotzdem differieren „Hören" und „Verschwinden" zumeist nur um 10 dB. Schließlich muß man berücksichtigen, daß ein schwellenhafter Ton > 0,2 s andauern muß, um seine volle Lautheit zu entwickeln (Stevens u. Davis 1948). Zugleich sinkt die Hörbarkeit kurzer Tonimpulse beim

Normalhörenden um etwa 10 dB, wenn die Dauer des Tones um den Faktor 10 verringert wird (Sanders u. Honig 1967).

Der Schwellenton muß also erst einmal für diese Mindestzeit einwirken, ehe er vom Patienten überhaupt wahrgenommen werden kann. Einer weiteren Zeitspanne bedarf es, um vom Patienten eine Antwort erwarten zu können. Die Reaktionszeit unterliegt von Person zu Person außerordentlichen Schwankungen: zwischen 0,2 und etwa 0,5 s. Deshalb muß auch das Aufsuchen der Hörschwelle stufenweise geschehen, sonst würde man jeweils einen höheren dB-Wert registrieren, als er der wirklichen Hörschwelle entspricht; die Hörschwelle würde gleichsam „überfahren" werden. Zweckmäßigerweise legt man die kurzen Pausen in der Lautstärkesteigerung immer dann ein, wenn der dB-Regler gerade wieder eine 5-dB-Stufe zugeschaltet hat, zumal ja während des Heraufregulierens um die nächsten 4 dB sowieso die Lautstärke im Kopfhörer *nicht* ansteigt.

Wenn es auch für Normalhörende und die meisten Schwerhörigen ohne Bedeutung ist, so sollte man doch grundsätzlich danach fragen, ob der Ton schon beim ersten Auftauchen an der Hörschwelle wirklich als Ton empfunden wird. Bei manchen Patienten hat der Ton zunächst mehr den Charakter eines Geräusches, oft auch nur eines unreinen Tones; erst bei etwas größeren Intensitäten nimmt er dann reinen Toncharakter an. Dieses Phänomen der „Schwellenspaltung" kann zu Mißdeutungen führen, im Kapitel 11 wird unter dem Schwellenschwundtest noch darauf einzugehen sein.

Die Audiometer sind heute generell mit einem automatisch arbeitenden Interruptor ausgerüstet, der es gestattet, den Ton in regelmäßigen Abständen ohne störendes Ein- und Ausschaltknacken zu unterbrechen. Die Amplitudenumhüllende solcher Tonimpulse hat die Form einer Gauß-Verteilungskurve. Auf derartige, in regelmäßigem oder unregelmäßigem Rhythmus pulsierende Töne läßt sich die Aufmerksamkeit des Patienten leichter lenken als auf einen Dauerton. Die Tonstöße müssen jedoch wirklich knack- und obertonfrei sein, da sonst in einzelnen Frequenzen ein zu gutes Hörvermögen vorgetäuscht werden kann.

Die zusätzliche *Verwendung von Impulstönen* kann vorteilhaft sein bei Schwerhörigen, die zu einer *pathologischen Schwellenabwanderung* auch schon bei schwellennahen Lautstärken und schon nach wenigen Sekunden neigen. Diese Patienten meinen, den Ton gehört zu haben, um im nächsten Augenblick doch wieder den Kopf zu schütteln. Solche kurzdauernden Hörwahrnehmungen wiederholen sich unter Umständen mehrfach trotz kontinuierlichen stufenweisen Lautstärkeanstiegs; erst weit jenseits der Hörschwelle *bleibt* der Ton für den Patienten *hörbar*. Wegen dieser möglichen Täuschung werden mancherorts ausschließlich Impulstöne für die Hörschwellenbestimmung benutzt. In der Tat lassen sich bei Patienten mit einer pathologischen Hörermüdung unter Umständen wesentlich günstigere Schwellenwerte nur mit unterbrochenen Tönen finden. Auch sonst liegt die Impulstonschwelle zumeist um 5 dB besser als diejenige für Dauertöne. Trotzdem sollte man *im Regelfall mit Dauertönen* arbeiten, um überhaupt erst auf das Phänomen der pathologischen Schwellenabwanderung aufmerksam zu werden; in diesen Fällen allerdings muß der Dauertonschwellenwert um denjenigen für Impulstöne ergänzt werden (vgl. auch Kapitel 11 – Békésy-Audiometrie).

Zu etwa gleichen Ergebnissen führen Messungen mit „Schwelltönen", d. h. mit rhythmisch amplitudenmodulierten reinen Tönen. Diese Untersuchungstechnik bietet sich nur in der Kleinkindaudiometrie gelegentlich an (Kottmeyer 1961).

Hat die Schwellenmessung eine regellose, zackenförmige Linie erbracht, dann sind zunächst Handhabungsfehler auszuschließen. Es empfiehlt sich, mit einem Ton im mittleren Frequenzbereich, nämlich 1000 Hz, anzufangen, weil die Angaben in dieser Tonhöhe dem Patienten die geringsten Schwierigkeiten bereiten. Man geht dann auf die tiefen Frequenzen über, weil hier das Gehör oft noch relativ gut ist und der Patient sich so besser in den Meßvorgang eingewöhnen kann; anschließend werden die Töne oberhalb 1000 Hz gemessen. Ist eine Tieftonschwerhörigkeit bekannt, sollte man umgekehrt verfahren.
    Die Forderung, zuerst die Knochenleitung und dann die Luftleitung zu messen (Langenbeck 1963), stößt auf Schwierigkeiten, vor allem wenn der Patient noch nicht mit der Methode der Schwellenmessung vertraut ist und weil ganz allgemein die Wahrnehmung des Tons in Knochenleitung ungewohnter ist

als die in Luftleitung. Deshalb empfiehlt es sich, die Tonaudiometrie mit der Luftleitung zu beginnen und die Knochenleitung folgen zu lassen. Dabei werden zunächst die Schwellenwerte in Luftleitung beidseits und in Knochenleitung beidseits bestimmt, und zwar *ohne Rücksicht auf die Lateralisation eventuell in das Gegenohr*.

▃▃ Knochenleitungsschwelle

Die Knochenleitung wird zumeist auf dem Planum mastoideum gemessen. Der Patient wird angewiesen, den Knochenleitungshörer selbst zu halten und während der Tongebung mit dem Hörer kleine Kippbewegungen auszuführen, um so den für die Knochenleitung günstigsten Punkt zu finden. Bei genügend großflächigen Knochenleitungshörern gelingt es dann, von diesem einen Meßort her das Minimum audibile zu bestimmen. Beim Normalhörenden und Innenohrschwerhörigen kommen Knochenleitung und Luftleitung miteinander zur Deckung.

Manche messen die Knochenleitung nicht am Warzenfortsatz der jeweiligen Seite, sondern ausschließlich von der Stirn her; sie nehmen dabei in Kauf, daß sich für die Knochenleitungsschwelle 5–10 dB ungünstigere Werte ergeben, und sie glauben, man könne doch nicht ein Ohr unabhängig von dem der Gegenseite untersuchen – auch nicht am Warzenfortsatz (Link u. Zwislocki 1951, König 1955). Weil andererseits von der Stirn her beide Ohren mit gleicher Energie erregt werden, soll das jeweils nicht untersuchte Ohr grundsätzlich geräuschvertäubt werden (vgl. Kapitel 9); anderenfalls bestände die Gefahr, daß nur das bessere Ohr gemessen wird oder daß die gefundene Knochenleitungsschwelle durch binaurale Lautheitssummation beeinflußt ist.

Das Knochenleitungshören unterliegt auch bei vollkommen normalem Mittelohr offenbar größeren individuellen Schwankungen als das Luftleitungsgehör. Jedenfalls macht es gewisse Mühe, jeweils den wirklich günstigsten Schwellenwert zu ermitteln, weil hierbei die Lage des Knochenleitungshörers eine Rolle spielt, die wieder vom Knochenbau des jeweiligen Schädels abhängt. So ist bei manchen Menschen die Knochenleitung am besten, wenn man den Hörer auf die Linea temporalis dicht hinter der Ohrmuschel aufsetzt (natürlich ohne die Ohrmuschel zu berüh-

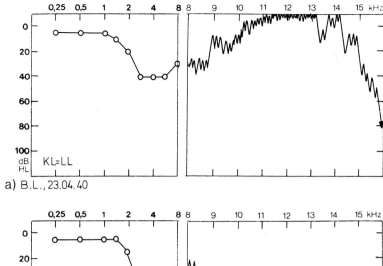

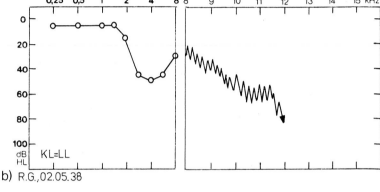

Abb. 2.**2 a** u. **b** Unterschiedliches Verhalten der Hörschwelle im Höchsttonbereich bei sonst gleicher Hochtonsenke
a Das Hören in Frequenzen oberhalb 8000 Hz ist noch weitgehend erhalten trotz 18jähriger Lärmtätigkeit als Weber

b Oberhalb 8000 Hz stellt sich – hier nach 22jähriger Exposition als Weber – ein deutlicher Hörverlust dar. Die Befunde verdanke ich Herrn Prof. H. G. Dieroff, Jena

ren), bei anderen findet sich das Punctum optimum an der Warzenfortsatz*spitze*. Schließlich können diese Gegebenheiten unterschiedlich frequenzabhängig sein. Man müßte also, um günstigste Werte in jeder Frequenz zu erhalten, mehrfach die Anlagestelle wechseln. Ein solches Vorgehen würde zu zeitaufwendig sein. Auch der Anlage*druck* beeinflußt das Meßergebnis, allerdings in geringerem Maße.

◼ Hochtonaudiometrie

Die Hochtonaudiometrie wird weiterhin nur an einigen besonders interessierten Plätzen betrieben. Sie geht zurück auf Dieroff (1976, 1982), Osterhammel (1979) und Schlitt u. Mitarb. (1985) und fordert für spezielle Fragestellungen eine Ausweitung der Hörschwellenbestimmung bis auf 20 000 Hz herauf. Gemessen wird nur die Luftleitung, ursprünglich über Lautsprecher im „quasi-freien Schallfeld", jetzt auch über einen gesondert für die Hochfrequenzaudiometrie entwickelten Kopfhö-

rer[*]. Ebenso darf die ursprünglich schwierige Frage der Eichung des Hochtonaudiometers sogar mit der laut ISO 389/1985 geforderten Genauigkeit inzwischen als gelöst gelten (Bartsch u. Mitarb. 1990). Zur Schwellenbestimmung wird ein halbautomatisches Verfahren nach Békésy mit gepulster Tondarbietung verwendet. Die Hochtonaudiometrie ist trotzdem heute noch nicht so weit ausgereift, daß man sich auf einen ISO-Standard einigen konnte. Deshalb kommt die Methode für die Routine noch nicht in Betracht, wohl aber für das frühe Fahnden nach ototoxischen Schäden (Dreschler u. Mitarb. 1985), nach Diskothekschäden bei Jugendlichen (Ising u. Mitarb. 1988) oder beruflicher Lärmschwerhörigkeit (Bartsch u. Mitarb. 1989) und eventuell auch nach familiärer Gehörbelastung und entzündlichen Ohrerkrankungen in der Kindheit (Dieroff u. Mitarb. 1991). Noch nicht zu beantworten ist die Frage, ob Höreinbußen oberhalb 12 000 Hz Ausdruck geringerer Lärmresistenz (Ward 1988) sind oder ob sie nur auf eine schon

---

[*] Fa. Sennheiser, Wedemark/Hannover

stattgehabte Schädigung hinweisen und insofern für die Lärmexposition im Beruf eine ungünstigere Ausgangsbasis darstellen. Daß mit zunehmendem Lebensalter regelmäßig Höreinbußen 12000 Hz auftreten (Möckel u. Mitarb. 1992), nimmt nicht wunder.

Jedenfalls lassen sich mittels der Hochtonaudiometrie Frühschäden im Innenohr aufdecken, die der konventionellen Hörschwellenmessung noch entgehen.

■■■ Unbehaglichkeitsschwelle

Zu ihrer Ermittlung ist sehr bedächtig vorzugehen und nur mit kurzem Anbieten des Prüftones. Die Unbehaglichkeitsschwelle liegt zwischen dem „most comfortable level" (MCL) und der Schmerzschwelle. Alle drei Werte sind streng voneinander zu unterscheiden, um nicht entweder eine zu niedrige oder aber eine zu hohe Schwelle anzunehmen. Der MCL interessiert bei der Anpassung des Cochlear-Implant-Sprachprozessors, die Unbehaglichkeitsschwelle bei der Hörgeräteauswahl und die Schmerzschwelle eventuell in der Topodiagnostik eines Hörschadens.

■■■ Fehlermöglichkeit

Die audiometrische Untersuchung erfordert einen unmittelbaren Kontakt des Untersuchers zum Patienten. Richtig zu audiometrieren ist viel schwieriger als z. B. das Registrieren eines elektrischen Potentials. Fehler können sich seitens des Untersuchers eingeschlichen haben, sie können Folge davon sein, daß der Patient seine Aufgabe nicht verstand, unaufmerksam war oder nicht interessiert ist, mitzuarbeiten. Oder technische Unzulänglichkeiten des Gerätes oder der Raumsituation sind Ursache einer „nicht erklärbaren" Befundkonstellation. Nach einer Erklärung anhand der geschilderten Möglichkeiten sollte man suchen, ehe man den Patienten als den Schuldigen sieht oder an der Zulänglichkeit der Methodik zweifelt. Scheinbar paradoxe Einzelbefunde oder Gesamtergebnisse erweisen sich eines Tages dann vielleicht als Grenzen unseres Wissens oder lassen sich zwanglos mit zwischenzeitlichen Erkenntnissen erklären.

■■■ Hörschwellendiagnostik

Die Hörschwelle, gemessen über den Frequenzbereich des Hörens, vermittelt einen optischen Eindruck vom Ausmaß des Hörverlustes in den einzelnen Tonlagen. Durch getrennte Bestimmung der Hörschwelle für Luftleitung und für Knochenleitung ist es außerdem möglich, zwischen Störungen der Mittelohr- und der Innenohrfunktion zu unterscheiden. Entsprechend dem Rinne-Stimmgabelversuch darf man annehmen, daß lediglich das Mittelohr betroffen ist, solange die Knochenleitung noch normal funktioniert, und daß jede nennenswerte Beeinträchtigung des Knochenleitungshörens Ausdruck einer im Innenohr, im Hörnerv oder in den zentralen Bahnen gelegenen Störung ist.

Die **Schwellenaudiometrie** stützt sich in ihren diagnostischen Erwägungen also vor allem auf die Lage der Luft- und Knochenleitungskurven. Dabei sind drei Verhaltensweisen zu unterscheiden:

➤ Knochenleitung normal, Luftleitung gegenüber der Norm verschlechtert = Mittelohrschwerhörigkeit;

➤ Luftleitung und Knochenleitung gegenüber der Norm verschlechtert, beide gleich stark = Innenohrschwerhörigkeit;

➤ Luftleitung und Knochenleitung gegenüber der Norm verschlechtert, Luftleitung jedoch stärker als Knochenleitung = kombinierte Mittelohr-Innenohr-Schwerhörigkeit.

Irgendwie sind alle Schwellenkurven und die Beziehung der Knochenleitung zur Luftleitung in eine dieser drei Gruppen einzuordnen.

Der Begriff „Innenohrschwerhörigkeit" ist hier übergeordnet zu verstehen für alle Hörstörungen, die jenseits der Steigbügelfußplatte gelegen sind. Auf die Differenzierung zwischen der sensorischen, im Innenohr entstandenen Schwerhörigkeit und den neuralen Funktionsstörungen im Hörnerv sowie in den zentralen Hörbahnen wird in der *überschwelligen* Diagnostik (Kapitel 6) eingegangen.

Die *Hörschwellendiagnostik* hat lange Jahre den Schwerpunkt der audiometrischen Diagnostik gebildet. Tatsächlich läßt sich aus dem Verlauf der Tonschwelle mancher diagnostische Hinweis ablesen, z. B. aus der Konfiguration der Knochenleitungs-Luftleitungs-

Differenz die Art des Mittelohrschadens, aus der Hochtonsenke die Entstehung durch Lärm oder aus der Mitteltonsenke die hereditäre Genese. Andererseits sind die Möglichkeiten einer Diagnose allein aus der Hörschwelle begrenzt. Als Hochtonschwerhörigkeit beispielsweise kann sich ebenso ein akustischer, mechanischer, toxischer, degenerativer, immunpathologischer oder entzündlicher *Innenohrschaden* zu erkennen geben wie ein Neurinom des VIII. Hirnnervs oder eine Schwerhörigkeit nach stumpfem Schädeltrauma. Die *überschwellige* Diagnostik ist hier zur weiteren Differenzierung unentbehrlich.

Wie sehr der Versuch mißglückt ist, aus der Tonhörschwelle allein eine audiologische Diagnose zu stellen, zeigt sich am Beispiel der multiplen Sklerose. Hier hatte man geglaubt, in der Kuppenform der Tonschwelle (Helmert 1956) ein Spezifikum gefunden zu haben; tatsächlich hat sich diese Annahme in keiner Weise bestätigt. Der kuppenförmige Verlauf hatte sich statistisch aus dem auch bei sonst hörgesunden Patienten relativ häufigen Hochtonabfall und der Beeinträchtigung der Hörschwelle im Tieftonbereich durch Störgeräusche ergeben. In *synoptischer* Wertung aber verschiedener ton- und sprachaudiometrischer sowie überschwelliger Befunde des einzelnen Patienten ist es heute möglich, ggf. allein an Hand der Schwerhörigkeit die Diagnose der multiplen Sklerose zum mindesten zu erhärten, im Einzelfall vielleicht sogar zu stellen (Lehnhardt 1975). Die Zeiten also, in denen „Audiogramm" gleich Tonschwelle in Knochenleitung und Luftleitung war, sind vorbei, jedenfalls für den, der die Audiometrie entsprechend ihren Möglichkeiten einzusetzen und zu nutzen gewillt ist.

Abschließend sei noch einmal betont, daß die Zuverlässigkeit eines Audiogramms ganz überwiegend von der/dem Messenden und ihrem/seinem Kontakt zum Patienten bestimmt wird. Audiometrieren ist nicht einfach messen, es ist vielmehr das Finden und Erfragen des gerade eben Gehörten. Hierzu sind Geduld und Einfühlungsvermögen notwendig. Und noch etwas: Ein in Hast und Unlust „erstelltes" Audiogramm wird nicht dadurch gut, daß es vom Computer geschrieben wurde. Eher sollte man sich hüten, vom brillanten Ausdruck positiv beeinflußt zu sein.

Literatur

Bartsch, R., C. Brückner, H. G. Dieroff: Einsatz der HF-Audiometrie zur Früherkennung berufsbedingter Lärmhörschäden. Z. ges. Hyg. 35 (1989) 493–496

Dieroff, H. G.: Erfahrungen mit der Hochfrequenzaudiometrie und ihre Einsatzmöglichkeit. Z. Laryng. Rhinol. 55 (1976) 739–743

Dieroff, H. G.: Zum derzeitigen Entwicklungsstand der Hochfrequenzaudiometrie und deren Anwendungsmöglichkeiten. HNO-Prax. (Leipzig) 7 (1982) 1–8

Dieroff, H. G., G. Schuhmann, W. Meißner, R. Bartsch: Erfahrungen über das Verhalten des Hochton-Gehörs bei der Auswahl von Arbeitern für Lärmberufe. Laryngo-Rhino-Otol. 70 (1991) 594–598

Dreschler, W. A., R. J. A. M. v. d. Hulst, R. A. Tange, N. A. M. Urbanus: The role of high-frequency audiometry in early detection of ototoxicity. Audiology 24 (1985) 387–395

Helmert, G.: Hörstörungen bei Multipler Sklerose. Abstr. Excerpta med. 11 (1956) 9

Ising, H., W. Babisch, J. Grandert, B. Scheuermann: Hörschäden bei jugendlichen Berufsanfängern aufgrund von Freizeitlärm. Z. Lärmbekämpf. 35 (1988) 35–41

König, E.: Les variations de la conduction osseuse en fonction de la force de pression exercee sur le vibrator. Acustica 5 (1955) 234

Kottmeyer, G: Plethysmographische Untersuchungen nach schwellenhaften und sensiblen Reizen, zugleich ein Beitrag zum objektiven Nachweis einer Gehörs-, Geruchs- und Geschmackswahrnehmung. Arch. Ohr.-, Nas.- u. Kehl.-Heilk. 177 (1961) 297

Langenbeck, B.: Leitfaden der praktischen Audiometrie, 3. Aufl. Thieme, Stuttgart 1963

Lehnhardt, E.: Hörstörungen bei Multipler Sklerose. HNO 23 (1975) 101–108

Link, R., J. Zwislocki: Audiometrische Knochenleitungsuntersuchungen. Arch. Ohr.-, Nas.- u. Kehlk.-Heilk. 160 (1951) 347

Möckel, U., M. Pilgramm, H. P. Köchy, H. Ising: Höchsttonaudiometrische Messungen bei Kindern und Jugendlichen. Europ. Arch. Oto-Rhino-Laryngol, Suppl. 1992/II, 89–90

Osterhammel, D.: High-frequency audiometry and noise-induced hearing loss. Scand. Audiol. 8 (1979) 85–90

Sanders, J. W., E. A. Honig: Brief-tone audiometry. Results in normal and impaired ears. Arch. Otolaryng. 85 (1967) 640

Schlitt, H., H. Wullstein, S. R. Wullstein: Audioanalysator. Eine Brücke zwischen Audiometrie und Psychoakustik. Laryng. Rhinol. 68 (1985) 249–251

Stevens, S. S., H. Davis: Hearing: Its Psychology and Physiology. Wiley, New York 1948

Ward, W. D.: Auditory effect of noise. In Berger, E. H., W. D. Ward, I. C. Morrie, L. H. Royster: Noise and Hearing Conservation Manual, 4th ed. Amer. Industr. Hygiene Ass., Fairfax/VA 1988

3. Hörprüfungen beim Säugling und Kleinkind

E. Lehnhardt

Hier ist zu unterscheiden zwischen
➤ Aussonderungsuntersuchungen (Screening) indiskriminiert bei Neugeborenen oder gezielt bei Risikokindern und
➤ Bestimmung der Hörschwelle nach entsprechenden Hinweisen oder Vorbefunden.

Diese Zweiteilung verdeutlicht zugleich die unterschiedlichen Zugänge zur Pädaudiometrie, nämlich die
➤ vorwiegend elektrophysiologischen Hörprüfungen und die
➤ pädaudiologische Verhaltensbeobachtung.

Eine solche Differenzierung mit zunehmender Integration von Pädagogen in die Hörprüfung beim Kleinkind sollten Audiologen und HNO-Ärzte – im Sinne der betroffenen Kinder und ihrer Eltern – gern akzeptieren. Sie wird auch deutlich im elektrophysiologischen Referat von Begall u. v. Specht (1994) einerseits und der Neufassung der „Hörmessungen bei Kindern" (Löwe u. Hildmann 1994) andererseits. Beide Wege stoßen an Grenzen, und beide haben ihre Berechtigung; die Aufgabe aller Beteiligten ist es, eigene Möglichkeiten um die anderer zu ergänzen.

▄▄▄ Aussonderungsuntersuchungen (Screening)

An der unterschiedlichen Aufgabenstellung müssen sich die Testmethoden orientieren. Das Screening soll es ermöglichen, eine große Zahl von Kindern mit relativ kurzem Zeit- und geringem Kostenaufwand zu untersuchen, es soll über eine hohe Sensitivität und Spezifität verfügen und dies oft ohne die äußerlichen Gegebenheiten eines audiometrischen Prüfraums. Schließlich sollen die Tests einfach in der Anwendung und möglichst von Hilfspersonal durchführbar sein. Nur wenige Testverfahren sind deshalb für das Hörscree-

ning bei Säuglingen und Kleinkindern nutzbar; es sind
➤ orientierende reflexaudiometrische Tests,
➤ die otoakustischen Emissionen,
➤ die BERA in spezieller Anordnung und
➤ die Impedanzaudiometrie.

Orientierende reflexaudiometrische Tests

Schreckreflex

Der *Schreckreflex* (MORO) ist am deutlichsten beim Säugling innerhalb der ersten vier Lebensmonate ausgebildet und äußert sich als „Zusammenfahren" unter Beugung der Extremitäten oder als Umklammern; die Reflexschwelle liegt hier bei > 60 dB HL. In späteren Lebensmonaten geht der Reflex mit einer allgemeinen Schreckreaktion einher, außerdem erfordert seine Auslösung dann größere Lautstärken.

Lidreflex

Die Schreckreaktion enthält auch den *akustikopalpebralen Lidreflex* (APR; v. Bechterew 1905), der in einer kurzen Schließ- und Öffnungsbewegung beider Augenlider besteht; er ist unmittelbar nach der Geburt bei den hörgesunden Kindern regelmäßig nachweisbar. Zur ersten orientierenden Hörprüfung genügen natürliche Geräusche (Blechschüssel, Gong anschlagen u. ä.); für frequenzspezifische Aussagen sollte man mit einem Lidreflexaudiometer arbeiten, das über Lautsprecher *knackfreie* Tonimpulse von ~ 200 ms Dauer oder Schmalbandgeräusche abgibt. Die Reflexschwelle liegt für das normalhörende Kind bei ~ 80 dB HL; je größer die Reizlautstärke, um so regelmäßiger ist eine Antwort zu erwarten. Der Reflex ermüdet schnell, insbesondere bei weniger lauten Reizen. Da die Latenz- und auch die Refraktärzeit lang sind (je 300 ms), prüft man zweckmäßigerweise in zeitlichen Intervallen von einigen Sekunden.

Bei sicher tauben Kindern fehlt der Lidreflex regelmäßig, vorausgesetzt, daß wirklich nur akustisch gereizt, taktile Empfindungen und visuelle Reize also vermieden wurden. Aber auch entsprechend dem Ausmaß der Schwerhörigkeit bleibt er zunehmend häufig aus, weil Lautstärken von ~ 80 dB über der subjektiven Schwelle (SL = Sensation Level, d. h. über der individuellen frequenzbezogenen Hörschwelle) des schwerhörigen Kindes technisch nicht mehr zu realisieren sind. Außerdem ist im Tieftonbereich dann schon die Fühlschwelle erreicht, so daß die Reizantwort hier auch taktil entstanden sein kann.

Erschwert wird die Beurteilung der Ergebnisse dadurch, daß einerseits eine Mittelohrschwerhörigkeit die Reflexauslösung verhindern kann, wenn beispielsweise 110 dB aus 30 dB Hörverlust plus 80 dB SL Reflexschwelle über Lautsprecher nicht mehr zu erreichen sind. Andererseits kann trotz erheblicher Innenohrschwerhörigkeit eine Reizantwort zustandekommen, wenn nämlich das Restgehör in der Art des Rekruitments ein für die Reflexauslösung noch hinreichend großes Lautheitsempfinden gewährleistet. Das Fehlen des Reflexes beweist also keineswegs eine Taubheit, und das Funktionieren des Reflexes kann nicht ohne weiteres als „hört gut" gewertet werden. Der Lidreflex darf deshalb nur als orientierende Hörprüfung gelten; quantitative oder topisch-diagnostische Schlußfolgerungen sind im allgemeinen nicht erlaubt.

Crib-O-Gram

Mittels des *Crib-O-Grams* (Simmons u. Mitarb. 1979) werden kleinste Körperbewegungen des Neugeborenen oder Säuglings registriert, ausgelöst durch akustische Reize. Die Apparatur* ist so gehalten, daß in Neugeborenenstationen jedes Kind ohne besondere Umstände hörgetestet werden kann. Es wird dazu auf einen Vibrationsaufnehmer gelegt und über Lautsprecher definiert beschallt. Der ursprünglich große Zeitaufwand dieser Untersuchungstechnik wurde inzwischen durch Eingliederung eines Mikroprozessors auf 30 Minuten pro Baby „verkürzt" (Miller u.

_____
* Telesensory Systems Inc., Mountain View, California

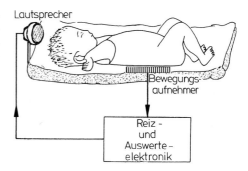

Lautsprecher

Bewegungsaufnehmer

Reiz- und Auswerteelektronik

Abb. 3.**1** Crib-O-Gram-Audiometrie beim Neugeborenen, Aufbau schematisiert. Offensichtlich aufwendig sind die elektronische Automatik für den Zeitpunkt des Reizes, die damit verbundene Registrierung der Reaktion und die Auswertung der Befunde

Simmons 1984). Als Stimulus wird ein 3000-Hz-Schmalbandgeräusch bis 92 dB HL verwendet. Die ab 45 dB SL 0,5–2,5 s nach Reizbeginn zu erwartenden motorischen Reaktionen werden für 3,5 s registriert. Die Computersteuerung bezieht sich u. a. auf das Interstimulus-Intervall und die Berücksichtigung der Spontanbewegungen des Säuglings, d. h., es werden automatisch die Zeiträume ausgespart, in denen der Säugling zu unruhig ist und solche, in denen er zu ruhig ist, also zu tief schläft (Abb. 3.**1**).

Das Gerät ist offenbar weitgehend ausgereift. Der Umgang damit erfordert aber eine intensive Einweisung in die Technik des Instruments und den Ablauf der Untersuchung. Immerhin ist es der Weg für einen relevanten Screeningtest:
- weitestgehende Ausnutzung aller technischen Möglichkeiten,
- Anwendbarkeit auch auf der Säuglingsstation,
- relativ geringer organisatorischer und zeitlicher Aufwand.

Registrierung otoakustischer Emissionen (OAE)

Die technischen Voraussetzungen, die Meßmethode und die Beurteilung der Befunde beim Erwachsenen finden sich im Kapitel 8 beschrieben. Säuglinge bieten den Vorteil, daß ihr Pegel der Emissionen relativ hoch ist und daß sich deshalb bei ihnen, selbst bei Frühgeborenen, die Emissionen besonders leicht nachweisen lassen. Bis zum 3. oder auch bis zum 6. Lebensmonat sollte man für die Messung eine Schlafpause ausnutzen. Danach gestaltet sich am wachen Kind die Messung deutlich schwieriger, insbesondere wenn Atemgeräusche die Registrierung stören. Externer Störschall sollte weitgehend reduziert sein, d. h. die Messung sollte nicht im Zimmer zusammen mit anderen Säuglingen, sondern in einem gesonderten ruhigen Raum erfolgen.

Bei den Aussonderungsuntersuchungen von *Neugeborenen* ist zu beachten, daß während der ersten beiden Lebenstage die Mittelohren noch nicht oder noch nicht vollständig belüftet sind und dann allein deshalb die OAE fehlen können. Ab dem 3. Lebenstag aber spricht der Nachweis der OAE für ein normales oder fast normales peripheres Gehör; die seltenen zentralen Hörstörungen lassen sich anhand der OAE entsprechend ihrer Entstehung im Innenohr nicht ausschließen. Das gänzliche Fehlen der OAE ist – normale oder nur gering beeinträchtigte Funktion des Mittelohres vorausgesetzt – als Zeichen einer Innenohrschwerhörigkeit von ≥ 35 dB (HL) über einen breiten Frequenzbereich zu deuten. Bei ausschließlicher Hochtonschwerhörigkeit können in den Frequenzen unterhalb 2000 Hz die OAE noch nachweisbar sein. Weitergehende Aussagen über die Hörschwelle sind anhand der clickevozierten OAE allein nicht möglich, weder für den Bereich oberhalb noch unterhalb 35 dB HL.

Fehlen die OAE, dann sollte dieser Befund auf jeden Fall nach einigen Tagen kontrolliert werden mittels Otoskopie oder nach zwischenzeitlicher Impedanzmessung zur Frage, ob die Registrierung der OAE lediglich durch einen Mittelohrbefund gestört wurde oder ob tatsächlich ein Innenohrschaden anzunehmen ist. Die speziell für die Registrierung der OAE geeigneten Geräte sind in Kapitel 8 beschrieben.

Brainstem Electric Response Audiometry (BERA)

Aussonderungsuntersuchungen anhand der *Ableitung von Hirnstammpotentialen* sind kaum mit Hilfe der üblichen, für die weitergehende audiologische Diagnostik bestimmten BERA-Geräte realisierbar, weil damit die eingangs definierten Forderungen an Screeningtests nicht gegeben sind (vgl. S. 18 und Kapitel 17).

Vielmehr sollte die Anlage eine weitgehend automatisierte Reizgebung, Antwortregistrierung und Datenanalyse ermöglichen (Peters 1986). Positive Erfahrungsberichte liegen über das „Algo-1 Plus" vor (v. Wedel u. Mitarb. 1988, Hildmann 1994); es ist einfach zu handhaben, die eigentliche Meßzeit ist kurz, die Vorbereitung allerdings erfordert viel Zeit. Zu den Präliminarien gehört, daß nach Anlegen der Elektroden am Vertex- und Nackenansatz sowie der Elektrode auf der Wange und nach Messung der Widerstände die Kabel wieder gelöst werden, der Säugling gefüttert und in Schlaf gewiegt wird. Erst dann werden die Ohrkoppler angelegt und die Kabel wieder angeschlossen. Neugeborene lassen die Messung schlafend über sich ergehen, Frühgeborene dagegen brauchen besondere körperliche Zuwendung.

Die Automation des Meßvorgangs gibt eine Reizlautstärke von 35 dB HL vor, also einen Wert, der nicht weit über der Hörschwelle des Neugeborenen liegt, eine Klickfolge von 40/s und eine Mittelungszahl von mindestens 1000 (maximal 15000). Während der Messung werden Artefakte unterdrückt und eventuelle Umweltgeräusche berücksichtigt.

Gesucht wird lediglich die Jewett-V-Antwort; ihre Identifikation geschieht anhand eines Musters von neun Meßpunkten (Abb. 3.2). Die darauf basierende Schablone leitet sich aus den Reizantworten von 35 normalhörenden Neugeborenen bei 35 dB HL Klickstimuli her. Der Bildschirm benennt laufend nach jeweils 500 Mittelungen die Wahrscheinlichkeit einer positiven Antwort – nach mindestens 1000 Mittelungen mit PASS oder verwirft nach maximal 15000 Mittelun-

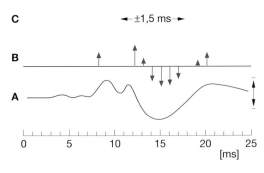

Abb. 3.**2** Digitales Muster zur Detektion der Reizantwort Jewett V bei 35 dB nHL (nach v. Wedel u. Mitarb.)

gen mit REFER. Das Ausbleiben der Antwort verlangt wieder – nach Otoskopie oder, wenn schon möglich, nach zwischenzeitlicher Impedanzmessung – eine Kontrolle der Ableitung.

Die Sensitivität der Algo-1-Plus-Untersuchung wird rechnerisch mit 99,9 % und seine Spezifität mit 96–98 % angegeben, bezogen auf spracherwerbbehindernde Hörstörung, gleich einem mittleren Hörverlust von ~ 30 dB (Hildmann 1994).

Impedanzmessung

Die Impedanzmessung hat in ihrem untersuchungstechnischen Vorgehen Ähnlichkeit mit der Registrierung der OAE. So kann es schwierig sein, den Säugling hinreichend ruhigzustellen und den Ohrstöpsel luftdicht im Gehörgang zu plazieren, d. h. man muß bemüht sein, das Kind akustisch und visuell abzulenken, und man muß sehr unterschiedliche Ohrstöpsel verfügbar haben. Eine abnorme Krümmung des Gehörgangs (z. B. bei Morbus-Down-Kindern) täuscht eventuell einen Mittelohrerguß vor und damit eine fragliche Schwerhörigkeit. Zerumen findet sich beim Säugling seltener als vielfach angenommen, sicher verschließt es den Gehörgang nicht und behindert damit auch nicht die Registrierung der Mittelohrimpedanz.

In keinem Fall ist es erlaubt, aus dem Ergebnis der Impedanzmessung detaillierte Rückschlüsse auf die Hörschwelle zu ziehen. Trotz positivem Stapediusreflex kann eine Innenohrschwerhörigkeit vorliegen – wegen eines Rekruitments. Und trotz fehlendem Stapediusreflex kann die Schwerhörigkeit sich in sehr engen Grenzen halten – wegen einer vergleichsweise geringen Beeinträchtigung der Mittelohrfunktion (weiter s. S. 30 und Kapitel 10).

▰▰▰ Bestimmung der Hörschwelle bei Kleinkindern

Der Verdacht der Schwerhörigkeit bei ihrem Kind wird von den Eltern zunächst verdrängt, weil sie das Lallen in der 2. Hälfte des 1. Lebensjahres als Beweis des Hörens deuten, weil ihnen also nicht bekannt ist, daß auch das gehörlose Kind eine Schrei- oder Lallperiode durchmacht. Zumeist werden deshalb die Kinder erst im 2. Lebensjahr dem Arzt vorgestellt.

Soweit die Vermutung einer Schwerhörigkeit irgendwie begründet ist, sollte die sich daraus herleitende Untersuchung von vornherein gründlich und oft auch stationär erfolgen. Die Folgen einer übersehenen Schwerhörigkeit, die fälschliche Auskunft also, das Kind höre normal, können ebenso nachteilig sein für die Entwicklung des Kindes wie die grausam unvermittelte Aussage „Ihr Kind ist taub" die psychische Belastbarkeit der Eltern überfordert, abgesehen davon, daß diese Behauptung sich später eventuell als falsch erweist.

Einfühlungsvermögen verlangen auch die *anamnestische Befragung* der Eltern und die orientierende Beobachtung des auditiven Verhaltens des Kindes. Für die Anamnese sollte ein ausführlicher Fragebogen benutzt werden, um scheinbar Unwesentliches nicht zu übersehen (Tab. 3.**1**). Dann erst beginnt die eigentliche Hörprüfung.

Die Hörprüfung anhand der Lautstärke des *Atemgeräusches* (Kumpf 1966) und anhand der *plethysmographischen Registrierung der Hautdurchblutung* (Kottmeyer 1959, 1961) hat nur noch historischen Wert. Gleiches gilt heute für die *Weckreaktion* (Wedenberg 1956) und die *Schlafbeschallung* (Rosenau 1961); die Ergebnisse dieser Tests sind weitgehend abhängig von der Schlaftiefe, die ihrerseits zusätzlich über das EEG registriert werden sollte. Damit aber wird der technische Aufwand unverhältnismäßig groß.

Multichannel-Infant-Reflex-Audiometry (MIRA)

Die von Radü u. Kaufmann (1983) inaugurierte Methode arbeitet mit synchroner Registrierung der Saug-, Atmung- und Blickaktivität auf akustische Reize. Diese drei Körperaktivitäten werden zusammen mit Schallpegel, Reizbeginn, Reizende und Reizseite auf einem 4-Kanal-Schreiber registriert. Am deutlichsten ist der Einfluß der Schallreize auf die Saugaktivität, insofern eine zusätzliche Informationsquelle für auditive Reaktionen. Doch vor allem wohl wegen des großen organisatorischen und technischen Aufwandes hat sich auch diese Testanordnung nicht durchsetzen können.

Tabelle 3.**1** Kurzanamnese bei schwerhörigen Kindern

Familie   o. B. ○
  Hörstörungen: _____
  (Taubheit, Schwerhörigkeit, Lebensalter)
  Sprachstörungen: _____
  (auch verzögerte Sprachentwicklung)
  Sonstige Leiden: _____
  (Augen – ZNS – Mißb. – Epilepsie – Geisteskr. – Schwachsinn – Systemkr. – Geschl.-Krank. – Diabetes)

Schwangerschaft   o. B. ○
  Erkrankungen der Mutter (Monat):
  (Röteln, andere Viruserkr., fieberhafte Zustände, Exanthem, Rhesusfaktor, mechan. Traumen, psych.
  Traumen)
  Medikamente: _____
  Impfungen:
  Fehl- _____Frühgeburten: _____Ursachen: _____

Geburt   o. B. ○
  Mens: _____   Gewicht: _____ g   Länge: _____ cm
  Kunsthilfe: _____ wo: _____
  Ikterus: _____ Blutaustausch: _____
  Asphyxie: _____ ggf. wann u. wo behandelt: _____

Eigene Krankheiten   o. B. ○
  Infektionskrankheiten mit Komplikationen: _____

  (Masern, Mumps, Keuchhusten, Windpocken, Infektneigung, Scharlach, ungeklärtes Fieber)
  Krankheiten des Zentralnervensystems: _____

  (Meningitis, Enzephalitis, Poliomyelitis, Krämpfe)
  Impfkomplikationen: _____
  Schädelunfälle: _____
  Jetzt noch Antikonvulsiva: _____
  Sonstige Erkrankungen: _____
  (Herz, Tbc, Blutungsneigung, leicht blaue Flecke)

Sprachentwicklung   o. B. ○
  Wann erste Laute gesprochen: _____
  Welche: _____
  Wann erste Wörter: _____
  (Mama, Papa usw.)
  Wann mit Zwei-Wort-Sätzen begonnen: _____
  Wann mit kurzen Sätzen: _____

Schwerhörigkeit   o. B. ○
  Wann zuerst bemerkt: _____
  Eltern vermuten als Ursache: _____
  Erkrankungen vor Beginn: _____
  Wird laufende Progredienz vermutet: ○ ja   ○ nein
  Ototoxische Medikamente: _____
  Ohrmißbildung: _____
  Blaue Skleren: _____
  Reaktion auf Stimme: _____ Töne: _____ Geräusche: _____
  (Klingel, Telefon, Radio, Auto, Flugzeug)
  Reaktion unregelmäßig: _____
  Reaktion nur auf laute Geräusche: _____
  Bewußte Ignorierung bestimmter Geräusche: _____
  Bisherige auswärtige Diagnostik: _____
  Wir vermuten als Ursache: _____

Hörgerät   ○ ja   nein ○
  Seit wann: _____ letzter Typ: _____
  Jetzt Typ: _____
  Wird Gerät gern getragen: ○ ja   ○ nein
  Wer hat es verordnet: _____ ausgewählt _____
  Hörtraining (wann, wo, Erfolg): _____
  Mitarbeit der Eltern: _____

Knochenleitungshörprüfung

Sie scheint beim Säugling und Kleinstkind (Uttenweiler 1982) den sonst üblichen Verfahren über Luftleitung insofern überlegen zu sein, als die Reaktionsschwelle niedriger liegt und die Reproduzierbarkeit höher ist. Verwendet werden (eventuell auch gewobbelt) nur Töne ab 1000 Hz, um vibratorische Empfindungen zu vermeiden. Der Knochenleitungshörer wird vom Untersucher am Mastoid gehalten, das Baby liegt in seinem Arm. Als günstigsten Zeitpunkt empfiehlt Uttenweiler 1 Stunde vor Nahrungsaufnahme bzw. bei Neugeborenen den 3. Tag. Zu beobachten sind Kopf-, Augen- und Extremitätenbewegungen sowie Schreck-, Lid- oder Atemreflexe. Die Reaktionsschwelle liegt für das normalhörende Neugeborene bei 40 dB HL in *Knochen*leitung. Für gepulste Sinustöne in *Luft*leitung dagegen wird eine Schwelle um 60 dB HL angegeben (Uttenweiler 1984).

Geräuschzuwendungsreaktionen

Sie sind ebenfalls schon ab der 2. Hälfte des 1. Lebensjahres anwendbar, d.h. sobald der Säugling auf Geräusche oder Anrufe mit einer Zuwendung des Kopfes oder zum mindesten der Augen reagiert (Ewing u. Ewing 1936). Der Untersucher steht hinter dem Kopfende des Bettes oder hinter einer Hilfsperson, die das Kind hält. Das schallgebende Instrument darf dem Kind nicht sichtbar sein, es darf auch nicht Erschütterungen oder Schatten verursachen. Beim Ansprechen muß man – z.B. durch Vorhalten der Hand – verhindern, daß das Kind den Artikulationshauch spürt und dadurch zu einer Reaktion veranlaßt wird. Der Schall soll jeweils schräg *seitlich* hinter dem Kind entstehen, damit es veranlaßt wird, sich zur jeweiligen Seite hinzuwenden.

Die *Manchester Hochton-Rassel* leistet – sehr vorsichtig „angeschlagen" und entsprechend unauffällig verwendet – als Zuwendungstest hervorragende Dienste. Sie ist etwa 35 dB „leise", klingt sehr hochfrequent und kann auch schon für orientierende Neugeborenentests verwendet werden (Abb. 3.**3**)*.

Die benutzten Prüfgeräusche sollen nach Frequenzcharakter und Lautstärke eini-

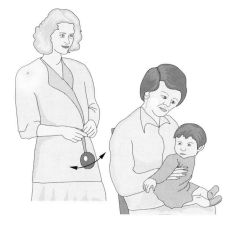

Abb. 3.**3** Situation zur Prüfung der Geräuschzuwendungsreaktion mittels Manchester-Hochtonrassel (nach Löwe u. Hildmann)

germaßen definierbar sein; nur dann ist es möglich, einen *ungefähren* Eindruck vom Ausmaß der Schwerhörigkeit bzw. der Hörreste zu erhalten. Den Wert eines Tonaudiogramms hat diese Methode sicher nicht (Tab. 3.**2**). Als positive Reaktion sollte nur gelten, wenn sich das Kind wirklich der Schallquelle zuwendet; ggf. ist das Geräusch ein zweites oder drittes Mal zu geben. Überhaupt muß der ganze Test eventuell mehrfach wiederholt werden, um zu einem brauchbaren Ergebnis zu kommen (Abb. 3.**4**).

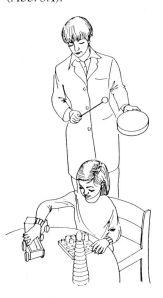

Abb. 3.**4** Untersuchung mit Hilfe von Ablenk- und Geräuschzuwendungsreaktionen während des Spiels

---

* Zu beziehen über Frau Schmid-Giovannini, Benzeholzstr. 29, CH-6045 Meggen/Schweiz

Tabelle 3.**2** Liste derjenigen Instrumente, die sich für die Ablenk- und Geräuschzuwendungsreaktionen eignen. Die Lautstärkeangaben dürfen nur als ungefähre Werte gelten. Auch der Frequenzbezug ist nur als grober Anhalt zu verwenden

Instrument	Reaktion aus Entfernung (m)			keine	Erläuterungen: überwiegender Frequenzbereich (kHz)				ungefähre Lautstärke dB(A) aus (m)		
	2	1	0,1	0,5	1	2	4	8	2	1	0,1
Tamburin									90	92	95
Spieluhr									45	50	55
Lärmtrommel									70	70	85
Trillerpfeife									90	95	105
Glockenspiel (g³)									75	80	95
Schelle									75	80	90
Triangel									75	80	85
Knarre									95	100	110
Kleine Glocke									70	72	80
Rassel									75	80	90

Babybett

Auf die *Zuwendungsreaktionen* bauen auch solche Techniken auf, denen eine Konditionierung mit einem Lichtreiz vorgeschaltet ist. Im sog. *Babybett* (Abb. 3.**5**) beispielsweise ist beidseits des Kopfendes jeweils ein auf das

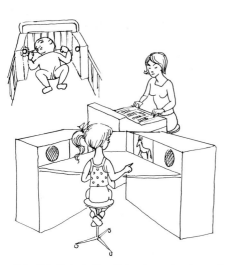

Abb. 3.**5** Babybett mit je einem Lautsprecher und einer Lichtquelle seitlich des Kopfes nach Biesalski (1964) und Schallgreifmethode nach Suzuki u. Ogiba (1961) sowie Schröder u. Relke (1962). Das Ertönen des Lautsprechers wird mit einem Aufleuchten der zugehörigen Lampe bzw. des entsprechenden Bildes gekoppelt; sobald das Kind so gelernt hat, den Kopf oder den Blick zur jeweiligen Seite zu wenden, kann der optische Reiz unterbleiben

gleichseitige Ohr zentrierter Lautsprecher angebracht. Durch wechselseitige Tongebung – anfangs gekoppelt mit dem Aufleuchten eines zugeordneten Lämpchens – wird das Kind veranlaßt, den Blick oder den Kopf zur jeweiligen Schallquelle zu wenden. Geht man dabei von sicher weit überschwelligen Lautstärken auf kleinere zurück, dann kann man so – ggf. nach zwischenzeitlich erneuter Zuschaltung der Leuchte – bis auf etwa 40 dB an die Hörschwelle gelangen (Biesalski 1964).

Teddybärtest

Nach dem gleichen Prinzip funktioniert der *Teddybärtest*, der sich für Kinder ab dem 2. Lebensjahr eignet (Ewertsen 1964). Der Untersucher hält in jeder Hand einen Bären, in den ein kleiner Lautsprecher eingebaut ist. Soweit das Kind die Signale hören kann, wird es jeweils zu der Puppe schauen, die gerade „spricht". Der Lichtreiz des Babybetts wird hier durch den für das Kind optisch interessanten Teddy ersetzt.

BOEL-Test

Ein Zuwendungstest, der sich auch für Säuglinge ab 2. Hälfte des 1. Lebensjahres schon eignet und einen geringen technischen Aufwand verlangt, ist der *Blicken-Orientated-Efter-Ljuel-(BOEL-)Test* nach Stensland-Junker (Barr u. Mitarb. 1978). Dafür notwendig sind zwei tieffrequent tönende Bällchen und zwei hochfrequent klingende Glöckchen sowie ein rotlackiertes Greifholz und ein silbernes Mobile*.

Die Lautstärke der Glöckchen und Bällchen ist so abgestimmt, daß schon der nur wenig hörbehinderte Säugling sie nicht mehr wahrnimmt. Das Greifholz dient dem Aufbau eines Blickkontaktes, die am Zeige- und Ringfinger gehaltenen Glöckchen und Bällchen werden ein wenig hinter dem Kopf des Kindes angeschlagen. Das Mobile ist als Ersatz für den Greifstab gedacht, wenn der Säugling von diesem „Besitz ergreifen" sollte.

Dem geringen technischen Aufwand stehen die Notwendigkeit einer geübten Fingermotorik und eine sehr sorgfältige Beobachtung des Säuglings oder Kleinkindes gegenüber; eine Hilfsperson ist für den BOEL-Test nicht notwendig.

Schallgreiftest

Aufwendiger ist die Testanordnung nach Suzuki u. Ogira (1961), bei der der akustische Reiz mit dem Aufleuchten eines Bildes gekoppelt ist: *Schallgreiftest* (Schröder u. Relke 1962). Das Bild erscheint anfangs gleichzeitig mit dem Tonreiz; sobald das Kind gelernt hat, auf den Tonreiz zu antworten und nach dem rechten oder linken *Lautsprecher* zu greifen, *folgt* das Bild dem Ton erst, wenn das Kind reagiert hat; es wird also für die Mitarbeit belohnt (Abb. 3.**5**). Der Test stellt eine Übergangsform zur Spielaudiometrie (S. 29) dar.

Die beschriebenen Formen der Geräuschzuwendungsreaktionen erfordern ein Höchstmaß an sorgfältiger Beobachtung des Kindes. Man hat sie deshalb unter dem Sammelbegriff „Verhaltens-Beobachtungs-Audiometrie" subsummiert (Löwe 1994). Die Tests, die schon beim Neugeborenen aussagekräftig sind, sollten deshalb bei dem geringsten Verdacht einer Hörstörung auch so früh schon angewandt werden.

Die Beobachtung der Reaktionen erfordert Zeit, Ruhe und Geduld. Die Versuchsanordnung, der Testablauf und die Befunde verlangen eine kritische Bewertung – vor allem hinsichtlich des ausschließlich auditiven Ursprungs der Verhaltensreaktion.

---

* Zu beziehen bei Himberg, Landstigens Inköpcentral, Postfach, S-17.183 Solna / Schweden; Kosten ca. DM 250,–

Die Verhaltens-Beobachtungs-Audiometrie hat in der mit pädagogischem Talent betriebenen Form (Schmid-Giovannini 1980, 1989, Holm 1994, Löwe u. Hildmann 1994) ihre Berechtigung insbesondere auch in der Anpassung von Hörgeräten und des Cochlear Implant (s. Kapitel 14 und 18). Dem Interessierten werden die „Hörmessungen bei Kindern" von Löwe u. Hildmann (1994) eine Fundgrube von Testvarianten, von Hinweisen für die Testgestaltung und von Erfahrungswerten erschließen. Dies gilt insbesondere auch für die Hörprüfung mehrfachbehinderter Kinder.

ERA beim Kleinkind

Hier seien nur die Gesichtspunkte besprochen, die für die Kleinkind-ERA zu beachten sind. Das Screening bei Säuglingen mittels ERA war auf S. 20 besprochen, und die methodischen Einzelheiten der Technik werden im Kapitel 17 abgehandelt.

Allgemeines Vorgehen, Sedierung

Das Kind sollte entspannt liegen, um *myogene* Reizantworten zu vermeiden. Die ERA gelingt oft auch ohne Sedierung, wenn nämlich nach Schlafentzug und anschließender Fütterung gemessen wird. Ist aber eine medikamentöse Sedierung unumgänglich, dann ist zu bedenken, daß diese mit einem wenn auch noch so geringen Risiko verbunden ist. Nur selten wird die Indikation zur ERA in medikamentöser Sedierung beim Kleinkind *zwingend* gegeben sein. Die Frage, *ob* ein Kind hört oder schwerhörig ist, läßt sich zumeist auch anders beantworten, nämlich mit den eingangs dieses Abschnitts geschilderten Tests. Auch die eventuelle Notwendigkeit der Hörgerätversorgung läßt eine ERA zu so frühem Zeitpunkt nicht unumgänglich erscheinen. Vielmehr sollte man – selbst bei dringendem Verdacht einer Höreinschränkung – vor einer ERA in *medikamentöser Sedierung* das erste halbe Lebensjahr verstreichen lassen. Generell müssen auch die ausdrückliche schriftliche Einwilligung der Eltern vorliegen und Vorkehrungen für den Notfall getroffen sein. Soweit in Sonderfällen eine Narkose indiziert ist, *muß* hierfür ein Anästhesist zur Verfügung stehen. Für die Elektrokochleographie wird dies die Regel sein.

Zur *Sedierung* der Kleinst- und Kleinkinder empfehlen Begall u. v. Specht (1994)
Draperidol (0,25 mg/g KG) sowie Chloralhydrat und Diazepam als rektales Klistier. Uns
hat sich Itridal* bewährt – maximal 2 ml/die,
eventuell in der Kombination mit Chloralhydrat. Itridal wird dosiert mit 0,12 ml/kg KG
i. m., ggf. plus 1 Rektiole Chloralhydrat, und
zwar

70 mg/kg KG im 1. Lebensjahr,
60 mg/kg KG im 2.–5. Lebensjahr,
50 mg/kg KG im 6.–11. Lebensjahr,
40 mg/kg KG ab 12. Lebensjahr.

Ein wesentlicher Vorteil des Itridals ist der seiner antikonvulsiven Wirkung, so daß auch
Krampfkinder auf diese Weise ruhiggestellt
werden können.

Wenn – ausnahmsweise – Atropin indiziert erscheint, sind

20 µg/kg KG im 1. Lebensjahr,
15 µg/kg KG ab 2. Lebensjahr zu geben.

Gerade weil die tägliche Kleinkind-ERA zur
„Routine" verleiten kann, bleiben ärztliche
Voruntersuchung und ärztliche Notfallbereit-
schaft unabdingbare Forderungen. Die strenge Einhaltung eines festen Organisationssche-
mas ist allein aus forensischen Gründen notwendig.

Frühe akustisch evozierte Potentiale (FAEP) – BERA

(Elektrokochleographie s. Kapitel 17)

Als akustische Stimuli werden bei Kleinkindern zumeist Clicks verwendet; sie geben
Auskunft über die Hörschwelle nur im Hochtonbereich.

Bei Neugeborenen oder Säuglingen
sollte das Zeitfenster 20 ms betragen, um auch
eventuell verlängerten Latenzen gerecht zu
werden, insbesondere bei frequenzspezifischen Stimulationsverfahren. Die Messung
sollte 1 Stunde nicht wesentlich überschreiten; notfalls ist mit Abbruchkriterien aufgrund der geschätzten statistischen Sicherheit
zu arbeiten (Begall u. v. Specht 1994).

Zur Ableitung werden entweder die üblichen Oberflächenelektroden verwendet
oder die Gehörgangselektroden mit Schlauchzuleitung des akustischen Signals („Tiptro-

---

* Itridal ist ein Cyclobarbital plus Phenazon und
Prothipendyl

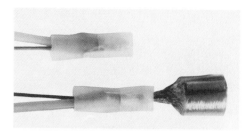

Abb. 3.**6** Tiptrode, 13 mm ∅, Polyurethan-Schaum-
stoff als Goldfolien-Oberflächenelektrode im äußeren Gehörgang, kombiniert mit Schlauchzuleitung für
den akustischen Reiz (zu beziehen über Fa. Nicolet,
Best.-Nr. 019-741 901)

de"; Abb. 3.**6**). Die letztgenannten, wie auch
die Ohrläppchenelektrode, können helfen, die
I. Welle (Jewett I) besser zu erfassen. Dies gibt
die Möglichkeit, auch bei schwerhörigen Kindern das Interpeakintervall (IPI) auszählen zu
können, zumal sonst selbst bei *normalhörenden*
Kindern die Welle I oft nicht zu erfassen ist.

Die Reizantworten der *Kochlea* entsprechen schon beim Neugeborenen denen des Erwachsenen (Lauffer u. Wenzel 1990), während
die *neuralen* noch der Reifung bedürfen. Damit kann Jewett I (J I) als Bezugspunkt für
Amplitude und Latenzen der Hirnstamm-
ERA (FAEP) gelten; es entspricht seinerseits
dem elektrokochleographischen CAP. Während des 1. Lebensjahres wird – entsprechend
der peripheren Hörbahnreifung – das IPI bis
zur Vollendung des 2. Lebensjahres zunehmend kürzer; die Reifung des auditorischen
Kortex endet erst in der Pubertät (Abb. 3.**7 a** u.
b).

Eine physiologische Flüssigkeitsbehin-
derung der Mittelohrfunktion ist schon ab
3. Lebens*tag* nicht mehr gegeben (S. 20), so
daß man sie als Erklärung für Latenzverlängerungen der Jewett-I-Reizantwort nicht ohne
weiteres verwenden darf.

Wenn eine Reifungsverzögerung sich
aus den genannten Parametern nicht ablesen
läßt und doch der klinische Verdacht einer
Schwerhörigkeit sich aufdrängt, sind entsprechende Hinweise eventuell aus der Messung
mit größerer Reizfolgerate, also kleinerem Interstimulusintervall, zu erwarten, z. B. bei der
Registrierung mit 30 statt mit 10 Reizen *pro Sekunde* (Hülse u. Lippert 1984). Begall u.
v. Specht (1994) allerdings empfehlen zur
Zeitersparnis *grundsätzlich* ein Interstimulusintervall von 35 ms, also eine Reizfolgerate

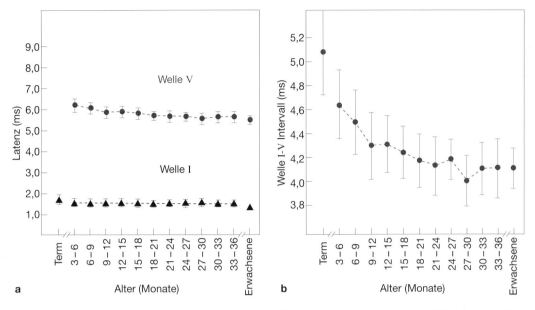

Abb. 3.7 a u. **b** Latenzen **a** und Interpeakintervalle von J I und J V **b** während der ersten 3 Lebensjahre (N = 535) und beim Erwachsenen (N = 20) (nach Gorga u. Mitarb.)

von ~ 30/s. Bei Verdacht auf zentrale Schäden und insbesondere bei Mehrfachbehinderten sollte das Interstimulusintervall von vornherein größer gewählt werden, ~ 50 ms, entsprechend einer Stimulusrate von ~ 20/s.

Zur Wertung der Amplituden von Jewett I und V oder zur Beurteilung einer Latenzverlängerung kann ein Seitenvergleich nützlich sein: reifungsbedingte Latenz- oder Amplitudenbefunde werden seitengleich ausgebildet sein, seitendifferente Störungen weisen auf ein wahrscheinlich pathologisches Geschehen hin (vgl. Kapitel 17).

Zu den speziellen methodischen Besonderheiten der ERA bei Kleinkindern gehört, daß wegen gehäufter Artefakte die übliche arithmetische Mittelung eventuell nicht ausreicht. Dann sind andere Verfahren zu wählen, wie die stochastisch-ergodische Konversion, die binäre Mittelung oder das gewichtete Averaging (Begall u. v. Specht 1994).

Bei allem Eifer, möglichst alle Wellen der schnellen Reizantworten zu erfassen, sollte man beachten, daß zum einen wegen der mangelnden Differenzierbarkeit der einzelnen Wellen bei Kindern eventuell nur die Wellenkomplexe I/II, III und IV/V zu werten sind (Purmessur u. Singh 1988) und daß es

zum anderen vorrangig um das Auffinden der Hörschwelle geht; das entscheidende Kriterium dafür ist Jewett V (Abb. 3.8).

Bezüglich der differentialdiagnostischen Deutung der FAEP-Befunde für das Kind gelten die gleichen Gesichtspunkte wie für den Erwachsenen (vgl. Kapitel 17, ERA).

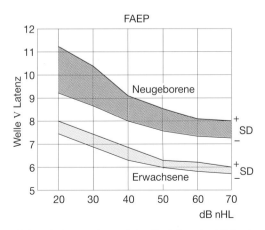

Abb. 3.8 Latenz-Lautstärke-Funktion der Welle Jewett I für Neugeborene und für Erwachsene (nach Shallop u. Mitarb.)

Slow negative Ten (SN$_{10}$)

Noch zu den schnellen Reizantworten des Hirnstamms gehört die „slow negative ten" (SN$_{10}$; Davis u. Hirsh 1979).

Die Registrierung von SN$_{10}$ gibt die Möglichkeit, auch bei Kindern schon den *Tief- und Mitteltonbereich* zu untersuchen, weil durch Sedierung diese Reizantwort nicht verfälscht oder unterdrückt wird – im Gegenteil, die Reizantwort hebt sich deutlicher hervor.

Da andererseits auch in der Erwachsenen-ERA sich gelegentlich die Indikation für die Ableitung von SN$_{10}$ ergibt, finden sich die technischen Einzelheiten und auch die Grenzen der Methode in Kapitel 17 geschildert.

Mittlere akustisch evozierte Potentiale (MAEP)

Grundsätzlich zwar bieten die MAEP die Möglichkeit frequenzspezifischer Reizantworten, doch ihre Schwelle ist bei Kindern kaum verläßlich zu bestimmen. Die Refraktärperiode ist vom Lebensalter abhängig, so daß für Säuglinge Reizfolgeraten von nur 1–2,5/s gefordert werden (Jerger u. Mitarb. 1987); selbst bei Kindern bis zum 4. Lebensjahr sollten sie 4/s nicht überschreiten (Begall und v. Specht 1994). Die Untersuchungsdauer wird bestimmt vor allem durch die große Zahl von 1000 Mittelungen (Brusis u. Bockisch 1985). Verwertbare Daten von *schwerhörigen* Kindern fehlen, bei *normalhörenden* 5- bis 12jährigen sind N$_a$ und P$_a$ am ehesten zu verwerten, ausgelöst durch ungefilterte Clicks. Die MAEP-Schwelle ist dann – bei normalhörenden Kindern – etwa 20 dB über der subjektiven Schwelle gelegen (Barajas u. Mitarb. 1981). Die Potentiale sind konstant aber nur im Wachzustand, nach Sedierung oder in Narkose sind sie eventuell nicht mehr nachweisbar (Prosser u. Arslan 1985).

Die MAEP sollten wegen dieser vielfältigen einschränkenden Momente *nur zusätzlich* abgeleitet werden, z. B. simultan mit den FAEP (v. Specht 1992).

Composite Early Middle Latency Response (CEMLR)

Diesem Vorgehen liegt die Vorstellung zugrunde, *frequenzspezifische* Aussagen dadurch zu ermöglichen, daß während der Stimulation mit Tonebursts all die Bereiche der Kochlea durch Rauschen maskiert werden, die beidseits der Trägerfrequenz des Tonebursts liegen. Das Rauschspektrum enthält also eine Kerbe (notch) jeweils gerade in der Trägerfrequenz des Tonebursts (Picton u. Mitarb. 1979).

Um eine bessere Nachweisbarkeit der tieffrequenten Reizantworten in *Schwellennähe* zu erreichen, versuchen die Autoren (Stürzebecher u. Mitarb. 1993), eine Überlagerung der *aktuellen Hirnstammreizantwort* mit *mittellatenten* Komponenten der *vorhergehenden* Reizantwort zu erhalten. Der Unterschied zum 40-Hz-Potential (Galambos u. Mitarb. 1980; Kapitel 17) entstehe dadurch, daß zwar in gleicher Weise gereizt, aber mit anderen Verstärkergrenzfrequenzen gearbeitet wird. Das mikrorechnersteuerbare Notchfilter betrifft die Frequenzen 4, 2, 1 und 0,5 kHz. Der Pegel des Maskierungsgeräusches – gleichsam beidseits der Notch – liegt um 15 dB über dem der Tonebursts. Die Tonebursts sind gaußförmig gestaltet mit einer generellen Halbwertbreite von 1 ms; der 500-Hz-Toneburst besteht also aus nur einer Periode, ähnelt damit einem tieffrequenten Click. Wiederholungsrate = 41/s, Anzahl notwendiger Mittelungen = 2000, der Zeitbedarf für ein „objektives Audiogramm" mit 5 Intensitätsstufen pro Frequenz läge bei etwa 33 min.

Der Nachweis von Antworten aus dem Tieftonbereich gelingt erst bei älteren Kindern, also nach abgeschlossener Reifung der MAEP; bei Säuglingen und Kleinkindern würden die Reizantworten im wesentlichen durch die FAEP bestimmt und damit *hochtonbezogen* sein. Die Kinder müßten während der Untersuchung auf jeden Fall schlafen. Die dadurch bedingte Amplitudenminderung der MAEP würde durch die geringen EEG-Amplituden im Schlaf ausgeglichen.

Die Differenz der Mittelwerte von subjektiver und objektiver Schwelle liegt nach den Erfahrungen der Autoren auch für 500 Hz bei 10 dB, für 75 % der Schwellenmessungen sogar nur bei 5 dB.

Der eigentliche Vorteil dieser Testanordnung liegt darin, daß der relativ große technische Aufwand in einem speziellen Gerät installiert zur Verfügung steht*. Ob das Ziel der Autoren erreicht wird, auch bei sehr schwerhörigen *Kleinkindern tieffrequente Hör-*

---

* Medizin-Technik, Friedensallee 5, D-15834 Rangsdorf

reste zu erfassen oder auszuschließen, bleibt breiteren Erfahrungen vorbehalten. Gleiches gilt für die Frage, ob auch die Sedierung wirklich ohne nachteiligen Einfluß ist.

Ableitung der SAEP

Wenn die Funktion bzw. Störung des gesamten auditiven Systems erfaßt werden soll, ist es aus theoretischer Sicht notwendig, auch beim Kind die *kortikalen* Potentiale zu registrieren. Tatsächlich aber geschieht dies nur noch mit spezieller Fragestellung, so z. B. zum Nachweis zentraler auditiver Wahrnehmungsstörungen (Esser u. Mitarb. 1987). Danach finden sich für die kortikale Reizantwort bei diesen Kindern unterschiedliche Ausprägungen der Wellenfolge. So verschwände N_1 zunehmend mit dem Schweregrad der Störung, wenn mit geringen Interstimulusintervallen gereizt wird: 1,4 s statt üblicherweise 5 s (1000 Hz/90 dB). Zugleich bliebe N_2 deutlich ausgebildet und verschmelze schließlich mit P_1 zu einem Gesamtkomplex (Schunicht u. Esser 1974, Esser u. Schunicht 1982; Abb. 3.**9**).

Die Autoren unterscheiden aufgrund dieser und einer Reihe anderer Befunde zwischen zentraler Fehlhörigkeit und auditiver Wahrnehmungsstörung (s. auch S. 34).

Über aller Perfektion sollte man nicht vergessen, daß auch die ERA oft nur bestätigen kann, was der aufmerksame Beobachter und Untersucher aus den Befunden herkömmlicher Tests schon glaubt ableiten zu dürfen. Darüber hinaus sind die Ergebnisse der ERA – zumindest beim Kleinkind – in aller Regel nur als *Hörreaktion* aufzufassen; sie beweisen noch nicht, daß das Kind auch in der Lage ist, *sprachliche* Inhalte zu verstehen und zu nutzen. Zu weiteren technischen Einzelheiten der ERA s. Kapitel 17.

Spielaudiometrie

Um für die Hörprüfung zunächst einmal die Aufmerksamkeit des Kindes zu erreichen, bietet man kindgemäße Geräusche an und geht dann auf Sinustöne über und zugleich vom Lautsprecher auf Kopfhörer. Insofern stellt die Schallgreifmethode (vgl. Abb. 3.**5**) den Vorläufer der Spielaudiometrie dar, bei der schließlich mit Kopfhörern gearbeitet werden soll.

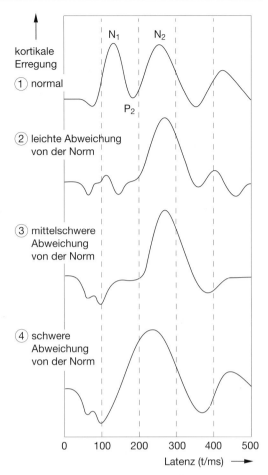

Abb. 3.**9** Die vier Ausprägungsklassen morphologischer Veränderungen des Erregungsmusters der kortikalen Spätpotentiale, evoziert durch Tonreize der Frequenz f = 1 kHz, der Intensität L = 90 dB, der Dauer t = 500 ms und der Reizfolgezeit T = 1,4 s (nach Esser u. Mitarb.)

Auch hier muß der optische Reiz anfangs immer zugleich mit dem akustischen angeboten werden, oder der Untersucher setzt z. B. bei jedem Tonreiz ein Klötzchen auf das andere. Erst wenn so, ähnlich dem bedingten Reflex, für das Kind eine gewisse gedankliche Verbindung zwischen Spiel und Ton entstanden ist, beginnt die umgekehrte Reihenfolge: Der Untersucher gibt den Ton, das Kind wird mit der Erlaubnis belohnt, ein Bild einzustellen oder z. B. die Eisenbahn in Gang zu setzen. Hat das Kind gelernt, allein auf den akustischen Reiz zu reagieren, kann der optische mehr und mehr fortfallen (Abb. 3.**10**).

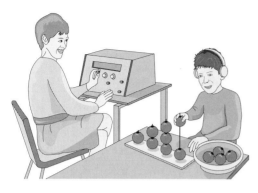

Abb. 3.**10** Typische Situation bei der Spielaudiometrie (nach Löwe u. Hildmann)

Die Hörprüfung im Kindesalter ist ein mühsames Unterfangen; zumeist sind mehrere Sitzungen mit Assistentin und Kindergärtnerin notwendig, um zu einem verläßlichen Ergebnis zu gelangen; während die eine sich mit dem Kind und dem Spielzeug beschäftigt, bedient die andere das Audiometer. Durch geschicktes Verwenden unterschiedlicher Reize (Sprache, Gesang, Geräusche, Wobbeltöne und schließlich Töne) kann es aber gelingen, eventuell sogar der wahren *Hörschwelle* sehr nahe zu kommen.

Die Zahl kinderaudiometrischer Tests und ihrer Modifikationen ist groß. Auf die ins einzelne gehende Schilderung der verschiedenen Methoden wird hier bewußt verzichtet; der speziell Interessierte sollte z. B. wieder bei Löwe u. Hildmann (1994) nachlesen. Bei der Auswahl geeigneter Tests wird der Erfolg in der Beschränkung liegen. Es ist vorteilhafter, sich gründliche Erfahrungen in wenigen Techniken anzueignen als zu glauben, man müsse alle anwenden.

Impedanzmessung beim Kleinkind

Das *Tympanogramm* ist eine objektive Untersuchungsmethode von großer Zuverlässigkeit; die Aussage beschränkt sich jedoch auf die Funktion des Mittelohres, d. h. ein Kind kann taub sein unabhängig vom normalen oder pathologischen tympanometrischen Befund. Störungen im Mittelohr aber, wie Unterdruck, Sero- oder Mukotympanon, sind auf diese Weise regelmäßig zu erfassen – unter Umständen schon, wenn die Knochenleitungs-Luftleitungs-Differenz noch sehr gering ist. Da jede Störung der Tubenfunktion sich im *Tym-*

panogramm bemerkbar macht, ist diese Untersuchungstechnik bei der Fahndung nach *Adenoiden* heute *fast unentbehrlich* geworden.

Für den Wert der *Stapediusreflexschwelle* bezüglich des Hörvermögens gilt Analoges zu dem beim Lidreflex Angeführten. Verläßlich ist nur das *Fehlen* des Reflexes bei normalem Tympanogramm bzw. bei mäßigem Unterdruck (≥ 100 mm Wasser) insofern, als dann wahrscheinlich eine deutliche Innenohrschwerhörigkeit bzw. eine Taubheit besteht. Bei vorhandenem Stapediusreflex ist eine auch erhebliche Schwerhörigkeit nicht auszuschließen. Weitere Einzelheiten über die Möglichkeit, anhand der reflektorischen Impedanzänderung auf die *Hörschwelle* zu schließen, sind auf S. 21 und im Kapitel 10 nachzulesen.

Die vergleichende Wertung von Schmalbandgeräusch- und Tonschwelle des Stapediusreflexes verwendet Esser (1994) für die Diagnostik zentraler Hörstörungen bei Kindern, indem er eine wesentlich günstigere Schwelle für das Geräusch im Vergleich zu der für Töne als Hinweis auf eine zentrale auditive Wahrnehmungsstörung deutet.

■■■ Sprachaudiometrie beim Kleinkind

Die Sprachaudiometrie beim Kleinkind ist weniger auf eine quantitativ-diagnostische als eine qualitativ-therapeutische Aussage über das Hörvermögen ausgerichtet. Sprachaudiometrisch wird deshalb bei Kleinkindern vor allem zur Anpassung von Hörgeräten und deren Kontrolle untersucht. Mittels der Sprachgehörprüfung soll das bestätigt werden, was von der Aufblähkurve her zu erwarten ist.

Während die Aufblähkurve der Tonschwelle mit Hörgerät im freien Schallfeld weitgehend abhängig ist lediglich von der Leistung und Güte des Hörgerätes, verdeutlicht das sprachaudiometrische Ergebnis den Nutzen des Hörgerätes für das Verstehen, vorausgesetzt, daß das Kind die ihm angebotenen Begriffe kennt und selbst eine hinreichende Sprachkompetenz schon besitzt. Die Indikation zur sprachaudiometrischen Untersuchung und die Auswahl des geeigneten Testmaterials sollten deshalb auf das Alter des Kindes abgestimmt sein. Bei der Entscheidung zu einem der verfügbaren Testver-

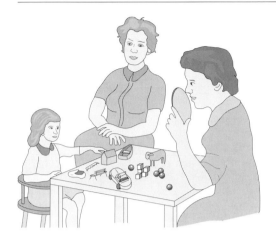

Abb. 3.**11** Handhabung des Spielzeug-Diskriminationstests (nach Löwe u. Hildmann)

fahren sind die zum Teil recht unterschiedlichen Schwierigkeitsgrade der Tests zu beachten.

Spielzeug-Diskriminationstest

Die einfachste Form, das Sprachverstehen zu testen, ist der Spielzeug-Diskriminationstest. Man verzichtet auf alle technischen Hilfsmittel. Eine Reihe dem Kind geläufiger Spielsachen wird auf dem Tisch vor dem Kind angeordnet. Zunächst sollte es die einzelnen Dinge benannt haben, um dabei zugleich einen Eindruck von der Sprachkompetenz des Kindes zu gewinnen. Dann werden mit verdecktem Mund die Gegenstände einzeln aufgerufen, das Kind sollte mit Hinzeigen reagieren. Dies kann ohne oder mit Hörgerät und schließlich über das Audiometer erfolgen.

Das geschilderte Vorgehen entspricht einem geschlossenen Test (~ 10 Gegenstände) und bringt zunächst nur eine orientierende Information (Abb. 3.**11**).

An genormten Sprachtests stehen neben dem Freiburger Test, dessen Zahlenreihen mindestens ab 2. Schuljahr und auch dessen Einsilberreihen ab 4. oder 5. Schuljahr schon hinreichend verläßliche Angaben erlauben,

➤ der Mainzer Kindersprachtest,
➤ der Göttinger Kindersprachverständnistest,
➤ die Heidelberger CVC-Audiometrie und speziell für Cochlear-Implant-Kinder
➤ der Hannover Hörtest sowie

➤ der TAPS (Test of Auditory Perception of Speech for Children)

zur Verfügung.

Mainzer Kindersprachtest

Der Mainzer Kindersprachtest (Biesalski u. Mitarb. 1974) besteht aus 3 Subtests zu je 50 Wörtern; Test I ist für *normalhörende* Kinder im Alter von 4, Test II für Kinder von etwa 5 und Test III von etwa 6 Jahren bestimmt*. Schwerhörige Kinder sind gesondert zu bewerten, für sprechtechnisch noch behinderte Kinder gibt es zugehörige Bildkarten. Dies gilt insbesondere für die sehr schwerhörigen Kinder, denen keine rechtzeitige Hör-Sprech-Erziehung zuteil wurde (Tab. 3.**3**).

Göttinger Kindersprachtest

Der Göttinger Kindersprachverständnistest (Chilla u. Mitarb. 1976, Gabriel u. Mitarb. 1976) ist ein reiner Sprach-Bild-Test, also geeignet auch für Kinder mit (noch) unverständlicher Aussprache: Teil I mit 20 Einsilbern für 3- bis 4jährige und Teil II mit 100 Einsilbern für die 5- bis 6jährigen. Die 20 Einsilber des Teils I, dargeboten in Bildtafeln zu je 4 Begriffen mit jeweils gleichem Vokal. Nach Löwe (1994) können die Ergebnisse sehr unterschiedlich ausfallen, bei hörgeschädigten Kindern eventuell sogar *ohne* Bildtafel besser als mit Tafel**.

Heidelberger CVC-Audiometrie

Die Heidelberger CVC-Audiometrie (Billich 1981)*** bewertet anstelle des ganzen Wortes die einzelnen Phoneme getrennt. Es werden ausschließlich Konsonant-Vokal-Konsonant-Wörter angeboten, geeignet vor allem für hörgeschädigte Grund- und Hauptschulkinder. Die CVC-Audiometrie erlaubt zugleich die Beobachtung von Sprachwahrnehmungsleistungen sprachbehinderter Kinder und sol-

---

* Auf CD Best.-Nr. 18082280 erhältlich bei WESTRA Electronic GmbH, Postfach 1201, D-86635 Wertingen
** Auf CD Best.-Nr. 18082280 erhältlich bei WESTRA Electronic GmbH, Postfach 1201, D-86635 Wertingen
*** Oberstudienrat Peter Billich, Zeppelinstr. 3, 69121 Heidelberg

Tabelle 3.**3** Mainzer Kindersprachtest (Nach Biesalski u. Mitarb.)

Gruppe I	Gruppe II	Gruppe III	Gruppe IV	Gruppe V
Sprachtest I (10 Wörter)				
Auto	Ei	Wauwau	Miau	Mamma
Bär	Puppe	Uhr	Bär	Miau
Wauwau	Ball	Bär	Ei	Puppe
Bahn	Bahn	Bahn	Mamma	Ei
Uhr	Auto	Auto	Bahn	Uhr
Mamma	Wauwau	Ball	Uhr	Bär
Ei	Uhr	Puppe	Ball	Ball
Puppe	Mamma	Miau	Puppe	Auto
Ball	Miau	Ei	Auto	Wauwau
Miau	Bär	Mamma	Wauwau	Bahn
Sprachtest II (25 Wörter)				
Mamma	Bahn	Uhr	Löwe	Boot
Haus	Apfel	Löffel	Ei	Eimer
Puppe	Löwe	Oma	Ente	Auto
Ei	Schuh	Teller	Teller	Kuh
Blume	Ente	Hase	Blume	Bär
Bett	Katze	Mamma	Schuh	Sonne
Ball	Boot	Bahn	Hase	Löffel
Eimer	Bär	Haus	Bett	Oma
Kuh	Esel	Apfel	Katze	Esel
Sonne	Auto	Puppe	Ball	Uhr
Sprachtest III (50 Wörter)				
Auto	Messer	Gabel	Puppe	Tante
Pferd	Bär	Hund	Hand	Ball
Bücher	Blume	Tasse	Bahn	Sonne
Fisch	Eimer	Haus	Mamma	Tür
Affe	Baum	Katze	Ei	Wasser
Bein	Löffel	Mond	Löwe	Ente
Esel	Kuh	Wasser	Boot	Maus
Uhr	Hase	Tisch	Schere	Vogel
Fliege	Apfel	Nase	Oma	Schuh
Bett	Teller	Seife	Lampe	Kuchen

Der Mainzer Kindersprachtest besteht aus drei Teilen zu je 5 Gruppen; während sich in den ersten 5 Gruppen dieselben 10 Wörter in unterschiedlicher Reihenfolge wiederholen, sind in den 5 Gruppen des zweiten Teils 25 Wörter und in denen des dritten Teils 50 Wörter enthalten. Die 50 %ige Verständlichkeit wird bei 20–22 dB Sprachschallpegel erreicht. Die Laute S, Ch, Sch, J, F, W sind bewußt – entsprechend der Kindersprache – unterrepräsentiert. Zum ersten Testteil gehört eine Bildserie. Das zu untersuchende Kind sollte mindestens die Wörter des Tests I in seinem Sprachschatz besitzen. Ist das nicht der Fall, so können die Testwörter zusammen mit der Bildserie oder manchmal leichter noch mit entsprechenden Gegenständen bzw. Personen durch die Mutter eingeübt werden

cher mit auditiver Diskriminationsstörung; sie ist insofern als ergänzendes Verfahren für die sonderpädagogische und logopädische Praxis zu verstehen.

Der Hannover-Hörtest (Bertram 1994) und der TAPS-Test für Kinder, die mit dem Cochlear Implant versorgt wurden, sind im Kapitel 18 beschrieben.

Dichotischer Sprachtest

Schließlich steht in der Kinderaudiometrie der dichotische Sprachtest von Uttenweiler (1980, 1981) zur Verfügung – eine kindgerechte Modifikation des Feldmann-Tests. Er ist für das Fahnden nach zentralen auditiven Wahrnehmungsstörungen gedacht. Uttenweiler hat seine erste Fassung sehr bald korrigiert in der Hoffnung, anfängliche Fehlerquellen so beseitigt zu haben*. Ein Erfahrungsbericht aus seiner Feder liegt bislang nicht vor. Von Esser (1994) wird der Test verwendet zusammen mit dem Vergleich von Geräusch- und Tonschwelle des Stapediusreflexes für die zentrale Schwerhörigkeitsdiagnostik (vgl. S. 30).

Grundsätzliches zur Hörgeräteversorgung beim Kleinkind

Für die Wertung der sprachaudiometrischen Ausgangssituation und der Ergebnisse mit Hörgerät ist zu beachten, daß sich das schwerhörige Kind gegenüber der Hörgeräteversorgung oft ablehnend, jedenfalls passiv verhält. Neben der Art und dem Ausmaß der Schwerhörigkeit spielt deshalb der seelisch-geistige Zustand des behinderten Kindes eine wichtige Rolle in der Hörgeräteversorgung. Insbesondere beim hochgradig schwerhörigen Kind fehlen die Bereitschaft und die Fähigkeit, Geräusche oder Sprache als Information aufzunehmen und die einzelnen Begriffe in der Erinnerung zu speichern. Beim intelligenz- oder verhaltensgestörten und zusätzlich schwerhörigen Kind können trotz Beachtung aller audiometrischen und prothetischen Gesichtspunkte die Hörgeräteversorgung und die Hör-Sprech-Erziehung ineffektiv bleiben.

Für die Ermittlung der *Unbehaglichkeitsschwelle* ist es notwendig, während gleichmäßiger Lautstärkesteigerung das Kind und sein Verhalten zu beachten. Abwehrreaktionen unter 100 dB Schalldruck – geprüft mit Schmalbandgeräuschen – lassen eine gesteigerte Lautheit (Rekruitment) vermuten. Anschließend regelt man – unter Anbieten von Wörtern, Geräuschen oder Musik – die Verstärkung wieder zurück und versucht so den Wert zu ermitteln, bei dem angenehme Lautheit und optimale Verständlichkeit wahrscheinlich zusammenfallen. Die Annahme, man könne die Stapediusreflexschwelle für die Hörgeräteanpassung bei Kindern verwenden (Sapper 1977), hat sich nicht bestätigen lassen (Deffner u. Mitarb. 1991).

---

* Auf CD Best.-Nr. 18082290 erhältlich bei WESTRA Electronic GmbH, Postfach 1201, D-86635 Wertingen

Bei der Geräteauswahl sollte man wissen, daß Taschengeräte heute selbst für Kleinstkinder seitens der Eltern auf allgemeine Ablehnung treffen. Tatsächlich sind auch die HdO-Geräte so leistungsfähig, daß sie selbst für extrem Schwerhörige geeignet sind.

Soweit nicht primär beidohrig versorgt wurde, sollten Ohrpaßstücke aber schon für beide Ohren angefertigt werden, um das Gerät abwechselnd rechts und links tragen lassen zu können. Die beidohrige und stereophone Versorgung ist gerade im Kindesalter von Bedeutung. Knochenleitungshörgeräte sind nur in Betracht zu ziehen bei Gehörgangsatresie oder Ohrmuschelaplasie; sonst aber versucht man auch beim mittelohrschwerhörigen Kind mit Luftleitungshörern zurechtzukommen. Einzelheiten der Hörgeräteanpassung sind in Kapitel 14 nachzulesen.

Nichtorganische Hörstörungen bei Kleinkindern

Dem Ausbleiben einer Reaktion auf akustische Reize muß nicht in jedem Falle eine organische Schwerhörigkeit zugrunde liegen, und erst recht nicht darf man dies ggf. unkritisch als organisch bedingte Taubheit deuten. Hinter der Reaktionslosigkeit können sich z. B. auch zentrale auditive Wahrnehmungsstörungen oder eine psychogene Hörstörung verbergen, gerade im Kindesalter.

Kinder mit *zentral-rezeptiver Störung* verstehen nicht den Sinn gesprochener Worte, bei ihnen bleibt deshalb auch die Sprachanbildung aus oder ist zumindest stark verzögert; zur *Zeichensprache* greifen diese Kinder *nicht*.

Beim *Autismus* geht der anfängliche Sprachschatz wieder verloren, die Kinder verstummen und verschließen sich gänzlich gegenüber akustischen Reizen. Neigung zur Zeichensprache oder zum Ablesen fehlt, die Kinder vermeiden auch visuellen Kontakt und *reagieren selbst auf Berührung nicht*.

Intelligenzdefekte werden insbesondere dann übersehen, wenn sie mit Schwerhörigkeit kombiniert sind. Als ausschließliches Handicap können sie mit Schwerhörigkeit verwechselt werden, solange es sich nur um eine Debilität handelt (IQ 55–80), seltener bei noch höheren Graden, also der Imbezillität oder gar Idiotie. Ein Hinweis darauf, daß der

Intelligenzdefekt die Ursache fehlender akustischer Reaktionen ist, kann die in der Entwicklung zwar verzögerte, im Klangbild aber normale Sprache geben.

Zentrale Fehlhörigkeit – auditive Wahrnehmungsstörungen: Diese Sonderformen zentraler Hörstörungen wurden schon bei der Besprechung der kortikalen ERA im Kindesalter erwähnt. Esser u. Mitarb. (1987) unterscheiden dezidiert zwischen Störungen innerhalb der Hörbahn und solchen in nachgeordneten Zentren, und zwar anhand der Befunde einer audiometrischen und pädagogischen Testbatterie. Hierzu gehören außer der CERA die Stapediusreflexschwelle für Töne und Schmalbandgeräusche; die Dissoziation beider Schwellen deuten die Autoren in dem Sinne, daß akustische Signale mit Geräuschcharakter von zentral Fehlhörigen lauter und phonematisch wenig differenziert gehört würden. Die Testbatterie enthält weiterhin den dichotischen Satztest nach Uttenweiler (1981) sowie den sog. Binaural-Intelligibility-Level-Difference-(BILD-)Test (Blauert 1974); zusätzlich zur *monauralen* Sprache plus Geräuschdarbietung läßt man Geräusch auch auf das Gegenohr einwirken. Um dann 50 % zu verstehen, darf das Geräusch am Gegenohr für den Normalhörenden fast gleichlaut sein, für den zentral Fehlhörigen aber muß es um ~6 dB leiser bleiben (Esser u. Mitarb. 1984).

Die Autoren glauben, daß sich die Formen zentraler auditiver Störungen insofern unterscheiden, als die zentrale Fehlhörigkeit zugleich eine auditive Wahrnehmungsstörung bedinge, diese ihrerseits aber auch isoliert bestehen könne. Das periphere Hören arbeite von diesen zentralen Störungen unabhängig normal.

Psychogene Hörstörungen – auch beim Kind – sind in Kapitel 16 beschrieben.

Literatur

Barajas, J. J., F. Olaizola, M. C. Tapia: Audiometric study of the neonate: impedance audiometry, behavioural responses and brainstem audiometry. Audiology 20 (1981) 41–52

Barr, B., R. Stensland-Junker, M. Svärd: Early discovery of hearing impairment: Evaluation of the BOEL-test. Audiology 17 (1987) 62–67

Bechterew, W. v.: Über einen besonderen Gehör- oder den acusticopalpebralen Reflex. Obosr. Psichiat. Nevrol. eksp. Psichol. 2 (1905)

Begall, K., H. v. Specht: Elektrophysiologische Hörprüfmethoden im Kindesalter – eine kritische Betrachtung. Europ. Arch. Oto-Rhino-Laryngol, Suppl. 1994/I, 129–148

Bertram, B.: Besonderheiten der Hör-Spracherziehung von CI-versorgten Kindern. In Lenarz, Th., E. Lehnhardt, B. Bertram: Cochlear Implant bei Kindern. Thieme, Stuttgart 1994

Biesalski, P.: Gesichtspunkte und neu entwickelte Verfahren der Audiometrie im Säuglings- und Kindesalter. Z. Laryng. Rhinol. 43 (1964) 494

Biesalski, P.: Pädaudiologie aktuell. Krach, Mainz 1984

Biesalski, P., H. Leitner, E. Leitner, D. Gangel: Der Mainzer Kindersprachtest. Sprachaudiometrie im Vorschulalter. HNO (Berl.) 22 (1974) 160–161

Billich, P.: Heidelberger CVC-Audiometrie – Entwicklung und Erprobung. Median, Heidelberg 1981

Brusis, T., A. Bockisch: Die Eignung des mittleren akustisch evozierten Potentials P_{35} für frequenzspezifische Messungen. Laryngol. Rhinol. Otol. 64 (1985) 631–637

Chilla, R., P. Gabriel, P. Kodzielski, D. Bänsch, M. Kabas: Der Göttinger Kindersprachverständnistest. Sprachaudiometrie des „Kindergarten"- und retardierten Kindes mit einem Einsilber-Bildertest. HNO (Berl.) 24 (1976) 342

Cox, C., M. Hack, D. Metz: Brainstem-evoked response audiometry in the premature infant population. Audiology 20 (1981) 53–64

Davis, H., S. K. Hirsh: A slow brainstem response for low frequency audiometry. Audiology 18 (1979) 445–461

Deffner, M., P. Torremante, R. Arold, G. Sesterhenn: Zur Beziehung von Sprachverständlichkeit, Stapediusreflexschwelle und Hörschwelle. Audiolog. Akustik 30 (1991) 80–87, 140–150

Demus, H.: Ein neues Schmalbandgeräusch-Kleinaudiometer für Hörreflexuntersuchungen bei Säuglingen. Arch. klin. exp. Ohr-, Nas.- u. Kehlk.-Heilk. 189 (1967) 247

Downs, M., G. A. Sterrit: A guide to newborn and infant hearing screening programs. Arch. Otolaryng. 85 (1967) 15

Esser, G.: Zentrale Hör- und Wahrnehmungsstörungen. Einleitungsreferat 7. Interdiszipl. Kolloquium der Geers-Stiftung Bonn 14./15. 3. 1994

Esser, G., R. Schunicht: Atypical ERA long latency potentials in children with hearing disorders. In Rothenberger, A.: Event-Related Potentials in Children. Elsevier, Amsterdam 1982

Esser, G., Ch. Anderski, A. Birken et al.: Auditive Wahrnehmungsstörungen und Fehlhörigkeit bei Kindern im Schulalter. Sprache Stimme Gehör 11 (1987) 10–16

Ewertsen, H. W.: Teddy-bear screening audiometry for babies. Acta oto-laryngol. (Stockh.) 61 (1966) 279

Ewing, I. R., A. W. G. Ewing: The use of hearing aids in the treatment of defects of hearing in children. J. Laryngol. Otol. 51 (1936) 213

Gabriel, P., R. Chilla, Ch. Kiese, M. Kabas, D. Bänsch: Der Göttinger Kindersprachverständnistest. II. Sprachaudiometrie des Vorschulkindes mit einem Einsilber-Bildtest. HNO (Berl.) 24 (1976) 399

Galambos, R., S. Makeig, P. J. Talmachoff: A 40-Hz auditory evoked potential recorded from the scalp of humans. Proc. nat. Acad. Sci. 78 (1981) 2643

Gorga, M. P., J. R. Kaminski, K. A. Beauchaine, W. Jesteadt, T. Neely: Auditory brainstem responses from children three months to three years of age: Normal patterns of response II. J. Speech Hear. Res. 32 (1989) 281–288

Guerit, J. M.: Applications of surface-recorded evoked potentials for the early diagnosis of hearing loss in neonates and premature infants. Acta oto-laryng. (Stockh.), Suppl 421 (1985) 68–76

Hahlbrock, K.-H.: Über den akustischen Lidreflex. 2. dtsch. Audiologenkongreß, Hamburg 1955

Hildmann, A.: Aussonderungsuntersuchungen mit objektiven Verfahren. In Löwe, A., A. Hildmann: Hörmessungen bei Kindern. Eine Einführung für die klinische, pädagogische und pädiatrische Praxis sowie für die Arbeit in Kinderhörzentren, 3. Aufl. Edition Schindele, Heidelberg 1994 (S. 87–91)

Holm, M.: Einige Kriterien zur frühen Beurteilung des Hörvermögens bei fraglich resthörig/gehörlosen Kleinkindern. In Lenarz, Th., E. Lehnhardt, B. Bertram: Cochlear Implant bei Kindern. Thieme, Stuttgart 1994 (S. 58–65)

Hülse, M., K. L. Lippert: Hirnstammaudiometrie in den ersten 3 Lebensjahren. In Biesalski, P.: Pädaudiologie aktuell. Krach, Mainz 1984 (S. 69–77)

Jerger, H., R. Chmiel, O. Glaze, J. D. Frost: Rate and filter dependence of middle lataency response in infants. Audiology 26 (1987) 269–283

Kileny, P. R., M. G. Magathan: Predictive value of ABR in infants with moderate to profound hearing impairment. Ear and Hear. 8 (1987) 217–221

Kottmeyer, G.: Objektive Audiometrie mittels plethysmographischer Registrierung. Arch. Ohr.-, Nas.- u. Kehlk.-Heilk. 175 (1959) 490

Kottmeyer, G.: Plethysmographische Untersuchungen nach schwellenhaften und sensiblen Reizen, zugleich ein Beitrag zum objektiven Nachweis einer Gehörs-, Geruchs- und Geschmackswahrnehmung. Arch. Ohr.-, Nas.- u. Kehlk.-Heilk. 177 (1961) 297

Kumpf, W.: Objektive Hörprüfung durch verzögerte akustische Rückkopplung des Atemgeräusches. Arch. Ohr.-, Nas.- u. Kehlk.-Heilk. 186 (1966) 80

Lauffer, H., D. Wenzel: Brainstem acoustic evoked responses: maturational aspects from cochlea to midbrain. Neuropediatrics 21 (1990) 59–61

Löwe, A., A. Hildmann: Hörmessungen bei Kindern. Eine Einführung für die klinische, pädagogische und pädiatrische Praxis sowie für die Arbeit in Kinderhörzentren, 3. Aufl. Edition Schindele, Heidelberg 1994

Miller, K., F. B. Simmons: A retrospective and an update on the Crib-O-Gram neonatal hearing screening audiometer. Semin. Hear. 5 (1984) 49–56

Peters, J. G.: An automated infant screener using advanced evoked response technology. Hear. J. 39 (1986) 36–39

Picton, T. W., J. Oullette, G. Hamel, A. Durieux-Smith: Brainstem evoked potentials to tone pips in notched noise. J. Otolaryngol. 8 (1979) 289–314

Prosser, S., E. Arslan: Does general anaesthesia affect the child's auditory middle-latency response? Scand. Audiol. 14 (1985) 105–107

Purmessur, M. N. S., R. S. Singh: BERA in the diagnosis of deafness in children. A respective survey of its use in a district general hospital. J. Laryngol. Otol. 102 (1988) 981–985

Radü, H. J., G. Kaufmann: Multichannel-Infant-Reflex-Audiometry. Laryngo-Rhino-Otol. 62 (1983) 485–486

Rosenau, H.: Beitrag zur Reflexaudiometrie (Die „Schlafbeschallung"). Arch. Ohr.-, Nas.- u. Kehlk.-Heilk. 178 (1961) 476

Schmid-Giovannini, S.: Sprich mit mir. Carl Marhold Verlagsbuchhandlung, Berlin 1980

Schmid-Giovannini, S.: Ist es wirklich möglich, als gehörlos diagnostizierte Kinder zum Hören zu bringen. Kongreßbericht Berchtesgaden 1989. Auditory-Verbal Int. und Int. Beratungszentrum, Meggen/Schweiz (Eigenverlag)

Schorn, K., M. Stecker: ERA in der Pädaudiologie. Laryngol. Rhinol. Otol. 67 (1988) 78–83

Schröder, K., W. Relke: Probleme der Kinderaudiometrie – dargestellt an der Methode des bedingten Orientierungsreflexes. Z. Laryngol. Rhinol. 41 (1962) 682

Schunicht, R., G. Esser: ERA-Befunde bei zentralen Hörstörungen. Arch. Oto-Rhino-Laryng. 206 (1974) 217–224

Shallop, J. K., P. A. Osterhammel: A comparative study of measurements of SN-10 and the 40/sec middle latency responses in newborns. Scand. Audiol. 12 (1983) 91–95

Simmons, F. B., W. H. McFarland, F. R. Jones: An automated hearing screening technique for newborns. Acta oto-laryng. (Stockh.) 87 (1979) 1–8

Specht, H. v.: Early and middle latency auditory evoked responses in audiology and neurootology. Otolaryngol. Pol. 5 (1992) 511–514

Stensland-Junker, K., B. Barr, S. Maliniemi, O. Wasz-Hoeckert: BOEL screening: A program for the early detection of comunicative disorders. Preliminary reports of a study on 1000 Finish infants. Audiology 17 (1978) 51–61

Stürzebecher, E., H. Wagner, M. Cebulla, S. Heine, P. Jerzynski: Rationelle objektive Hörschwellenbestimmung mittels Tonpuls-ERA mit Notched-Noise-Maskierung. Audiol. Akustik 32 (1993) 164–176

Suzuki, T., Y. Ogiba: Conditioned orientation reflex audiometry. Arch. Otolaryngol. 74 (1961) 192

Uttenweiler, V.: Dichotischer Diskriminationstest für Kinder. Sprache Stimme Gehör 4 (1980) 107–111

Uttenweiler, V.: Dichotische Diskrimination differenter Schallbilder bei Kindern zwischen 5 und 8 Jahren. Sprache Stimme Gehör 5 (1981) 62–64

Uttenweiler, V.: Neugeborenen-Audiometrie. Übersicht und neuere Erfahrungen. Laryngol. Rhinol. Otol. 61 (1982) 138–145

Uttenweiler, V.: Derzeitiger Stand der Neugeborenen-Diagnostik. In Biesalski, P.: Pädaudiologie aktuell. Krach, Mainz 1984 (S. 78–88)

Wedel, H. v., U. Schauseil-Zipf, W. H. Döring: Hörscreening bei Neugeborenen und Säuglingen mittels Ableitung akustisch-evozierter Hirnstammpotentiale. Laryngol. Rhinol. Otol. 67 (1988)
307–311

Wedenberg, E.: Auditory tests in newborn infants.
Acta oto-laryngol. (Stockh.) 56 (1956) 446

4. Physiologie und Pathophysiologie des Mittelohres

E. Lehnhardt

Die Anatomie des Mittelohres gibt Abb. 4.1 halbschematisch wieder. Das grundsätzliche audiometrische Merkmal der *Mittelohrschwerhörigkeit* ist das bessere Funktionieren der Knochenleitung gegenüber der Luftleitung. Das umgekehrte Verhältnis – also Luftleitung besser als Knochenleitung – ist unmöglich, weil die Luftleitung nicht besser funktionieren kann, als es das Innenohr, also die Knochenleitung, zuläßt. Wenn daher von Knochenleitungs-Luftleitungs-Differenz die Rede ist, so ist immer eine bessere Knochenleitung und eine schlechtere Luftleitung gemeint. Bei der ausschließlichen Mittelohrschwerhörigkeit entspricht die Knochenleitungskurve annähernd der Nullinie.

Für das Verstehen einer Mittelohrschwerhörigkeit muß man wissen, daß alle Massen schwingungsfähig sind, die durch eine Federkraft im Gleichgewicht gehalten werden. Der Schwingungsrhythmus wird durch Vermehrung der schwingenden Masse verlangsamt (große Massen schwingen langsam, kleine schnell), durch Verstärkung der Federkraft aber beschleunigt (feste Körper klingen hell, weiche dumpf).

Ein Modell des elastischen Schwingungssystems stellt beispielsweise ein Degen dar, der mit der Spitze in einen Balken gestoßen wurde. Bewegt man den Griff nach einer Seite, so spannt sich die Federkraft der Klinge; sie treibt den Griff in die ursprüngliche Ruhelage zurück, sobald der Griff losgelassen wird. Diese Bewegung endet jedoch nicht in der Ruhelage. Der Griff schwingt vielmehr über den Ruhepunkt hinaus und biegt dabei die Klinge erneut durch. Dieses Hin und Her dauert so lange, bis die Kraft der *Griffmasse* aufgebraucht ist (Abb. 4.2).

Jede Schwingung wird durch Reibung gedämpft, am wenigsten durch die Reibung der Luft, stärker durch die des Wassers oder gar des Öls. Auf die Dauer aufrechterhalten bleiben die Schwingun-

Abb. **4.1** Frontalschnitt durch die Paukenhöhle mit den Gehörknöchelchen und dem Trommelfell (nach Corning)

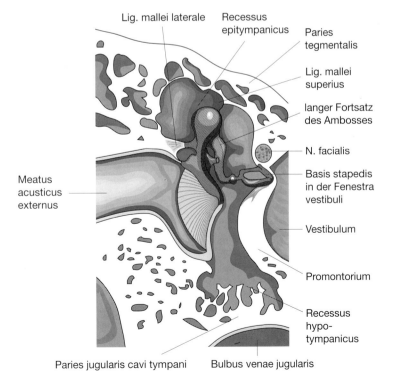

Lig. mallei laterale

Recessus epitympanicus

Paries tegmentalis

Lig. mallei superius

langer Fortsatz des Ambosses

N. facialis

Basis stapedis in der Fenestra vestibuli

Vestibulum

Promontorium

Recessus hypotympanicus

Meatus acusticus externus

Paries jugularis cavi tympani

Bulbus venae jugularis

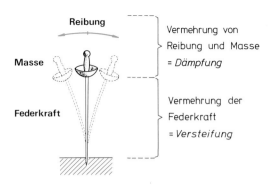

Abb. 4.**2** Degen als Beispiel eines elastischen Schwingungssystems

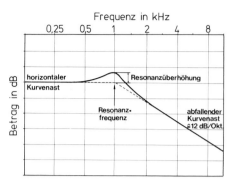

Abb. 4.**3** Frequenzkurve eines einfachen mechanischen Schwingungssystems

gen nur, wenn Energie zugeführt wird. Dies kann z. B. geschehen als Kraft eines durch Wechselstrom erregten Elektromagneten; dadurch werden die Reibungsverluste ersetzt und das System zu weiteren Schwingungen angeregt. Auf einen Anstoß von außen reagiert das System mit Schwingungen zunächst in der Eigenfrequenz, dann – nach Ende der Einschwingzeit – mit der Frequenz der anregenden Kraft.

In Abb. 4.3 ist die Eigenfrequenz des Mittelohres mit 1 kHz angenommen; dann verläuft die Amplitudenkurve unterhalb der Eigenfrequenz flach, oberhalb davon aber mit 12 dB/Oktave steil abfallend.

Die *Eigenfrequenz* beschränkt sich nur dann auf einen extrem schmalen Frequenzbereich, wenn das System nicht gedämpft ist; sie wäre der *Resonanzfrequenz* gleichzusetzen. Mit zunehmender Dämpfung verbreitert sich der Bereich der Eigenfrequenz, insbesondere zum Tieftonbereich hin (vgl. Abb. 4.3). Dämpfung entsteht durch Reibung und Masse. Nur unendlich kleine Massen können endlos schwingen, insbesondere im luftleeren Raum, wo auch die Reibung gegen Null geht. Das Mittelohr arbeitet nicht masse- und reibungslos, ist also ein gedämpftes System. Dies ist auch notwendig, um das Nachschwingen auf einen kurzen Anstoß hin – beispielsweise einen Knack – zu verhin-

dern. Andernfalls wäre das Mittelohr über einen zu langen Zeitraum nicht in der Lage, den nächsten akustischen Reiz unbeeinflußt durch den vorhergehenden zum Innenohr zu übertragen (< 1 ms; Lehnhardt 1960). Masse und Reibung des Mittelohres und damit seine Dämpfung sind jedoch so klein, daß das System auch auf winzige Schalldrücke reagieren kann.

Aus der Kenntnis dieser Regeln läßt sich die relative Amplitudenkurve des Systems in Abhängigkeit von der Frequenz errechnen, desgleichen ihre Reaktion, wenn Masse, Federkraft und Reibung geändert werden; die absoluten Größen aber müssen gemessen werden (Abb. 4.**4**).

Die *Anteile des Mittelohres* sind an der Bildung von Masse, Federkraft und Reibung unterschiedlich beteiligt. Da das Labyrinthwasser mit der Steigbügelfußplatte gleichsinnig schwingt und auch die Verbindungen der Gehörknöchelchen untereinander bei der Kleinheit physiologischer Amplituden als fest gelten können, ist die Kette als aneinandergekoppelte Masse anzusehen; jedes Knöchelchen liefert nur einen Beitrag zur Gesamtmas-

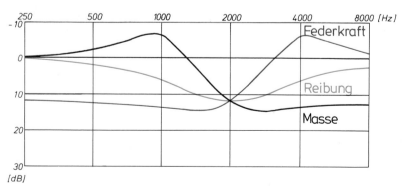

Abb. 4.**4** Einfluß von Masse und Federkraft auf die Resonanzfrequenzen des Mittelohres und damit auf die Luftleitungsschwelle bei der Schalleitungsschwerhörigkeit; bei Zunahme der Reibung ändert sich die Resonanzfrequenz kaum (nach Johansen)

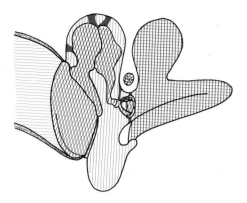

Abb. 4.**5** Beitrag der einzelnen Mittelohranteile an Masse (schwarz), Federkraft (rot) und Reibung (blau) des Systems

se des Schwingungssystems (Abb. 4.5). Hammer und Amboß drehen sich als gemeinsamer Hebel um eine Achse, die etwa vom kurzen Amboßschenkel zum vorderen Hammerband zieht; ihre *Massenträgheit* ist gering, nur ihre *Drehträgheit* beeinflußt das System. Hammer und Amboß sind damit so im Schwerpunkt aufgehängt, daß ihre Masse nicht verlagert, sondern lediglich um den Drehpunkt in Schwingungen versetzt werden muß. Mit dem Steigbügel sind Hammer und Amboß scharnierartig verbunden.

Für den Vergleich der schwingenden Teile des Mittelohres mit einem einfachen mechanischen Schwinger ergibt sich deshalb folgendes Bild: Labyrinthwasser und Steigbügel liefern als Masse einen direkten Beitrag zur Trägheit des Systems, während die Drehträgheit von Hammer und Amboß nur additiv in die Massenträgheit eingeht.

Das Trommelfell ist als weitgehend starre konische Membran zu betrachten (v. Békésy 1941), der jedoch eine Kraft nach dem Prinzip gekrümmter Membranen innewohnt (v. Helmholtz 1868, Tonndorf u. Khanna 1971). Auf diese Weise wird fast die gesamte Fläche funktionell wirksam. Die Federoder Rückstellkraft des Mittelohres wird größtenteils vom Luftpolster der Paukenhöhle und der angrenzenden pneumatischen Räume gebildet. Durch die Bewegungen des Trommelfells nach innen wird also die Luft in der Pauke komprimiert, es entsteht eine Kraft, die zur Rückstellung des Trommelfells in die Ruhelage beiträgt. Umgekehrt wird bei Auswärtsbewegungen des Trommelfells ein federnder Sog durch Luftverdünnung wirksam.

Weiteren Anteil an der Rückstellkraft des Systems Mittelohr haben das Ringband des Steigbügels, die Bandaufhängungen der Knöchelchen und die Mittelohrmuskeln. Reibung entsteht zum kleineren Teil in der Luft der Paukenhöhle bzw. des äußeren Gehörgangs, zum größeren im Labyrinthwasser.

Diese Zuordnung der drei Parameter Masse, Federkraft und Reibung zu den anatomischen Strukturen des Mittelohres ist notwendig, um seine Physiologie und die Störungen des Systems verstehen zu können.

◼◼◼ Versteifung des Mittelohres

Nimmt das Mittelohr an Federkraft zu, dann wird dadurch – vorausgesetzt, daß Masse und Reibung gleichgeblieben sind – die Schwingungsfähigkeit des Systems im Tief- und Mittelbereich geringer, so wie eine Versteifung der Degenklinge in Abb. 4.2 die Schwingungsausschläge des Griffs kleiner werden läßt. Der Resonanzpunkt des Mittelohres verschiebt sich zu höheren Frequenzen hin, rechnerisch bis zu 30 000 Hz herauf (van Dishoeck 1950). Auf die hohen Audiometertöne spricht das System deshalb unverändert gut an.

Eine Versteifung des Mittelohres kann man experimentell erzeugen, beispielsweise durch einen Überdruck im äußeren Gehörgang oder durch Kontraktion der Mittelohrmuskeln. Nach Beendigung des Überdrucks oder der Muskelkontraktion stellt sich die ursprüngliche Schwingungsfähigkeit wieder ein. Eine bleibende Versteifung entsteht z. B. dadurch, daß am Beginn der Otosklerose durch umschriebene Verknöcherung des Steigbügelringbandes – zumeist am hinteren Fußpunkt – ein Teil der Elastizität verlorengeht (Abb. 4.6). Zum gleichen Effekt führt eine narbige Versteifung der Bandaufhängung von Hammer und Amboß. Die dritte Federkraft des Mittelohres, nämlich das Luftpolster, kann zunehmen, wenn bei der Ventilationsstörung der Tube der Druck in der Pauke absinkt – vom Ergebnis her der gleiche Vorgang wie bei einem experimentell erhöhten Druck im äußeren Gehörgang.

Die Versteifung der Schalleitungskette führt zu einem Luftleitungshörverlust von ~ 40 dB in den tiefen und mittleren Frequenzen; ab 2000 Hz steigt die Kurve wieder an, so daß bei 8000 Hz die Knochenleitungs-Luftlei-

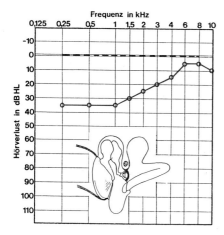

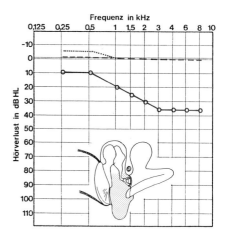

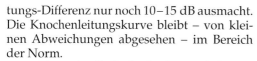

Abb. 4.**6** Versteifung der Schalleitungskette: Knochenleitung weiterhin um 0 dB, Luftleitungshörverlust vor allem im Tief- und Mitteltonbereich. Der Befund kann auf eine beginnende otosklerotische bzw. eine narbige Fixation des Steigbügels hinweisen oder – weniger stark ausgebildet – auf einen Unterdruck im Mittelohr

Abb. 4.**7** Dämpfung der Schalleitungskette: Knochenleitung weiterhin um 0 dB, Luftleitungshörverlust vor allem im Mittel- und Hochtonbereich. Der Befund weist auf einen Mittelohrerguß hin. Ein ganz ähnliches Bild ist beim Gehörgangsverschluß zu finden, dann allerdings mit Anhebung der Knochenleitung im Tieftonbereich über die Nullinie (......)

tungs-Differenz nur noch 10–15 dB ausmacht. Die Knochenleitungskurve bleibt – von kleinen Abweichungen abgesehen – im Bereich der Norm.

Trotz physikalisch gleicher Verhältnisse während der Mittelohrmuskelkontraktion entsteht durch sie keine meßbare Beeinträchtigung der Hörschwelle.

▬ Dämpfung des Mittelohres

Mit der Vermehrung von Masse und Reibung und damit der Dämpfung des Systems verschiebt sich die Eigenfrequenz in den Tieftonbereich. Da oberhalb des Resonanzpunktes die Schwingungsfähigkeit des Systems mit steigender Frequenz abnimmt, muß audiometrisch die Luftleitung im Mittelton- und insbesondere im Hochtonbereich behindert sein. Die Masse des in Bewegung zu setzenden Systems wird vergrößert z. B. durch Sekret oder Schleim in Kontakt mit dem Trommelfell oder den Knöchelchen; zugleich ist der Reibungswiderstand vermehrt, wenn das System beim Mittelohrerguß in schleimig visköser Flüssigkeit statt in Luft schwingen muß. Die Kraft der ohnehin kleinen Schwingungsamplituden wird in der Reibung verzehrt, das System wird stärker gedämpft.

Die Dämpfung der Schalleitungskette stellt sich als Hochtonverlust in Luftleitung dar, während die Knochenleitung wieder um 0 dB bleibt. So bildet sich ab ~2000 Hz eine Knochenleitungs-Luftleitungs-Differenz bis zu 30 oder 40 dB aus. Sie entsteht insbesondere durch Flüssigkeitsansammlungen im Mittelohr, also beim *Serotympanon* (Abb. 4.**7**). Der Begriff Dämpfung ist hier in einem weiteren Sinne benutzt, als es der Physiker in der Schwingungslehre tut. Er versteht darunter die Amplitudendämpfung lediglich durch vermehrte *Reibung*, während der Erguß in der Paukenhöhle auch die *Masse* des schwingungsfähigen Systems vergrößert.

Dies erklärt sich aus der relativ großen Flüssigkeitsmenge im Vergleich zur geringen Masse der Gehörknöchelchen mit Trommelfell. Würde beispielsweise das große Pendel einer Standuhr am unteren Ende in eine Öllache tauchen, so würde dadurch die Reibung vermehrt, nicht jedoch die Masse vergrößert. Hat aber die große Fläche des Trommelfells Kontakt mit dem Erguß in der Pauke, dann wird dadurch vor allem die Masse vergrößert und weniger die Reibung.

Das (Luftleitungs-)Höroptimum ist hier im Tieftonbereich gelegen, noch unterhalb 500 Hz; für hohe Frequenzen ist das gedämpfte System weniger empfindlich geworden. Durch vermehrte Reibung allein hätte sich die

Eigenfrequenz – d. h. audiometrisch gesehen das Höroptimum – nicht verschoben, lediglich die Schwingungs*amplituden* wären kleiner geworden (vgl. Abb. 4.4); ausschließliche Vermehrung der Reibung würde also eine über alle Frequenzen gleichmäßige Knochenleitungs-Luftleitungs-Differenz bewirken. Deshalb bleibt beim Dämpfungstyp der Mittelohrschwerhörigkeit die Luftleitung in keiner Frequenz gänzlich an der Knochenleitung, wenngleich im Höroptimum der Abstand nur ~ 10 dB ausmacht.

Zur Dämpfung des Mittelohres kann auch ein Zeruminalpfropf führen, der Kontakt mit dem Trommelfell hat – selbst wenn er den Gehörgang nicht obturiert. Wieder werden die Masse des Trommelfells und die Reibung vermehrt, die Knochenleitungs-Luftleitungs-Differenz nimmt zu den hohen Frequenzen hin zu.

Eine Zunahme ausschließlich der Masse käme zustande, wenn ein Fremdkörperchen oder ein keiner Pfropf dem Trommelfell anläge und mit ihm frei schwingen könnte; Trommelfell und Gehörknöchelchen wären tiefer abgestimmt, das Höroptimum also in den Tieftonbereich verlagert.

Der *Verschluß des äußeren Gehörgangs* allein – durch einen Zeruminalpfropf oder beispielsweise durch einen Gehörgangskollaps – hat einen Luftleitungshörverlust zur Folge, der mit steigender Frequenz zunimmt, schwellenaudiometrisch sich vom Dämpfungstyp also nicht unterscheidet. Der Zeruminalpfropf wird bei der Otoskopie auffallen, auf den Gehörgangskollaps aber (vgl. Kapitel 10) und den Paukenhöhlenerguß wird man spätestens bei der Impedanzmessung hingewiesen. Außerdem liegt beim Gehörgangsverschluß, gleich welcher Art, die *Knochenleitung* im Tieftonbereich eventuell *über der Nullinie* (s. Abschnitt Knochenleitung), nicht aber beim Mittelohrerguß.

„Blockierung" des Mittelohres

Eine frequenz*un*abhängige Mittelohrschwerhörigkeit entsteht, wenn sich elastische Versteifung und Dämpfung im pathologischen Geschehen am Schalleitungsapparat summieren. Bei fortgeschrittener Otosklerose ohne Innenohrbeteiligung z. B. findet sich eine solche Überlagerung von elastischer Versteifung und

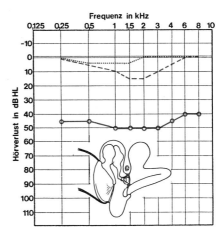

Abb. 4.8 Otosklerotischer Mittelohrblock: Knochenleitung im Mitteltonbereich bis zu 15 dB abgesunken (– – – –, Carhart-Mulde), Luftleitungsschwelle weitgehend frequenzunabhängig zwischen 40 und 50 dB. Die Knochenleitungsmulde tritt weniger deutlich hervor (......) bei entzündlicher Zerstörung des Mittelohres, bei der im übrigen auch die Knochenleitungs-Luftleitungs-Differenz eine Frequenzbetonung nicht mehr erkennen läßt

Dämpfung. Das ursprünglich bei beginnender Versteifung des Ringbandes zu den hohen Tönen hin verschobene Resonanzmaximum wird immer flacher, bis es endlich ganz verschwindet und einem gleichmäßigen Hörverlust in allen Frequenzen Platz macht. So ist bei fortgeschrittener Otosklerose die Knochenleitungs-Luftleitungs-Differenz schließlich über alle Frequenzen gleich. Entsprechendes gilt für die ausgedehnten entzündlichen Zerstörungen von Trommelfell und Schalleitungskette; sobald ihre Kontinuität unterbrochen ist, kann weder eine Versteifung allein noch ausschließlich eine größere Massenbelastung in Erscheinung treten (Abb. 4.8).

Die Verschlechterung der *Knochenleitungsschwelle* bei der reinen Mittelohrschwerhörigkeit (Carhart-Mulde) ist auf den mittleren Frequenzbereich mit einem Maximum von 15 dB bei 2000 Hz beschränkt. Sie ist außerdem erst dann zu finden, wenn die Beweglichkeit des Steigbügels – durch otosklerotische Veränderungen oder entzündliche Narben – weitgehend bzw. vollkommen aufgehoben ist. Diese Knochenleitungsmulde im mittleren Frequenzbereich ist schalleitungs- und nicht innenohrbedingt (s. unter Knochenleitung).

Annähernd frequenzunabhängig ist die Knochenleitungs-Luftleitungs-Differenz auch, wenn die Gehörknöchelchenkette hinter er-

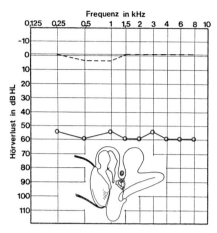

Abb. 4.9 Unterbrechung der Gehörknöchelchenkette bei intaktem Trommelfell: Die Knochenleitungs-Luftleitungs-Differenz von ~ 60 dB ist pathognomonisch für diesen Befund; kein anderer Mittelohrschaden kann eine gleich große Absenkung der Knochenleitung bewirken

haltenem Trommelfell unterbrochen ist. Die Differenz beträgt in solchen Fällen bis zu 60 dB, weil hier nicht nur das Mittelohr in seiner Funktion ausgefallen ist, sondern weil zusätzlich durch das intakte Trommelfell die Schallzuleitung zum ovalen Fenster behindert ist. Diese Mittelohrkomponente von ~ 60 dB ist pathognomonisch für die Luxation oder Unterbrechung der Amboß-Steigbügel-Verbindung (Abb. 4.9). Unvollständige Unterbrechungen des Amboß-Steigbügel-Gelenkes oder Lockerungen der Prothesenverbindungen nach Stapesplastik bedingen ähnliche Bilder, wenngleich mit weniger stark ausgeprägter Knochenleitungs-Luftleitungs-Differenz. *Scheinbare* Knochenleitungs-Luftleitungsdifferenzen von > 60 dB beruhen bei Verwendung der üblichen Kopfhörer immer auf einem Meßfehler, weil zwangsläufig der Luftschall mit einem Verlust von ~ 50 dB in Knochenleitung übergeht.

Eine *Knochenleitungs-Luftleitungs-Differenz nur im Hochtonbereich* (3000–6000 Hz) haben Glorig u. Davis (1961) beobachtet und sie als altersbedingten Elastizitätsschwund in der Schalleitungskette gedeutet. Plath (1975) hat die Beobachtung grundsätzlich bestätigt; er fand sie jedoch bei Lärmarbeitern und erklärt sie als Folge einer Versteifung innerhalb der Schalleitungskette. Plausibler wäre die Annahme einer Lockerung der gelenkigen Verbindungen durch lang anhaltende Lärmbelastung, da durch eine Versteifung die Schwingungsamplituden nicht im Hochtonbereich, sondern überwiegend in den tiefen Frequenzen beeinträchtigt werden. In den ausgeweiteten Gelenkspalten dagegen würden sich die kleinen Amplituden hoher Frequenzen eher erschöpfen als die größeren tiefer Töne. Abgesehen davon aber, daß hier sicher unphysiologische Größenordnungen angenommen wurden, müßte der Effekt mit steigender Frequenz zunehmend deutlicher werden. Tatsächlich aber soll er für 8000 Hz schon nicht mehr gelten. Wahrscheinlicher ist es, daß innerhalb schmaler Luftleitungs-Hochtonsenken die Knochenleitungsschwelle vom besseren Gehör benachbarter Frequenzbereiche bestimmt wird – möglicherweise durch den relativ großen Klirrfaktor des Knochenleitungshörers. Die umschriebene Knochenleitungs-Luftleitungs-Differenz innerhalb der Hochtonsenke wäre dann lediglich als meßtechnische Unzulänglichkeit zu erklären.

▬ Schwerhörigkeit durch Trommelfelldefekte

Bei Trommelfelldefekten kommt – zum mindesten, solange sie klein sind – eine vermehrte Reibung zur Geltung; sie entsteht am Defektrand und wirkt hier als zusätzliche Kraft auf das Trommelfell ein. Andererseits ist die Trommelfellfläche verkleinert. Außerdem wirkt der Schalldruck durch den Defekt hindurch von der Paukenhöhle her auf die Innenseite des Trommelfells (und auf das runde Fenster). Schließlich ist die Federwirkung des Luftpolsters in der Paukenhöhle um so mehr beeinträchtigt, je größer der Defekt ist. Zusätzlich können eventuelle narbige Fixationen zur Versteifung der Kette beitragen (Langenbeck 1958, Mehmke 1962).

Hatte die Zunahme der Federkraft bei beginnender narbiger oder otosklerotischer Fixation zur Amplitudenbegrenzung im Tieftonbereich geführt, so behindert eine Verringerung der Federkraft bei großem Trommelfelldefekt vornehmlich die hohen Frequenzen. Dieses Hochtonüberwiegen tritt audiometrisch jedoch kaum in Erscheinung, weil wegen der kleineren Trommelfellfläche die Schwingungsamplituden über den gesamten Frequenzbereich abnehmen; die Knochenleitungs-Luftleitungs-Differenz ist deshalb annähernd frequenzunabhängig – eventuell leicht zunehmend zu den hohen Tönen hin. Das Ausmaß des Hörverlustes ist außerdem abhängig vom Sitz des Defektes, ohne daß sich hierfür verläßliche Regeln aufstellen lassen. Überhaupt haben solche Betrachtungen nur ganz allgemeine Gültigkeit – eben weil sich die verschiedenen Parameter überlagern oder sich teilweise aufheben, z. B. die größere Federkraft durch narbige Versteifung gegenüber der geringeren Federwirkung durch Verlust des tympanalen Luftpolsters. Die narbige Fixation ist gering oder fehlt, wenn sich das Gehör nach Verschluß des Defektes durch eine in Salbe getränkte „Watteprothese" oder Auflage eines Stückchens Zigarettenpapier bessert.

Der *Totalverlust des Trommelfells* bedeutet den vollständigen Verlust der Schalldrucktransformation; sie ergibt sich normalerweise aus dem Verhältnis funktionell *wirksamer* Trommelfellfläche zu Steigbügelfußplatte gleich 17:1. Rechnet man dazu eine Hebelwirkung von Hammer und Amboß mit 1,3:1, dann folgt daraus eine Verstärkung von 1,3 × 17:1 = 22:1. Nach Tonndorf u. Khanna (1971) reduziert sich die „Hebelkraft" auf 1:1; da die Autoren aber die *Gesamtfläche* des Trommelfells nach dem Prinzip der gekrümmten Membranen (v. Helmholtz 1868) als funktionell wirksam ansehen, kommen sie letztlich zum gleichen Ergebnis.

Eine 20fache Schalldruckerniedrigung gleicht einem Hörverlust von etwa 25 dB; der vollständige Verlust des Trommelfells reduziert das Gehör also um diesen Betrag und gibt sich im Audiogramm als entsprechende Knochenleitungs-Luftleitungs-Differenz zu erkennen – allerdings nur unterhalb 2000 Hz, zu den hohen Frequenzen hin zunehmend weniger. Andererseits gilt der Hörverlust von 25 dB nur so lange, wie die Schallprotektion des runden Fensters erhalten ist, eine Annahme, die eine Schallabschattung des Paukenkellers durch narbige Trommelfellreste voraussetzt.

Ist ein solcher Schallschutz des runden Fensters nicht zustande gekommen, so ist die Funktion des Mittelohres weitgehend aufgehoben. Der Schall trifft jetzt unmittelbar und phasengleich auf *beide* Fenster, eine Phasendifferenz als Voraussetzung der Perilymphbewegungen kommt nur noch durch die unterschiedliche Massenbelastung beider Fenster zustande, jedenfalls solange der Steigbügel erhalten ist und vielleicht auch Amboß und Hammer noch in Verbindung mit dem Steigbügel stehen. Fehlen von Schalldrucktransformation *und -protektion* bedingt eine Hörminderung von etwa 30 dB (Lawrence 1960); aus dem Verlust auch des Steigbügels und damit der Massendifferenz folgt eine Knochenleitungs-Luftleitungs-Differenz von weiteren 5 dB, insgesamt also 35 dB. Ein Rest von Mittelohr-

funktion bleibt in den unterschiedlichen Elastizitätsverhältnissen an beiden Fenstern erhalten, d. h. des Ringbandes gegenüber der Rundfenstermembran; sie geben dem runden Fenster einen Phasenvorsprung, der allerdings durch die Wegdifferenz zugunsten der Fenestra ovalis annähernd ausgeglichen wird. Diese Wegdifferenz bleibt in *jedem* Fall erhalten, auch wenn anstelle der Steigbügelfußplatte das ovale Fenster durch eine dünne Membran verschlossen ist, die in ihren Elastizitätsverhältnissen denen des runden Fensters entspricht („Fensterhören").

Restliche Perilymphbewegungen beruhen unter diesen Gegebenheiten auf der unterschiedlichen Flüssigkeitsverteilung in den Skalen des Innenohres. Sie kommt nicht mehr zur Geltung, wenn umgekehrt das ovale Fenster narbig-sklerotisch vermauert ist; der Schall tritt dann über das runde Fenster ins Innenohr ein, und das Labyrinthwasser weicht über die Perilymphspalten und den Aquaeductus cochleae aus. Der Hörverlust ist hier – wie immer, sobald er 35 dB übersteigt - über alle Frequenzen gleichmäßig verteilt und beträgt 40–50 dB. Die Vermauerung *beider* Fenster beeinträchtigt auch die Knochenleitung, allerdings nicht bis zur Taubheit, wie man früher glaubte (Ranke u. Mitarb. 1953).

Literatur

Békésy, G. v.: Über die Messung der Schwingungsamplitude der Gehörknöchelchen mittels einer kapazitiven Sonde. Akust. Z. 6 (1941) 1

Corning, H. K.: Lehrbuch der Topographischen Anatomie, 2. Aufl. Bergmann, Wiesbaden 1909

Dishoeck, H. A. E. van: Tubal disorders and the pneumophone. Acta oto-laryng. (Stockh.) 41 (1950) 196

Gloríg, A., H. Davis: Age, noise and hearing loss. Ann. Otol. (St. Louis) 80 (1961) 556

Helmholtz, H. v.: Die Mechanik der Gehörknöchelchen und des Trommelfells. Pflügers Arch. ges. Physiol. 1 (1868) 1

Johansen, H.: Relation of audiograms to the impedance formula. Acta Otolaryng. (Stockh.), Suppl. 74 (1948) 65

Lawrence, M.: Applied physiology of middle ear sound conduction. Arch. Otolaryngol. 71 (1960) 153

Lehnhardt, E.: Akustische Refraktärzeiten. Verh. Ber. 5 internat. Congr. Audiol., Bonn 1960 (S. 409)

Mehmke, S.: Der Hörverlust bei der Perforation des Trommelfelles. Z. Laryngol. Rhinol. 41 (1962) 677

Plath, P.: Differentialdiagnose zur Abgrenzung der Lärmschwerhörigkeit von anderen Hörfunktionsstörungen. Arbeitsmed. Tag. berufl. Lärmschwerhörigkeit 30./31. 5. 1974 Bad Reichenhall. Schriftenreihe des Hauptverbandes der gewerblichen Berufsgenossenschaften e. V., Bonn 1975

Ranke, O. F., W. D. Keidel, H. G. Weschke: Das Hören bei Verschluß des runden Fensters. Z. Laryngol. Rhinol. 31 (1953) 467

Tonndorf, J., S. M. Khanna: The tympanic membrane as a part of middle ear transformer. Acta oto-laryng. (Stockh.) 71 (1971) 177

5. Physiologie und Pathophysiologie des Innenohres

E. Lehnhardt

▰▰ Knochenleitungshören
(Abb. 5.1)

Das Knochenleitungshören ist Ausdruck der *Innenohr*funktion; diese Regel gilt mit nur wenigen und unerheblichen Einschränkungen.

Der Knochenschall gelangt ins Innenohr zum überwiegenden Teil direkt, indem er von der Labyrinthkapsel her die Perilymphe in rhythmische Kompressions- und Dilatationsvibrationen versetzt: *direkter* Knochenschall.

Ein kleinerer Anteil erreicht das Innenohr über den knöchernen äußeren Gehörgang und das Mittelohr: *osteotympanaler* Knochenschall (Abb. 5.1). Die von der Labyrinthkapsel auf das Innenohr einwirkenden Kompressions- und Dilatationsvibrationen gleichen sich zu den Fenstern hin aus. Da die Scala vestibuli mit anhängendem Bogengangsystem eine größere Masse darstellt gegenüber der

tympanalen Skala, entsteht eine zum runden Fenster hin gerichtete Bewegung. Diese Schwingungsrichtung wird unterstützt durch die unterschiedliche Massenbelastung der Fenster: An das ovale Fenster ist die Gehörknöchelchenkette mit Trommelfell angekoppelt, die Rundfenstermembran ist extrem elastisch.

Mit diesen anatomischen Gegebenheiten versucht man auch die Tatsache zu erklären, daß es bei Knochenleitungsanregung zum gleichen Frequenzverteilungsmuster auf der Basilarmembran kommt wie beim Luftleitungshören. Immerhin ist es ein beeindruckendes Phänomen, daß trotz der offenbar konzentrisch von der Labyrinthkapsel auf die Perilymphe einwirkenden Vibrationen Töne in gleicher Weise als solche erkannt werden wie bei Schwingungsanregung über den Steigbügel. Im Experiment ist es sogar möglich, einen Knochenleitungston mit Hilfe eines Luftleitungstones auszulöschen, wenn nur beide in Amplitude und Phase aufeinander abgestimmt sind (Barany 1938, v. Békésy 1932). Auch im Reizfolgestrom besteht kein Unterschied zwischen Luftleitungs- und Knochenleitungserregung (Wever u. Bray 1936, Lowy 1942).

Der vom Knochen auf den äußeren Gehörgang übergehende Schallanteil trifft von außen auf das Trommelfell, während der in der Pauke und den pneumatischen Räumen entstehende von innen auf das Trommelfell einwirkt – zum viel kleineren Teil auch unmittelbar auf beide Labyrinthfenster. Der Gehörgangsanteil nimmt bei Gehörgangsverschluß zu, erkenntlich an einem Knochenleitungsgewinn – allerdings nur bis 1000 Hz.

Der *osteotympanale Knochenschall* unterstützt die aus den Kompressions-Dilatations-Vibrationen stammenden Perilymphbewegungen, indem er über den Steigbügel zu den Schwingungen des Labyrinthwassers beiträgt – jedenfalls in den mittleren Frequenzen: im Tief- und Hochtonbereich ist es kein aktiver Beitrag, hier wird der Steigbügel durch den osteotympanalen Knochenschall lediglich „funktionell fixiert".

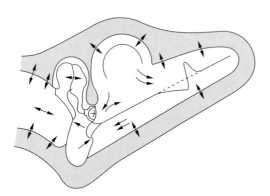

Abb. 5.1 Zusammenwirken der am Knochenleitungshören beteiligten Komponenten, schematisch dargestellt. Osteotympanaler und von den Gehörknöchelchen ausgehender trägheitsbedingter Knochenschall führen zu einer *funktionellen Fixation* des Steigbügels gegenüber dem direkten Knochenschall des Labyrinths. Im Mitteltonbereich tragen die Stapesschwingungen darüber hinaus zum direkten Knochenschall bei.

Der aktive Beitrag zur Knochenschallerregung geht verloren, wenn der Steigbügel durch einen otosklerotischen Herd *anatomisch* fixiert ist; dann tritt im Tonschwellenaudiogramm ein *Knochen*leitungsverlust bis zu 15 dB mit Maximum bei 2000 Hz auf: Carhart-Mulde (vgl. Abb. 4.8). Die Frequenzabhängigkeit dieses Mechanismus erklärt sich wahrscheinlich aus unterschiedlichen Phasenbeziehungen zwischen der sekundären osteotympanalen und der unmittelbaren labyrinthären Knochenschallkomponente. Sie sind im einzelnen nicht zu definieren, im Mitteltonbereich offensichtlich günstiger als in den tiefen und in den hohen Frequenzen.

Funktionell zum osteotympanalen Knochenschall gehören die Trägheitsschwingungen der Gehörknöchelchen. Wie erwähnt, sind Hammer und Amboß mit ihrer Drehachse so aufgehängt, daß ihre Drehträgheit extrem klein ist. Deshalb auch geraten sie in Schwingungen, wenn der Schädel als Ganzes sich quer zur Achse der Gehörknöchelchen hin- und herbewegt oder in sich verformt wird. Solche Translationsschwingungen oder rhythmisch gegenläufige Verformungen des Schädels waren meßbar bislang nur im Tief- und Mitteltonbereich; in den hohen Frequenzen entstehen Schwingungsknoten, deren Bezug zum Knochenleitungshören nicht mehr erkennbar ist (v. Békésy 1932).

In den Frequenzen bis 400 Hz schwingen Schädel und Gehörknöchelchen noch annähernd konphas, um 800 Hz beträgt die Phasendifferenz 90 Grad, oberhalb 1000 Hz steigt sie bis auf 180 Grad an (Kirikae 1959). Deshalb wahrscheinlich auch trägt die Gehörknöchelchenkette gerade um 2000 Hz maximal zum Knochenleitungshören bei.

An der Entstehung des Knochenschalls sind schließlich auch Trägheitsbewegungen der Innenohrflüssigkeit beteiligt; sie leiten sich aus den gleichen Translationsbewegungen bzw. Verformungen des Schädels her, die zu den Trägheitsschwingungen der Gehörknöchelchen führen. Sie können nur entstehen, weil die Flüssigkeitsmenge zu beiden Seiten der Basilarmembran unterschiedlich ist und weil die Impedanz beider Labyrinthfenster verschieden ist. Mit zunehmender Frequenz sind sie von den Kompressions- und Dilatationsvibrationen der Labyrinthkapsel nicht mehr abzugrenzen.

Physiologie des Innenohres

Anatomie (Abb. 5.2)

Die Schnecke ist mit $2^1/_2$ Windungen spiralig um den Modiolus geformt, sie hätte abgerollt eine Länge von 28–30 mm. Im Querschnitt des Schneckengangs sind gleichsam zwei Etagen zu unterscheiden, die obere = Scala vestibuli, die untere = Scala tympani. Beide sind voneinander getrennt durch die Basilarmembran mit Corti-Organ und Endolymphgang. Die Endolymphe entsteht in der Stria vascula-

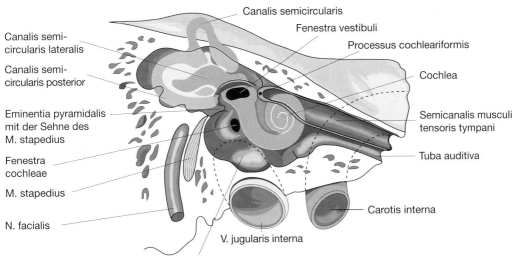

Canalis semicircularis
Fenestra vestibuli
Processus cochleariformis
Canalis semicircularis lateralis
Canalis semicircularis posterior
Cochlea
Eminentia pyramidalis mit der Sehne des M. stapedius
Semicanalis musculi tensoris tympani
Fenestra cochleae
Tuba auditiva
M. stapedius
Carotis interna
N. facialis
V. jugularis interna
Projektion des Bulbus v. jugularis auf die mediale Paukenhöhlenwand

Abb. 5.**2** Anordnung des Innenohres und des Gleichgewichtsorgans innerhalb des Felsenbeines (nach Corning)

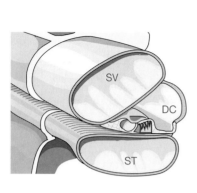
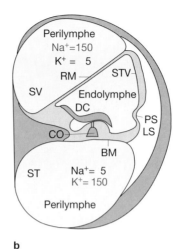

Abb. 5.**3 a** u. **b** Schnecken-querschnitt: **a** anatomisch-halbschematisch, **b** schematisch mit Angabe der Elektrolytkonzentrationen SV = Scala vestibuli, ST = Scala tympani, DC = Ductus cochlearis, LS = Lig. spirale, PS = Prominentia spiralis, StV = Stria vascularis, BM = Basilarmembran, CO = Corti-Organ (nach Reiss u. Mitarb.)

a   b

ris und wird im Saccus endolymphaticus resorbiert; sie enthält viel Kalium (K+) und wenig Natrium (Na+). Demgegenüber weist die Perilymphe einen hohen Gehalt an Na+ auf und einen geringen an K+. Die unterschiedliche Elektrolytkonzentration bedingt – entsprechend intrazellulären gegen extrazelluläre Verhältnissen – ein elektrisches Potential von ~ 80 mV beiseits der Reissner-Membran (Abb. 5.**3 a** u. **b**).

Die Perilymphen beider Skalen stehen miteinander in Verbindung über das Helikotrema an der Schneckenspitze und mit dem Hirnliquor über den Aquaeductus cochleae.

Über die Blutgefäße in der Stria vascularis wird die Schnecke mit Sauerstoff versorgt. Die Stria vascularis sorgt außerdem für den Antransport der Energieträger und den Abtransport der Stoffwechselprodukte und sondert Ionen für das Aufrechterhalten des Bestandsstromes ab. Bei O_2-Mangel können die Haarzellen auf anaeroben Stoffwechsel umschalten und die Glukose über die Milchsäuregärung abbauen. Die Milchsäure als Abfallprodukt kann zur Schwellung des Zellkerns und schließlich zur Degeneration der Haarzellen führen – ein schon *patho*physiologischer Vorgang z. B. bei chronischer Lärmbelastung.

Auf der Basilarmembran sind innerhalb des Corti-Organs drei Reihen äußerer (~ 15 000) und eine Reihe innerer Haarzellen (~ 5000) angeordnet, umgeben von Stütz- und Pfeilerzellen. Am Kopf der Haar- oder Sinneszellen sind die Stereozilien in charakteristischen Mustern angeordnet, an den äußeren Haarzellen 100–120, an den inneren ~ 60 pro

Zelle. Die Zilien sind in der oberen Zellmembran (Kutikularmembran) fest verankert. Die Zilien der äußeren Haarzellen haben zum Teil Kontakt zur über ihnen liegenden Deckmembran, die der inneren nicht.

Innerhalb des Corti-Organs sind die Haarzellen beidseits des Nuel-Tunnels angeordnet, der mit einer Lymphe gefüllt ist, die der Perilymphe ähnelt, also wieder viel Natrium (Na+) und wenig Kalium (K+) enthält. Dadurch steht die Haarzelle in einer Potentialdifferenz zwischen der Na+-reichen Endo- und der K+-reichen Perilymphe (auch Corti-Lymphe genannt). Die Potentiale und damit die Elektrolytkonzentrationen werden aufrechterhalten durch Ionenpumpen und energieverzehrende Stoffwechselprozesse (Abb. 5.**4**).

Die äußeren Haarzellen haben im Gegensatz zu den inneren Haarzellen und ähnlich den Muskelzellen ein aus Aktin und Myosin aufgebautes Zytoskelett; so erklärt sich die Fähigkeit der äußeren Haarzellen zu aktiven Bewegungen (Zenner 1986, 1988, Lim u. Mitarb. 1989, Arnold u. Anniko 1989).

Von den etwa 30 000 Nervenfasern ziehen 95 % afferent von den inneren Haarzellen zu den bipolaren, im Modiolus gelegenen Ganglienzellen und von dort zum Nucleus cochlearis der gleichen und der Gegenseite. Die efferenten Fasern verlaufen im olivo-kochleären Bündel und gelangen fast ausschließlich zu den äußeren Haarzellen.

Die afferenten Fasern haben ihren Ursprung zu 90–95 % an den inneren Haarzellen, von denen dementsprechend jede Kontakt zu vielen Nervenfasern hat. Umgekehrt

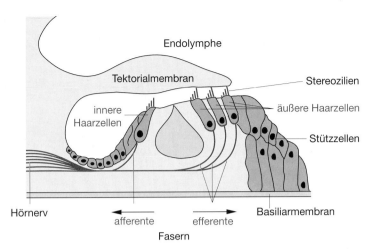

Abb. 5.4 Schematische Anatomie des Corti-Organs (nach Zenner). Die Relativbewegung der Tektorialmembran führt zur Abscherung der Zilien auf den *äußeren* Haarzellen; dadurch werden die Ionenkanäle gesteuert und aktive Kontraktionen der äußeren Haarzellen ausgelöst. Die schnellen Kontraktionen synchron mit dem einwirkenden Schallreiz werden durch langsame Kontraktionen und efferente Nervenimpulse modifiziert. Die Zilien der *inneren* Haarzellen, die keinen Kontakt zur Tektorialmembran haben, werden durch Strömung der Endolymphe abgeschert; dies führt wiederum zur Steuerung der Ionenkanäle sowie zur Depolarisation und zur Freisetzung von Neurotransmittern. Die afferenten Fasern leiten – durch efferente Impulse modifiziert – die ausgelösten Nervenimpulse seitens der inneren Haarzellen zur zentralen Hörbahn

sind die äußeren Haarzellen jeweils zu vielen an eine Nervenfaser angekoppelt. Die inneren Haarzellen sind also weit überwiegend für die Informationsübermittlung zum ZNS verantwortlich, während die äußeren Zellen – vornehmlich gekreuzt – von zentral her gesteuert werden (Spoendlin 1987, 1988).

Biomechanik

Die von den Steigbügelbewegungen ausgelöste Wanderwelle pflanzt sich entlang der Basilarmembran bis zur Schneckenspitze fort. Während dabei einerseits die Amplitude zunimmt, geht andererseits die Fortpflanzungsgeschwindigkeit zurück. So bildet sich ein klar definierter Wellengipfel aus, hinter dem die Welle fast abrupt verebbt. Bei sehr schnellen Steigbügelschwingungen entsteht das Maximum in der Basalwindung, bei langsamen – entsprechend tiefer – Frequenzen in Nähe der Schneckenspitze. An dieser Hydrodynamik sind die zunehmende Breite der Basilarmembran, ihre unterschiedliche Elastizität und die Fließeigenschaften der Lymphe beteiligt (Abb. 5.**5**).

Für die bioelektrische Umsetzung des mechanischen Reizes ist von Bedeutung, daß das Innere der Haarzellen seitens der K^+-Ionen elektronegativ ist gegenüber den angrenzenden Lymphen, vor allem gegenüber der Endolymphe: $140-150$ mV (vgl. Abb. 5.**3**). Zur Corti- und zur Perilymphe bestehen Verbindungen durch die Zellwände hindurch in Form elektrolytspezifischer Ionenkanäle (Zenner 1989). Am Kopf der Haarzellen öffnen sich die K^+-Kanäle synchron mit den Auslenkungen der Stereozilien, so daß hier Kalium in die Zelle einströmen kann. Damit entsteht eine Depolarisation der Zelle mit dem Effekt, daß Cl-Ionen einströmen und so den intrazellulären Ca^{2+}-Spiegel regulieren. Depolarisation und eine bestimmte Ca^{2+}-Konzentration aktivieren über einen Neurotransmitter (wahrscheinlich Glutamat; Eybalin u. Pujol 1989) die Synapsen und lösen so den *afferenten* Nervenimpuls aus.

Der Ausgleich der in das Zellinnere zugeströmten K^+-Ionen geschieht an den Seitenwänden der Haarzellen in die Peri- und Corti-Lymphe: Repolarisation.

Während die inneren Haarzellen die Depolarisation zur Transformation mechanischer Schwingungen in neurale Signale nutzen, reagieren die äußeren mit einer Kontraktion des Aktinskeletts. Diese wiederum be-

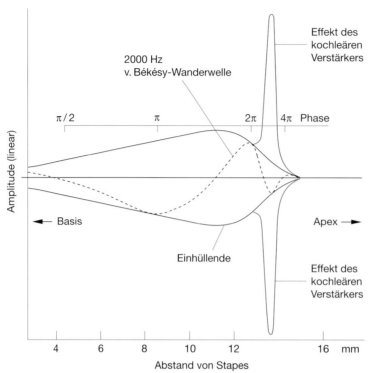

Abb. 5.**5** Umhüllende im passiven und aktiven Wanderwellenmodell. Dargestellt sind die klassische Wanderwelle (– – –) von v. Békésy und ihre Einhüllende (nach Wever u. Lawrence). Der kochleäre Vibrationsverstärker bedingt eine hohe, scharfe und frequenzabhängige Auslenkung der Basilarmembran (nach Zenner, ergänzt)

wirkt die Depolarisation und die Depolarisation erneut die mechanische Bewegung.

Die äußeren Haarzellen sind nur verstärkend an der Schalltransformation beteiligt, indem sie den inneren Haarzellen im jeweiligen Frequenzbereich mechanische Schwingungen zuführen. Die neurale Aktivität wird allein von den inneren Haarzellen ausgelöst.

Tonhöhenwahrnehmung

Helmholtz (1868) versuchte die **Tonhöhenwahrnehmung** mit der Vorstellung zu erklären, daß die Basilarmembran aus einer großen Zahl von Resonatoren zusammengesetzt sei und daß beim Einwirken eines Tones oder eines Tongemisches der bzw. die zugehörigen Resonatoren ansprechen würden. Diese Theorie wurde jedoch nicht der tatsächlichen Dämpfung des Innenohres gerecht, die groß sein muß, um das Nachklingen zu verhindern, das solchen Resonatoren eigen ist (Wienscher Einwand, 1905).

Bei der Stimmgabel, einem idealen Resonator, ist die lange Abklingzeit von Nutzen; im Ohr würde ein Nachklingen nicht nur als störend empfunden werden, sondern ein Sprachverstehen gänzlich unmöglich machen. Auch experimentell ließ sich nachweisen, daß die Schneckentrennwand nicht aus aneinandergereihten Saiten gebildet wird, sondern daß sie quer *und längs* in sich verwoben ist (v. Békésy 1942). Jedem Abschnitt der Membran ist zwar eine feste Tonhöhe zugeordnet; der Ort der Reizauslösung aber wird nicht durch das frequenzspezifische Anklingvermögen des entsprechenden Membranabschnitts bestimmt, sondern von der durch das Innenohr hindurchlaufenden „Wanderwelle" (Ranke 1955; v. Békésy 1956). Diese läßt eine maximale Auslenkung an der Stelle der Basilarmembran entstehen, die der jeweiligen Tonfrequenz zugeordnet ist; für die tiefen Frequenzen liegt das Ausbauchungsmaximum im Helikotrema, für die hohen an der Schneckenbasis (vgl. Abb. 5.**5**).

Die Ausbauchung der Basilarmembran ist allerdings wesentlich breiter als nach dem Unterscheidungsvermögen für die Tonhöhe ($\Delta f = 1\,\%$) zu vermuten wäre. Die Lücke in der Plausibilität der Wanderwellentheorie hatte v. Békésy durch die Annahme einer *lateralen Hemmung* zu schließen versucht – also eines efferenten neuralen Mechanismus. Da die laterale Hemmung bei der „two-tone-inhibition" aber innerhalb weniger Millisekunden meßbar ist (Sachs u. Kiang 1968), kann dieser Effekt wohl kaum *neuralen* Ursprungs sein, sondern wird in der Mechanik der Basilarmembran und deren nichtlinearem Verhalten zu suchen sein.

Auf der Suche nach einer Erklärung dieser Deutungslücke brachte das 1978 von Kemp entdeckte „Echo" wesentlich neue Erkenntnisse. Danach spielen die äußeren Haarzellen eine aktive Rolle bei der *Frequenzanalyse*, indem sie durch ihre Kontraktion die mechanischen Vorgänge in der Schnecke beeinflussen (vgl. Abb. 5.4). Die *langsamen* Kontraktionen führen zur Änderung der Steifheit von Basilarmembran und Corti-Organ und damit zur Modifikation der Wanderwelle. Zusätzlich können die äußeren Haarzellen auf elektrische Reize hin mit *hohen* Kontraktions*frequenzen* (>5000 Hz) folgen (Ashmore 1987, Zenner 1987, Santos-Sacchi 1988). Die dabei entstehende mechanische Rückkopplung verstärkt phasengerecht die eingehende Schallwelle und unterstützt so die mechanische Reizung der *inneren* Haarzellen in einem scharf begrenzten Bereich. Über die reichliche Versorgung der äußeren Haarzellen mit *efferenten* Fasern können die Kontraktionen – wahrscheinlich mittels GABA als Transmitter (Plinkert u. Mitarb. 1989) – aktiv gesteuert werden.

Das „Echo" ist deshalb auch nicht als passive Reflexion zu verstehen, sondern in dem Sinne, daß die Kochlea spontan akustische Energie aussenden kann, zumeist in Form von Tönen: otoakustische Emissionen (OAE).

Die steile Abstimmschärfe der Basilarmembran (Khanna u. Leonard 1982; Abb. 5.6) ist eben mit **passiven** hydrodynamischen Schneckenmodellen allein **nicht** zu erklären, vielmehr wird hier insbesondere nahe der Hörschwelle zusätzlich die oben geschilderte aktive Mikromechanik der äußeren Haarzellen wirksam.

Für diesen Effekt des *Tunings* ist von Bedeutung, daß die Stereozilien der *äußeren* Haarzellen mit der Deckmembran fest verbunden sind, während die inneren Haarzellen nur einen losen Kontakt haben. Eine gänzliche Abkopplung der inneren Haarzellen von der Tektorialmembran kann bei großen Lautstärken einen Rückgang der differentiellen Emp-

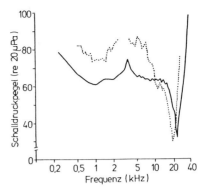

Abb. 5.6 Die durchgehende Linie gibt die Schwingungsamplitude der *Basilarmembran* auf entsprechend frequenzspezifische Anregung wieder, die punktierte Linie die *neurale Tuningkurve*. Die geringe Differenz zwischen Spitze und horizontalem Kurvenanteil wird von den Autoren mit versuchsbedingter Schädigung erklärt: Entscheidend für physiologische Aussagen ist die grundsätzliche Übereinstimmung im steilen Anteil beider Kurven, also das scharfe Frequenzauflösungsvermögen auch seitens der Basilarmembran (aus Khanna, S., D. G. B. Leonard: Science 215 [1982] 305)

findlichkeit bewirken und so den Dynamikumfang des Ohres strecken. Eine solche Abkopplung könnte über die Bewegungen der äußeren Haarzellen erfolgen, die unter dem Einfluß der efferenten Fasern des Hörnervs stehen, während – wie erwähnt – die afferenten Fasern ganz überwiegend von den inneren Haarzellen ausgehen. Die Zunahme der Lautheit mit steigender Lautstärke wird danach von den äußeren Haarzellen und damit vom efferenten System kontrolliert. Da die efferente Innervation vom basalen Ende der Basilarmembran hin zum apikalen abnimmt, ist diese Kontrolle der Lautheitsfunktion für hohe Frequenzen kritischer als für tiefe. Die äußeren Haarzellen wirken bei niedrigen Intensitäten wie ein Verstärker in Form eines Triggers für die inneren Haarzellen als den eigentlichen Rezeptoren und sorgen andererseits bei hohen Intensitäten über die Abkopplung der inneren Haarzellen von der Deckmembran für den großen Dynamikbereich des Ohres (120 dB!).

Neben der *Orts*theorie der Tonhöhenwahrnehmung arbeitet das Hörsystem zur Frequenzunterscheidung nach dem Prinzip der *Periodizitätsanalyse*. Ihr liegt die Erkenntnis zugrunde, daß die Haarzellenerregung und die Reiztransformation nur durch die

Aufwärtsbwegung der Basilarmembran ausgelöst werden. Also nur in der Phase, in der
die Basilarmembran von der Wanderwelle
nach oben verlagert wird, kann der Nervenimpuls generiert werden. Deshalb ist im zeitlichen Erregungsmuster der Nervenfasern die
Phase des Schallreizes und damit seine *Periodizität* kodiert, und zwar unabhängig vom
Erregungsort der Basilarmembran. Damit
wird erreicht, daß tieffrequente Töne auch in
der Basalwindung der Schnecke erkannt werden, nämlich am Code der Periodizität. So ist
auch das Phänomen des „fundamental mis-
sing" zu erklären: Der Differenzton – z. B.
500 Hz aus 2500 + 3000 Hz – wird gehört, d. h.
die Periodizität von 500 Hz wird als Grundton wahrgenommen, obwohl eine Erregung
an entsprechender Stelle der Basilarmembran
nicht stattfindet.

Neurale Reizleitung

Die spontane Entladungsrate der Fasern des
Hörnervs schwankt zwischen wenigen Im-
pulsen/Minute und 100/Sekunde (Harrison
1988). Die tonotope Struktur des Innenohres
setzt sich im Hörnerv – und weiter bis zur
Hörrinde – fort, d. h. im Querschnitt ist wieder eine Zuordnung zu bestimmten Tonhöhen
gegeben.

Im Verlauf des Hörnervs findet sich der
Übergang von der peripheren zur zentralen
Myelinscheide, und zwar innerhalb des inneren Gehörgangs. Im Nucleus cochlearis erhält
einerseits jede Faser Kontakt zu 75–100
Ganglienzellen, und andererseits ist jede von
ihnen synaptisch mit zahlreichen Hörnervenfasern verbunden – eine Ordnung, die im
ganzen Verlauf der Hörbahn eingehalten
wird, wie auch die tonotope Gliederung. Von
den beiden Teilen des Nucleus cochlearis
übernimmt der dorsale vornehmlich die
Schaltung der auditiven Reflexe, der ventrale
die Weiterleitung der Information zentralwärts und zur Gegenseite. Die seitenwech-
selnde bzw. beidseitige Verschaltung der auditiven Hörbahn dient zugleich dem Zusammenwirken afferenter und efferenter Systeme.

▰▰ Pathophysiologie des Innenohres

Das für die meisten Innenohrschwerhörigen
typische Phänomen des *Rekruitments* besagt,

daß trotz Heraufsetzung der Hörschwelle die
Lautstärkeempfindung (= Lautheit) für *große*
Lautstärken gleichbleibt. 90 dB HL beispielsweise werden in dem Rekruitment-Ohr ebenso laut empfunden wie auf dem normalhörenden, obwohl das Rekruitment-Ohr einen Hörverlust von z. B. 60 dB aufweist.

Zum Verständnis dieses Phänomens
hatte man sich lange Zeit der *Duplizitätstheorie*
bedient (Meyer zum Gottesberge 1948, Ranke
1953, Davis 1957). Sie besagte, daß die äußeren Haarzellen schon auf geringe, schwellen-
nahe akustische Reize ansprechen, die inneren dagegen erst ab mittleren Lautstärken,
d. h. etwa ab 60 dB HL. Die große Schwellenempfindlichkeit der äußeren Haarzellen erkläre sich aus ihrer Anschirrung jeweils zu
mehreren an einer Nervenfaser, während die
inneren Haarzellen einzeln angeschlossen
sind oder sogar einzelne Kontakte zu mehreren Nervenfasern haben. Entsprechend den
zwei Haarzellpopulationen sollten auch die
von ihnen ausgehenden Spiral- und Radialfa-
sern unterschiedlich schwellenempfindlich
sein. Diese Vorstellung hatte sich zwar bestätigen lassen, d. h. es gibt Fasern mit niedriger
und solche mit hoher Schwelle, *alle aber reflektieren das Verhalten der inneren Haarzellen*
(Evans 1972, 1975).

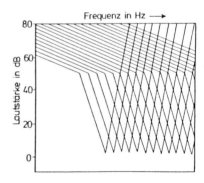

Abb. 5.**7** Frequenzspezifische Schwellenempfindlichkeit (Tuningkurven) von Einzelfasern des Hörnervs, schematisiert und übereinandergezeichnet.
Der spitze, scharf abgestimmte Teil jeder Kurve erreicht die Hörschwelle, d. h. die jeweiligen wenigen
Fasern werden schon durch schwellenhafte Reizlautstärken erregt. Größere Lautstärken erreichen
den flachen Verlauf vieler Fasern – nämlich auch solcher, deren Bestfrequenz höher liegt als die Reizfrequenz; zugleich nehmen die Lautheit und das Lautstärkeunterscheidungsvermögen schnell zu (aus
Evans, E. F.: Audiology 14 [1975] 419)

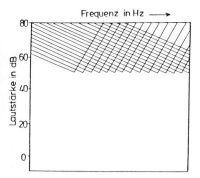

Abb. 5.**8** Rekruitmenttheorie nach Evans (1975), hier für die Annahme einer Innenohrschwerhörigkeit um 50 dB. Die frequenzspezifische Schwellenempfindlichkeit der Einzelfaser hat ihren scharf abgestimmten Kurvenanteil eingebüßt. Eine Erregung der Fasern erfolgt erst oberhalb 50 dB, dann aber nehmen Lautheit und Lautstärkeunterscheidungsvermögen steil zu, entsprechend den flachverlaufenden (low frequency tail) Kurvenanteilen (aus Evans, E. V.: Audiology 14 [1975] 419)

Das Rekruitmentphänomen sei deshalb allein schon aus den Tuningkurven der Hörnervenfasern zu erklären (Abb. 5.**7** und 5.**8**). Mit zunehmender Schwerhörigkeit werde der scharf abgestimmte Anteil für die jeweiligen Fasern kleiner und breiter und sei bei Hörverlusten von > 50 dB gänzlich verschwunden. Am normalen Ohr würden schwellenhafte Intensitäten jeweils nur einzelne Fasern erregen, größere Lautstärken würden auch den flachverlaufenden Schenkel vieler anderer Fasern erreichen. Bei einer Innenohrschwerhörigkeit von > 50 dB seien deshalb für große Lautstärken die gleichen Verhältnisse gegeben wie im normalen Ohr, nämlich die Erregung vieler Fasern. Die schematische Darstellung mehrerer Tuningkurven innerhalb eines Diagramms läßt auch erkennen, daß bei großen Intensitäten das Lautstärkeunterscheidungsvermögen entsprechend der Vielzahl erregter Fasern besser ist und mit weiterer Steigerung der Reizintensität steil zunehmen muß – im kranken wie im gesunden Ohr.

Pathophysiologisch versucht man das Rekruitmentphänomen heute so zu erklären: Wie beschrieben, wirken im gesunden Innenohr bei geringen Schalldrücken die äußeren Haarzellen verstärkend auf die Wanderwelle ein; bei mittlerem Schalldruck läßt diese Wirkung nach, um bei hohen Schalldrücken wahrscheinlich sogar in eine aktive Ab-

schwächung überzugehen, ein *nichtlineares Verhalten.*

Im kranken Innenohr dagegen bleibt bei geringen Schalldrücken die Verstärkung der Wanderwelle durch die äußeren Haarzellen aus, und bei hohen Schalldrücken wird die dämpfende Wirkung der äußeren Haarzellen auf die Wanderwelle fehlen, ein *lineares Verhalten.* Mit dem Ausfall der äußeren Haarzellen ist der „kochleäre Verstärker" verlorengegangen.

Von der Basilarmembran und den Haarzellen her läßt sich das Rekruitmentphänomen also nicht grundsätzlich anders als nach der Duplizitätstheorie erklären: Fallen die äußeren Haarzellen aus, müssen die inneren Haarzellen ohne den kochleären *Verstärker* auskommen, funktionieren dann aber erst ab mittleren Schalldrücken, und zwar hier zunächst wie im gesunden Ohr. Bei sehr großen Schalldrücken könnte das Rekruitment durch den Wegfall der im gesunden Ohr hier *dämpfenden* Wirkung der äußeren Haarzellen entstehen.

◼◼◼ Diplakusis

Störungen im Tonhöhenempfinden betreffen jeweils nur ein Ohr, weil sie sonst nicht bemerkt würden, es sei denn von einem Patienten mit *absolutem* Gehör. Sie erklären sich aus Veränderungen der Viskosität der *Endolymphe*; solche der *Perilymphe* sind unwahrscheinlich, da diese mit der weit größeren Menge des Hirnliquors in Verbindung steht und sie sich deshalb dorthin schnell ausgleichen könnte. Audiometrisch ist die Diplakusis regelmäßig dem Innenohr zuzuordnen. Ihr liegt, wie heute allgemein angenommen wird, ein Endolymphhydrops zugrunde (Wittmaack 1956, Meyer zum Gottesberge 1951, 1966). Die Beeinträchtigung der Frequenzverteilung geht also vom *endo*lymphatischen System aus, zu dem außer der Schneckentrennwand auch die Reissner-Membran und die Endolymphe gehören. Ein Mehr an Flüssigkeit innerhalb des Endolymphschlauches bedeutet einen Zuwachs an *Masse,* d. h. eine Amplitudendämpfung und damit eine Verschiebung des Auslenkungsmaximums zu den tiefen Frequenzen hin. Andererseits ist von einem durch vermehrte Viskosität *versteiften* Endolymphsystem eine höhere Abstimmung, d. h. eine Verschiebung der Tonhöhenempfindung zu höheren Frequenzen hin zu erwarten. Diese zunächst theoretischen Annahmen haben sich zum mindestens in Modellversuchen bestätigen lassen (Tonndorf 1958, 1976). Audiometrisch kann man zwar durch Tonhöhenvergleich vom Patienten erfahren, ob auf dem kranken Ohr der Ton höher oder tiefer erscheint; Rückschlüsse jedoch auf den Entstehungsmodus im *Einzelfall* sind bisher nicht möglich. Die Tonhöhenempfindung scheint häufiger zu *höheren* als zu tieferen Frequenzen hin verschoben zu sein – nahe der Hörschwelle deutlicher als weit überschwellig; bei 40–70 dB SL soll sie sogar gänzlich verschwunden sein können, ein Verhalten, das dem Rekruitmentphänomen entspräche (s. S. 60 ff). Im Extremfall beträgt die Tonhöhenverschiebung bis zu mehreren 100 Hertz.

Literatur

Allen, J. B.: Cochlear micromechanics – a physiological model of transduction. J. Amer. Soc. Acoust 68 (1980) 1660–1670

Arnold, W., M. Anniko: Structural basis for an isometric contraction of human outer hair cells. ORL 51 (1989) 321–324

Arnold, W., M. Anniko: Supporting and membrane structures of human outer hair cells. Evidence for an isometric contraction. ORL 51 (1989) 339–353

Ashmore, J. F.: A fast motile response in guinea pig outer hair cells: the cellular basis of the cochlear amplifier. J. Physiol. (Lond.) 388 (1987) 323–347

Bárány, E.: A contribution to the physiology of bone conduction. Acta Oto-laryng. (Stockh.), Suppl. 26 (1938) 1

Békésy, G. v.: Zur Theorie des Hörens bei der Schallaufnahme durch Knochenleitung. Ann. Physiol. 13 (1932) 111

Békésy, G. v.: Über die Schwingungen der Schneckentrennwand beim Präparat und Ohrenmodell. Akust. Z. 7 (1942) 173

Békésy, G. v.: Simplified model to demonstrate the energy flow and formation of travelling waves similar to those found in the cochlea. Proc. nat. Acad. Sci. 42 (1956) 930

Corning, K. H.: Lehrbuch der Topographischen Anatomie, 2. Aufl. Bergmann, Wiesbaden 1909

Dallos, P., J. S. Santos-Sacchi, A. Flock: Intracellular recordings from cochlear outer hair cells. Science 218 (1982) 582–584

Davis, H.: Biophysics and physiology of the inner ear. Physiol. Rev. 37 (1957) 1

Evans, E. F.: Does Frequency Sharpening Occur in the Cochlea? Symposium on Hearing Theory, IPO Eindhoven 1972 (pp. 27–34)

Evans, E. F.: The sharpening of cochlear frequency selectivity in the normal and abnormal cochlea. Audiology 14 (1975) 419–442

Eybalin, M., R. Pujol: Cochlear neuroactive substances. Arch. Oto-Rhino-Laryngol. 246 (1989) 228–234

Harrison, R. V.: The physiology of the cochlear nerve. In Jahn, A. F., J. Santos-Sacchi: Physiology of the Ear. Raven Press, New York 1988 (pp. 359–384)

Kemp, D. T.: Stimulated acoustic emission from within the human auditory system. J. acoust. Soc. Amer. 64 (1978) 1386–1391

Khanna, S. M., D. G. B. Leonard: Basilar membrane tuning in the cat cochlea. Science 215 (1982) 305–306

Kirikae, I.: An experimental study on the fundamental mechanism of bone conduction. Acta oto-laryng. (Stockh.), Suppl. 145 (1959) 1

Lim, D. J., Y. Hahamure, Y. Ohashi: Structural organization of the outer hair cell wall. Acta Otolaryngol. 107 (1989) 398–405

Lowy, K.: The change of phase caused by impedance deafness. J. acoust. Soc. Amer. 131 (1942) 389

Meyer zum Gottesberge, A.: Zur Physiologie der Haarzellen. Arch. Ohr.-, Nas.- u. Kehlk.-Heilk. 155 (1948) 308

Meyer zum Gottesberge, A.: Das Hörbild der genuinen Menièreschen Krankheit. Arch. Ohr.-, Nas.-, u. Kehlk.-Heilk. 159 (1951) 402

Meyer zum Gottesberge, A.: Menièresche Erkrankung. In Berendes, J., R. Link, F. Zöllner: Hals-Nasen-Ohren-Heilkunde in Praxis und Klinik, Bd. III/3. Thieme, Stuttgart 1966 (S. 161 ff.), 2. Aufl. 1977–1983

Plinkert, P. K., H. Möhler, H. P. Zenner: A subpopulation of outer hair cells processing GABA receptors with tonotopic organization. Arch. Oto-Rhino-Laryngol. 246 (1989) 417–422

Ranke, O. F.: Das Wesen des Rekruitment. Vortr. 1. dtsch. Audiologenkurs, Freiburg 5.–9. 10. 1953 (S. 37)

Ranke, O. F.: Die Fortentwicklung der Hörtheorie und ihre klinische Bedeutung. Arch. Ohr.-, Nas.- u. Kehlk.-Heilk. 167 (1955) 1

Reiss, G., W. Walkowiak, H. P. Zenner, P. K. Plinkert, E. Lehnhardt: Das stato-akustische Organ. Duphar, Hannover 1989

Russell, I. J., P. M. Sellick: Intracellular studies of hair cells in the mammalian cochlea. J. Physiol. 284 (1978) 261–290

Sachs, M. B., N. Y. S. Kiang: Two-tone inhibition in auditory nerve fibers. J. acoust. Soc. Amer. 43 (1968) 1120–1128

Santos-Sacchi, J.: Cochlear physiology. In Jahn, A. F., J. Santos-Sacchi: Physiology of the Ear. Raven Press, New York 1988

Sellick, P. M., I. J. Russell: The response of inner hair cells to basilar membrane velocity during low frequency auditory stimulation in the guinea pig cochlea. Hear Res. 2 (1980) 439–345

Spoendlin, H.: Inner ear pathology and tinnitus. In Feldmann, H.: Third International Tinnitus Seminar, Münster 1987. Harsch, Karlsruhe 1987 (pp. 42–51)

Spoendlin, H.: Neural anatomy of the inner ear. In Jahn, A. J., J. Santos-Sacchi: Physiology of the Ear. Raven Press, New York 1988 (pp. 201–219)

Tonndorf, J.: The hydrodynamic origin of aural harmonics in the cochlea. Ann. Otol. (St. Louis) 67 (1958) 754

Tonndorf, J.: Endolymphatic hydrops: mechanical causes of hearing loss. Arch. Oto-Rhino-Laryngol. 212 (1976) 293–299

Uziel, A., R. Pujol: Organe de Corti. In: Données actuelles sur la physiologie et la pathologie de l'oreille interne. Société francaise d'oto-rhino-laryngologie et de la pathologie cervico-faciale. Arnette, Paris 1990 (pp. 15–34)

Wever, E. G., C. W. Bray: The nature of bone conduction as shown in the electrical response of the cochlea. Ann. Otol. (St. Louis) 45 (1936) 822

Wever, E. G., M. Lawrence: Physiological Acoustics. Princeton Univ. Press, Princeton/N. J. 1954

Wien, M.: Ein Bedenken gegen die Helmholtzsche Resonanztheorie des Hörens. Festschrift Wöllner, Leipzig 1905

Wittmaack, K., H. Rollin: Die Ortho- und Pathobiologie des Labyrinths. Thieme, Stuttgart 1956

Zenner, H. P.: Motile responses in outer hair cells. Hearing Res. 22 (1986) 83–90

Zenner, H. P.: Modern aspects of hair cell biochemistry, motility and tinnitus. In Feldmann, H.: Third International Tinnitus Seminar, Münster 1987. Harsch, Karlsruhe 1987 (pp. 52–57)

Zenner, H. P.: Motility of outer hair cells as an active actinmediated process. Acta oto-laryngol. (Stockh.) 105 (1988) 39–44

Zenner, H. P.: Cochlear hair cells metabolism: clinical aspects. In Helms, J.: Sensorineural Hearing Loss and Equilibrium Disturbances. Thieme, Stuttgart 1989 (pp. 7–12)

6. Audiologisches Bild der Innenohrschwerhörigkeit

E. Lehnhardt

▨▨▨ Typische Tonschwellenverläufe

Das audiometrische Merkmal aller Innenohr-schwerhörigkeiten besteht darin, daß bei der Schwellenbestimmung die Werte für Luft- und Knochenleitung übereinstimmen.

Ein Hörverlust ohne Knochenleitungs-Luftleitungs-Differenz schließt jedoch lediglich eine *Mittelohr*schwerhörigkeit aus; ohne weitere Untersuchungen ist noch nicht zu entscheiden, ob der Schaden im Innenohr, im Hörnerven oder z. B. in den zentralen Hörbahnen gelegen ist. Deshalb empfiehlt es sich, ohne Präjudiz des Entstehungsortes zunächst nur von Hochton-, Mittelton- oder Tiefton-schwerhörigkeit zu sprechen; sie kann Folge einer Innenohrdegeneration, eines Akustikus-neurinoms oder einer zentral-neuralen Schädigung sein. Solange ein aussagekräftiger audiologischer Befund hinsichtlich der Topik des Hörschadens noch aussteht, ist auch der übergreifende Terminus „sensorineurale Schwerhörigkeit" berechtigt. Ziel der Audiometrie aber sollte in jedem Einzelfall die Differenzierung zwischen sensorischer Schwerhörigkeit einerseits und neuraler Schwerhörigkeit andererseits sein. Aus didaktischen Gründen sei hier jeder Schwellenverlauf mit identischen Werten für Luft- und Knochenleitung zunächst einer sensorischen, also im Innenohr entstandenen Schwerhörigkeit gleichgesetzt – wohl wissend, daß dies erst nach weiterer differenzierender Untersuchung mit dem Befund eines Rekruitments berechtigt ist.

Hochtonschwerhörigkeit

Bei der *Hochtonschwerhörigkeit* nimmt der Hörverlust oberhalb einer bestimmten Grenzfrequenz unterschiedlich steil zu: Hochtonsteil- oder Hochtonschrägabfall – z. B. oberhalb 3000 Hz oder oberhalb 1000 Hz (Abb. 6.1).

Ein charakteristisches Anfangsbild der Hochtonschwerhörigkeit ist die *Hochtonsenke* zumeist mit einem maximalen Hörverlust um

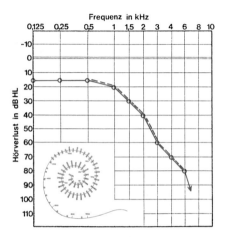

Abb. 6.1 Innenohr-*Hochton*schwerhörigkeit. Bezogen auf das Corti-Organ ist ein Ausfall der Haarzellen besonders in der Basalwindung anzunehmen (Schneckenschema in der unteren Bildhälfte)

4000 Hz (Abb. 6.2 a u. b); sie findet sich am häufigsten nach akuter oder chronischer Lärmexposition. Die Senke kann sehr schmal geformt sein oder unterschiedlich breit bis zum Übergang in eine Mulde; ihr Tiefpunkt variiert zwischen 3000 und 6000 Hz. Der *Senke*ncharakter tritt am deutlichsten hervor, solange die Schwellenkurve im Höchsttonbereich annähernd bis zur Norm *wieder ansteigt*. Mit fortschreitender Schädigung flacht sich die Kurve oberhalb 4000 Hz zunehmend ab und bietet damit das Bild eines *Hochtonabfalls*. Schließlich weist nur noch eine *Delle* innerhalb der abfallenden Schwellenkurve darauf hin, daß hier ursprünglich zunächst eine Senke vorlag. Deshalb ist der ursächliche Zusammenhang mit der Lärmbelastung auch nur in dem Sinne anzunehmen, daß der Nachweis der *Senke* für eine Lärmgenese spricht, ihr Fehlen aber eine solche nicht ausschließt.

Die Erklärung für diesen anfangs eng umgrenzten Hörausfall findet sich in der Hydrodynamik der Perilymphe. Sie läßt bei anhaltender Geräuschbelastung einen maxima-

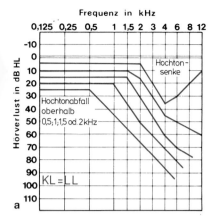
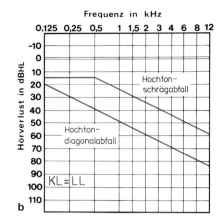

Abb. 6.2 a u. b Schematische Zusammenstellung verschiedener Formen von *Hochton*schwerhörigkeit

len Energieverzehr an der Stelle der Basilarmembran entstehen, die der oberen Grenzfrequenz des Bereichs besten Hörens (1000–4000 Hz) entspricht (Meyer zum Gottesberge 1960, Lehnhardt 1966). Dieser bleibenden Schädigung geht eine rückbildungsfähige Hörverschlechterung – temporary threshold shift, TTS – voraus, die den gleichen Frequenzgang aufweist und das gleiche Adaptations- und Rekruitmentverhalten.

Ein grundsätzlich gleicher Tonschwellenverlauf kann sich nach Knall-, Explosions- oder stumpfen Schädeltraumen ergeben. Je mehr allerdings die *mechanische* Schädigung des Innenohres im Vordergrund steht, um so weniger bildet sich eine Senke aus und um so weiter reicht der Hochtonabfall bis in den Mittel- oder gar Tieftonbereich hinein. Im Extremfall führen regelrechte Zerreißungen der Innenohrstrukturen zur Taubheit.

In der Hörschwellenmessung bereiten Hochtonsenken eventuell insofern Schwierigkeiten, als die Patienten relativ häufig über Ohrgeräusche im gleichen Frequenzbereich klagen. Manchmal wird dann nicht klar, ob das Rauschen hier empfunden wird, weil der Hörschaden in den entsprechenden Frequenzen besonders groß ist oder ob umgekehrt die Hörschwelle in diesen Tonlagen besonders schlecht angegeben wird, weil das Erkennen des Audiometertones durch das Ohrklingen erschwert ist. Für die Diagnose ist es jedoch gleichgültig, ob das subjektive Ohrgeräusch oder die tatsächliche Höreinbuße das Primäre ist.

Wie bei der Hochtonsenke so überwiegt auch beim *Hochtonabfall* der Hörverlust in den

Frequenzen, die der basalen Schneckenwindung zugeordnet sind. Er findet sich beispielsweise als Begleiterscheinung entzündlicher Mittelohrkrankheiten oder nach ototoxischer Medikation. Auch manche angeborene oder frühkindlich erworbene Schwerhörigkeit sowie spätere degenerative Formen gehen mit einem Hochtonabfall einher. Demgemäß kann die Genese der Hochtonschwerhörigkeit sehr unterschiedlich sein; die Frage, ob im Einzelfall mit einer Progredienz zu rechnen ist oder ob man auf ein Stationärbleiben hoffen kann, ist aus dem Verlauf der Tonschwelle allein nicht zu beantworten. Man darf lediglich annehmen, daß die Schwerhörigkeit um so eher nicht progredient ist, je länger sie bereits im derzeitigen Ausmaß besteht.

Mit einem Hochtonabfall beginnt z. B. auch die *„Altersschwerhörigkeit"*; ihr wurde von verschiedenen Autoren eine Regelmäßigkeit zugeschrieben, die an die Alterssichtigkeit erinnert (Jatho u. Heck 1959, Schmidt 1967). Tatsächlich aber schwankt die „altersbedingte" Höreinbuße in weiten Grenzen, weil ursächlich wahrscheinlich verschiedene Faktoren zusammenwirken.

Mit zunehmendem Lebensalter häufen sich relativ unauffällige Schädigungen als Folge arteriosklerotischer Mangeldurchblutungen des Innenohres, *gelegentlicher* Lärmbelastungen, ototoxischer Medikation oder Stoffwechselkrankheiten. All diese Teilursachen summieren sich ggf. zu einer Schwerhörigkeit, der sog. *Soziakusis* (Glorig u. Nixon 1960). Sie erschwert mit fortschreitendem Lebensalter zunehmend die Sprachverständlichkeit,

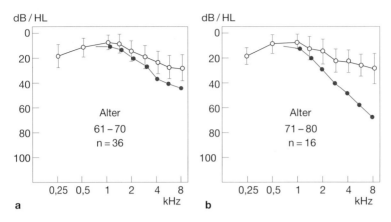

Abb. 6.3 a u. b Die jeweils obere Kurve in beiden Diagrammen gibt die mittlere Hörschwelle mit Standardabweichungen der „noch gut" Hörenden wieder (nach Lehnhardt). Demgegenüber liegen die Altersnormkurven
von Schmidt (●—●) deutlich ungünstiger. Nur die obere Kurve verkörpert wahrscheinlich den peripher alters-
physiologischen Hörabbau, während die untere auch Hörverluste durch (alters-)*krankhafte* Innenohrstörun-
gen enthält

zumal auch die zentrale Verstehensleistung
geringer und deshalb die Kompensation eines
peripheren Defizits schwieriger wird.

Der *allein altersbedingte* Innenohranteil
dagegen steht dahinter weit zurück (Abb.
6.3 a u. b); soweit er überhaupt faßbar ist, wird
man ihn als gefäßwandbedingte Funktionsstörung der Stria vascularis und sekundär der
Sinneszellen deuten dürfen; einen sprachaudiometrischen Diskriminationsverlust bedingt er von sich aus nicht (Plath 1982).

*Hochtonschräg- und Hochtondiagonalab-
fall* können das fortgeschrittene Stadium eines
ursprünglichen Steilabfalls wiedergeben oder
von Anfang an diesen Verlauf gezeigt haben.
Dann sind sie zumeist nicht Folgen exogener,
d. h. akustischer, mechanischer oder chemi-
scher Noxen, sondern *endogen* entstanden.
Deshalb sind in aller Regel auch beide Ohren
in gleichem Ausmaß betroffen (vgl. Abb.
6.2 b).

Unter dem Bild des Hochtonschräg-
oder -diagonalabfalls stellen sich oft auch die
chronisch-degenerativen Innenohrschwerhörigkeiten dar (progressive sensorineural
hearing loss), denen wahrscheinlich Mangeldurchblutungen des Innenohres zugrundeliegen, und zwar sowohl vasomotorisch-funk-
tionelle als auch solche, die Ausdruck lokaler
oder allgemeiner Gefäßwandkrankheiten
sind.

Mitteltonschwerhörigkeit

Die Mitteltonmulden oder -senken sind charakterisiert durch einen konkaven Kurvenverlauf, d. h. die tiefen und hohen Tonlagen sind
weniger beeinträchtigt als der mittlere Frequenzbereich. Die Schädigung ist also vor allem in der mittleren Schneckenwindung zu
vermuten (Abb. 6.4). Im allgemeinen dürfen
sie als familiär-hereditär, also als anlagebe-
dingt, gelten, jedenfalls soweit sie angeboren
bzw. frühkindlich erworben sind. Über ihre
mögliche Progredienz geben eventuell Untersuchungen auch älterer Familienmitglieder
Auskunft: Hat sich aus der ursprünglichen
Senke inzwischen eine breite *Mitteltonmulde*
oder gar ein Hochtondiagonalabfall entwickelt, so muß man einen fortschreitenden
Hörverfall befürchten; wahrscheinlich handelt es sich dann um eine Schwerhörigkeitsform, die sich bei allen betroffenen Familien-
mitgliedern in vermutlich ähnlichem Zeitgang und Ausmaß ausbildet.

Welche pathologisch-anatomischen Unregelmäßigkeiten den hereditären Krankheitsbildern zugrundeliegen, entzieht sich oft
noch unserer Kenntnis. Das Rekruitment und
seine Äquivalente sind regelmäßig nachweisbar, so daß der Hörschaden vornehmlich im
Innenohr zu suchen ist.

Wie die durch Lärm entstandene
Schwerhörigkeit so zeichnen sich auch die ototoxische und die degenerative familiär-here-
ditäre durch eine erstaunliche Seitengleichheit

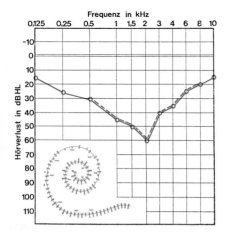

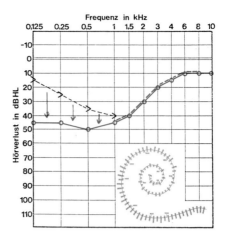

Abb. 6.4 Innenohr-*Mittelton*schwerhörigkeit: Auf der Basilarmembran ist eine Funktionsstörung der Haarzellen insbesondere in der mittleren Windung zu vermuten

Abb. 6.5 Innenohr-*Tiefton*schwerhörigkeit: Innerhalb des Corti-Organs sind hier vornehmlich die Haarzellen der Spitzenwindung betroffen. Im Tieftonbereich scheinbare Knochenleitungs-Luftleitungs-Differenz, vorgetäuscht durch *Fühlen der Vibrationen* des Knochenschallgebers. Die wahre Knochenleitung liegt wahrscheinlich an der Luftleitungsschwelle

aus. Die Befunde – insbesondere bei der hereditären Schwerhörigkeit – differieren oft um nicht mehr als 5 dB in den einzelnen Frequenzen. Scheinbare Abweichungen von der Symmetrie bei *erblich* Schwerhörigen sind gewöhnlich durch zusätzliche äußere Faktoren bedingt. Nach intensiven anamnestischen Erhebungen gelingt es zumeist, die Ursache der Seitendifferenz zu klären. Keineswegs aber ist es erlaubt, allein aus der Seitengleichheit des Befundes auf eine erbliche Genese zu schließen.

Tiefton- und pantonale Schwerhörigkeit

Beide sind insofern als Einheit aufzufassen, als sich der Flachverlauf häufig aus einer anfänglich isolierten Baßschwerhörigkeit entwickelt. Dieser *apikokochleäre Typ* ist daran zu erkennen, daß die Schwellenkurve in den tiefen Frequenzen um beispielsweise 40–50 dB verläuft, im Mitteltonbereich aber zu den hohen Frequenzen hin ansteigt (Abb. 6.**5**). Beim Übergang zur *pankochleären Schwerhörigkeit* fällt auch in den hohen (und in den mittleren) Frequenzen die Hörschwelle so weit ab, daß sich schließlich eine annähernd horizontal verlaufende Schwellenkurve ausbildet.

Die Bestimmung der Hörschwelle bereitet bei der isolierten Tieftonschwerhörig-

keit eventuell insofern Schwierigkeiten, als während der Prüfung *mit großen Lautstärken* im Tieftonbereich Obertöne entstehen können, die im besser erhaltenen Mittel- oder Hochtonbereich eher wahrgenommen werden als der zugehörige Grundton im – stark geschädigten – Tieftonbereich.

Besonders schwierig kann bei fortgeschrittener apiko- und pankochleärer Schwerhörigkeit die Bestimmung der *Knochenleitung* in den tiefen Tonlagen sein; oft gelingt es dann selbst in mehrfachen Kontrollen nicht, die Knochenleitung auf das Niveau der Luftleitung „herabzudrücken". Dies müßte aber möglich sein, wenn die Identität von Knochenleitung und Luftleitung *in den mittleren und hohen Frequenzen* keinen Hinweis auf das Vorliegen einer zusätzlichen *Mittelohr*schwerhörigkeit gibt. Die Annahme einer „Innenohrschalleitungsschwerhörigkeit" ist nicht mehr als die hypothetische Deutung einer zweifelhaften Knochenleitungs-Luftleitungs-Differenz im Tieftonbereich (vgl. Ab. 6.**5**). In solchen Fällen ist die scheinbar gute Knochenleitung unterhalb 1000 Hz als Fühlwert zu deuten, weil der Knochenleitungshörer auf der Haut des Warzenfortsatzes schon eine Fühlempfindung auslöst, bevor noch die Schwingungen im – schwerhörigen – Ohr *gehört* werden. Deshalb auch sind im Tieftonbereich kaum jemals Knochenleitungswerte zu finden, die schlechter liegen als die Knochenleitungs*fühl*werte total tauber Patienten.

Den Beweis dafür, daß solche Knochenleitungspunkte nicht gehört, sondern gefühlt werden, kann man auf folgende Art führen: *Gehörte* Knochenleitung bringt – an der Stirn gemessen – Werte, die um ~ 10 dB *ungünstiger* liegen als die am Warzenfortsatz erhobenen; für die *gefühlte* Knochenleitung jedoch ergeben sich zwischen Warzenfortsatz und Stirn *keine Unterschiede*.

Das vom Patienten mit Tieftonschwerhörigkeit empfundene *Ohrgeräusch* hat manchmal so ausgesprochen dumpfen, dunklen Toncharakter, daß es einen Hörverlust im entsprechenden Frequenzbereich vortäuschen kann. Es gilt also hier Analoges zu dem bei den Hochtonsenken Geschilderten: Ist das Hören wegen des Ohrgeräusches beeinträchtigt oder ist die subjektive Empfindung ein Begleitsymptom der Hörstörung? Manche Patienten aber können zwischen dem Ohrton und dem Audiometerton unterscheiden und deshalb die Hörschwelle einigermaßen unbeeinflußt vom störenden Rauschen angeben.

Die Tieftonschwerhörigkeit ist relativ oft rückbildungsfähig – allerdings zumeist nur partiell; sie tritt typischerweise im Anfangsstadium ménièreartiger Krankheitsbilder auf und ist dann eventuell nur passager oder in ihrem Ausmaß wechselnd anzutreffen. Je länger aber das Leiden besteht, um so größer ist die Gefahr, daß auch der Hochtonbereich einbezogen wird; die Schwellenkurve verläuft dann zunächst flach und schließlich – wie bei allen chronisch-degenerativen Innenohrprozessen – zu den hohen Tönen hin abfallend.

Als akute Tiefton- oder pantonale Schwerhörigkeit tritt oft der *Hörsturz* in Erscheinung; ihm liegt häufig ein Flüssigkeitsstau im Endolymphsystem zugrunde. Dieser *Endolymphhydrops* führt zur Schwerhörigkeit und oft auch zu einer Störung des Tonhöhenempfindens (s. Diplakusis). Wenn Schwindel zu den Begleitsymptomen gehört, wird die Verwandtschaft mit ménièreartigen Krankheitsbildern offensichtlich. Das Rekruitment tritt beim Endolymphhydrops in seiner ausgeprägtesten Form in Erscheinung.

Mit flachverlaufender Tonschwelle oder Hochtonabfall können sich auch *neurale* Funktionseinbußen zu erkennen geben, also nichtinnenohrbedingte Schwerhörigkeitsformen, so vor allem das *Akustikusneurinom* und die *multiple Sklerose*. Während aber die auf das Innenohr zu beziehenden Schwellenkurven gleichmäßig flach verlaufen, fallen die neural bedingten oft durch Unregelmäßigkeiten auf. Zum Teil erklären sie sich aus der für diese Krankheitsbilder typischen Hörermüdung; sie tritt nicht bei *Impulstönen*, sondern erst bei Schwellenmessung mit *Dauertönen* hervor. Dies sollte jedoch keineswegs Anlaß sein, sich zur Schwellenmessung grundsätzlich der Impulstöne zu bedienen; im Gegenteil, dadurch würde man auf ein differentialdiagnostisch wichtiges Phänomen verzichten (vgl. Kapitel 11 „Adaption und Hörermüdung").

Kombinierte Mittelohr-Innenohr-Schwerhörigkeit

Unter diesem Terminus werden Schwerhörigkeitsformen verstanden, die sich zu gleichen oder unterschiedlichen Anteilen aus Störungen der Schalleitung *und* der Innenohrfunktion zusammensetzen. Die Knochenleitung liegt also zwischen der Luftleitungskurve des Patienten und der Nullinie; ihr Abstand von der Norm entspricht annähernd dem Hörverlust, der durch die Innenohrkomponente gegeben ist. Die Differenz zwischen der Knochenleitung und der Luftleitung gibt den Anteil der Schwerhörigkeit wieder, der auf das Mittelohr entfällt. Der Knochenleitungshörverlust, also der Innenohranteil, betrifft bei der kombinierten Schwerhörigkeit meistens den Hochtonbereich. Nach chronischen Mittelohrentzündungen erklärt er sich als toxische Schädigung der fensternahen Partien des Corti-Organs, bei der Otosklerose als Beteiligung der Schneckenkapsel mit Bevorzugung ebenfalls der hohen Töne (Abb. 6.6).

Die Knochenleitungsverschlechterung bei der Mittelohrentzündung muß nicht – ausschließlich – Ausdruck einer Innenohrbeteiligung sein. Sie kann auch dadurch entstehen, daß ein Paukenhöhlenerguß, entzündliches Sekret oder geschwollene Schleimhaut zusätzlich die Membran des runden Fensters belasten und so die *Knochen*leitung behindern. Diese Annahme bestätigt sich, wenn die vermeintliche Innenohrschädigung nach Abheilen des Mittelohrprozesses wieder verschwindet.

Der Mittelohranteil kann sich bei *beginnender Otosklerose* als Versteifungstyp, also vorwiegend im Tieftonbereich, darstellen oder in allen Frequenzen gleich ausgeprägt sein, wenn

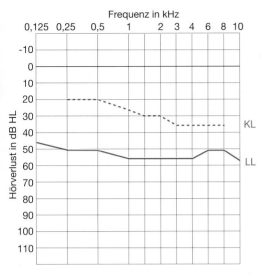

Abb. 6.**6** Jede Funktionsbeeinträchtigung des Mittelohres stellt sich im Tonschwellenaudiogramm als Differenz zwischen Knochenleitungs- (– – –) und Luftleitungs-(——)schwelle dar. Hier ist auch die Knochenleitung gegenüber der Norm beeinträchtigt: *kombinierte Mittelohr-Innenohr-Schwerhörigkeit*

nämlich der Stapes *vollkommen* fixiert ist; eine Kombination von Mittelohr*dämpfung* und Innenohrschwerhörigkeit ist bei der Otosklerose nicht zu erwarten.

Literatur

Glorig, A., J. Nixon: Distribution of hearing loss in various populations. Ann. Otol. (St. Louis) 69 (1960) 497

Jatho, K., K.-H. Heck: Schwellenaudiometrische Untersuchungen über die Progredienz der Altersschwerhörigkeit und Charakteristik der Altersschwerhörigkeit in den verschiedenen Lebensabschnitten (zugleich ein Beitrag zur Pathogenese der Presbyacusis). Z. Laryngol. Rhinol. 38 (1959) 72

Lehnhardt, E.: Die c^5-Senke; ihre Deutung auf Grund allgemeingültiger physiologischer Vorstellungen. HNO (Berl.) 14 (1966) 45

Meyer zum Gottesberge, A.: Die Pathogenese der c^5-Senke. Acta oto-laryng. (Stockh.) 51 (1960) 250

Plath, P.: Beziehungen zwischen Gehör und Sprachverständnis im Alter. Audiophonol. (Besançon) 15 (1982) 222–224

Schmidt, P. H.: Presbyacusis. Int. Audiol. Suppl. 1 (1967) 1

7. Überschwellige Diagnostik

E. Lehnhardt

Das Hören an der Hörschwelle spielt im praktischen Alltag nur eine begrenzte Rolle. Von seltenen Ausnahmen abgesehen, liegen die Lautstärken im *überschwelligen* Intensitätsbereich. Deshalb auch erlaubt das Hörschwellenbild nur bedingte Rückschlüsse auf das Hören bei mittleren und großen Lautstärken.

Die überschwelligen Untersuchungsmethoden sollen nicht nur diese Lücke schließen; sie bieten darüber hinaus Differenzierungsmöglichkeiten zwischen der sensorischen Schwerhörigkeit und der neuralen Schwerhörigkeit. Wenngleich manche Hörstörungen Sinnesorgan *und* Ganglienzelle betreffen, so sind andere doch ausschließlich auf diesen oder jenen Teil des Hörsystems beschränkt. Deshalb ist es notwendig, die topischen Verschiedenheiten anhand überschwelliger Tests zu differenzieren.

▉▉▉ Rekruitment und Rekruitmentäquivalente

Lautheit ist die subjektive Empfindung, *Lautstärke* oder Intensität die akustische Größe beispielsweise des Tons, der die betreffende Lautheitsempfindung auslöst. Die Lautheit (E) steigt beim Hörgesunden in Abhängigkeit von der Lautstärke (I) nach der Stevens-Potenzfunktion (1961). Sie besagt: $E = k \cdot I^n$; darin sind k und n physiologische Konstanten.

Eine Störung dieser Gesetzmäßigkeit, d. h. ein abnorm steiler Anstieg der Lautheit bei nur geringer Zunahme der Lautstärke, läßt sich nur schwer nachweisen, wenn auf beiden Ohren gleich schlecht gehört wird. Hört der Patient jedoch deutlich seitenverschieden, so kann man ihn fragen, ob im kranken Ohr die Lautheit in gleicher Weise oder steiler zunimmt als im normalen. Dazu wird ein Ton gleicher Frequenz zunächst unterschiedlicher Lautstärke angeboten; mit zunehmender Lautstärke erscheint der Lautheitsunterschied zwischen beiden Ohren ggf.

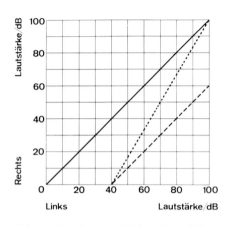

Abb. 7.1 Lautheitsvergleich rechts – links
—— = beide Ohren normal
.... = rechts normalhörend, links 40 dB Hörverlust: Rekruitment mit Lautheitsausgleich bei 100 dB
– – – = rechts normalhörend, links 40 dB Hörverlust: Rekruitment fehlt, kein Lautheitsausgleich

geringer und verschwindet schließlich ganz. Lautheitsausgleich bei großen Lautstärken = *Rekruitment.*

Bei rekruitmentnegativer Schwerhörigkeit dagegen bleibt die Lautheit auch für große Lautstärken seitendifferent. Als rekruitmentpositiv ordnete E. P. Fowler sen. (1937) diejenigen Hörstörungen ein, die im Sinnesorgan des Innenohres entstanden waren, als rekruitmentnegativ alle neuralen Schwerhörigkeitsformen (Abb. 7.1).

> Zutreffender als das englische Wort Rekruitment (im übertragenen Sinne als *Heranziehen* von Lautheits*reserven* zu verstehen) ist die deutsche Bezeichnung *Lautheitsausgleich*. Die Lautheitsdifferenz zu der Hörschwelle zwischen dem kranken und dem gesunden Ohr gleicht sich bei größeren Lautstärken aus.

Der Rekruitmentschwerhörige ist also auf dem kranken Ohr schwerhörig nur für relativ leise Töne oder Geräusche, laute Umgangssprache aus nächster Entfernung aber hört er schon beinahe so laut wie ein Hörgesunder oder – wenn er nur einseitig schwerhörig ist – auf beiden Ohren gleich laut. Für laute Gespräche besteht daher kein Unterschied mehr zwischen dem Lautheitsempfinden auf dem kranken und auf dem gesunden Ohr. Große Lautstärken können dem Rekruitmentschwerhörigen allerdings unangenehm laut sein, weil er Verzerrungen oder „Schmerzen" in der Tiefe des Ohres verspürt. Wenn ein Schwerhöriger bittet, „doch nicht so zu schreien", so kann dies ein Innenohrschwerhöriger mit Rekruitment sein. Neural- oder Mittelohrschwerhörige dagegen wollen, daß man möglichst laut spricht, eben weil sie schwerhörig auch für sehr große Lautstärken sind.

Fowler-Test

Dieser Test ist, da er auf subjektivem Lautheitsvergleich zwischen beiden Ohren beruht, nur bei einseitig Schwerhörigen oder bei deutlich seitendifferentem Gehör durchführbar.

Das praktische Vorgehen ist abhängig von dem zur Verfügung stehenden Audiometer; es muß die Möglichkeit eines *Wechseltaktverfahrens* bieten, d. h., der Ton soll automatisch seitenalternierend mit unterschiedlicher Lautstärke zu geben sein. Der Tonimpuls sollte eine Dauer von 500 ms und eine An- und Abstiegszeit von etwa 50 ms haben; die Verzerrung darf bei voller Aussteuerung 1 % nicht übersteigen. Für den Test wählt man eine Frequenz, in der die Hörschwelle rechts und links ≥ 30 dB unterschiedlich ist und auf dem besser hörenden Ohr der Hörverlust nicht mehr als 30 dB beträgt. Auf dem *schwerhörigen Ohr* wird die Intensität um 20 dB gesteigert. Dann wird anhand des automatisch von Impuls zu Impuls seitenalternierenden Tones auf dem gesunden Ohr diejenige Lautstärke aufgesucht, die dem Patienten gleich laut erscheint. Der Untersucher gibt also die Lautheit auf dem *schlechteren* Ohr 20 dB über der Schwelle vor (Jerger 1962 b) und steigert die Lautstärke im *besseren* Ohr in möglichst kleinen dB-Schritten, bis der Patient die gleiche Lautheit rechts wie links zu empfinden glaubt. Für den zweiten Schritt des Tests wird die Lautstärke bei *40 dB* über der Schwelle des schlechteren Ohres fixiert und versucht – wieder entsprechend den Anweisungen des Patienten – durch schrittweise Lautstärkesteigerung auf dem besseren Ohr zur gleichen Lautheit zu kommen. Nur ausnahmsweise ist

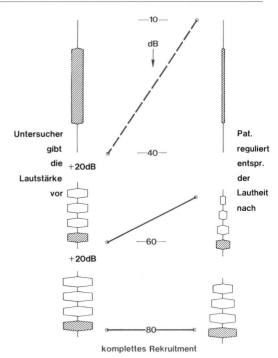

Abb. 7.2 Fowler-Rekruitment-Test. Hörschwelle rechts bei 40 dB, links bei 10 dB. Die Töne (500 ms Dauer) alternieren automatisch zwischen rechts und links. Der Untersucher gibt die Vergleichslautstärke auf der schlechteren Seite mit + 20 dB vor und – während des zweiten Vergleichs – mit 40 dB überschwellig; der Patient reguliert die Lautstärke der besseren Seite auf die gleiche Lau*theit* in beiden Ohren ein. *Lautheitsausgleich bei 80 dB*

es notwendig, einen dritten Versuch anzustellen, diesmal ausgehend von einem *60-dB-Wert* über der Schwelle des schlechteren Ohres. *Vollständiger Lautheitsausgleich* ist erreicht, wenn gleiche Lautstärken als gleich laut empfunden werden (Abb. 7.2). Bleibt die an der Hörschwelle registrierte Differenz auch bei großen Lautstärken erhalten, so fehlt der Lautheitsausgleich: *kein Rekruitment* (Abb. 7.3). Zwischenwerte spiegeln einen *partiellen oder unvollständigen Lautheitsausgleich* wider. Wenn also die dB-Schritte auf der schwerhörigen Seite kleiner sind als auf dem Kontrollohr, so besagt dies, daß die Lautheit im kranken Ohr steiler ansteigt als normal, d. h. der Schaden ins Innenohr zu lokalisieren ist. Entsprechen die dB-Schritte auf dem schwerhörigen Ohr denen auf dem besseren, so fehlt der Lautheitsausgleich. Hood (1969) steigert umgekehrt zunächst die Lautstärke auf der *gesunden* Seite und regelt

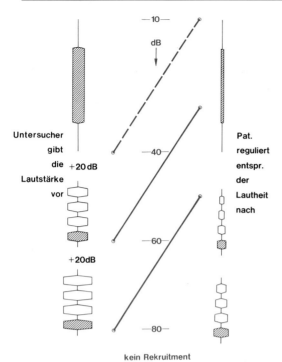

Untersucher
gibt
die +20 dB
Lautstärke
vor

+20dB

Pat.
reguliert
entspr.
der
Lautheit
nach

kein Rekruitment

Abb. 7.3 Fehlender Lautheitsausgleich, vgl. Abb. 7.**2**

danach die der kranken ein. Dieses Vorgehen gibt die Möglichkeit, den Lautheitsanstieg genauer zu untersuchen; es erfordert aber mehr Zeit und kommt häufiger zu einem *Überrekruitment* – ein Befund, der in dieser Häufigkeit nicht den Klagen der Patienten entspricht (Priede u. Coles 1974). Überrekruitment heißt, daß das kranke Ohr große Lautstärken sogar lauter empfindet als das gesunde; allerdings entspricht dieses „zu laut" wahrscheinlich mehr einer unangenehmen Verzerrung als einer wirklich größeren Lautheit.

Für den Lautheitsausgleich sollte die Seitendifferenz an der Hörschwelle ≥ 30 dB betragen. Andererseits kann man auch bei geringerer Differenz, ja selbst bei gleicher Hörschwelle den Test anstellen, z. B. um bei peripherer Fazialisparese die Hyperakusis durch Ausfall der Stapediuskontraktion zu erfassen, d. h. die größere Lautheit bzw. das Klirren der Schalleitungskette im stapediusparetischen Mittelohr (v. Arentsschild 1975).

Die gefundenen dB-Werte werden in das Diagramm des schlechteren Ohres eingezeichnet, entsprechend den Regeln in Abb. 7.4 und 7.5. Diese Darstellungsform eignet sich für den Routinebetrieb. Sie bedarf keines gesonderten Diagramms, und der Geübte erkennt mit einem Blick das Ergebnis.

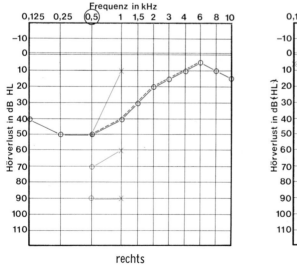

rechts

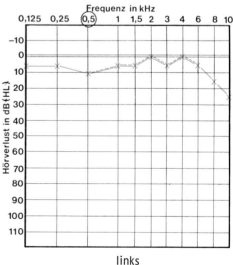

links

Abb. 7.4 Aufzeichnung der Rekruitmentbefunde. Tieftonschwerhörigkeit rechts. Lautheitsvergleich bei 0,5 kHz; rechts Hörverlust 50 dB, links 10 dB. Die Werte der linken Seite sind rechts in der benachbarten Frequenz aufgeführt, durch das „x" aber als zum linken Ohr gekennzeichnet. Bei 90 dB ist die 40-dB-Differenz ausgeglichen: *Lautheitsausgleich rechts*

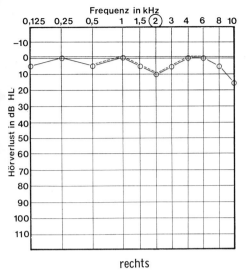

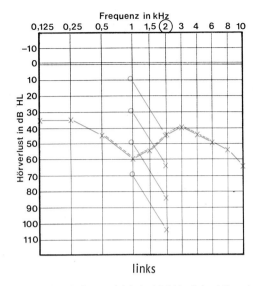

rechts   links

Abb. 7.**5** Vgl. Abb. 7.**4**. Hier Flachverlauf links um 40–50 dB. Lautheitsvergleich bei 2 kHz; links Hörverlust 45 dB, rechts 10 dB. Die Differenz an der Hörschwelle (35 dB) ist auch bei 105 dB noch vorhanden: *kein Lautheitsausgleich*

Graphisch korrekter ist die Eintragung der jeweiligen Werte in ein gesondertes Diagramm, und zwar des kranken Ohres in der Abszisse, des gesunden in der Ordinate. Die Verbindungslinie der resultierenden Punkte ergibt die Lautheitsfunktion. Bei beidseits normalen Ohren entsteht eine Mittendiagonale durch das Diagramm (vgl. Abb. 7.**1**). Verläuft die Linie steiler, so besagt dies, daß die Lautheit im kranken Ohr (Abszisse) schneller zunimmt als auf der Kontrollseite (Ordinate): Rekruitment. Zeigt die Linie zwar einen Gradienten von 45 Grad, ist sie aber gegen die Normlinie zum kranken Ohr verschoben, so ist der Lautheitsausgleich ausgeblieben (kein Rekruitment). Gelegentlich verläuft die Verbindungslinie zwischen den einzelnen Meßpunkten im Anfangsteil flacher und bei großen Lautstärken steiler – oder umgekehrt. Als extrem steiler Anstieg stellt sich das Überrekruitment dar. Diagnostische Folgerungen ergeben sich aus diesen Varianten nicht (Abb. 7.**6**).

Ursprünglich wurden für den Fowler-Test Dauertöne verwendet, und zwar gleichzeitig rechts und links; während der Ton auf dem gesunden Vergleichsohr konstant laut blieb, wurde die Lautstärke auf dem Kontrollohr so lange gesteigert bzw. reguliert, bis der Patient Mitteneindruck angab. Dieses Vorgehen ist für den Fowler-Test heute zu verwerfen, da in das Ergebnis pathologische Adaptation und Hörermüdung mit eingehen (vgl. Kapitel 11). Die Beobachtung, daß sich ein Rekruitment auch bei einseitiger Mittelohrschwerhörigkeit ergeben kann (Feldmann 1965, Anderson u. Barr 1968), gilt ebenfalls nur für diese – unzulängliche – Testanordnung.

Der Patient ist beim Fowler-Test unter Umständen insofern unsicher, als er tatsächlich gleichfrequente Töne unterschiedlich in der *Tonhöhe* oder weniger rein empfindet, d. h. auf dem kranken Ohr erscheint der Ton schriller und zumeist zu höheren Tonlagen hin verschoben. Die Tonhöhenverschiebung stört

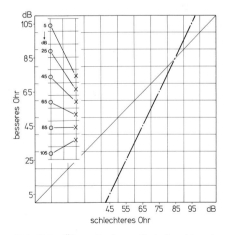

Abb. 7.**6** „Überrekruitment" beim Vorgehen nach Hood (1969), d. h. bei Vorgabe der Vergleichslautstärke auf dem besseren Ohr. Große Lautstärken (> 85 dB) werden auf dem kranken Ohr lauter empfunden als auf dem gesunden (— · — · —). Linker Bildteil: übliche Einzeichnung ins Tonaudiogramm

vornehmlich den unmittelbar überschwelligen Bereich, während sie bei großen Lautstärken gänzlich verschwinden kann (Pfander 1958). Insofern bietet sie also auch von sich aus ein rekruitmentähnliches Verhalten. Um der Diplakusis zu entgehen, kann man für den Lautheitsvergleich Schmalbandgeräusche verwenden. Aber auch dabei kommt es gelegentlich zum *Überrekruitment*, so daß sich die größere Lautheit nicht ausschließlich mit *Verzerrungseffekten* erklären läßt. Nebeneinander also gibt es zwei Phänomene der akustischen Fehlempfindung: unmittelbar überschwellig eine Tonhöhenverschiebung, die sog. Diplakusis, und weit überschwellig Verzerrungseffekte, die als Überrekruitment imponieren. Schließlich kann der Fowler-Test durch ein subjektives Ohrgeräusch oder einen Ohrton (Tinnitus) erschwert sein; dann muß man versuchen, auf einen anderen Frequenzbereich auszuweichen, oder, wenn dies wegen des Tonschwellenverlaufs nicht möglich ist, überhaupt auf den Fowler-Test verzichten.

Ein Vertäuben des besseres Ohres ist beim Fowler-Test nicht nötig. Auch wenn die überschwelligen Töne anfangs vom schlechteren zum besseren Ohr übergehört werden, so spielt dies für das Testergebnis keine Rolle. Ist nämlich der Fowler-Test positiv, so wächst schon bei eben überschwelligen Intensitäten auf dem schlechteren Ohr die Lautheit so rapide an, daß daneben der übergehörte Ton im besseren Ohr nicht mehr zum Bewußtsein kommt. Hört aber der Patient den auf dem schlechteren Ohr überschwellig gegebenen Ton tatsächlich auf der gesunden Seite, so ist dies ein Beweis dafür, daß das schlechtere Ohr kein Rekruitment hat (Fowler-Test negativ).

Der Fowler-Test bleibt, auch wenn man diese strengen Richtlinien beachtet, die schwierigste von allen überschwelligen Methoden – für den Probanden und den Untersucher. Verlangt wird eben nicht ein „gehört – ja oder nein?", sondern ein subjektiver Vergleich der Lautheit. Die Entscheidung wird erleichtert durch den *automatischen* Rechts-links-Wechsel; außerdem soll der *Impuls*charakter des Tons einen Schwellenschwund und damit eine Verfälschung der Ergebnisse verhindern. Größtes Handikap des Tests ist seine Anwendbarkeit ausschließlich bei seitendifferenter Schwerhörigkeit, also nur bei einem kleinen Teil der Patienten. Wer sich aus apparativen oder sonstigen Gründen auf lediglich ein Testverfahren beschränken muß, der sollte sich deshalb nicht für den Lautheitsausgleich entscheiden (Jerger 1960).

SISI-Test (Short Increment Sensitivity Index)

Dem Fowler-Test liegt die Beobachtung zugrunde, daß der Innenohrschwerhörige große Lautstärken mit gleicher Lautheit empfindet wie der Normalhörende; der SISI-Test stützt sich auf die Erfahrung, daß der Innenohrgeschädigte auch kleine *Lautstärkeschwankungen* so deutlich wahrnehmen kann wie der Hörgesunde (Tab. 7.1).

Die Intensitätsunterschiedsschwelle des Normalhörenden ist abhängig von der Lautstärke: an der Hörschwelle deutlich größer (etwa 5 dB) als bei 100 dB HL (etwa 0,2 dB); sie ist aber weitgehend unabhängig von der Frequenz (Riesz 1928, Brinitzer 1935, Zwicker u. Feldtkeller 1967). Für audiometrische Belange werden allgemein die von Lüscher u. Zwislocki (1948) erhobenen Befunde herangezogen.

Die heute am weitesten verbreitete Methode, das Intensitätsunterscheidungsvermögen zu erfassen, ist der SISI-Test (Jerger u. Mitarb. 1959). Hierbei wird nicht die *Schwelle* für das Wahrnehmen von Lautstärkeschwankungen (ΔI) aufgesucht, sondern der Index des prozentualen Erkennens einer 1-dB-Lautstärkeschwankung. 1 dB als konstanten Lautstärkezuwachs zu wählen, war insofern sinnvoll, als dieser Wert der Intensitätsunterschiedsschwelle des Hörgesunden bei 60 dB HL entspricht (Abb. 7.7).

Tabelle 7.1 Vergleich verschiedener überschwelliger Tests

	Rekruitment	Rekruitmentäquivalente	
Test	Fowler	SISI/Lüscher	Langenbeck
geprüft wird	Lautheit	Intensitätsunterscheidungsvermögen	Geräuschverdeckbarkeit

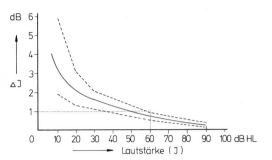

Abb. 7.**7** Intensitätsunterschiedsschwelle des Normalhörenden in Abhängigkeit von der Lautstärke (dB HL) nach Lüscher u. Zwislocki (1948): – – – = obere und untere Grenzwerte, —— = ungefährer Mittelwert. Bei 60 dB HL wird $\Delta I = 1$ dB regelmäßig wahrgenommen.

Die Registrierlautstärke beträgt generell 20 dB *SL*. Da eine Schwerhörigkeit erst ab einem Hörverlust von 40 dB HL relevant wird, gelangt man ab diesem Hörverlust (40 dB + 20 dB = 60 dB) schon in den Bereich, in dem auch der Normalhörende ein Intensitätsunterscheidungsvermögen von > 1 dB hat.

Die 1-dB-Lautstärkeerhöhungen (Inkrements) haben eine Dauer von 250 ms. Sie werden in Abständen von 5 s angeboten, insgesamt 20mal, über einen Zeitraum von ~ 100 s. Um dem Patienten den Sinn der Prüfung zu erläutern, gibt man in einem kurzen Vorspann mit einer Lautstärke von 20 dB über der subjektiven individuellen Hörschwelle einige Inkrements von 5, 4, 3 und 2 dB, um dann erst die eigentliche Testfolge mit 20 1-dB-Inkrements ablaufen zu lassen. Signalisiert der Patient alle ersten 10 1-dB-Inkrements als erkannt, so darf man den Test abbrechen und den Index mit 100 % notieren in der Annahme, daß der Patient auch die restlichen 10, also alle 20 Inkrements wahrnimmt (Abb. 7.**8** und 7.**9**).

Drückt er die Signaltaste anscheinend zu regelmäßig, so muß man gelegentlich ein Inkrement auslassen, um so die Zuverlässigkeit der Angaben zu überprüfen. Umgekehrt ist bei weniger intelligenten oder unaufmerksamen Patienten ein 2-dB- oder sogar 3-dB-Inkrement einzustreuen, um nicht fälschlich für 1 dB auf einen Index von 0 % zu kommen. Ein Testergebnis von 100 % weist auf einen Innenohrschaden hin, 0 % gelten als Zeichen einer neuralen Schwerhörigkeit. Indizes von ≤ 15 %

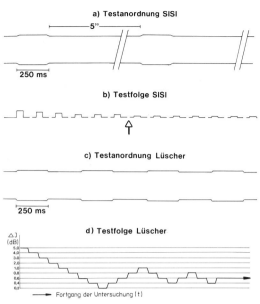

Abb. 7.**8** Vergleich der Testanordnungen des SISI- (a) und des Lüscher-Tests (c). Beide Verfahren arbeiten mit Inkrement- bzw. Modulationszeiten von 250 ms. Beim Lüscher-Test ist das Zeitverhältnis 1:1, beim SISI-Test 1:20. Beim Lüscher-Test wird die ΔI-Schwelle bestimmt, beim SISI-Test wird nach einem kurzen einführenden Vorspann (vgl. b) = Testfolge) die Prozentzahl erkannter Inkrements gewertet. ⇑ = Testbeginn. d) Beim Suchen nach der ΔI-Schwelle wird die Amplitudenmodulation stufenweise auf kleine Werte heruntergeregelt, wieder erhöht und erneut zurückgenommen, bis schließlich der Schwellenwert zu erkennen ist

sind gleich 0 %, solche von ≥ 60 % gleich 100 % zu setzen; Zwischenwerte gelten als nicht verwertbar (Jerger 1962 a).

Nicht eindeutige Befunde sind relativ selten, die überwiegende Mehrzahl nähert sich 100 % oder bleibt bei 0 % (Lehnhardt 1971). Ob tatsächlich 100 % erreicht werden oder ob zumeist nur 85 % oder 90 %, das hängt auch von der Versuchsanordnung ab insofern, als der Test für den Patienten weniger verständlich ist, wenn der einführende Vorspann mit 5- bis 2-dB-Inkrements fortgelassen wird und man statt dessen sofort mit 1 dB beginnt (Plath 1968, 1973); so unvorbereitet wird der Patient über die ersten zwei oder drei Lautstärkeerhöhungen hinweghören, der Index erreicht nicht volle 100 %.

Um das Ergebnis richtig werten zu können, muß man sich vergegenwärtigen, daß auch das gesunde Ohr erst ab 60 dB HL Intensitätsunterschiede von 1 dB erkennt (vgl. Abb. 7.7).

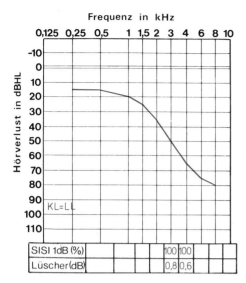

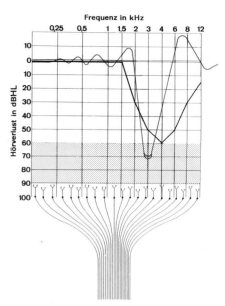

Abb. 7.**9** Innenohrschwerhörigkeit, Hochtonabfall. SISI-Test für 3000 Hz (Hörverlust 50 dB + 20 dB) = 100 %, auch für 4000 Hz (Hörverlust 65 dB + 20 dB). Lüscher-Test, in den gleichen Frequenzen und Lautstärken gemessen, 0,8 bzw. 0,6 dB.

Abb. 7.**10** Extrem schematisierte Darstellung des SISI-Tests, angenommen für eine Hochtonsenke (Knochenleitung = Luftleitung) und einen 3000 Hz/70-dB-Ton (Wanderwelle simplifiziert; vgl. Tonndorf 1960). In der für 3000 Hz 20 dB überschwelligen Intensität können 1-dB-Lautstärkeschwankungen wahrgenommen werden

Tests, die bei Prüflautstärken von weniger als 60 dB HL angestellt werden, *können* deshalb nicht 100 % ergeben. Das heißt, bei Hörverlusten von weniger als 40 dB sollte das Testergebnis 0 % lauten, weil die Mindestlautstärke von 60 dB HL nicht gegeben ist. Selbst bei Prüflautstärken von 60 dB HL ist nicht regelmäßig mit Indizes von 100 % zu rechnen; nur speziell Begabte werden gelegentlich auch bei 50 oder gar 40 dB HL schon 1-dB-Lautstärkeschwankungen erkennen können. Jedenfalls dürfen 0 % unter diesen Bedingungen – d. h. bei Prüflautstärken von nur 60 dB HL – nicht ohne weiteres als Zeichen einer neuralen Schwerhörigkeit gewertet werden. Je deutlicher andererseits der Hörverlust 40 dB HL und damit die Prüflautstärke 60 dB HL übersteigt, um so zuverlässiger wird das Testergebnis (Abb. 7.**10** und 7.**11**).

Im übrigen ist der 60-dB-Wert so konstant, daß er sich für die subjektive Kalibrierung des Audiometers verwenden läßt. Der Untersucher sollte deshalb bei sich selbst wiederholt kontrollieren, ob er die 1-dB-Inkremente ab 60 dB HL wahrnimmt, nicht früher und nicht später. Sollte er sie schon bei 40 oder 50 dB erkennen, dann sind die Inkremente wahrscheinlich >1 dB, und kann er sie erst ab

70 dB differenzieren, dann könnten sie < 1 dB sein. Soweit er selbst sich nicht zur Prüfung eignet, sollte er die Kalibrierung seines Audiometers am Patienten kontrollieren, indem er den Test vergleichsweise in einem Frequenzbereich überprüft, der noch der Norm entspricht; hier sollte bei Hörverlusten von < 40 dB der SISI < 100 % oder auch 0 % ergeben.

Bei *sehr* großen Hörverlusten können der Basiston und / oder die Inkrements durch Adaptation oder Hörermüdung (vgl. Kapitel 11) unhörbar werden; für eine Adaptation spricht der Befund, wenn trotz schwindenden Basistons die Inkremente weiter hörbar bleiben, bei der Hörermüdung schwinden Basiston *und* Inkrements, der Index wird 0 % sein.

Von der Regel, 20 dB überschwellig zu messen, darf nur ausnahmsweise abgewichen werden, so z. B., wenn sich kein Meßpunkt mit einem Hörverlust von ≥40 dB HL findet (Abb. 7.**12**). Bei Hörverlusten von nur 30 oder 35 dB HL kann dann die Prüflautstärke 30

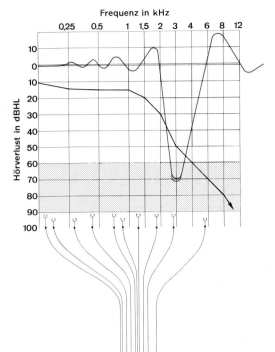

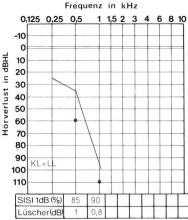

SISI 1dB (%)	85	90								
Lüscher(dB)	1	0,8								

Abb. 7.12 Innenohrschwerhörigkeit mit Hörresten nur im Tieftonbereich. SISI-Test: Für 1000 Hz ist der Hörverlust mit 95 dB HL zu groß, um mit + 20 dB im Leistungsbereich des Audiometers (110 dB HL) zu bleiben; deshalb hier bei 15 dB SL gemessen. Für 500 Hz ist der Hörverlust zu gering, um mit + 20 dB auf mindestens 60 dB HL zu gelangen; deshalb bei 25 dB HL gemessen. Gleiches gilt für den Lüscher-Test

Abb. 7.11 Neuraler Hochtonabfall. Die Ganglienzellen und Nervenfasern sind – insbesondere im Hochtonbereich – als weitgehend rarifiziert angenommen. Die 1-dB-Lautstärkeschwankungen gelangen zwar in den Bereich einer Intensitätsunterschiedsschwelle von ≤ 1 dB, können aber neural nicht entsprechend kodiert und als Lautheitsänderung empfunden werden

bzw. 25 dB überschwellig gewählt werden. Allerdings sollte man dies durch Einzeichnen eines Punktes in Höhe der benutzten Lautstärke ausdrücklich kennzeichnen, um einer Mißdeutung des Audiogramms vorzubeugen. Wenn umgekehrt wegen der Größe des Hörverlustes die Lautstärke des Audiometers nicht ausreicht, um 20 dB überschwellig zu messen, so darf man sich mit 15 oder nur 10 dB SL begnügen. In beiden Fällen ist das Ergebnis nur zu verwerten, wenn es einen Index von nahe 100 % ergibt, da entweder die Prüflautstärke doch zu gering war oder – bei großen Lautstärken – ein Schwellenschwund das Ergebnis in Richtung 0 % beeinflußt haben kann.

Bei ausschließlich neuraler Schwerhörigkeit (Abb. 7.**13**) funktionieren die Haarzellen normal, Lautstärken von ≥ 60 dB HL führen also zu einer Erregung, die 1 dB unterscheiden könnte. Es stehen aber nicht genügend neurale Elemente zur Verfügung, um die Erregung *reizänderungs*synchron zum Zentralnervensystem fortzuleiten. Obwohl also – im Gegensatz zur Mittelohrschwerhörigkeit – bei neuraler Schwerhörigkeit Lautstärken von ≥ 60 dB HL im Innenohr in den Bereich eines Intensitätsunterscheidungsvermögens von ≤ 1 dB gelangen, wird die Intensitätsschwankung nicht erkannt, der SISI ergibt ~ 0 % (vgl. auch Abb. 7.**11**). Bei fortgeschrittener neuraler Schwerhörigkeit kann der Defekt so ausgeprägt sein, daß selbst 2- und 3-dB-Inkrements nicht mehr als Änderung der Lautheit empfunden werden.

Im eigentlichen SISI-Test ist die Verwendung von 2- oder gar 3-dB-Inkrements nicht vorgesehen. Um jedoch bei einem Testergebnis von 0 % für 1 dB Auskunft darüber zu erhalten, ob es sich nur um eine anteilige oder um eine ausschließlich neurale Schwerhörigkeit handelt, kann man den Test auch mit 2-dB-Inkrements wiederholen. Wenn dann der Index 100 % lautet, so spricht dies eher für einen nur anteiligen neuralen Hörschaden; wurden dagegen auch 2-dB-Inkrements nicht erkannt, so liegt vermutlich eine ausschließlich neurale Schwerhörigkeit vor. Bei der Prüfung mit 2-dB-Inkrements sollte man jedoch beachten, daß sich hier Werte na-

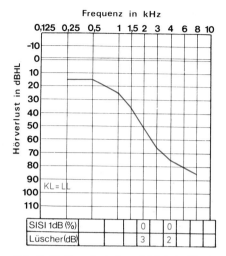

Abb. 7.**13** Neurale Schwerhörigkeit. Hochtonabfall. SISI-Test für 2000 Hz (Hörverlust 50 dB + 20 dB) = 0 %, auch für 4000 Hz (Hörverlust 75 dB + 20 dB). Lüscher-Test, in den gleichen Frequenzen und Lautstärken gemessen, 3 bzw. 2 dB

he 100 % ergeben können, wenn bei seitendifferentem Gehör nur um ~ 40 dB übergehört wird. Für 1-dB-Inkrements besteht die Möglichkeit des Überhörens erst bei Werten um ~ 60 dB.

Bei Hochtonsenken oder -abfällen und auch bei isolierter Tieftonschwerhörigkeit genügt es oft, den Test nur in *einer* Frequenz anzustellen, z. B. im Tiefpunkt der Senke oder in einer Frequenz des abfallenden Kurvenschenkels. Bei flachverlaufenden Tonschwellen dagegen bietet es sich an, auch eine oder zwei Mitteltonfrequenzen zu prüfen – dies um so mehr, als das Geräuschaudiogramm (s. S. 71 ff) sich für diese Untersuchung nicht eignet.

Besondere Gesichtspunkte sind bei kombinierter Mittelohr-Innenohr-Schwerhörigkeit zu beachten. Da mit dem SISI-Test nur das Innenohr untersucht werden soll, kann nur eine Basislautstärke ausreichend sein, die – *auf die Knochenleitung bezogen* – 60 dB HL erreicht oder überschreitet. Der Hörverlust für *Knochenleitung* muß also in der Prüffrequenz mindestens 40 dB HL betragen. Ist beispielsweise in einem Hörverlust von 65 dB HL eine 20-dB-Knochenleitungs-Luftleitungs-Differenz enthalten, so ist ein 100 %-Index zu erwarten, weil 45 dB Knochenleitungshörverlust + 20 dB = 65 dB ergeben und man damit schon in den Bereich der inneren Haarzellen gelangt. Bei einem Hörverlust wiederum von 65 dB HL, einer Knochenleitungs-Luftleitungs-Differenz aber von 35 dB wäre es widersinnig, den SISI anzustellen; notfalls müßte man

hier 30 dB überschwellig messen, um auf diese Weise zu einer Prüflautstärke von > 60 dB zu gelangen. Indizes von nahe 100 % wären dann als Hinweis auf einen Innenohrschaden zu werten; bei Indizes von nahe 0 % ist eine Aussage nicht möglich, weil die Prüflautstärke vielleicht doch noch zu gering war. Praktische Bedeutung kommt diesen Überlegungen insofern kaum zu, als das Zusammentreffen einer Mittelohr- mit einer *neuralen* Schwerhörigkeit nur ausnahmsweise zu erwarten ist.

Nach Abb. 7.**7** wird die Unterschiedsschwelle um so kleiner, je größer die verwendete Lautstärke ist. Dies gilt jedoch nur für das gesunde Ohr. Für den Schwerhörigen muß man annehmen, daß mit fortschreitender Degeneration des Corti-Organs das Erkennungsvermögen kleiner Lautstärkeschwankungen schließlich wieder zurückgeht, um bei Taubheit Null zu erreichen. Bei Hörverlusten von mehr als 90 dB HL, d. h. Prüflautstärken von 110 dB HL, könnte deshalb auch bei der Innenohrschwerhörigkeit die Intensitätsunterschiedsschwelle wieder größer als 1 dB sein und der SISI-Test wieder gegen 0 % gehen. Experimentell untermauern ließen sich diese Vorstellungen bislang nicht.

Die wiederholten Zweifel, die an der Zuverlässigkeit des SISI-Tests geäußert wurden (z. B. Hughes 1968), erklären sich wahrscheinlich größtenteils aus mangelndem Verständnis seiner theoretischen Grundlagen. Solange man mit der Meßlautstärke im Bereich unter 60 dB HL bleibt, *kann* der Index nicht 100 % erreichen. Dies gilt insbesondere für den Tieftonbereich, in dem oft erst ab Prüflautstärken von 65 oder 70 dB HL eindeutige Ergebnisse zu erwarten sind. Der SISI-Test beruht wie die meisten audiologischen Untersuchungstechniken auf physiologischen Phänomenen; das Ergebnis muß deshalb den Regeln der Hörphysiologie entsprechen – vorausgesetzt, daß Apparatur und Untersucher die an sie gestellten Forderungen erfüllen. Man sollte jedoch berücksichtigen, daß eine Intensitätsunterschiedsschwelle von nur wenig mehr als 1 dB (z. B. 1,2 dB) beim SISI-Test schon 0 % ergeben kann. Deshalb auch wird die Aussage konkreter, wenn man in solchen Fällen den SISI-Test zusätzlich mit 2 dB mißt und eventuell zusätzlich die ΔI-Schwelle nach Lüscher bestimmt.

Gerade beim SISI-Test – wie letztlich bei allen subjektiven audiometrischen Techniken – ist Geduld seitens des Untersuchers die Voraussetzung für ein korrektes Ergebnis. Er muß Einfühlungsvermögen in die Nöte des Schwerhörigen und Verständnis für seine „Entscheidungszwänge" haben und sollte sich bemühen, den Patienten zu ermuntern. Dann kann es sein, daß aus dem ursprünglichen 0 %-SISI doch 100 % werden. Dies kann ein Hinweis darauf sein, daß der Patient seine anfänglich mangelnde Mitarbeit aufgegeben hat und nun entsprechend dem wirklich Gehörten angibt. Statt den SISI-Test in mehreren Frequenzen zu „probieren", sollte man sich die Ruhe für die Kontrolle oder Korrektur des Erstbefundes nehmen.

Lüscher-Test

Die Bestimmung der *Intensitätsunterschiedsschwelle* geht auf Lüscher u. Zwislocki (1948, 1949 b) zurück. Die von diesen Autoren angegebene Testanordnung wurde von Jerger für den SISI-Test übernommen: Pausen- und Impulsdauer von je 250 ms, Anstiegs- und Abstiegsflanken von je 50 ms. Während beim SISI-Test solche Impulse mit Pausen von 5 s angegeben werden, wechseln also beim Lüscher-Test Impulse und Pausen fortlaufend miteinander ab. Lüscher hatte anfangs als Prüflautstärke 40 dB *SL* vorgeschlagen, später empfahl er, generell bei 80 dB *HL* zu messen. Da sich durch den SISI-Test inzwischen 20 dB SL für die Prüfung des Intensitätsunterscheidungsvermögens eingebürgert haben, ist es naheliegend, auch hier grundsätzlich 20 dB überschwellig zu testen. Beim Lüscher-Test wurde die Intensitätsschwankung zum Teil als Lautstärkezuwachs in Prozent, zum Teil in Dezibel angegeben. Für den Vergleich mit dem SISI-Test bietet es sich außerdem an, die Intensitätsunterschiedsschwelle in Dezibel zu nennen, auf die Prozentangabe des Lautstärkezuwachses also zu verzichten (Lehnhardt 1975 c). Bei Hörverlusten ab 40 dB HL, d. h. Prüflautstärken ab 60 dB HL, müssen sich dann für den Innenohrschwerhörigen ΔI-Werte von ~ 1 dB ergeben (vgl. Abb. 7.7 und 7.10). Mit zunehmender Lautstärke wird ΔI kleiner – allerdings ohne daß sich *für das kranke Innenohr* eine bestimmte Regelmäßigkeit, d. h. eine feste Beziehung zwischen Ausmaß des Hörverlusts und Intensitätsunterschiedsschwelle erkennen ließe.

Plath (1974) hat empfohlen, die *Intensitätsunterschiedsschwelle* sowohl bei 10 dB SL als auch in der gleichen Frequenz bei 40 dB SL zu bestimmen. Die für Innenohrschwerhörige typische steile Zunahme der Lautheitsempfindung trete auf diese Weise deutlicher hervor, indem sich nahe der Schwelle (10 dB SL) noch ein relativ ungünstiger Wert darstellt, z. B. 4 dB, weit überschwellig aber (40 dB SL) schon eine dem gesunden Innenohr entsprechende ΔI-Schwelle von 0,8 dB. Der Empfehlung liegt die oben angedeutete Vorstellung zugrunde, daß am kranken Innenohr die Dynamik komprimiert und deshalb *abnorm fein abgestuft* sei.

Für die praktische Ausführung des Lüscher-Tests werden in der jeweiligen Prüffrequenz bei 20 dB SL Intensitätsschwankungen von zunächst 5 dB angeboten und diese stufenweise auf 4 – 3 – 2 – 1 – 0,8 – 0,6 – 0,4 und eventuell 0,2 reduziert. Der Patient soll den Signalknopf betätigen, solange er ein „Schwingen" des Tones wahrnimmt, und ihn loslassen, sobald der Ton gleichförmig erscheint. Zumeist signalisiert der Patient zu spät, d. h. bei zu kleinen ΔI-Werten. Deshalb wird anschließend die Lautstärkemodulation wieder heraufgeregelt auf 0,6 – 0,8 – 1 – 2 und eventuell 3 dB; der Patient soll anzeigen, wenn er die Intensitätsschwankungen wieder wahrnimmt. Der jetzt angegebene ΔI-Wert ist durch zwei gleichartige Wiederholungen des Tests zu kontrollieren (vgl. Abb. 7.8). Insgesamt wird also dreimal von großen zu sehr kleinen und wieder zurück zu sehr großen Intensitätsschwankungen die Schwelle für ΔI eingegabelt. Nur durch korrektes Einhalten dieses Vorgehens lassen sich reproduzierbare Befunde erbringen, und nur so sind die Ergebnisse verschiedener Untersucher miteinander vergleichbar. Der Lüscher-Test erlaubt dann gegenüber dem 1-dB-SISI-Test insofern eine feinere Differenzierung, als hier die *Unterschiedsschwelle* bestimmt wird, während der SISI-Test eigentlich nur eine orientierende Aussage bringt. Sicher zu Unrecht ist der Lüscher-Test mancherorts weitgehend unbeachtet geblieben, wahrscheinlich weil man dem einfacheren SISI-Test den Vorzug gegeben hat. Dies sollte aber den anspruchsvollen Untersucher nicht davon abhalten, seine anhand des SISI-Tests erhobenen Befunde mit denen des Lüscher-Tests zu kontrollieren und ggf. zu präzisieren. Beim Vergleich beider Tests muß man berücksichtigen, daß auch bei korrekter Durchführung die Ergebnisse geringfügig voneinander abweichen können. Offenbar empfindet das Ohr die regelmäßigen Amplitudenmodulationen beim Lüscher-Test deutlicher als die kurzen Lautstärkeerhöhungen beim SISI-Test. Trotzdem lassen die Ergebnisse zumeist die gleiche Tendenz für einen in-

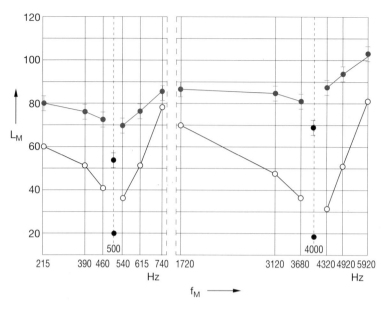

Abb. 7.**14** Darstellungsweise psychoakustischer
Tuningkurven. Parameter
sind die Maskierungslaut-
stärke L$_M$ in dB HL und die
Maskierungsfrequenz f$_M$ in
Hz entsprechend den Ab-
ständen auf der Basilar-
membran. Gepulste Test-
töne 500 Hz und 4000 Hz.
Schwarz = Normwerte not-
wendiger Maskierungs-
lautstärken, rot = Durch-
schnittswerte von Innen-
ohrschwerhörigen

nenohrbedingten *oder* für einen neuralen Hörschaden erkennen (vgl. Abb. 7.**9**, 7.**12** und
7.**13**).

Unbehaglichkeitsschwelle

Wie beim Fowler-Test zu erkennen, entspricht
die *Lautheit* großer Lautstärken bei Innenohrschwerhörigen der des Normalhörenden, bei
Hörnervenschwerhörigen bleibt sie unter der
Norm. Demgemäß gleichen auch die Unbehaglichkeitsschwelle (limit of discomfort) und
die Schmerzschwelle beim Innenohrschwerhörigen etwa der des Hörgesunden. Während
die Unbehaglichkeitsschwelle den Übergang
von „noch angenehm laut" in „zu laut" darstellt (~ 100 dB), ist die Schmerzschwelle
durch den Wechsel von akustischer zu taktiler
Empfindung in der Tiefe des Ohres gekennzeichnet (120–130 dB).

Die *Unbehaglichkeitsschwelle* für Töne unterschiedlicher Frequenz oder für Schmalbandgeräusche wird vor allem als Ausgangswert für die Hörgeräteversorgung verwendet
(vgl. Kapitel 14). Außerdem soll sie von diffe-
rentialdiagnostischem Wert bei der Lärmschädigung des Ohres sein: Beim Lärmarbeiter
wäre die Unbehaglichkeitsschwelle im Hochtonbereich *heraufgesetzt*, die Stapediusreflexschwelle aber entspräche der Norm. Demgegenüber würde die nicht lärmbedingte Innenohrschwerhörigkeit mit *normalen* Unbehag-

lichkeits- und Reflexschwellen einhergehen
(Niemeyer 1971). Die Beobachtung erscheint
plausibel, da anders der anhaltende Lärm im
beruflichen Alltag kaum zu ertragen wäre; sie
würde insbesondere in der Begutachtung von
Wert sein, wenn sie sich bestätigen sollte.

Frequenzunterscheidungsvermögen

Als Frequenzunterschiedsschwelle gilt die
kleinste eben noch erkennbare Tonhöhen-
schwankung (Δf). Zwischen den Begriffen
Frequenz und Tonhöhenempfindung bestehen analoge Beziehungen wie zwischen Lautstärke und Lautheit.

Für den audiometrischen Nachweis
werden *psychoakustische Tuningkurven* aufgestellt. Dabei wird die Verdeckbarkeit eines gepulsten Testtones durch benachbarte oder
auch weiter frequenzentfernte Dauertöne registriert. Notiert wird die zur Verdeckung des
vorgegebenen Tones in der jeweiligen Frequenz notwendige Lautstärke (Zwicker u.
Schorn 1978).

Als Testtonfrequenz werden 500 und
4000 Hz/10 dB SL verwendet. Für die Aufzeichnung des Tests eignet sich ein spezieller
Vordruck mit den Normwerten der Verdeckungsschwelle in den zu verwendenden
Maskierungsfrequenzen (Abb. 7.**14**).

In dem gebräuchlichsten Schema ist die
Lautstärke für die Maskierungstöne von unten

nach oben ansteigend aufgetragen, eine in der Audiometrie ungewöhnliche Art. Es bedarf deshalb einer gewissen Einübung, um die Ergebnisse gedanklich umzusetzen – für den Interessierten jedoch eine überwindbare Hürde.

Erschwerend in der Beurteilung wirken vor allem *frequenzabhängige* Kurvenverläufe und Hörverluste im Bereich der Testtöne, die so erheblich sind, daß eine weitere Lautstärkesteigerung für die Maskierungstöne nicht mehr möglich ist.

Die ausschließliche Mittelohrschwerhörigkeit läßt das gleiche Bild entstehen wie für den Normalhörenden mit lediglich um einen entsprechenden dB-Wert versetzten Kurvenschenkel. Sie ist keine Indikation für diesen Test.

Bei der Innenohrschwerhörigkeit flachen sich die Schenkel zunehmend ab – bis zum annähernd horizontalen Verlauf. Das bedeutet, daß auch benachbarte Töne schon eine nur geringe Verdeckungswirkung haben, eine kaum größere als weiter entfernte Frequenzen. Bei der Lärmschwerhörigkeit gilt dies eventuell nur für den Hochtonbereich, also den 4000-Hz-Testton, während Ménière-Patienten mit Tieftonschwerhörigkeit Gleiches auch für den 500-Hz-Testton erkennen lassen (Abb. 7.**14**).

Der Sinn der Tuningkurven liegt weniger in der Differenzierung zwischen sensorischer und neuraler Schwerhörigkeit als im Aufdecken sonst unauffälliger Störungen des Frequenzselektionsvermögens. Die vorliegenden Tuningkurven repräsentieren *sensorische* Schwerhörigkeitsformen, solche von *neuraler* Schwerhörigkeit fehlen. Demus (1989) meint, die Beeinträchtigung des Frequenzunterscheidungsvermögens sei Symptom nicht nur der Innenohrschwerhörigkeit allgemein, sondern speziell des Endolymphhydrops (s. S. 78). Er stützt sich dabei auf das von ihm beobachtete Zusammentreffen verbreiterter Tuningkurven mit vergrößertem Summationspotential im ECochG. Dies erkläre sich als hydropsbedingte Funktionseinschränkung der frequenzselektionsempfindlichen äußeren Haarzellen insbesondere der Basalwindung (Daumann u. Mitarb. 1986).

Zeitauflösungsvermögen

In der Absicht, das Zeitauflösungsvermögen des Ohres zu erfassen, hat man den Kietz-Test

(1958) wieder aufleben lassen; Kietz nannte es die Kurzzeit-Readaptation, Schorn u. Zwicker (1986) sprechen vom „Temporal Resolution Factor (TRF)". Gemessen wird die Dauertonschwelle in den Pausen eines gepulsten Geräusches. Je schneller jeweils nach dem Rauschimpuls das Gehör wieder die Ruhehörschwelle erreicht, um so größer ist die Fähigkeit des Ohres, sich von laut wieder an leise zu adaptieren: „Readaptation". Um so größer ist auch das Zeitauflösungsvermögen. Die Geräusch-Pausen-Relation wurde ursprünglich mit 430:70 ms gewählt, doch auch von 500:500 ms sind keine grundsätzlich anderen Ergebnisse zu erwarten.

Die Hoffnungen, die sich vor allem hinsichtlich einer Beziehung zum gestörten Sprachverstehen und zur Hörgeräteversorgung anboten, erfüllten sich bislang nicht. Der Test ist, wenn eine solche Anordnung zur Verfügung steht, sehr einfach durchführbar – ganz in der Form des Geräuschaudiogramms (s. unten), nur daß anstelle des Dauergeräusches ein Impulsrauschen verwendet wird. Auch die erhobenen Mithörschwellen können dann mit einem entsprechenden Vermerk in gleicher Weise in das Tonaudiogramm eingetragen werden (s. auch Kapitel 11 „Adaptation und Hörermüdung").

Geräuschaudiogramm

Die Geräuschaudiometrie ist unlösbar mit dem Namen Langenbeck verbunden. Aus seinen Studien über das Hören im Lärm entstand die Tonschwellenbestimmung im definierten Störgeräusch (1949).

Das Geräuschaudiogramm ist letztlich nichts anderes als eine Wiederholung der Tonschwelle – nun jedoch nicht in einer möglichst ruhigen Umgebung, sondern in einem standardisierten Hintergrundgeräusch. Dabei geht man davon aus, daß aus einem vorgegebenen Rauschen ein in der Lautstärke regulierbarer Ton herausgehört wird, sobald beide gleich laut sind. Das Hörbarwerden des Tones im Geräusch *desselben* Kopfhörers kennzeichnet die *Geräuschtonschwelle* oder *Mithörschwelle*.

Das hierfür benutzte Geräusch muß einen definierten Frequenzgang aufweisen, entweder einen breiten Frequenzbereich überstreichend (Breitbandrauschen) oder auf bestimmte Mittenfrequenzen konzentriert (Schmalbandrauschen). Geräusche sind

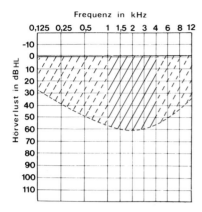

Abb. 7.15 „Weißes Rauschen" über der *relativen* Hörschwelle ist in den tiefen und mittleren Frequenzen weniger laut als im Mitteltonbereich; nur von 1000–4000 Hz verdeckt es annähernd frequenzunabhängig. Dieser Bereich genügt jedoch für das Geräuschaudiogramm

eine schnelle, zeitlich unregelmäßige Aufeinanderfolge akustischer Einzelimpulse, in der alle enthaltenen Frequenzen sich innerhalb eines bestimmten Zeitraumes wiederholen: *statistisches* Rauschen. Weiße Geräusche haben – gemäß dem weißen Licht – ein kontinuierliches Spektrum, die Schallenergiedichte ist also – gemessen in der Zeiteinheit – in allen Frequenzen gleich. Helle Geräusche weisen den Hauptenergieanteil in den hohen, dunkle in den tiefen Tonlagen auf.

Um über der *relativen* Hörschwelle die gleiche Verdeckung in allen Frequenzen zu erreichen, müßte man ein spezielles Geräusch erstellen, das im Vergleich zum weißen Rauschen in den Tiefen und Höhen verstärkt ist; der dazu notwendige technische Aufwand wäre sehr groß. Einfacher ist es, sich im Geräuschaudiogramm auf die Frequenzen 1000–4000 Hz zu beschränken, weil innerhalb dieses Bereichs absolute und relative Hörschwelle praktisch miteinander übereinstimmen; jedenfalls fallen die nur wenige dB betragenden Differenzen für audiometrische Belange nicht ins Gewicht.

Diese Beschränkung auf die mittleren Frequenzen bietet sich um so mehr an, als sich im Tieftonbereich geräuschaudiometrische Fragen nicht stellen und für den Hochtonbereich der Befund bei 4000 Hz zumeist als repräsentativ gelten kann. Der apparative Aufwand und die Testdauer werden durch diese Beschränkung verringert, die Aussagekraft wird nicht geschmälert, die Verläßlichkeit durch Verwendung des Breitbandgeräusches gefördert, ein Nachlassen der Aufmerksamkeit des Patienten wird vermieden (Abb. 7.15). Anstelle des Breitbandrauschens können auch Schmalbandgeräusche verwendet werden, deren Mittenfrequenz auf die jeweils zu prüfende Tonfrequenz abgestimmt ist; das Audiometer muß allerdings die Möglichkeit bieten, Geräusch und Ton auf *dasselbe Ohr* zu geben. Die verfügbaren Schmalbandgeräusche sind zumeist auf die Mittenfrequenzen 500–6000 Hz abgestimmt, sie übergreifen also zusammen einen breiteren Bereich als das Breitbandgeräusch *bei Benutzen der relativen Hörschwelle* (vgl. Abb. 9.4).

Gleichgültig, ob man mit Breitband- oder mit Schmalbandgeräuschen arbeitet, für den Normalhörenden erscheint der Ton im Geräusch gerade dann, wenn beide auf gleiche dB-Werte eingestellt sind. Dies sollte jedenfalls so sein, wenn das Audiometer für Geräusch und Ton richtig geeicht ist. Die Mithörschwelle verläuft dann beim Normalhörenden gestreckt horizontal in Höhe des dB-Wertes, auf den das Geräusch gerade eingestellt ist. Wird also das Geräusch z. B. auf 60 dB geregelt, so wird der zu prüfende Ton bei 60 dB hörbar, eben weil er erst bei dieser Lautstärke an der zugehörigen Stelle der Basilarmembran einen zumindest gleich starken Reiz auszuüben vermag wie das Geräusch. Der Ton taucht normalerweise so sprunghaft aus dem Geräusch auf, daß Langenbeck vom *Klartonpunkt* gesprochen hat. Auch weil oberhalb des Klartonpunktes die Lautheit des Tones steil zunimmt, kann ihn der Patient zumeist ganz eindeutig angeben. Im Schmalbandrauschen ist das Erscheinen des Tones weniger gut zu erkennen, weil hier das Geräusch schon seinerseits einen tonalen Klangcharakter hat, und zwar um so mehr, je schmalbandiger es ist. Insofern wäre für die Geräuschaudiometrie grundsätzlich dem Breitbandrauschen der Vorzug zu geben.

Zum Aufsuchen der **Tonschwelle im Geräusch** wird derjenige Schwellenwert in Luftleitung ausgewählt, auf den sich die weitere Untersuchung beziehen soll, *der Bezugspunkt* (in Abb. 7.16 z. B. 55 dB/4000 Hz oder 70 dB/6000 Hz). Einer dieser beiden dB-Werte kommt als Lautstärke für das Verdeckungsgeräusch in Betracht. Arbeitet man mit weißem Breitbandrauschen in Relativdarstellung, dann bietet sich der 55-dB/4000-Hz-Wert schon deshalb an, weil das Geräusch nur bis 4000 Hz gleichmäßig verdeckt. Außerdem sollte das Geräusch *nicht zu laut* sein, um einer Schwellenabwanderung (Hörermüdung oder Adaptation) vorzubeugen; 80 dB z. B. für 8000 Hz wäre in der Tat zu laut, abgesehen davon, daß auch Schmalbandgeräusche für die-

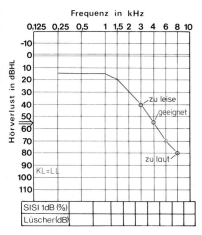

Abb. 7.**16** Auswahl der Geräuschlautstärke für das Langenbeck-Audiogramm. Sie muß auf den Bezugspunkt ausgerichtet sein; 40 dB wären zu leise, 80 dB zu laut. 70 dB/6000 Hz wären möglich, lägen bei Verwendung von Breitbandrauschen aber außerhalb des gleichmäßig verdeckenden Frequenzbereichs (vgl. Abb. 7.**19**). 55 dB/4000 Hz bieten sich als Bezugspunkt an

sen Frequenzbereich zumeist nicht mehr zur Verfügung stehen.

Die Auswahl des *Bezugspunktes* ist von großer Bedeutung, weil nur so der Verlauf der Mithörschwelle beurteilt werden kann. Notwendig ist es deshalb auch, die Tonschwelle in der Bezugsfrequenz zu kontrollieren, da sie gegenüber der ursprünglichen Tonschwellenbestimmung eventuell um 5 oder 10 dB variiert; erst der nun gefundene dB-Wert wird für die Geräuschlautstärke ausgewählt. Grundsätzlich genügt es, sich auf *nur eine Mithörschwelle zu beschränken*, man braucht also *nur einen* Bezugspunkt auszuwählen. Dieser sollte *nicht leiser als 45 dB und nicht lauter als 75 dB* sein.

Langenbeck hatte die Mithörschwelle in mindestens zwei, oft auch drei Lautstärken gemessen. Dieses Vorgehen nimmt viel Zeit in Anspruch und würde in vielen Fällen den Patienten zunehmend unaufmerksamer und die Ergebnisse nicht verläßlicher werden lassen.

Zum Aufsuchen der Tonschwelle im Geräusch ist es zweckmäßig, aus dem Unhörbaren relativ schnell bis zu vermutlich hörbaren Intensitäten heraufzuregeln, um dann den Ton sofort wieder zurückzunehmen. Hat der Patient den Ton erst einmal erkannt und weiß er, worauf er zu achten hat, so muß die Ände-

rung der Tonlautstärke langsamer geschehen und schließlich der Punkt „ich höre" mehrfach kontrolliert werden. Gelegentlich kann der Proband diesen Ton ganz leise schon 5 dB unter der entsprechenden Geräuschlautstärke wahrnehmen. Allerdings erscheint der Ton dann noch nicht rein, eventuell auch führt er nur zu einer Änderung der *Geräuschfarbe* oder zu einem zischenden Beiklang, der in der Frequenz höher liegt als der eingestellte Ton. Um die Aufmerksamkeit des Patienten ausschließlich auf den Ton gelenkt zu wissen, sollte man diesen zuvor einmal deutlich über die Geräuschlautstärke hinausgeregelt haben.

Das Verdeckungsgeräusch *muß* während der Messung *mehrfach unterbrochen* werden, mindestens jeweils beim Umschalten von einer Tonfrequenz auf die nächste. Auch dies ist notwendig, um einen zeitweiligen Schwellenschwund durch Hörermüdung oder pathologische Adaptation zu vermeiden; er ist um so eher zu erwarten, je lauter das Geräusch eingestellt wurde. Hat sich die Schwelle für einen oder mehrere Töne während der Geräuscheinwirkung verschlechtert, muß man warten, bis der ursprüngliche Wert sich wieder eingestellt hat. Ein solcher Schwellenschwund kann auch auftreten, wenn man den Ton überschwellig im Geräusch zu lange stehen läßt.

> Zusammenfassend ist also wichtig:
> – die Geräuschlautstärke auf den zugehörigen Bezugspunkt in der Tonschwelle abzustimmen,
> – die Geräuschlautstärke nicht leiser als 45 dB und nicht lauter als 75 dB zu wählen,
> – sich möglichst mit *einer* Mithörschwelle zu begnügen und
> – das Geräusch während der Messung möglichst oft zu unterbrechen.

Beim Normalhörenden verläuft die Mithörschwelle horizontal in Höhe der gewählten Geräuschlautstärke. Beim Mittelohrschwerhörigen ist der Test nicht indiziert. Beim Innenohrschwerhörigen z. B. mit Hochtonabfall stellt sich die Mithörschwelle ebenfalls als horizontale Linie dar – *im Niveau der benutzten Geräuschlautstärke.* Das heißt, obwohl beispielsweise der Hörverlust für 1000 Hz nur 15 dB beträgt, der für 4000 Hz aber 65 dB, ist die Verdeckungswirkung des Geräusches in

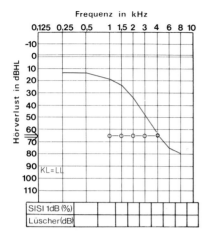

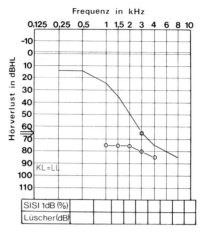

Abb. 7.17 Innenohrbedingter Hochtonabfall, Knochenleitung = Luftleitung. Hörverlust bei 4000 Hz 65 dB. Als Geräuschlautstärke (⇒) wird deshalb 65 dB gewählt. *Mithörschwelle liegt im Niveau der benutzten Geräuschlautstärke und mündet in diesem Niveau in den Bezugspunkt der Tonschwelle ein: Innenohrschwerhörigkeit*

Abb. 7.18 Neuraler Hochtonabfall. Als Bezugspunkt wurde der Hörverlust von 65 dB bei 3000 Hz gewählt. *Die Mithörschwelle liegt um 10 dB unter dem Niveau der benutzten Geräuschlautstärke (⇒) und weicht um 15 dB vor dem Bezugspunkt der Tonschwelle aus:* neurale Schwerhörigkeit. Würde man sich die Mithörschwelle zu höheren Frequenzen fortgeführt denken, so würde sie wahrscheinlich bei 8000 Hz in die Tonschwelle einmünden. Das „Einmünden" muß aber *im Bezugspunkt* gelegen sein, um als Zeichen der sensorischen Hörstörung gewertet werden zu dürfen

beiden Frequenzen gleich; mit anderen Worten: Unabhängig vom Hörverlust in den einzelnen Frequenzen wird der Ton im Geräusch immer gerade bei 65 dB hörbar. Zugleich fallen Bezugspunkt und Mithörschwelle zusammen, die Mithörschwelle mündet hier in die Tonschwelle ein (Abb. 7.17). Dieses *Einmünden* in die Tonschwelle muß im Bezugspunkt oder höchstens 5 dB darunter liegen, um den Befund als Ausdruck einer Innenohrlokalisation deuten zu dürfen. Solange für die übrigen Frequenzen die Tonschwelle im Geräusch mit der Lautstärke des Verdeckungsgeräusches übereinstimmt, läßt sich ein Ausweichen vor dem Bezugspunkt um so eher erklären, je steiler der Hochtonabfall verläuft – jedoch um nicht mehr als 5 dB.

Für den neural Schwerhörigen ist die Verdeckungswirkung des Geräusches größer als vergleichsweise für den Innenohrkranken, d. h. in gleichen Geräuschlautstärken erscheint dem Hörnervenschwerhörigen der Ton erst, wenn er um ≥ 10 dB lauter ist als das Geräusch. Auf diese Weise sinkt die Mithörschwelle unter das Niveau der benutzten Geräuschlautstärke und damit auch unter das des Bezugspunktes: *Die Mithörschwelle weicht vor der Tonschwellenkurve um 10 dB oder mehr aus* (Abb. 7.**18**).

Bei *flachverlaufender* Tonschwelle bietet sich das Geräuschaudiogramm nicht an, man sollte andere überschwellige Tests wählen. Für Senken aber, gleichgültig ob im Mittel- oder im Hochtonbereich, und auch bei der Tieftonschwerhörigkeit ergibt die Geräuschtonschwelle ebenso eindeutige Befunde wie beim Hochtonabfall. Bei großen Seitendifferenzen im Bezugspunkt (≥ 50 dB) muß durch Vertäubung ausgeschlossen sein, daß der Schwellenwert vom besseren Ohr her übergehört wurde. Nur wenn er der tatsächlichen Hörschwelle entspricht, kann das Geräuschaudiogramm korrekt sein. Da eine Vertäubung während des Geräuschaudiogramms zumeist nicht möglich ist, wird man in solchen Fällen auf den Fowler-Test zurückgreifen.

Die Verdeckung der Tonempfindung durch Geräusch – beim Innenohrschwerhörigen der Norm entsprechend, beim neural Schwerhörigen vermehrt – wird verständlich, wenn man sich vorstellt, daß durch das Geräusch Hochtonsenke oder Hochtonabfall wie hinter einem Vorhang verschwinden (Abb. 7.19). Was unter dem Vorhang hervorschaut, also lauter ist als das Geräusch, wird von den verbliebenen Haarzellen und den intakten Ganglienzellen transformiert und fortgeleitet wie beim Hörgesunden; jedenfalls annähernd entsprechen die physiologischen Gegebenheiten oberhalb des Verdeckungsgeräusches denen der Norm.

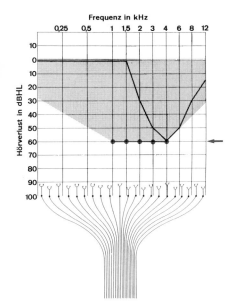

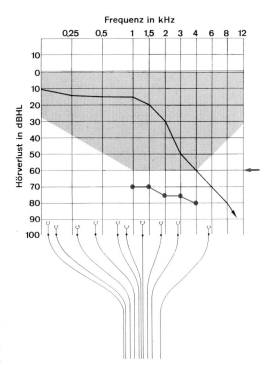

Abb. 7.**19** Innenohrbetonte Hochtonsenke, Knochenleitung = Luftleitung. Der Frequenzgang des 60-dB-Geräusches (grau gerastert) verläuft zwischen 1000 und 4000 Hz annähernd horizontal, die Hochtonsenke verschwindet im Geräusch. Die Mithörschwelle liegt deshalb – wie beim Normalhörenden – im Niveau des Geräusches (⇐)

Abb. 7.**20** Neuraler Hochtonabfall. Knochenleitung = Luftleitung, vgl. Abb. 7.19. Das 60-dB-Geräusch blockiert gleichsam die wenigen noch funktionstüchtigen neuralen Einheiten. Deshalb muß der Ton, um trotz der „busy lines" noch erkannt zu werden, wesentlich lauter sein als das 60-dB-Geräusch: Die Mithörschwelle liegt *unter* dem Niveau der benutzten Geräuschlautstärke (⇐)

Über der relativen Hörschwelle ist der Vorhang des weißen Rauschens unterhalb 1000 Hz und oberhalb 4000 Hz kürzer als im dazwischenliegenden Mitteltonbereich. Um eine über alle Frequenzen gleichmäßige Verdeckung zu erreichen, müßte man den „Vorhang" oben entsprechend unterschiedlich aufhängen. Dieses Vorgehen entspräche der *Absolutdarstellung*. Oder man befestigt den Vorhang an der oberen Kante gleichmäßig, benutzt also die übliche *relative* Hörschwelle, und nimmt dafür eine begrenzte Verdeckungswirkung in Kauf, bescheidet sich also auf den Bereich 1000–4000 Hz.

Bei der neuralen Schwerhörigkeit (Abb. 7.**20**) sind die Haarzellen als funktionierend anzunehmen, die Ganglienzellen jedoch rarifiziert, der Defekt bleibt also – wieder auf das bildhafte Beispiel übertragen – unter dem Vorhang des Geräusches „sichtbar". Das Geräusch kaschiert nicht den Ausfall, es läßt ihn vielmehr deutlich in Erscheinung treten. Von den intakten Haarzellen her fließt dem Hörnerven ein „Erregungsüberschuß" zu, der von den verbliebenen Ganglienzellen nicht mehr bewältigt werden kann (Busy-line-Theorie; Forbes u. Mitarb. 1927). Um trotz die-

ses Erregungsstaus durch Zuschaltung benachbarter Nervenfasern zum Zentralnervensystem fortgeleitet zu werden, muß der Ton deutlich lauter sein als das Geräusch: Die Mithörschwelle liegt im Audiogramm *unter dem Niveau der benutzten Geräuschlautstärke*.

Die *Busy-line-Theorie* verleitet zu einem Vergleich mit dem Telefon: Wollen trotz Ausfalls eines Teils der Leitungen (Ganglienzellen) viele Fernsprechteilnehmer gleichzeitig (Verdeckungsgeräusch) eine Verbindung haben, so mußte früher der einzelne (Ton) bei der Vermittlung ein „dringendes" oder „Blitzgespräch" anmelden (größere Lautstärke), um eine Verbindung zu erhalten (Tonwahrnehmung).

Solche Erklärungsversuche werden den physiologischen bzw. pathophysiologischen Gegebenheiten natürlich nur global gerecht, sicher sind die Vorgänge im einzelnen weit komplizierter (Teas u. Henry 1968). Für die Praxis aber genügt es, eine bildhafte Vorstellung zu haben, die es erlaubt, den erhobenen Befund als Defekt in die Topik des Hörsystems einzuordnen.

Die geräuschaudiometrischen Ergebnisse stimmen in mehr als 90 % mit denen des SISI-Tests überein (Lehnhardt 1971, 1975 c). Für den weniger aufmerksamen Patienten ist es leichter, auf das Auftauchen des Tons aus dem Geräusch zu achten als z. B. auf die Lautstärkeerhöhung des Dauertons im SISI-Test. Das neurale Ausweichen der Mithörschwelle stellt sich eher dar, wenn mit einem *Breitbandgeräusch* gearbeitet wird, wahrscheinlich weil der Erregungsfluß zu den verbliebenen Ganglienzellen über einen breiten Frequenzbereich doch eine größere Verdeckungswirkung hat als ein Schmalbandgeräusch, auch wenn die Intensitätsdichte im Meßbereich die gleiche ist.

Die Ergebnisse können jedoch nur dann dem tatsächlichen Schwerhörigkeitsgrad entsprechen, wenn die gegebenen Anleitungen (Auswahl des Bezugspunktes, Geräusch nicht zu laut und häufige Unterbrechungen des Geräusches) strikt eingehalten werden. Der Test, wie er hier geschildert wurde, basiert auf den Anweisungen von Langenbeck, er ist allerdings so weit auf das Notwendigste und Wesentliche reduziert, daß der Zeitaufwand sowie die Belastung des Patienten extrem gering sind und die Zuverlässigkeit eher größer geworden ist.

Zusammenfassende Wertung der Rekruitmenttests

Die überschwelligen Tests weckten zunächst große Erwartungen in die Möglichkeit, zwischen Innenohr- und Hörnervenschwerhörigkeit zu unterscheiden, jedenfalls bei den Autoren der klassischen Tests: Fowler, Lüscher, Langenbeck. Wie wenig sich diese Hoffnungen aber zu bestätigen schienen, verdeutlicht z. B. das hartnäckige Festhalten an dem Terminus der sensorineuralen Schwerhörigkeit – nicht nur im internationalen, sondern auch im deutschen Schrifttum. Für den angloamerikanischen Bereich wäre dieses Beharren mit den zumeist andersartigen Interessen nichtärztlicher Audiologen zu erklären. Im nationalen Schrifttum wird das Desinteresse an einer differenzierenden Topodiagnostik nur dort verständlich, wo die Audiometrie allein der quantitativen Bestimmung einer Schwerhörigkeit und ihrer operativen – mittelohrchirurgischen – Behandlung dient.

Eine Renaissance erfuhren die überschwelligen Tests, als die Lärmschwerhörigkeit prophylaktisches und gutachterliches Interesse erlangte. Mit Hilfe des SISI-Tests sollte die Innenohrlokalisation des Hörschadens untermauert, die neuralen Schwerhörigkeitsformen sollten auf diese Weise von vornherein – oder spätestens im Gutachten – ausgesondert werden.

Diese Tendenz hatte jedenfalls den Erfolg, daß die überschwelligen Tests ihren Ruf aufwendiger Untersuchungstechniken „audiometrischer Sonderlinge" verloren und zum Allgemeingut ohrenärztlich-audiometrischer Untersuchung wurden. Soweit es die Lärmschwerhörigkeit betraf, sind falsche Ergebnisse auch kaum zu erwarten gewesen oder bekannt geworden: Die Innenohrschwerhörigkeit geht mit einem SISI nahe 100 % einher und mit einem Einmünden der Mithörschwelle in den Bezugspunkt der Tonschwelle. Generell stellt sich die Innenohrschwerhörigkeit als rekruitmentpositives Geschehen dar, d. h. der Fowler-Test ist positiv, der SISI-Test ergibt Werte nahe 100 %, und die Mithörschwelle mündet in den Bezugspunkt ein. Daraus allerdings läßt sich *nicht* der Schluß ziehen, daß entsprechende Testergebnisse eine neurale Schwerhörigkeit ausschließen. Nur gegenteilige Befunde – Fowler negativ, SISI nahe 0 % und Ausweichen der Mithörschwelle vor dem Bezugspunkt – machen eine neurale Genese der Schwerhörigkeit wahrscheinlich. Dies schließt wiederum nicht aus, daß auch bei einer neuralen Schwerhörigkeit der Fowler positiv ausfällt, der SISI-Test 100 % oder die Mithörschwelle in den Bezugspunkt einmündet. Lediglich in umgekehrter Richtung ist vielmehr eine Aussage erlaubt:

▼ „Negative" Befunde weisen – soweit Aggravation ausgeschlossen – auf eine Entstehung der Schwerhörigkeit im neuralen Anteil der Hörbahn hin, innenohrpositive Befunde schließen eine neurale Genese nicht aus.

Und vice versa: Die Innenohrschwerhörigkeit ergibt – korrekte Meßtechnik vorausgesetzt – regelmäßig einen positiven Fowler, einen SISI

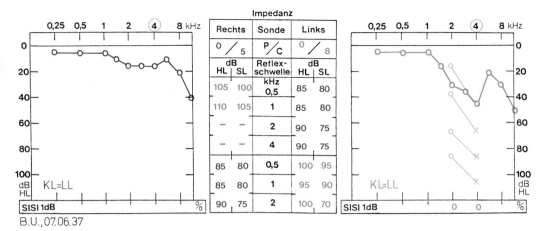

Abb. 7.**21** Beispiel einer *neuralen* Hochtonsenke links. Fowler-Rekruitment negativ, SISI = 0 %, Stapediusreflexschwelle deutlich angehoben (s. die Kap. 10, 11, 12 und 15. Der Schwellenschwund erreichte bei 4000 Hz links 35 dB. Sprachverstehen normal, auch dichotisch. Vestibulär o. B., keine Nystagmen. In den FAEP IPL J I–V noch normal. Zustand nach Schädel-Hirn-Trauma vor 6 Jahren (gem. 30. 3. 82)

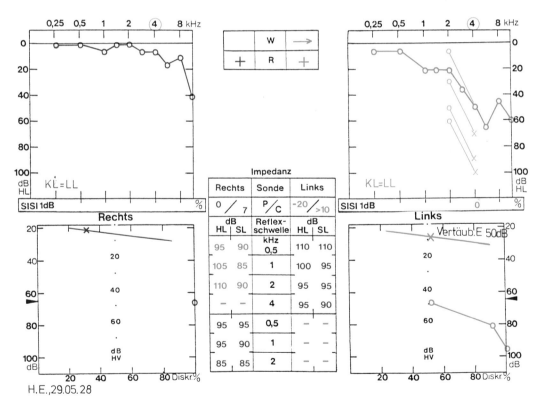

Abb. 7.**22** Neurale Hochtonschwerhörigkeit links. Weber nach links (?), Rinne positiv, Fowler negativ, SISI = 0 %, Stapediusreflexschwelle links erhöht. Einsilberverstehen links auffallend schlecht. Befundkonstellation über einen längeren Zeitraum bestätigt. FAEP beidseits sehr unregelmäßig, kaum auswertbar (s. Kap. 17). Im kranialen Computertomogramm Verkalkung der Stammhirnganglien, wie bei Morbus Fahr (Ursache?). Internistisch Immunthyreoiditis

nahe 100 % und ein Einmünden der Mithörschwelle in den Bezugspunkt der Tonschwelle (Abb. 7.**21** und 7.**22**).

Eine Erklärung dafür, daß die überschwelligen Tests bei der Diagnostik der Tumoren des inneren Gehörgangs und Kleinhirnbrückenwinkels relativ oft versagen, läßt sich in mehrfacher Weise finden. Zum einen könnte tatsächlich nur das Innenohr – vaskulär – geschädigt sein, zum anderen muß sich – auch bei erhaltenem Innenohr – die neurale Störung noch nicht auf das Lautheitsempfinden, die Intensitätsunterschiedsschwelle oder die Verdeckbarkeit durch Geräusch ausgewirkt haben. Der Tumordruck kann eben die Hörnervenfunktion in sehr *unterschiedlicher Weise* schädigen, während z. B. die umschriebene Entzündung der multiplen Sklerose sehr bald zu einem *einheitlichen und typischen Bild* neuraler Schwerhörigkeit führt – *mit* Störung des Lautheitsempfindens, des Lautstärkeunterscheidungsvermögens und mit vermehrter Geräuschverdeckbarkeit. Gleiches gilt für die Hörermüdung, die beim Akustikusneurinom zu den fakultativen, bei der MS-Schwerhörigkeit jedoch zu den regelmäßigen Befunden gehört (vgl. Kapitel 11).

▬▬ Endolymphhydropsdiagnostik

Die *überschwelligen Tests* dienen der Differentialdiagnose zwischen *sensorischer* oder *neuraler* Schwerhörigkeit, also der Frage, ob bei gleichen Schwellenwerten für Knochenleitung und Luftleitung der Hörschaden im Innenohr oder im Hörnerv bzw. in den zentralen Bahnen entstanden ist. Die Tests sind jedoch nicht aussagefähig bezüglich der Art der Funktionsstörung innerhalb des Innenohres; mit anderen Worten, sie lassen nicht unterscheiden zwischen ausschließlich degenerativen, nicht hydropischen Störungen und denen, die durch einen *Endolymphhydrops* bedingt sind. Für diese weitergehende Differenzierung wurden in den letzten Jahren Vorgehensweisen entwickelt und empfohlen, die – obwohl noch nicht alle zu Routinetests ausgereift – der Aktualität wegen hier schon beschrieben seien.

Glyceroltest

Der älteste von ihnen ist der Glyceroltest (Klockhoff u. Lindblom 1966). Er fordert keine zusätzliche audiometrische Ausstattung. Der Test geht von der Vorstellung aus, daß durch massiven Zustrom dreiwertigen Alkohols der Hydrops passager auszuschwemmen ist. Man erwartet deshalb, daß

➤ $2^{1}/_{2}$ Stunden nach dem Glyceroltrunk (1,2 cm³/kg KG in 0,9 % NaCl plus Zitronensaft, gekühlt)

die Hörschwelle sich vorübergehend bessert – jedoch nur dann, wenn der Schwerhörigkeit ein Endolymphhydrops zugrundeliegt.

Als positiv gilt das Ergebnis, wenn

➤ mindestens 10 dB Hörverbesserung in mindestens drei benachbarten Frequenzen und ein

➤ mindestens um 10 % besseres Einsilberverstehen

erreicht werden. Getestet werden sollten vor dem Trunk und $2^{1}/_{2}$ Stunden später, also nicht, wie zumeist praktiziert, nur die Tonschwelle, sondern auch das Einsilberverstehen. Die Hörverbesserung hält ggf. nur wenige Stunden an.

Der Test ist für den Patienten unangenehm, der Trunk schmeckt schlecht und verursacht bisweilen Übelkeit, selten auch Erbrechen oder Kopfschmerzen. Auch ist das Ergebnis oft wenig befriedigend, weil sich Grenzwerte ergeben, die noch nahe der individuellen und meßtechnischen Fehlerbreite liegen.

Die Indikation zum Glyceroltest ist auf akute Tiefton- und pantonale Schwerhörigkeiten zu beschränken.

Summationspotential

Ebenfalls für die Diagnose eines Endolymphhydrops wird das vergrößerte Summationspotential (SP) in der Elektrokochleographie gewertet (vgl. Kapitel 17). Mit dem SP korrelieren soll angeblich das reduzierte *Frequenzunterscheidungsvermögen* in den subjektiven Tuningkurven (Demus 1990; vgl. S. 71). Beide Tests seien hier nicht weiter beschrieben; während die Vergrößerung des SP als Ausdruck des Endolymphhydrops allgemein anerkannt ist, steht für die abgeflachte Tuningkurve der Nachweis einer Hydropsspezifität noch aus.

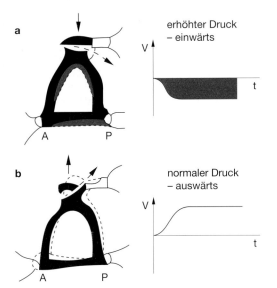

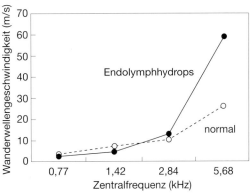

Abb. 7.**24** Wanderwellengeschwindigkeit (TWV), abgeleitet aus den frühen Reizantworten des Hirnstamms im Vergleich von Normalhörenden (o – – – o) und von Ménière-Patienten (o —— o) (nach Abramovich)

Abb. 7.**23 a** u. **b** Tympanic Displacement Analyzer (TDA). Bewegungen des Stapes und daraus resultierende Trommelfellverlagerung. Angenommen ist eine Stapediuskontraktion bei erhöhtem (a) und bei normalem (b) Perilymphdruck (nach Reid u. Mitarb.)

Tympanic-Displacement-Registrierung

Für die Registrierung des Tympanic displacement (Reid u. Mitarb. 1993) bedarf es einer speziellen Apparatur, des Tympanic Displacement Analysers (TDA), eines der Impedanzmessung ähnlichen, extrem volumenempfindlichen Gerätes. Der Test geht von der Vorstellung aus, daß bei erhöhtem perilymphatischen Druck die Stapesfußplatte am hinteren Fußpunkt nach außen verlagert sei und deshalb der Stapediusreflex zu einer Einwärtsbewegung des Trommelfells führe, während bei normaler Fußplattenposition das Trommelfell durch den Stapediusreflex nach außen gedrängt werde (Abb. 7.**23 a** u. **b**). Nach ersten Erfahrungen schwankt die Volumenänderung interindividuell erheblich, abhängig wahrscheinlich von der Weite des Aquaeductus cochleae und von der Nachgiebigkeit des Steigbügelringbandes sowie des Trommelfells (Ernst u. Mitarb. 1994). Die Methode ist für den Patienten nicht oder kaum belastend, bedarf aber noch breiter Bestätigung, jedenfalls für die Diagnose eines *Endolymphhydrops*. Eher wird so ein endokranieller und damit auch *perilymphatischer* Überdruck zu erfassen sein.

Travelling-Wave-Velocity-Test

Auch für den Travelling-Wave-Velocity-Test (TWT-Test) nach Thornton u. Farrel (1991) ist ein spezieller meßtechnischer **ERA**-Aufbau notwendig. Der Test basiert auf den Beobachtungen von Tonndorf (1960) an mechanischen Kochleamodellen; danach führt der Endolymphhydrops wegen der Massenbelastung der Scala media zu einer höheren Wanderwellengeschwindigkeit in den fensternahen Anteilen (Abb. 7.**24**).

In der klinisch realisierbaren Testanordnung wird mit Klickstimuli in Kombination mit zwei unterschiedlichen Hochpaßgeräuschen gearbeitet. Die *Latenzdifferenz* der Welle V unter den beiden Bedingungen wird mit entsprechenden Normalwerten verglichen. Von einer erhöhten Wanderwellengeschwindigkeit ist eine gegenüber der Norm geringere Latenzdifferenz zu erwarten. Sie wiederum wäre Zeichen des Endolymphhydrops.

Das Überzeugende dieses Tests ist die offenbar regelmäßige Übereinstimmung mit dem Ergebnis des Glyceroltests, d. h. eine oberhalb 3000 Hz erhöhte Wanderwellengeschwindigkeit *und* eine Hörverbesserung nach Glyceroltrunk (Thornton et al. 1990).

Phasenaudiogramm

Das Phasenaudiogramm (Mrowinski u. Mitarb. 1995) registriert die subjektive Mithörschwelle von Klicks bzw. Tonebursts (1000 und 2000 Hz/2 ms) während der Maskierung durch einen sehr lauten, sehr tiefen Ton (30 dB/115 dB SPL) (Abb. 7.25). Auch dieser Test erhebt den Anspruch, innerhalb der Innenohrschwerhörigkeiten die hydropsbedingten von den nicht durch Endolymph-

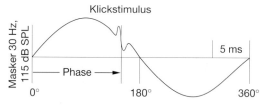

Abb. 7.25 Testanordnung zur Klickmithörschwelle bei Tieftonverdeckung: 30 Hz/115 dB SPL. In den Phasenwinkeln 90 Grad und 270 Grad ist die Verdeckungswirkung normalerweise am größten

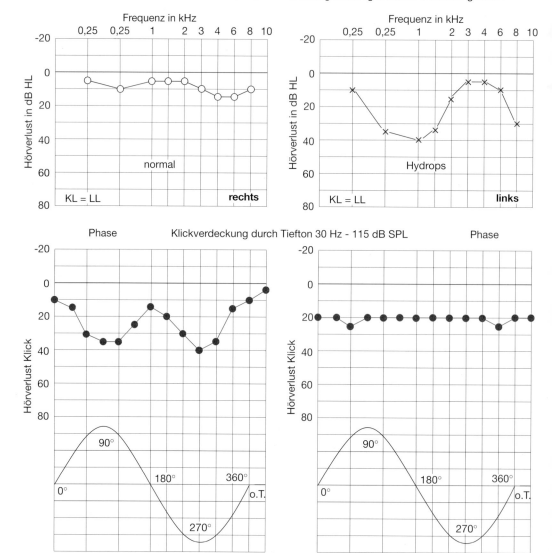

Abb. 7.26a u. b Tieftonschwerhörigkeit links mit Verdacht auf Endolymphhydrops, rechts normales Gehör. Im Phasenaudiogramm (untere Bildhälfte) rechts Klickschwelle (●——●) deutlich phasenabhängig mit Maxima bei 90 Grad und 270 Grad; links phasenunabhängige Klickschwelle; o.T. = ohne Markierungston (nach Mrowinski u. Mitarb.)

hydrops entstandenen Störungen trennen zu können. Er ist die subjektive Variante eines objektiven Vorgehens, das Gerull u. Mitarb. (1991) für J V entwickelt haben und für das Höhmann u. Mitarb. (1989) die Elektrokochleographie verwenden (vgl. Kapitel 17).

Die gedankliche Grundlage dieses Tests ist folgende:

Die Basilarmembran bewegt sich in der Druckphase zur Scala vestibuli und in der Sogphase zur Scala tympani hin (Dallos 1970). Besteht ein Endolymphhydrops, so können *großamplitudige* Ausbauchungen der Basiliarmembran zur Entkopplung der inneren Haarzellen von der Deckmembran führen. Diese Entkopplung ist offensichtlich abhängig von der Phasenbeziehung des Testtones zum Maskierungston (Abb. 7.**25**). So hatte Zwicker (1977) beobachtet, daß – beim Normalhörenden – die Verdeckung durch einen Tiefton besonders groß sei, wenn die Phasendifferenz zwischen dem maskierenden Tiefton und dem gepulsten Hochton 90 oder 270 Grad beträgt. Die Beobachtung wurde inzwischen von Patuzzi u. Mitarb. (1989) anhand des Mössbauer-Effekts sowie von Morizono u. Sikora (1984) elektrokochleographisch bestätigt.

Beim Phasenaudiogramm ist der Patient aufgefordert, während der Dauer*ton*maskierung und dem laufenden Phasendurchgang die Mithörschwelle für die Tonebursts anzugeben. Bei Normalhörenden und beim nichthydropisch Innenohrschwerhörigen stellt sich eine *phasenabhängige* wellenförmige Mithörschwelle dar mit Verdeckungsmaxima in der 90-Grad-Druckphase und – noch deutlicher – in der 270-Grad-Sogphase. Für den Hydropspatienten bleibt die Verdeckung *phasenunabhängig*, d. h. die Mithörschwelle verläuft flach horizontal (Abb. 7.26 a u. **b**).

Die Testbedingungen wurden von Mrowinski u. Mitarb. sehr eingehend untersucht. Das Verfahren gründet sich auf solide Fakten und läßt deshalb auf allgemeine Zustimmung hoffen. Der Testaufbau verlangt jedoch einen speziellen Kopfhörer und auch sonst eine aufwendige Technik.

Literatur

Ambramovich, S.: Electric Response Audiometry in Clinical Practice. Churchill Livingstone, Edinburgh 1990

Anderson, H., B. Barr: Conductive recruitment. Int. Audiol. 7 (1968) 48

Arentsschild, O. v.: Diskussion zum Vortrag Lehnhardt. Arch. Oto-Rhino-Laryngol. 210 (1975) 342

Brinitzer, W.: Die Unterschiedsempfindlichkeit für Lautstärken bei Gehörkranken. Versuche mit dem Otaudion. Mschr. Ohrenheilk. 69 (1935) 1301

Dallos, P.: Low-frequency auditory characteristics: Species dependence. J. acoust Soc. Amer. 48 (1970) 489–499

Daumann, R., J. M. Aran, M. Portmann: Summating potential and water balance in Ménière's disease. Ann. Otol. Rhinol. Laryngol. 95 (1986) 389

Demus, H. G.: Beziehungen zwischen Summationspotential und Frequenzselektionsvermögen. Laryngo-Rhino-Otol. 69 (1990) 476–478

Ernst, A., M. Bohndorf, Th. Lenarz: Nicht-invasive Beurteilung des intracochleären Druckes und der Durchgängigkeit des Aquaeductus cochleae bei Normalpersonen mittels TMD-Analyse. Laryngol. Rhinol. Otol. 73 (1994) 545–550

Feldmann, H.: Zentraler Lautheitsausgleich, ein Phänomen des binauralen Hörens bei einseitigen Schwerhörigkeiten. Arch. Ohr.-, Nas.- u. Kehlk.-Heilk. 185 (1965) 663

Forbes, A., R. H. Miller, J. O'Connor: Electric responses to acoustic stimuli in the decerebrate animal. Amer. J. Physiol. 80 (1927) 363

Gerull, G., D. Mrowinski, K. Nubel: Low-frequency masking of brainstem potentials. Scand. Audiol. 20 (1991) 227–234

Höhmann, D., T. Morizono, J. Helms: Low frequency acoustic biasing in patients with Ménière's disease. Second Internat. Symposium on Ménière's Disease, Cambridge/MA, June 20–22, 1988, ed. by Nadol, J. B., jr. Kugler & Ghedini, Amsterdam 1989 (pp. 375–378)

Hood, J. D.: Basic audiological requirements in neurootology. J. Laryngol. 83 (1969) 695

Hughes, R. L.: Atypical responses to the SISI. Ann. Otol. (St. Louis) 77 (1968) 332

Jerger, J. F.: The SISI-test. Int. Audiol. 1 (1962 a) 246

Jerger, J. F.: Hearing tests in otological diagnosis. ASHA 4 (1962 b) 139

Jerger, J. F., J. L. Shedd, E. Harford: On the detection of extremely small changes in sound intensity. Arch. otolaryng. 69 (1959) 200

Kietz, H.: Kontinuierliche Geräuschaudiometrie mit und ohne Adaptation. Arch. Ohr.-, Nas.- u. Kehlk.-Heilk. 173 (1958) 243

Klockhoff, I., U. Lindblom: Endolymphatic hydrops revealed by glycerol test. Preliminary report. Acta Otolaryngol. (Stockh.) 61 (1966) 459–462

Lehnhardt, E.: SISI-Test und Geräuschaudiogramm. Z. Hörgeräte-Akust. 10 (1971) 33

Lehnhardt, E.: Die überschwellige Audiometrie in der Hand des praktischen HNO-Arztes. Arch. Ohr.-, Nas.- u. Kehlk.-Heilk. 210 (1975) 327

Lüscher, E., J. Zwislocki: A simple method for indirect monaural determination of the recruitment phenomenon (difference limen in intensity in different types of deafness). Acta oto-laryng. (Stockh.), Suppl. 78 (1949) 156

Morizono, T., M. A. Sikora: Neurophysiological assessment of endolymphatic hydrops. Ann. Otol. Rhinol. Laryngol. 93 (1984) 225–228

Mrowinski, D., G. Gerull, K. Nubel, G. Scholz: Masking and pitch shift of tone bursts and clicks by low-frequency tones. Hear. Res. 85 (1995) 95–102

Niemeyer, W.: Relation between the discomfort level and the reflex threshold of the middle ear muscles. Audiology 10 (1971) 172

Patuzzi, S., P. M. Sellick, B. M. Johnstone: The modulation of the sensitivity of the mammilian cochlea by low frequency tones. I. Primary afferent activity. Hear. Res. 13 (1984) 1–8

Pfander, F.: Über die Abhängigkeit der Tonhöhenempfindung von der Lautstärke bei Diplakusis. HNO (Berl.) 6 (1958) 340

Plath, P.: Der Einfluß eines Übungseffektes auf die Lautstärkeunterschiedsschwelle beim Normalhörenden. Arch. klin.-exp. Ohr.-, Nas.-, u. Kehlk.-Heilk. 190 (1968) 286

Plath, P.: The difference limen for intensity as an indicator for adaption and fatigue in auditory function. Audiology 12 (1973) 34

Plath, P.: Der dI-Test zum Nachweis erhöhter Lautstärkeunterschiedsempfindlichkeit. Arch. Oto-Rhino-Laryng. 207 (1974) 515–516

Priede, V. M., R. R. A. Coles: Interpretion of loudness recruitment tests; some new concepts and criteria. J. Laryngol. 88 (1974) 641

Reid, A., C. A. Cottingham, R. J. Marchbanks: The prevalence of perilymphatic hypertension in subjects with tinnitus. Scand. Audiol. 22 (1993) 61–63

Riesz, R. R.: Differential intensity sensitivity of the ear for pure tones. Physiol. Rev. 31 (1928) 867

Schorn, K., E. Zwicker: Klinische Untersuchungen zum Zeitauflösungsvermögen des Gehörs bei verschiedenen Hörschädigungen. Audiol. Akust. 25 (1986) 170–184

Teas, D. C., G. B. Henry: Amplitude distributions of cochlear microphonic response to an acoustic sinusoid in noise. J. Speech Res. 11 (1968) 63

Thornton, A. R. D., G. Farrell: Apparent travelling wave velocity changes in cases of endolymphatic hydrops. Scand. Audiol. 22 (1991) 13–18

Tonndorf, J.: Dimensional analysis of cochlear models. J. acoust. Soc. Amer. 32 (1960) 493–497

Zwicker, E.: Masking period patterns produced by very-low-frequency maskers and their possible relation to basilar membrane displacement. J. acoust. Soc. Amer. 61 (1977) 1031–1040

Zwicker, E., R. Feldtkeller: Das Ohr als Nachrichtenempfänger, 2. Aufl. Hirzel, Stuttgart 1967

Zwicker, E., K. Schorn: Psychoacoustical tuning curves in audiology. Audiology 17 (1978) 120–140

8. Otoakustische Emissionen (OAE)

Th. Janssen

Otoakustische Emissionen sind Schallaussendungen des Innenohres, die mit einem empfindlichen Mikrophon im äußeren Gehörgang gemessen werden können. Otoakustische Emissionen können spontan vorhanden sein oder mit akustischen Reizen erzwungen werden. Die verblüffende Tatsache, daß Schall aus dem Innenohr emittiert wird, setzt die Existenz einer Energiequelle in der Kochlea voraus und wurde schon 1948 von Gold aufgrund theoretischer Überlegungen postuliert. Die meßtechnische Bestätigung der Schallaussendungen des Ohres gelang 1978 durch Kemp. Seit dem Nachweis der Motilität der äußeren Haarzellen wird angenommen, daß die äußeren Haarzellen als *mechanische Verstärker* fungieren, die die Sensitivität und Trennschärfe des Hörorgans erhöhen. Otoakustische Emissionen sind Epiphänomene des normalen Hörvorgangs. Sie sind Ausdruck des Verstärkungsprozesses in der Kochlea und eröffnen damit die Möglichkeit, nichtinvasiv Informationen über Störungen der Schallverarbeitung auf der Ebene der äußeren Haarzellen zu gewinnen.

Die Eigenschaften der otoakustischen Emissionen wurden seit ihrer Entdeckung systematisch untersucht, und es wurden klinisch praktikable Meßtechniken zur Erfassung kochleärer Funktionsstörungen entwickelt*. Otoakustische Emissionen finden heute zunehmend Verbreitung in Klinik und Praxis. Wie die Impedanzmessung zur Erfassung der Mittelohrfunktion ist die Registrierung der otoakustischen Emissionen ein schnelles und im Vergleich zur Hirnstammaudiometrie ein einfaches Meßverfahren. Im Gegensatz zu den Hirnstammpotentialen sind die otoakustischen Emissionen schon von Geburt an in ausgeprägter Form vorhanden. Otoakustische Emissionen erweitern die objektive Hörprüfung. Sie schließen eine bisher bestehende Lücke, da sie die direkte Prüfung der Innenohrfunktion erlauben. Neben ihrem Einsatz als zuverlässiges Hörscreening bei Neugeborenen erweisen sich die otoakustischen Emissionen in der Erwachsenenaudiometrie als schnelles Testverfahren bei Simulanten und Aggravanten und stellen ein neues Verfahren in der Differentialdiagnostik kochleärer und retrokochleärer Funktionsstörungen dar. Sie können auch zur therapiebegleitenden Verlaufskontrolle beim Hörsturz und Lärmtrauma und bei Verabreichung ototoxischer Medikamente eingesetzt werden.

■ Entstehung

Die verschiedenen Typen otoakustischer Emissionen haben alle ihren Ursprung im Innenohr. Sie entstehen als Folge der periodischen Kontraktion äußerer Haarzellen und ihrer assoziierten mechanischen Strukturen. Man unterscheidet

➤ *spontane otoakustische Emissionen (SOAE),* die in der Form tonaler Schallsignale ohne Einwirkung eines akustischen Reizes fortwährend emittiert werden und

➤ *evozierte otoakustische Emissionen,* die durch Einwirkung eines äußeren Schallereignisses entstehen.

Die evozierten otoakustischen Emissionen werden je nach der Art der Schallreizung unterteilt in

➤ *transitorisch evozierte otoakustische Emissionen (TEOAE),*

➤ *simultan evozierte otoakustische Emissionen (SEOAE)* und

➤ *Distorsionsprodukte otoakustischer Emissionen (DPOAE oder DP).*

TEOAE werden mit kurzen Schallimpulsen (Klick, Tonimpuls) ausgelöst und weisen ein breitbandiges Spektrum auf. Sie sind die Summe der Emissionen aus einem weiten Bereich

---

* Übersichten in Probst 1990, Grandori u. Mitarb. 1990, Probst u. Mitarb. 1991, Janssen 1992, Hoth und Lenarz 1993

der Kochlea. SEOAE entstehen bei stationärer Anregung mit einem Ton. Sie haben die Frequenz des anregenden Tones und geben die Emissionen im schmalen Bereich des Wanderwellenmaximums wieder. DPOAE werden mit zwei Tönen (Primärtöne) benachbarter Frequenz ausgelöst und entstehen als direkte Folge der Nichtlinearität des kochleären Verstärkungsmechanismus. Sie geben die Emissionen aus der schmalen Überlappungszone der Wanderwellen der Primärtöne wieder. Die DPOAE haben eine Frequenz, die sich aus der Kombination der Primärtonfrequenzen f_1 und f_2 zusammensetzt. Beim Menschen haben die Distorsionsprodukt-Emissionen mit der Frequenz $2\,f_1 - f_2$ die größte Schalldruckamplitude.

Die Entdeckung der otoakustischen Emissionen, die im übrigen erstmalig am Menschen und nicht in tierexperimentellen Untersuchungen nachgewiesen wurden, brachte nicht nur eine völlig neue Methode der Hördiagnostik hervor, sie veränderte auch das bisherige Denken über die Schallverarbeitung des Gehörs. Die äußeren Haarzellen sind demnach hochabgestimmte mechanische Verstärker, die in einem komplexen Zusammenspiel mit den Stützzellen, der Basilarmembran und der Tektorialmembran die Mechanik zur Ansteuerung der eigentlichen Hörrezeptoren – der inneren Haarzellen – empfindlicher macht und schärfer abstimmt (Dallos 1992). Um die hohe Sensitivität und Trennschärfe des Gehörs zu gewährleisten, muß der Verstärkungsmechanismus *nichtlineare* Eigenschaften aufweisen, damit auch schon bei kleinen Reizintensitäten die Auslenkung der Basilarmembran ausreichend groß ist, um den sensorischen Transduktionsprozeß in den unempfindlicheren inneren Haarzellen in Gang zu setzen. Infolgedessen stellt sich das Übertragungsverhalten der Basilarmembran als kompressiver, nichtlinearer Vorgang dar. Der weite Dynamikbereich des Schallsignals am Trommelfell wird auf einen kleineren Dynamikbereich – den der Rezeptoren (der inneren Haarzellen) – komprimiert, indem der Basilarmembran bei niedrigen Schallintensitäten durch Rückkoppelung Schwingungsenergie zugeführt wird. Gegenüber einem linearen, passiven Übertragungsverhalten ergibt sich dadurch ein deutlicher Zuwachs an Sensitivität. Bei einer Dysfunktion der äußeren Haarzellen fällt der aktive Verstärkungspro-

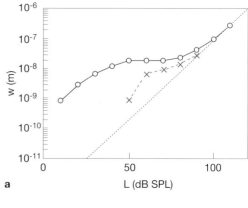

a

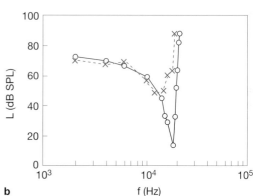

b

Abb. 8.1 a u. b Übertragungsverhalten (a) und Trennschärfe der Basilarmembran (b) an einem basalen Ort einer Meerschweinchenkochlea. Bei intakten äußeren Haarzellen hat die Basilarmembranauslenkung (w) den für die aktive Kochlea typischen kompressiven, nichtlinearen Verlauf mit Sättigung oberhalb 50 dB SPL (Kurvenverlauf mit o-Symbolen), bei Zerstörung der äußeren Haarzellen mit Kanamycin kommt es zu einer Linearisierung zwischen Schallpegel und Basilarmembranauslenkung (Kurvenverlauf mit x-Symbolen). Die Gegenüberstellung der mechanischen Tuningkurven der intakten (o-Symbole) und der geschädigten Kochlea (x-Symbole) zeigt, daß mit dem Verlust an Sensitivität auch die hohe mechanische Trennschärfe der Basilarmembran verloren geht (nach Johnstone u. Mitarb.)

zeß aus, und die Basilarmembran nimmt passives, lineares Verhalten an. Um die Basilarmembran in gleicher Größenordnung auszulenken, müssen jetzt sehr viel höhere Schallpegel appliziert werden. Das Gehör wird nicht nur unempfindlicher, es geht auch die hohe Trennschärfe verloren (Abb. 8.1 a u. b).

Durch einen Schallreiz werden die je nach ihrem Standort in der Kochlea auf unter-

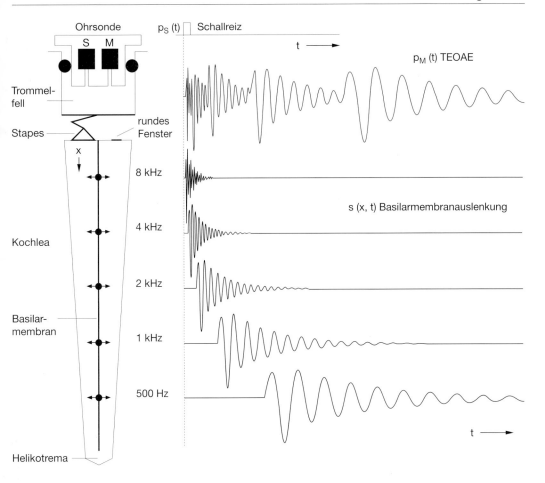

Abb. 8.2 Einfaches Modell zum Entstehungsmechanismus der TEOAE. Der mit dem Schallsender S im äußeren Gehörgang applizierte Schallimpuls p_s(t) löst auf der Basilarmembran eine Wanderwelle aus, die auf ihrem Weg zur Schneckenspitze die äußeren Haarzellen hintereinander anstößt. Die angestoßenen Haarzellen erzeugen je nach ihrem Standort oszillierende Schwingungen s(x,t) mit unterschiedlicher Frequenz und Dauer (Stoßantwort). Infolge der höheren Steifigkeit der Basilarmembran im basalen Bereich erzeugen die dort stehenden Haarzellen Schwingungen mit hoher Frequenz und schnell abklingenden Amplituden. Mit zunehmender Entfernung von der Schneckenbasis nimmt infolge abnehmender Steifigkeit der Basilarmembran die Schwingungsfrequenz ab und die Schwingungsdauer zu. Wegen der exponentiell abnehmenden Geschwindigkeit der Wanderwelle werden die hinten stehenden Haarzellen zunehmend später angestoßen. Die Einzelschwingungen pflanzen sich in der Innenohrflüssigkeit (oder auf der Basilarmembran) retrograd nach außen fort und werden über das Trommelfell als Luftschall p_M(t) in den Gehörgang abgestrahlt und können mit einem Mikrophon M erfaßt werden. Die infolge der kochleären Laufzeiteffekte auftretenden Latenzunterschiede lassen eine Erkennung der einzelnen Signalkomponenten in der Zeitfunktion der Gesamtantwort p_M(t) zu

schiedliche Frequenzen abgestimmmten äußeren Haarzellen zu oszillierenden Schwingungen angeregt. Bei *transienter* Anregung mit Klicks oder Tonimpulsen werden die äußeren Haarzellen *angestoßen*. Ihr Schwingungsverhalten entspricht einer Stoßantwort.

Frequenz und Dauer der Stoßantwort sind abhängig von der Eigenfrequenz der äußeren Haarzelle. Bei *stationärer* Anregung des Ohres mit Tönen werden die im schmalen Bereich der Basilarmembranausbauchung liegenden Haarzellen in *periodische* Schwingungen ver setzt, deren Frequenz der des anregenden Tones entspricht. Auf welche Weise die äußeren Haarzellen auch immer in Kontraktionen versetzt werden, sei es wie bei den *spontanen* otoakustischen Emissionen durch eine *interne Energiequelle* oder wie bei den *evozierten* otoakustischen Emissionen durch *Stimulation mittels Schallenergie* von außen, jede Kontraktion der mikromechanischen Strukturen des Corti-Organs setzt Schwingungsenergie in der Kochlea frei, die als retrograde Schallaussendung – als *otoakustische Emission* – mit einem empfindlichen Mikrophon im äußeren Gehörgang gemessen werden kann.

Die spontanen otoakustischen Emissionen (SOAE) entstehen durch oszillierende Kontraktionen in Phase schwingender äußerer Haarzellen. Ohne Einwirkung eines äußeren Schallereignisses treten dabei an bestimmten Stellen der Basilarmembran Schwingungen mit sehr kleinen Amplituden auf. Die Entdeckung, daß die Kochlea in der Lage ist, *spontan* akustische Energie auszusenden, erweckte zunächst die Erwartung, daß in den zugrundeliegenden *aktiven* Prozessen auch die Quelle des Tinnitus zu suchen sei. Dies stellte sich jedoch als falsch heraus, denn die ohne Schalleinwirkung entstehenden spontanen otoakustischen Emissionen werden nur von normalhörenden Ohren produziert. Wenn sie in geschädigten Ohren auftreten, dann nur in Frequenzbereichen, in denen die Hörfunktion normal ist (Wilson 1987, Zwicker 1987).

Bei Anregung des Ohres mit einem transienten Schallreiz (Klick) breitet sich eine Wanderwelle auf der Basilarmembran aus, die von basal nach apikal läuft. Auf ihrem Weg zur Schneckenspitze stößt sie die äußeren Haarzellen hintereinander an. Die je nach ihrem Standort in der Kochlea auf unterschiedliche Frequenzen abgestimmten äußeren Haarzellen erzeugen dabei Schwingungen mit unterschiedlicher Frequenz und Dauer (Stoßantwort). Die transitorisch evozierten otoakustischen Emissionen sind die Summe der Stoßantworten der äußeren Haarzellen (Abb. 8.**2**). Die TEOAE-Komponenten mit den hohen Frequenzen können dem basalen, die mit den mittleren Frequenzen dem medialen, die mit den tiefen Frequenzen dem apikalen Kochleabereich zugeordnet werden. Wegen der Laufzeiteffekte treten die hochfrequenten Komponenten früher auf als die tieffrequen

ten. Der Vorteil der TEOAE ist der, daß mit *einem* Reiz nahezu alle Haarzellen in der Kochlea angestoßen werden und ihre Fähigkeit zur Kontraktion in einem Meßvorgang erfaßt werden kann. Sind die äußeren Haarzellen schwingungsfähig, so emittieren sie Schall mit einer ihrem Standort entsprechenden Frequenz. Ist ihre Funktion in bestimmten Kochleaabschnitten gestört, so senden sie keinen Schall aus, und es fehlt in der Summe der emittierten Schallsignale die Signalkomponente mit der jeweiligen Frequenz und Latenz.

Die mit einem Ton ausgelösten *simultan* evozierten otoakustischen Emissionen (SEOAE) emittieren Schallsignale, die die *gleiche* Frequenz haben, wie der die Emission auslösende Sinuston (Brass u. Kemp 1991). Die Registrierung der SEOAE ist schwierig, da sich Schallreiz und Emission überlagern. Erfahrungen über den Einsatz der SEOAE in der klinischen Diagnostik liegen zur Zeit keine vor. Auf die SEOAE soll daher im weiteren auch nicht näher eingegangen werden.

Aus der Psychoakustik ist bekannt, daß zwei Töne mit den Frequenzen f_1 und f_2 subjektiv wahrnehmbare Kombinationstöne hervorrufen, und zwar quadratische Differenztöne mit der Frequenz $f_1 + f_2$ und $f_2 - f_1$ sowie kubische Differenztöne mit der Frequenz $2f_1 - f_2$ und $2f_2 + f_1$. Diese Differenztöne, die infolge der Nichtlinearität des Ohres entstehen und daher auch als Verzerrungs- bzw. Distorsionsprodukte bezeichnet werden, sind auch akustisch in der Form der Distorsionsprodukt-Emissionen nachweisbar. Helmholtz (1868) machte das nichtlineare Verhalten des Mittelohrs, Békésy (1928) die bei hohen Reizintensitäten übersteuerte Basilarmembran für das Auftreten der Kombinationstöne verantwortlich. Mit der Entdeckung der otoakustischen Emissionen und der Motilität der äußeren Haarzellen (Zenner 1986) wurde klar, daß die Kombinationstöne als Folge der nichtlinearen Schallverarbeitung in den mikromechanischen Strukturen des Corti-Organs entstehen.

Wie in technischen Systemen (z. B. übersteuerter Lautsprecher) entstehen auch in biologischen Systemen mit nichtlinearen Übertragungseigenschaften (z. B. äußere Haarzelle) zusätzliche im Eingangssignal nicht vorhandene Signalkomponenten (Verzerrungen). Wird auf den Eingang eines Übertragungssystems mit einer nichtlinearen Übertragungsfunktion (z. B. $y = ax + bx^2 + cx^3$) ein Signal

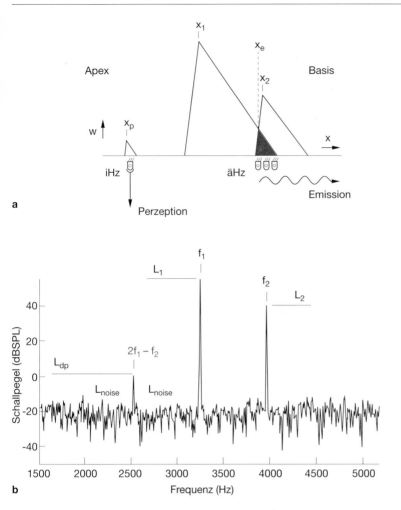

Abb. 8.3 a u. b Gedankenmodell zum Entstehungsmechanismus der DPOAE. Die beiden Primärtöne mit den Pegeln L_1 und L_2 und den Frequenzen f_1 und f_2 erzeugen auf der Basilarmembran Wanderwellen mit Maxima an den Orten x_1 und x_2 **(a)**. Schwingungen der Frequenz $2f_1-f_2$ entstehen in den nichtlinearen mechanischen Strukturen im Überlappungsbereich der Umhüllenden der beiden Wanderwellen (rotes Dreieck) und pflanzen sich retrograd nach außen fort, wo sie als DPOAE mit der Frequenz $2f_1-f_2$ meßbar sind. In der Spektralfunktion des im Gehörgang gemessenen Schallsignals treten die Primärtöne mit den Schallpegeln L_1 und L_2 als Linien bei den Frequenzen f_1 und f_2 und die DPOAE mit dem Schallpegel L_{dp} als Linie bei der Frequenz $2f_1-f_2$ auf **(b)**. Am Ort x_e haben die Schwingungen der Frequenz $2f_1-f_2$ die größte Amplitude. Die am Ort x_e stehenden äußeren Haarzellen (äHz) tragen daher im wesentlichen zur Bildung der DPOAE bei. Die im Überlappungsbereich der Wanderwellen entstehenden Schwingungen der Frequenz $2f_1-f_2$ erzeugen eine in Richtung Schneckenspitze laufende Wanderwelle, die vom Ort x_e ausgeht und am Ort x_p ein Maximum ausbildet. Die Perzeption des Tones der Frequenz $2f_1-f_2$ erfolgt über die am Ort x_p stehenden inneren Haarzellen (iHz)

mit der Frequenz f_1 gegeben, dann treten am Ausgang neben dem Signal mit der Frequenz f_1 zusätzliche Frequenzkomponenten als ganzzahlige Vielfache von f_1 auf (Harmonische). Werden auf ein nichtlineares Übertragungssystem zwei Signale mit nahe beieinanderliegenden Frequenzen f_1 und f_2 zugleich gegeben, dann entstehen neben den beiden Eingangssignalen und ihren Harmonischen Mischprodukte (Kombinationstöne), die sich aus dem quadratischen und dem kubischen Term der Übertragungsfunktion ergeben ($[f_1-f_2]^2$ bzw. $[f_1-f_2]^3$). Durch den kubischen Term bilden sich Signalkomponenten mit der Frequenz $2f_1-f_2$, $2f_2-f_1$, $3f_1-2f_2$, $3f_2-2f_1$ usw. Die zur Generierung der DPO-

AE applizierten Töne mit den Frequenzen f_1 und f_2 und den Schallpegeln L_1 und L_2 werden als Primärtöne bezeichnet, da sie die Eingangssignale des nichtlinearen Übertragungssystems äußere Haarzelle sind. An seinem Ausgang entsteht unter anderen das Signal mit der Frequenz $2f_1-f_2$ (Sekundärton), welches als kubischer Differenzton hörbar und als retrograde Schallaussendung – als DPOAE – im äußeren Gehörgang meßbar ist. Im Gegensatz zu den SEOAE werden die DPOAE *nicht* von den sie erzeugenden Primärtönen überlagert. Die DPOAE-Frequenz $2f_1-f_2$ ist kleiner als die der Primärtonfrequenzen f_1 bzw. f_2. Ihr Abstand zum Primärton mit der tieferen Frequenz f_1 entspricht der Differenz der Primärtonfrequenzen. Haben die Primärtöne beispielsweise die Frequenz $f_1 = 5$ kHz und $f_2 = 6$ kHz, so ergibt sich für das Distorsionsprodukt mit der Frequenz $2f_1-f_2$ eine Frequenz von 4 kHz.

Die die DPOAE auslösenden Primärtöne mit den benachbarten Frequenzen f_1 und f_2 erzeugen auf der Basilarmembran eng beieinanderliegende wanderwellenförmige Ausbauchungen. Nur die im Überlappungsbereich der Ausbauchungen liegenden äußeren Haarzellen werden mit beiden Primärtönen angesteuert und rufen infolge ihres nichtlinearen Übertragungsverhaltens eine zusätzliche Schwingung mit der Frequenz $2f_1-f_2$ hervor (Abb. 8.**3**). Von diesem Ort pflanzen sich die Schwingungen der Frequenz $2f_1-f_2$ über die Innenohrflüssigkeit als Dichtewelle oder (und) auf der Basilarmembran gegen den Steifigkeitsgradienten als Wanderwelle retrograd nach außen fort. Das im äußeren Gehörgang gemessene Schallsignal der Frequenz $2f_1-f_2$, die DPOAE, spiegelt somit die Schwingungen der äußeren Haarzellen im Überlappungsbereich der beiden Wanderwellen wider. Durch Änderung der Primärtonfrequenzen läßt sich der Überlappungsbereich der Wanderwellen entlang der Kochlea verschieben und es können so gezielt Emissionen in schmalen Kochleaarealen ausgelöst werden. Untersuchungen zur Suppression der DPOAE weisen den Ort, an dem die Frequenz f_2 abgebildet wird, als Hauptquelle der DPOAE aus (Kummer u. Mitarb. 1995). Der Emissionsschallpegel L_{dp} wird daher als Funktion der Frequenz f_2 aufgetragen. Die im Überlappungsbereich der Wanderwellen entstehende Schwingung erzeugt auch eine in Richtung Schneckenspitze laufende Wanderwelle, die am Ort der Frequenz $2f_1-f_2$ ein Wanderwellenmaximum ausbildet und dort die Basilar-

membran in Schwingungen mit der Frequenz $2f_1-f_2$ versetzt. Über die inneren Haarzellen dieses Kochleaorts erfolgt die subjektive Perzeption des Tones mit der Frequenz $2f_1-f_2$.

◼◼◼ Meßprinzipien

Die Emissionen haben sehr kleine Schallpegel. Sie liegen im Bereich zwischen etwa 20 dB SPL und der Meßgrenze (bis unter −30 dB SPL). Ihre Registrierung macht den Einsatz hochempfindlicher und rauscharmer Mikrophone und die Anwendung von mathematischen Methoden zur Verbesserung des Signal-Stör-Abstandes notwendig. Der prinzipielle Meßaufbau zur Auslösung und Registrierung der otoakustischen Emissionen (SOAE, TEOAE und DPOAE) ist in Abb. 8.**6 a–e** wiedergegeben. Das mit dem Mikrophon registrierte Schallsignal enthält neben den Emissionen – dem Nutzsignal – andere unerwünschte Störsignale. Dazu gehören der die Emission auslösende Schallreiz selbst sowie seine Reflexionen vom Trommelfell und von der Gehörgangswand, ferner Störgeräusche physiologischen Ursprungs, wie Atemgeräusche und Geräusche, die durch die Blutzirkulation entstehen.

Zur Messung der otoakustischen Emissionen sind nicht nur empfindliche Meßapparaturen und Methoden zur Störbefreiung notwendig, der Untersucher selbst muß auch Sorge dafür tragen, daß die auftretenden Störfaktoren, wie Umgebungs- und Atemgeräusche oder Geräusche, die bei Bewegung des Kopfes durch Übertragung auf das Kabel des Meßmikrophones entstehen, möglichst gering gehalten werden. Die Messung der otoakustischen Emissionen muß in ungestörter Umgebung in bequemer Sitzlage oder liegend erfolgen.

Die Mittelohrfunktion hat eine entscheidende Bedeutung bei der Auslösung und Registrierung der otoakustischen Emissionen, da sich einerseits der auslösende Reiz über das Mittelohr in das Innenohr, andererseits die Emission aus dem Innenohr über das Mittelohr nach außen fortpflanzt (Kemp 1980, Schloth 1982, Matthews 1983). Bei einer artifiziellen Versteifung des Schalleitungsapparates durch Über-/Unterdruck im abgeschlossenen Gehörgang (Bray 1989) oder in der Druckkammer (Hauser u. Probst 1991) nehmen die otoakustischen Emissionen in ihrer Intensität ab. Bei einer Druckänderung von 0 mm H₂O auf −300 mm H₂O beispielsweise nimmt der TEOAE-Pegel um ca. 10 dB ab (Bray 1989). Geringe Störungen des Schalleitungsapparates, sei es als Folge eines Seromukotympanums oder einer Otosklerose, verringern den Emissionspegel. Bei Schalleitungshörverlusten über 30 dB können in der Regel keine TEOAE mehr gemessen werden (Kemp u. Mitarb. 1990, Welz-Müller u. Mitarb. 1993, Rödel u. Breuer 1994).

Ohrsonden

Die otoakustischen Emissionen werden mit Sonden registriert, die mit dem äußeren Gehörgang einen luftdichten Abschluß bilden. Zur Vermeidung von Verzerrungen und Energieverlusten muß das Mikrophon möglichst nahe am oder besser im äußeren Gehörgang plaziert werden. Dies erfordert eine Miniaturisierung der akustischen Wandler. Zum Einsatz kommen die üblicherweise bei Hörgeräten verwendeten Subminiaturmikrophone und Subminiaturlautsprecher (Abb. 8.4 a u. b). Die Schallzuführung kann über externe oder in der Sonde palzierte Schallsender erfolgen. Die Möglichkeit zur Reinigung der Sonden von Zerumen hängt ab vom Bauprinzip der Sonden. Die ILO-Sonde von Otodynamics läßt sich nur vom Röhrchenausgang her reinigen, so daß die Sender- oder Empfängerröhrchen leicht verstopfen können (Abb. 8.4 a). Die Sonden von Grason Stadler und Madsen können zerlegt und so besser gereinigt werden. Die beste Lösung zur Vermeidung verstopfter Sonden bietet die ER 10-C Sonde von Etymotic Research (Abb. 8.4 b), bei der das Problem bereits vorn im Ohrstöpsel gelöst wird. Der Ohrstöpsel besteht aus Schaumstoff, in dem sich drei Plastikröhrchen befinden, die auf die Röhrchen der Schallsender und des Mikrophons der Sonde gesteckt werden. Das Zerumen kann daher nur den Ohrstöpsel verstopfen, nicht aber die Sonde selber.

Zur Messung der otoakustischen Emissionen in einem weiten Frequenzbereich ist eine möglichst breitbandige Schallübertragung erforderlich. Aus den Herstellerbeschreibungen lassen sich die getroffenen oder vom Anwender zu treffenden Maßnahmen zur Kalibrierung der Systeme nicht eindeutig ablesen. Es empfiehlt sich daher, die Kali-

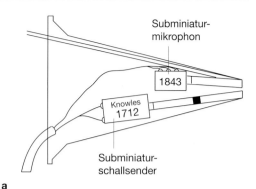

a

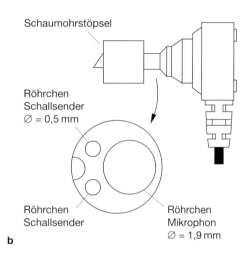

b

Abb. 8.4 a u. b Ohrsonden zur Auslösung und Registrierung von OAE. Prinzipieller Aufbau der ILO 88-Sonde von Otodynamics mit internem Schallsender und Mikrophon (a), Schaumolive und Sondenkörper der ER 10-C-Sonde von Etymotic Research mit zwei Schallsendern und einem Mikrophon (b)

brierung der elektroakustischen Wandler eigenverantwortlich durchzuführen. Hierzu kann ein einseitig geschlossenes Teströhrchen mit einem Volumen von 2 cm² zur Aufnahme des Frequenzgangs des Schalldrucks dienlich sein. Olivenart und -sitz verändern das Übertragungsverhalten. Es ist daher bei der Kalibrierung unbedingt auf eine reproduzierbare Meßanordnung zu achten. Neben dem Frequenzgang ist der Klirrfaktor (Verhältnis von Grundton und Harmonischen) ein weiteres Gütekriterium. Vor jeder DPOAE-Messung sollte daher eine Messung im Teströhrchen zum Ausschluß von technisch bedingten Verzerrungen erfolgen. Länge, Volumen und Geometrie des Gehörgangs haben Einfluß auf die Schallübertragung. Wegen des Auftretens stehender Wellen bei hohen Frequenzen stimmt der gemessene Schalldruck am Mikrophonort mit dem tatsächlichen Schalldruck am Trom-

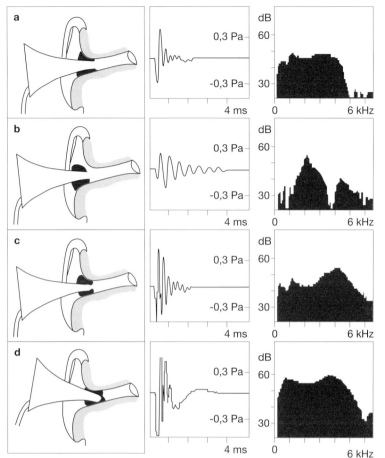

Abb. 8.**5 a–d** Zeit-(Mitte) und Spektralfunktion (rechts) des im Gehörgang gemessenen Schalldrucks bei optimalem Sondensitz **(a)** und schlecht plazierter Sonde mit lockerem Sitz **(b)**, angekoppeltem Volumen **(c)** und Kontakt mit der Gehörgangswand **(d)** (nach Kemp u. Mitarb.)

melfell nicht überein. Gravierende Meßfehler können auftreten, wenn der Abstand zwischen Sonde und Trommelfell die Größenordnung eines Viertels der Schallwellenlänge annimmt (Siegel 1994, Siegel u. Hirohata 1994). Vorsicht ist daher bei der Interpretation der Ergebnisse oberhalb 6 kHz geboten. Auf alle Fälle soll zur Vermeidung stehender Wellen versucht werden, die Sonde möglichst nahe am Trommelfell zu plazieren. Zur Applikation der Primärtöne mit konstanter Schalldruckamplitude muß eine Kalibrierung des Schalldrucks im Gehörgang des Patienten erfolgen. Hierzu wird bei Ansteuerung des Schallsenders mit einem Chirp (frequenzmodulierte Signalspannung) der Frequenzgang des Schalldruckes im Gehörgang aufgenommen und der Schallpegel der Primärtöne gemäß dem voreingestellten Wert automatisch korrigiert. Durch diese Maßnahme gelingt in der Regel die Erzeugung der Primärtöne mit nahezu konstanter Schalldruckamplitude im betrachteten Frequenzbereich.

Die korrekte Plazierung der Sonde zur Auslösung der transitorisch evozierten otoakustischen Emissionen läßt sich anhand der Zeit- und Spektralfunktion des Schallreizes kontrollieren (Abb. 8.**5 a–d**). Bildet die Sonde mit dem Gehörgang rundum einen luftdichten Abschluß, so ergibt sich bei Klickreizung ein kurzer Impuls und ein breitbandiges Spektrum. Bei nicht luftdichtem Abschluß treten dagegen ein oszillierender Schalldruck und Resonanzen im Spektrum auf. Ragt die Ohrolive über den Sondenkörper hinaus, so können infolge des angekoppelten Volumens Resonanzen entstehen, die sich im Zeitverlauf und im Spektrum des Schalldrucks bemerkbar machen. Sitzt die Sonde an der Gehörgangswand auf, so ergibt sich ein Spektrum mit abnorm hoher Amplitude. Der Schalldruck hat in diesem Fall einen oszillierenden Verlauf mit zunehmender Periodendauer. Bei einem solchen Sondensitz können keine TEOAE registriert werden. Unterschiedliche Sondenplazierungen und unterschiedliche Gehörgänge haben unterschiedliche Reizformen zur Folge, die wiederum unterschiedliche Schwingungsmuster in der Kochlea und damit unterschiedliche TEOAE erzeugen. Die optimale Schallzuführung zur Auslösung der Distorsionsprodukt-Emissionen ist unproblematischer, da es sich hierbei um ein stationäres Schallsignal handelt, dessen Schalldruck während des DPOAE-Meßvorgangs gemessen und in der Amplitude korrigiert werden kann.

Methoden zur Störgeräuschbefreiung

Zur Störgeräuschbefreiung werden in den OAE-Meßsystemen spezielle Algorithmen eingesetzt. Zur Verbesserung des Signal-Rausch-Verhältnisses (S/N) wird wie bei den Hirnstammpotentialen (s. Kapitel 12) bei den transitorisch evozierten otoakustischen Emissionen und den Distorsionsprodukt-Emissionen eine Mittelung des Zeitsignals des im Gehörgang registrierten Schalldrucks durchgeführt. Bei den TEOAE wird das vom Mikrophon registrierte Schallsignal abwechselnd in zwei Puffer (a und b) aufaddiert. Unter der Voraussetzung, daß sich das Mikrophonsignal aus einem reproduzierbaren, immer identischen Nutzanteil S und einem davon unabhängigen, additiven Rauschen N zusammensetzt, ergibt sich in jedem Puffer nach n Mittelungen eine Verbesserung des Signal-Rausch-Verhältnisses um den Faktor $\sqrt{n}$. Bei 256 Mittelungen z. B. wird das S/N um 24 dB verbessert. Die Berechnung der Spektralfunktion des gemittelten Schallsignals erfolgt mit Hilfe der Fourier-Transformation (FFT).

Um Artefakte durch Bewegungs- und Atemgeräusche zu unterdrücken, wird vor jeder Einzelmessung der Effektivwert des Schalldruckes berechnet. Liegt dieser Wert unter oder über einem einstellbaren Schwellenwert, wird die jeweilige Einzelmessung akzeptiert oder verworfen. Zur Reduzierung des die TEOAE evozierenden Schallreizes kann die Methode des „nichtlinearen Aufaddierens" verwendet werden (Kemp u. Mitarb. 1990), wobei die linear mit dem Reizpegel wachsenden Schallsignale (der Reiz selber)

weitgehend verschwinden und die nichtlinearen Schallsignale (die Emission) und das Rauschen übrigbleiben. Der Schallpegel der Emission kann entweder als Effektivwert des in beiden Einzelkurven korrelierten Anteils oder aus dem Kreuzleistungsspektrum ermittelt werden. Der Kreuzkorrelationskoeffizient zweier Einzelkurven ist zur Abschätzung der Qualität der Messung nützlich. Sind die in den Puffern a und b gemittelten Schallsignale völlig identisch, so hat der Korrelationskoeffizient den Wert 1 und die Reproduzierbarkeit beträgt 100 %. Würden in den beiden Puffern die gemittelten Zeitfunktionen exakt gegenphasig sein, hätte der Korrelationskoeffizient den Wert −1 (bzw. −100 % Reproduzierbarkeit). Als Richtwert für den Nachweis einer TEOAE wird als untere Grenze eine Reproduzierbarkeit von 60 % angegeben (Hoth u. Lenarz 1993). Zur Quantifizierung der TEOAE kann auch ein „gewichteter" Emissionspegel (Produkt aus Emissionspegel und der Reproduzierbarkeit) herangezogen werden (Welzl-Müller u. Mitarb. 1993). Durch Maßnahmen zur Reduzierung des Störgeräuschs und Erhöhung der Anzahl der Mittelungen läßt sich die Reproduzierbarkeit der TEOAE erhöhen. Aber nicht immer ist eine hohe Reproduzierbarkeit gleichbedeutend mit einer physiologischen Antwort, denn auch Reizartefakte können in den beiden Puffern gleichphasige Schallsignale bilden, die eine hohe Reproduzierbarkeit der Gesamtantwort vortäuschen können. Mit Hilfe von Fensterfunktionen kann der Reizartefakt nach erfolgter Messung „herausgeschnitten" werden, so daß sich die Reproduzierbarkeit nur auf den interessierenden Signalabschnitt bezieht. Da der Reizartefakt immer im vorderen Zeitabschnitt auftritt, gehen infolge der Fensterung die hochfrequenten TEOAE-Komponenten mit den kleinen Latenzen verloren, und es bleiben nur die tieffrequenteren TEOAE-Komponenten mit den größeren Latenzen übrig. Wie im Zeitbereich, so kann auch im Frequenzbereich durch digitale Filterung der TEOAE off-line ein bestimmter Signalabschnitt gesondert analysiert werden (Bray 1989).

Meßaufbau[*]

Zur Registrierung der spontanen otoakustischen Emissionen sind ein Mikrophon, ein Verstärker und ein Frequenzanalysator notwendig (Abb. 8.6 a–e). Bei den SOAE, die ja ohne äußere Schalleinwirkung entstehen, ist eine Rauschbefreiung durch Mittelung des Zeitsignals nicht möglich, da es keinen definierten Triggerzeitpunkt gibt. Es muß daher zur Unterdrückung des Störrauschens eine Mittelung im Frequenzbereich durchgeführt werden. Hierbei ist die Frequenzauflösung des Frequenzanalysators für den Pegel und die Anzahl der Mittelungen für die Schwankung des Störrauschens maßgebend. Die SOAE einer hörgesunden Probandin sind in Abb. 8.6 b wiedergegeben. Mit Schallpegeln von bis zu 20 dB SPL handelt es sich hierbei um Emissionen mit extrem hohen Pegeln.

Zur Registrierung der transitorisch evozierten otoakustischen muß die Meßapparatur um einen Reizgenerator und einen Schallsender zur Erzeugung des Schallreizes erweitert werden. Zur Verbesserung des Signal-Stör-Abstandes werden einige 100 reizsynchrone Signalabschnitte gemittelt. Ein Abschwächer dient zur Einstellung des Schallpegels des zur Auslösung der TEOAE verwendeten Reizes (Klick). Der Schalldruckverlauf der durch Klicks ausgelösten TEOAE ist in Abb. 8.6 d dargestellt. Die Fouriertransformation (FFT = Fast-Fourier-Transformation) der Zeitfunktion des Schalldrucks liefert die Spektralfunktion des reizkorrelierten Signals S, die TEOAE, und das nicht mit Reiz korrelierte Störgeräusch N (Abb. 8.6 e).

Zur Auslösung der Distorsionsprodukt-Emissionen müssen möglichst reine Töne erzeugt werden. Hierzu sind zwei unabhängige, verzerrungsarme Signalquellen und zwei Schallsender notwendig. Bei Applikation der Primärtöne entsteht im äußeren Gehörgang eine Schwebung, die sich der Emission überlagert. Da die Emissionen sehr viel kleinere Schallintensitäten haben als die Primärtöne, sind sie in der Zeitfunktion mit bloßem Auge nicht erkennbar. Erst in der Spektralfunktion treten die DPOAE neben den Primärtönen deutlich als Linie aus dem „Rauschteppich" hervor (Abb. 8.6 c). Zur Unterdrückung des Störrauschens kann (wie bei der Registrierung der SOAE) eine Mittelung des Schalldrucks im Frequenzbereich oder (wie bei den TEOAE) eine Mittelung im Zeitbereich mit anschließender Fouriertransformation durchgeführt werden. Bei Mittelung des Schalldrucks im Zeitbereich wird ein deutlich größerer Signal-Stör-Abstand erreicht. Bei einer Mittelungszeit von 4 Sekunden und einer Frequenzauflösung von 48,8 Hz beispielsweise kann das Störgeräusch im mittleren Frequenzbereich bis auf −30 dB SPL, bei einer Mittelungszeit von 64 Sekunden sogar bis auf −40 dB SPL heruntergedrückt werden (Popelka u. Mitarb. 1993, Gorga u. Mitarb. 1994, Janssen u. Mitarb. 1995 a u. b).

■■■ Eigenschaften

Spontane otoakustische Emissionen (SOAE)

Die spontanen otoakustischen Emissionen treten vereinzelt in schmalen Frequenzbändern mit sehr kleinen Schallpegeln im Frequenzbereich zwischen 500 Hz und 7 kHz mit Schwerpunkt zwischen 1 und 2 kHz auf (Schloth 1982, Schloth u. Zwicker 1983). Ihre Schallpegel sind klein (20 dB SPL bis Meßgrenze), die bei sehr hoher Frequenzauflösung im mittleren Frequenzbereich bei −30 dB SPL liegen kann. Frequenz und Schallpegel sind individuell sehr unterschiedlich. SOAE können nicht an allen gesunden Ohren nachgewiesen werden. Die Inzidenz beträgt bei Frauen 52 % und bei Männern 30 % (Probst u. Mitarb. 1986). Mit zunehmendem Alter wird die Auftretensrate kleiner (unter 2 Jahre 68 %, über 50 Jahre 20 %; Bonfils 1989).

Transitorisch evozierte otoakustische Emissionen (TEOAE)

Die transitorisch evozierten otoakustischen Emissionen sind an fast allen (jungen) normalhörenden Probanden meßbar (Martin u. Mitarb. 1990). Auch hier nimmt die Inzidenz

---

[*] Die hier und im folgenden gezeigten TEOAE wurden mit dem Kemp-System ILOO 88 von Otodynamics aufgenommen. Die Off-line-Analyse der TEOAE-Daten erfolgte mit MATLAB nach Pytel und Janssen (1995). Die hier und im folgenden gezeigten DPOAE wurden mit dem Cubᵉdis-System von Etymotic Research registriert. Die Off-line-Analyse der DPOAE-Daten wurde mit MATLAB nach Janssen u. Mitarb. (1995 a und b) vorgenommen.

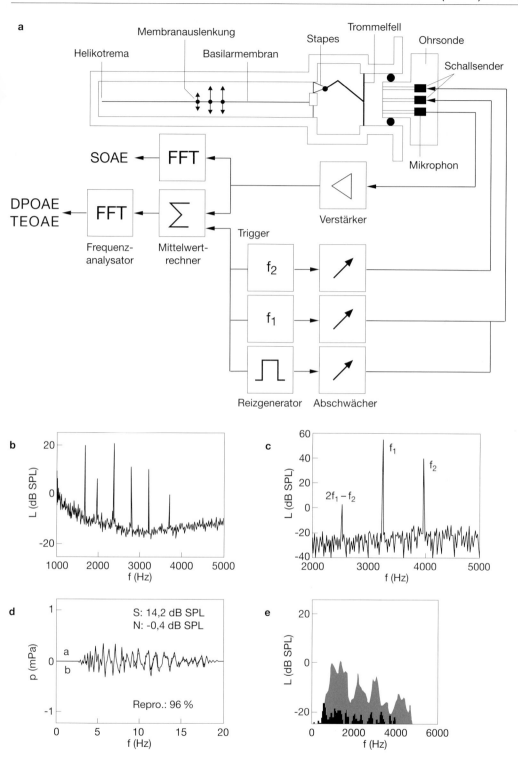

Abb. 8.**6 a–e** Prinzipieller Meßaufbau **(a)** zur Registrierung von SOAE **(b)**, DPOAE **(c)** und TEOAE mit Zeit- **(d)** und Spektralfunktion **(e)**. S = Effektivwert der TEOAE (reizkorreliertes Signal), N = Effektivwert des Störgeräuschs (nicht mit dem Reiz korreliertes Signal), blaue Fläche = TEOAE-Spektrum, schwarze Fläche = Störgeräusch-Spektrum

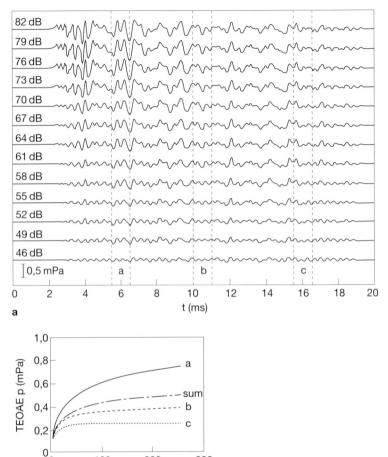

Abb. 8.7 a u. b Klickevozierte TEOAE eines normalhörenden Probanden bei unterschiedlichen Reizpegeln (46–82 dB SPL) **(a)**. Der Zusammenhang zwischen TEOAE und Stimulus ist nichtlinear. Aufgetragen ist der Effektivwert des Schalldrucks eines Zeitabschnitts der Dauer 1 ms bei 6 ms (a), 9,5 ms (b) und 16 ms (c) sowie der Gesamtantwort (sum) als Funktion des Schalldrucks (Effektivwert) des Stimulus **(b)**

mit zunehmendem Alter ab (über 60 Jahre 35 %, Bonfils u. Mitarb. 1988). Das breitbandige Spektrum der mit Klicks evozierten TEOAE umfaßt bei Normalhörenden Frequenzen zwischen ca. 600 Hz und 5 kHz. Die Registrierung der Signalkomponenten im unteren Frequenzbereich wird durch das in diesem Bereich höherpegelige Rauschen erschwert. Im Hochtonbereich sind neben physiologischen Faktoren die Übertragungseigenschaften der elektroakustischen Wandler ein zusätzlicher limitierender Faktor. Bei Hörverlusten größer als 30 dB HL können in der Regel keine TEOAE mehr gemessen werden.

Emission und Reiz stehen in einem nichtlinearen Zusammenhang (Kemp 1979, Kemp u. Chum 1980, Bray 1989, Pytel u. Janssen 1995). Mit zunehmendem Klickschallpegel nimmt die Emission zu, wobei im unteren Reizpegelbereich die Zunahme rascher erfolgt als im oberen Reizpegelbereich (Abb. 8.7 a u. b). Berechnet man den Effektivwert des Emissionsschalldrucks schmaler Zeitabschnitte (1 ms) zu unterschiedlichen Zeitpunkten, beispielsweise bei 6, 9,5 und 16 ms, so tritt bei den späten TEOAE-Komponenten eine schnellere Sättigung auf als bei den frühen TEOAE-Komponenten. Bei den späten TEOAE-Komponenten führt eine Erhöhung des Reizes über 25 mPa hinaus nicht mehr zu einem weiteren Anwachsen der Emission (b und c in Abb. 8.7 a u. b). Bei der frühen TEOAE-Komponente (a) oder bei der Gesamtantwort (sum) wachsen die Emissionen auch bei hohen Reizpegeln noch leicht an. Eine mögliche Ursache hierfür ist die Überlagerung des Reizes mit den frühen TEOAE-Komponenten. Das Wachstumsverhalten der verschiedenen TEOAE-Komponenten zeigt weiterhin, daß die Dynamik der späten TEOAE-Komponenten (b, c) kleiner ist, als die der frühen TEOAE-Komponenten (a). Dies ist darauf zurückzuführen, daß die durch den transienten Reiz angestoßenen Haarzellen infolge ihrer Dämpfungseigenschaften rasch an Schwingungsenergie verlieren (Abb. 8.2). Das nichtlineare Wachstumsverhalten der TEOAE ist Ausdruck der Nichtlinearität des kochleären Verstärkungsmechanismus.

Informationen über Störungen der Schallverbreitung auf der Ebene der äußeren Haarzellen können aus der Zeit- und der Spektralfunktion der TEOAE gewonnen werden. Bei breitbandiger Anregung mit Klicks entstehen infolge der Filtereigenschaften der Basilarmembran und der mikromechanischen Strukturen des Corti-Organs Signalkomponenten mit unterschiedlichen Frequenzen und Latenzen. Die basalen Haarzellen schwingen mit der höchsten, die apikalen Haarzellen mit der tiefsten Frequenz. Infolge der Lautzeiteffekte in der Kochlea haben die hochfrequenten Schallkomponenten kleine, die tieffrequenten Schallkomponenten große Latenzen (Kemp 1978, Kemp u. Chum 1980, Zwicker 1990). Je größer die Anzahl der angestoßenen und in Schwingungen versetzten Haarzellen in der Kochlea ist, um so breitbandiger ist das TEOAE-Spektrum. Anhand der Spektralfunktion läßt sich also prinzipiell abschätzen, welche Sinneszellareale in der Kochlea funktionieren und welche nicht (Probst u. Mitarbeiter 1987, Kemp u. Mitarb. 1990, Mathis u. Mitarb. 1991, Böhnke u. Mitarb. 1992, Breuer u. Mitarb. 1994). Eine direkte frequenzspezifische Aussage läßt sich aber nicht treffen, da infolge der Filterwirkung der Kochlea Phasenänderungen auftreten und einzelne Signalkomponenten auf ihrem Weg nach außen ausgelöscht werden. Das TEOAE-Spektrum weist in der Regel tiefe Einkerbungen auf, die auf diese Effekte zurückgeführt werden können. Das Nichtvorhandensein einer TEOAE-Komponente korreliert daher nicht unbedingt mit einer Funktionsstörung des entsprechenden Kochleaabschnittes. Die mit Tonimpulsen ausgelösten TEOAE haben schmalbandigere Spektren, die bei Filterung der nicht interessierenden Signalanteile dem Spektrum des Reizes ähneln. Eine wenn auch sehr grobe frequenzspezifische Auslösung der TEOAE mit Tonimpulsen ist somit möglich (Probst u. Mitarb. 1986, Norton u. Neely 1987, Kemp u. Mitarb. 1990, Hauser u. Mitarb. 1991).

In Abb. 8.8 a sind Zeit- und Spektralfunktion der mit einem Klick an einem hörgesunden Probanden ausgelösten TEOAE dargestellt. Der Stimulus hat ein breitbandiges Spektrum, so daß die Haarzellen in einem weiten Kochleabereich in Schwingungen versetzt werden. Auch das TEOAE-Spektrum ist breitbandig mit spektralen Anteilen bis 5 kHz. In der TEOAE-Zeitfunktion treten infolge der Filtereigenschaften der Kochlea die hochfrequenten Signalkomponenten mit kurzer Periodendauer früh, die mittel- und tieffrequenten Signalkomponenten mit der längeren Periodendauer spät nach dem Reizbeginn auf. Bei Auslösung der TEOAE mit einem Tonimpuls der Frequenz 2 kHz (Abb. 8.8 b) hat der Schalldruckverlauf entsprechend dem Tonimpuls hauptsächlich Signalkomponenten mit einer Periodendauer um 0,5 ms. Das TEOAE-Spektrum hat wie der Stimulus spektrale Anteile zwischen 1 und 3 kHz. Bei Auslösung der TEOAE mit einem Tonimpuls der Frequenz 1 kHz (Abb. 8.8 c) haben die Signalkomponenten vornehmlich eine Periodendauer von 1 ms. Das TEOAE-Spektrum ist daher schmalbandig mit einem Maximum bei 1 kHz.

Distorsionsprodukt-Emissionen (DPOAE)

Bei nahezu allen Normalhörenden können Distorsionsprodukt-Emissionen der Frequenz $2f_1-f_2$ bei hohen Primärtonpegeln (70–60 dB SPL) im Frequenzbereich zwischen 500 Hz und 8 kHz gemessen werden. Wegen des großen Störgeräuschs im unteren Frequenzbereich sind die Emissionen bei kleinen Primärtonpegeln nur noch im mittleren und oberen Frequenzbereich meßbar (Abb. 8.10 und 8.11). Die Nachweisbarkeit der DPOAE hängt wesentlich vom Frequenz- und Pegelverhältnis der Primärtöne ab (Harris u. Mitarb. 1989, Brown u. Gaskill 1990, Gaskill u. Brown 1990, Hauser u. Probst 1991, Whitehead u. Mitarb. 1992). Frequenzverhältnis, Schallpegel und Pegelunterschied der Primärtöne bestimmen die Größe des Überlappungsbereichs der beiden Wanderwellen (Abb. 8.3). Damit wird festgelegt, wie viele äußere Haarzellen mit welcher Energie angeregt werden. Bei Patienten mit kochleären Hörstörungen lassen sich

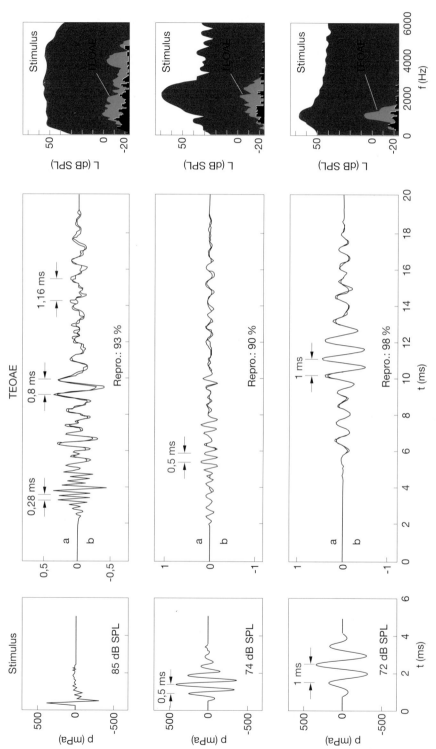

Abb. 8.8a–c TEOAE eines normalhörenden Erwachsenen ausgelöst mit Klick (a), 2-kHz-Tonimpuls (b) und 1-kHz-Tonimpuls (c). Bei Klickreizung stellt sich die TEOAE-Zeitfunktion als frequenzmoduliertes Signal dar, mit hochfrequenten Komponenten kleiner Latenz und tieffrequenten Komponenten großer Latenz. Die TEOAE-Spektralfunktion weist beim Klick spektrale Anteile im Frequenzbereich zwischen 500 Hz und 5 kHz auf. Dies kann als Überlagerung von Teilemissionen aus unterschiedlichen Kochleaorten gedeutet werden (Abb. 8.2). Beim 2-kHz-Tonimpuls (b) haben die TEOAE spektrale Komponenten zwischen 1 und 3 kHz, beim 1-kHz-Tonimpuls (c) ergibt sich ein schmales Spektrum bei 1 kHz. Rote Fläche = Stimulus-Spektrum, schwarze Fläche = Störgeräusch-Spektrum, blaue Fläche = TEOAE-Spektrum

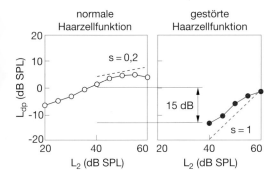

Abb. 8.9 DP-Wachstumsfunktion bei normaler (links) und gestörter Funktion der äußeren Haarzellen (rechts). Bei normaler Haarzellfunktion hat die DP-Wachtumsfunktion einen nichtlinearen Verlauf im Primärtonpegelbereich (L_2) zwischen 20 und 60 dB SPL. Ihr Verlauf ist im Bereich zwischen 40 und 60 dB SPL flach (s. gestrichelte Hilfslinie mit Steigung s = 0,2 dB/dB). Bei gestörter Haarzellfunktion wächst der Emissionspegel linear mit dem Reizpegel an. Die Steigung der Wachstumsfunktion liegt bei 1 dB/dB (s. gestrichelte Hilfslinie)

DPOAE in der Regel nur bis zu einem Hörverlust von 40 dB HL messen.

Untersuchungen zum wechselseitigen Einfluß des Frequenzverhältnisses und des Primärtonpegels haben gezeigt, daß zur Erzielung maximaler Emissionspegel in den verschiedenen Kochlearegionen unterschiedliche Frequenzverhältnisse und Pegeldifferenzen eingestellt werden müssen (Brown u. Gaskill 1990, Hauser u. Probst 1991). Als Richtwerte gelten ein Frequenzverhältnis von f_2/f_1 = 1,2 (z. B. f_1 = 5 kHz und f_2 = 6 kHz) und ein Pegelunterschied von L_1-L_2 = 10 dB. Bei Applikation der Primärtöne mit Pegeln, deren Differenz mit abnehmendem Pegel zunimmt (Pegelschere), läßt sich die Auslösung der Emissionen weiter optimieren (Janssen 1994, Janssen u. Mitarb. 1995a u. b). Für den mittleren Frequenzbereich zwischen 1 kHz und 4 kHz ergibt sich bei Anwendung der Pegelschere, nahezu unabhängig vom Reizpegel ein optimales Frequenzverhältnis von 1,2. Für den oberen Frequenzbereich müssen kleinere Frequenzverhältnisse bis zu 1,16 gewählt werden. Bei Wahl eines festen Frequenzverhältnisses von 1,2 kommt es nur bei Frequenzen oberhalb 4 kHz zu größeren Abweichungen (bis zu 4 dB) vom Optimum. Das in der Literatur häufig vorgeschlagene Frequenzverhältnis von 1,22 führt dagegen nahezu in allen

Frequenzbereichen zu sehr viel größeren Abweichungen (bis zu 10 dB).

Die Registrierung des Schallpegels L_{dp} der Distorsionsprodukt-Emission in Abhängigkeit vom Primärtonpegel führt zu einer sogenannten *DP-Wachstumsfunktion*, bei der der Schallpegel L_{dp} als Funktion des Primärtones L_2 angetragen wird (Abb. 8.9). Die DP-Wachstumsfunktion hat bei *normaler* Hörfunktion einen *nichtlinearen*, bei *gestörter* Hörfunktion einen *linearen* Verlauf und spiegelt Funktion und Dysfunktion des kochleären Verstärkungsmechanismus wider (Janssen u. Mitarb. 1995a u. b). Bei normaler Hörfunktion wächst der Emissionspegel L_{dp} mit zunehmendem Primärtonpegel zunächst an und sättigt sich oberhalb 50 dB SPL. Die DP-Wachstumsfunktion hat im unteren Pegelbereich zwischen 20 und 40 dB SPL einen steilen, im oberen Pegelbereich zwischen 40 und 60 dB SPL einen flachen Verlauf. Bei gestörter Hörfunktion kommt es zu einer Linearisierung zwischen Emission und Reiz, wobei die Versteilerung der DP-Wachstumsfunktion im Bereich der Primärtonpegel zwischen 40 und 60 dB SPL am deutlichsten ausfällt. Der steile Verlauf der DP-Wachstumsfunktion ist Ausdruck der mit der Dysfunktion der äußeren Haarzelle einhergehenden Reduktion von Verstärkung und Dämpfung. Bei normaler Hörfunktion hat die Steigung s der DP-Wachstumsfunktion im Pegelbereich zwischen 40 und 60 dB SPL Werte um 0,2 dB/dB, bei gestörter Hörfunktion wird die Steigung mit zunehmendem Hörverlust größer. Bei einem Hörverlust von 40 dB nimmt die Steigung Werte um 1 dB/dB an. Neben dem Emissionspegel ist die Steigung der Wachstumsfunktion eine wichtige Kenngröße zur Erfassung einer Funktionsstörung des kochleären Verstärkungsmechanismus.

Die Registrierung des Schallpegels L_{dp} der Distorsionsprodukt-Emission in Abhängigkeit von der Primärtonfrequenz führt zu einem sogenannten *DP-Gramm*, bei dem der Emissionsschallpegel L_{dp} als Funktion der Primärtonfrequenz f_2 aufgetragen wird. Die Aufnahme eines DP-Gramms mit nur einem oder zwei Meßwerten pro Oktave (wie bei der Tonschwellenaudiometrie) dauert weniger als 1 Minute. Will man eine höhere Frequenzauflösung erreichen, kann die Anzahl der Frequenzeinstellungen pro Oktave erhöht werden, wodurch sich die Meßzeit entsprechend

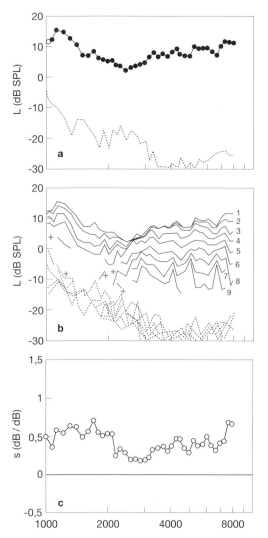

Abb. 8.10 a–c DP-Gramme und Steigung der DP-Wachstumsfunktionen eines normalhörenden Probanden. DP-Gramm beim Primärtonpegel von $L_1 = 63$ dB SPL und $L_2 = 60$ dB SPL **(a)**. Durchgezogene Linie mit o-Symbolen = Emissionspegel, gestrichelte Linie = Störgeräusch. DP-Gramme 1–9 bei unterschiedlichen Primärtonpegeln **(b)** gemäß Pegelschere: $L_1 = 63$ u. $L_2 = 60$ (1), $L_1 = 61$ u. $L_2 = 55$ (2), $L_1 = 59$ u. $L_2 = 50$ (3), $L_1 = 57$ u. $L_2 = 45$ (4), $L_1 = 55$ u. $L_2 = 40$ (5), $L_1 = 53$ u. $L_2 = 35$ (6), $L_1 = 51$ u. $L_2 = 30$ (7), $L_1 = 49$ u. $L_2 = 25$ (8), $L_1 = 47$ u. $L_2 = 20$ dB SPL (9). Es kommen nur solche DPOAE zur Darstellung und zur Auswertung, deren Schallpegel 10 dB über dem Störgeräusch liegen. Steigung s der DP-Wachtumsfunktionen im Pegelbereich zwischen $L_2 = 40$ dB SPL und $L_2 = 60$ dB SPL **(c)**

verlängert. Bei normaler Hörfunktion weist das mit hoher Frequenzauflösung (16 Meßwerte/Oktave) aufgenommene DP-Gramm folgende charakteristische Merkmale auf. Bei der Resonanzfrequenz des Mittelohres (bei 1,3 kHz), hat der Emissionspegel den größten Wert (16 dB SPL), im mittleren Frequenzbereich kommt es zu einem Abfall des Emissionspegels, zu höheren Frequenzen hin steigt der Emissionspegel wieder an (Abb. 8.10 a). Die bei unterschiedlichen Primärtonpegeln aufgenommenen DP-Gramme liegen bei hohen Primärtonpegeln nahe beieinander (Kurven 1–4), bei kleineren Primärtonpegeln sind die Abstände zwischen den Kurven größer (Kurven 5–9). Dies ist Ausdruck des nichtlinearen Zusammenhangs zwischen Emission und Reiz, der nahezu im gesamten Frequenzbereich auftritt (Abb. 8.10 b). Die im Bereich der Primärtonpegel zwischen 40 und 60 dB SPL berechnete Steigung s der DP-Wachstumsfunktionen hat Werte, die im mittleren Frequenzbereich bei 0,2 dB/dB liegen (Abb. 8.10 c). Die interindividuelle Streuung des Emissionspegels ist auch bei normaler Hörfunktion mit Standardabweichungen von bis zu 10 dB SPL relativ groß (Abb. 8.11 a). Trotzdem treten auch beim Normalkollektiv die beschriebenen Merkmale auf, nämlich größter Emissionspegel in der Nähe der Resonanzfrequenz des Mittelohres bei 1,3 kHz, Absinken des Emissionspegels im mittleren Frequenzbereich und zunehmende Abnahme des Emissionspegels mit abnehmendem Primärtonpegel. Auch beim Normalkollektiv liegen die DP-Gramme bei großen Primärtonpegeln nahe (Kurven 1–4), bei kleinen Primärtonpegeln weit auseinander (Kurven 5–9 in Abb. 8.11 b). So ergeben sich als Ausdruck des nichtlinearen Zusammenhangs zwischen Emission und Reiz DP-Wachstumsfunktionen, deren Steigung im mittleren Frequenzbereich im Mittel bei 0,2 dB/dB liegen (Abb. 8.11 c).

Die Variabilität der TEOAE und der DPOAE ist auch unter Beibehaltung konstanter Meßbedingungen bei Normalhörenden so groß (Einfache Standardabweichungen >10 dB; Kemp u. Mitarbeiter 1986, Probst u. Mitarb. 1987, Bonfils u. Uziel 1989, Smurzynski u. Kim 1992), daß eine direkte quantitative Aussage über einen Hörverlust nicht getroffen werden kann. Die intraindividuelle Schwankung der TEOAE und DPOAE ist dagegen sehr klein (Reproduzierbarkeit <2 dB, Stabilität <0,2 dB;

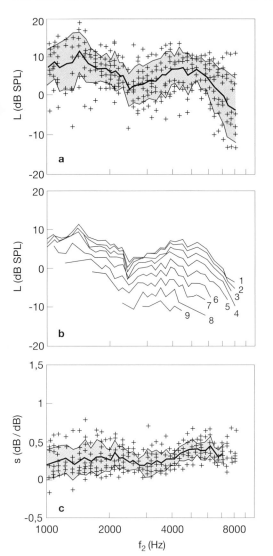

Abb. 8.**11 a–c** Emissionspegel L$_{dp}$ und Steigung s der Wachstumsfunktionen (Mittelwert und Standardabweichung) eines Kollektivs Normalhörender (n = 9). Einzelwerte (+), Mittelwert (dicke Linie) und Standardabweichung (dünne Linien) beim Primärtonpegel von L$_1$ = 63 und L$_2$ = 60 dB SPL **(a)**. Mittelwerte der Emissionspegel bei 9 Primärtonpegeln **(b)** gemäß Pegelschere (s. Legende zu Abb. 8.**9**). Steigung s der Wachstumsfunktionen **(c)**. Ausschlußkriterium 10 dB

Johnson u. Elberling 1982, Harris u. Mitarb. 1991, Hoth u. Lenarz 1994, Janssen u. Mitarb. 1995b), so daß Schädigungs- und Erholungsvorgänge höchst sensitiv erfaßt werden können.

Otoakustische Emissionen lassen sich durch kontralaterale Reizung supprimieren (Collet u. Mit-

arb. 1990, Plinkert u. Lenarz 1992). Es ist daher denkbar, daß das olivokochleäre Bündel, von dem aus sich die efferenten Nervenfasern zu den äußeren Haarzellen hinziehen, dazu beiträgt, die mikromechanischen Eigenschaften des Corti-Organs durch mechanische Vorspannung der äußeren Haarzellen zu verändern. Ziel dieses Mechanismus ist möglicherweise die Verbesserung der Diskrimination des Gehörs. Eine klinische Anwendung dieses Effekts, z. B. die Untersuchung der lateralen Hemmung, steht bislang aus.

▬▬ Klinische Fallbeispiele

TEOAE bei Kindern

Die bei Neugeborenen und Säuglingen aufgenommenen TEOAE weisen im Vergleich zu denen der Erwachsenen in der Regel größere Emissionspegel auf. Ein Grund hierfür ist das kleinere Gehörgangsvolumen, denn der Schalldruck nimmt bei konstanter Energie in abgeschlossene Volumina mit abnehmendem Volumen zu. Die TEOAE eines 5 Monate alten Kindes sind in Abb. 8.**12 a** dargestellt. Die TEOAE haben den für die normale Hörfunktion typischen Verlauf, ein oszillierender Schalldruck mit Werten über 0,5 mPa, dessen Amplitude zum Ende des Analysezeitfensters immer mehr abnimmt. Im Gegensatz zu den TEOAE beim Erwachsenen (Abb. 8.**8 a**) ist bei Säuglingen die zunehmende Periodendauer der zu späteren Zeitpunkten auftretenden TEOAE-Komponenten nicht so deutlich erkennbar. Der Schallpegel der TEOAE (Effektivwert des reizkorrelierten Signals S) ist mit 22,9 dB SPL groß, das Störgeräusch N (Effektivwert des nicht mit dem Reiz korrelierten Signals) ist klein, das TEOAE-Spektrum ist breitbandig mit spektralen Anteilen zwischen 1 und 5 kHz und die Reproduzierbarkeit von 98 % ist ausreichend hoch, so daß der Untersucher in diesem Fall auf das Vorhandensein kochleärer Emissionen schließen und die Diagnose einer normalen Innen- und Mittelohrfunktion stellen kann.

In Abb. 8.**12 b** sind die klickevozierten TEOAE eines Neugeborenen dargestellt, die unmittelbar nach der Geburt gemessen wurden. Die TEOAE haben im Vergleich zu dem 5 Monate alten Kind einen sehr viel kleineren Pegel (S = 10,7 dB SPL). Die Reproduzierbarkeit ist mit 89 % ausreichend hoch, so daß auch in diesem Fall auf das Vorhandensein

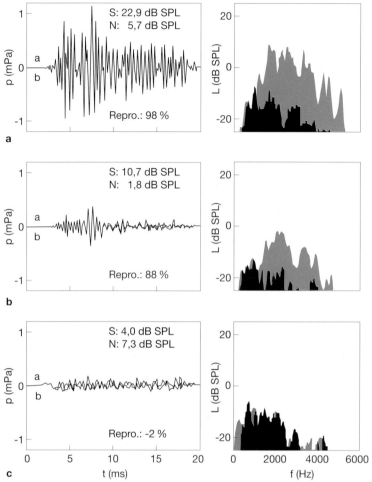

Abb. 8.**12 a–c** Zeit- und Spektralfunktion der TEOAE bei einem 5 Monate alten Kind mit hohen Emissionspegeln (S = 22,9 dB SPL) und breitem Spektrum **(a)**, bei einem Neugeborenen unmittelbar nach der Geburt mit kleinen Emissionspegeln (S = 10,7 dB SPL) und breitem Spektrum **(b)** und Fehlen der TEOAE bei einem 1¹/₂ Jahre altem Kind **(c)**. Im Fall oben und Mitte sind die in den Puffern a und b gemittelten Zeitsignale nahezu deckungsgleich (Reproduzierbarkeit 98 % bzw. 88 %), im Fall unten **(c)** sind sie phasenverschoben (Reproduzierbarkeit −2 %)

otoakustischer Emissionen geschlossen werden kann. Der kleinere TEOAE-Pegel ist auf Fruchtwasserreste im äußeren Gehörgang (oder in der Paukenhöhle) und auf Vernix zurückzuführen, die eine Dämpfung des Schallsignals aus der Kochlea zur Folge haben. Ähnliche Ergebnisse findet man auch bei Kindern mit Seromukotympanum, wo die emittierten Schallsignale in ihrer Amplitude stark reduziert sind. In diesem Fall sind zur Diagnosestellung eine Wiederholung der Messung und eine Otoskopie erforderlich.

Bei einem 1¹/₂ Jahre alten Mädchen mit einer mittelgradigen Schwerhörigkeit sind sowohl im TEOAE-Spektrum als auch im Zeitverlauf keine Emissionen erkennbar (Abb. 8.**12 c**). Die in den Puffern a und b gemittelten Zeitsignale haben sehr kleine Amplituden und weisen deutlich unterschiedliche Phasen auf. Die Reproduzierbarkeit beträgt hier −2 %. Die Stimulusstabilität war ausreichend hoch, und die Störgeräusche waren niedrig, so daß in diesem Fall wegen des Fehlens der otoakustischen Emissionen von einer Höreinschränkung ausgegangen werden muß. Wie groß der Hörverlust ist und ob er im Mittelohr oder Innenohr lokalisiert ist, kann allein mit den TEOAE nicht beantwortet werden. Die anschließend abgeleiteten klickevozierten Hirnstammpotentiale hatten normale Latenzen, die Potentialschwelle lag bei 60 dB nHL, das Tympanogramm war gipfelbildend, der Stapediusreflex war beidseits auslösbar, so daß sich ein Hinweis auf das Vorliegen einer pankochleären Hörstörung mit einem Hörverlust von 50–60 dB ergibt.

Abb. 8.**13 a–d** TEOAE bei einem Patienten mit Hochtonschwerhörigkeit, ausgelöst mit Klicks. Zeitfunktion des Stimulus mit Schallpegel von 82 dB SPL und einer Stabilität von 93 % **(a)**. In der TEOAE-Spektralfunktion **(c)** fehlen die hochfrequenten Komponenten, in der TEOAE-Zeitfunktion **(b)** haben die prominenten Signalkomponenten dementsprechend eine größere Periodendauer und längere Latenz

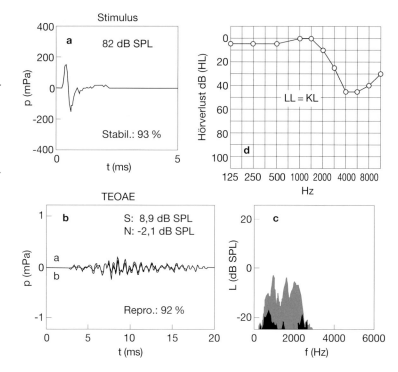

TEOAE bei basokochleärer Hörstörung

Die TEOAE eignen sich nicht zu einer detaillierten Rekonstruktion des Hörschwellenverlaufs. Es ergeben sich jedoch Anhaltspunkte, aus denen sich eine Dysfunktion der äußeren Haarzellen ortsspezifisch ableiten läßt. Bei einem Patienten mit Hochtonhörverlust oberhalb 2 kHz beispielsweise fehlen die hochfrequenten TEOAE-Komponenten. Der Zeitverlauf der klickevozierten TEOAE (Stimulus in Abb. 8.**13 a**) setzt sich aus Signalkomponenten mit Periodendauern größer als 0,5 ms zusammen. Aus der Zeit- und der Spektralfunktion der TEOAE (Abb. 8.**13 b** u. **c**) ist somit erkennbar, daß es sich um eine evozierte Emission aus der mehr apikalen Region der Kochlea handelt (vgl. auch Abb. 8.2 und Abb. 8.**8 b**). Aufgrund der Meßdaten kann ohne Kenntnis des Audiogramms zwar ein Verdacht auf das Vorliegen einer Hochtonschwerhörigkeit geäußert werden, das Ausmaß des Hörverlustes oder der Tonschwellenverlauf können jedoch nicht bestimmt werden. TEOAE-Spektren mit tieffrequenten Komponenten können auch bei Hochtonsenken auftreten, da die

hochfrequenten TEOAE-Komponenten des basalen Kochleabereichs infolge des schlechten Übertragungsverhaltens der elektro-akustischen Wandler im oberen Frequenzbereich meist fehlen (Abb. 8.**14 a** links). Aus der Spektralfunktion der TEOAE lassen sich daher nur bedingt Rückschlüsse auf Ort und Ausmaß der Haarzellschädigung ziehen. Wie schon erwähnt, korrelieren die Einkerbungen im TEOAE-Spektrum, die auch bei hörgesunden Probanden auftreten, nicht unbedingt mit einer Funktionsstörung des kochleären Verstärkungsmechanismus.

DPOAE zur frequenzspezifischen Erfassung einer kochleären Hörstörung

Die bei stationärer Anregung des Ohres in einem schmalen Kochleaareal ausgelösten Distorsionsprodukt-Emissionen eignen sich besser zur frequenzspezifischen Erfassung einer kochleären Hörstörung als die mit kurzen Schallreizen ausgelösten TEOAE, die ja die Summe der Teilemissionen eines weiten Kochleaareals sind. Mit Hilfe der mit hoher

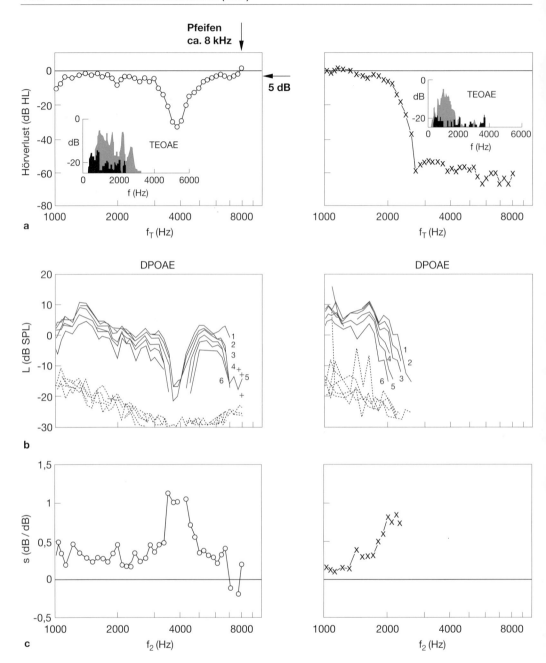

Abb. 8.**14 a–c** Hochaufgelöste Tonschwellen und TEOAE **(a)**, DP-Gramme **(b)** und Steigung s der DP-Wachstumsfunktionen **(c)** der Patientin J.H. mit Hörstörung unbekannter Genese (links) und des Patienten C.G. nach Barotrauma (rechts). Mit zunehmendem Hörverlust nimmt der Emissionspegel ab und die im Primärtonpegelbereich zwischen 40 und 60 dB SPL ermittelte Steigung s der DP-Wachstumsfunktionen zu. Einstellung der Primärtonpegel gemäß Pegelschere (s. Legende zu Abb. 8.**10**), Ausschlußkriterium 10 dB

Auflösung im Frequenz- und Intensitätsbereich aufgenommenen Distorsionsprodukt-Emissionen läßt sich die frequenzspezifische Erfassung des kochleären Verstärkungsmechanismus entscheidend verbessern. Dies soll am Beispiel einer Patientin (J. H., 27 Jahre) mit einer einseitigen Hochtonsenke unbekannter Genese und am Beispiel eines Patienten (C. G., 35 Jahre) mit Hochtonschwerhörigkeit nach Barotrauma demonstriert werden (Abb. 8.**14** a–c).

Die mit einer Auflösung von 16/Oktave aufgenommenen Tonschwellen zeigen bei der Patientin J. H. eine Hochtonsenke mit einem maximalen Hörverlust von 38 dB bei 4 kHz, beim Patienten C. G. einen Hochtonverlust von bis zu 60 dB mit Abfall der Hörschwelle bei 2 kHz (Abb. 8.**14** a). Die TEOAE haben bei Patientin J. H. nur unterhalb 3 kHz spektrale Komponenten. Das Fehlen spektraler Komponenten im Frequenzbereich oberhalb 5 kHz trotz normaler Hörfunktion kann darauf zurückgeführt werden, daß infolge des schlechten Übertragungsverhaltens der ILO-Sonde im oberen Frequenzbereich die Schallenergie nicht hoch genug ist, um die basalen Haarzellen in Schwingungen zu versetzen. Im unteren Frequenzbereich bis 3 kHz und zwischen 5 kHz und 7 kHz ergeben sich normgerechte DPOAE-Pegel (Abb. 8.**14** b links) Im Bereich des Hörverlustes um 4 kHz ist ein Einbruch in den DP-Grammverläufen zu verzeichnen. Oberhalb 7 kHz kommt es zu einem Abfall des DPOAE-Pegels. Wegen der Möglichkeit einer fehlerhaften Kalibrierung des Schalldrucks im Frequenzbereich oberhalb 6 kHz (stehende Wellen) kann jedoch nicht entschieden werden, ob die Abnahme des Emissionspegels auf eine physiologische oder technische Ursache zurückzuführen ist. Trotz des Hörverlustes von maximal 38 dB können Emissionen im Bereich der Hochtonsenke noch bei 60, 55 und 50 dB SPL (L_2) registriert werden, die deutlich über dem Rauschteppich liegen. Im Bereich der normalen Hörfunktion haben die aus den DP-Grammen ermittelten DP-Wachstumsfunktionen Steigungen, deren Werte ausnahmslos unter 0,5 dB/dB und im Mittel unter 0,25 dB/dB liegen. Mit wachsendem Hörverlust nimmt die Steigung der Wachstumsfunktion zunehmend größere Werte an. Im Bereich der Hochtonsenke ist die Steigung größer als 1 dB/dB (Abb. 8.**14** c links). Beim Patienten C. G. enthalten die

TEOAE spektrale Anteile unter 3 kHz und geben somit die intakte Haarzellfunktion im unteren Frequenzbereich richtig wieder (Abb. 8.**14** a rechts). Die DP-Gramme brechen im Bereich des Hochtonabfalls ab. Auch hier nimmt mit zunehmendem Hörverlust der Emissionspegel ab und die Steigungen der DP-Wachstumsfunktionen zu (Abb. 8.**14** b u. c rechts). DPOAE lassen sich auch noch bei kleinen Primärtonpegeln im Bereich der Hörminderung auslösen, so daß auch hier DP-Wachstumsfunktionen im Bereich zwischen 40 und 60 dB SPL (L_2) ermittelt werden können. Die im Bereich des Hörverlustes ermittelten Steigungen s haben Werte, die außerhalb des Normstreubereichs liegen (vgl. Abb. 8.**11** c). Bei beiden Patienten ist die Korrelation zwischen dem Hörverlust und dem Emissionspegel sowie zwischen dem Hörverlust und der Steigung der DP-Wachstumsfunktionen hochsignifikant (p < 0,001).

DPOAE zur Erfassung regenerativer Prozesse

Mit Hilfe der Distorsionsprodukt-Emissionen und ihren Wachstumsfunktionen können in einer Art „Scanning" Funktion und Dysfunktion des kochleären Verstärkungsmechanismus erfaßt werden. Wie sich die DPOAE bei Erholung des Gehörs verhalten, soll am Beispiel einer Patientin mit einem Lärmtrauma (S. F., 21 Jahre) und einer Patientin mit einem Hörsturz (S. S., 32 Jahre) aufgezeigt werden.

Die Patientin S. F. erlitt nach dem Besuch einer Diskothek ein Lärmtrauma. Das einen Tag später aufgenommene Tonschwellenaudiogramm zeigte eine Hochtonsenke mit einem maximalen Hörverlust von 30 dB HL bei 4 kHz. Die Patientin gab einen tonalen Tinnitus mit einer Frequenz von 6 kHz und einem Pegel von 23 dB an. Nach Behandlung mit Kortikoiden und mikrozirkulationsfördernden Infusionen kam es zu einer vollständigen Erholung schon am 2. Therapietag. Die Tonschwelle verlief im gesamten Frequenzbereich zwischen 0 und –10 dB HL und der Tinnitus war verschwunden (Abb. 8.**15**). Die im Zustand der Hörminderung am 1. Therapietag im Frequenzbereich zwischen 2 kHz und 8 kHz mit einer Auflösung von 16/Oktave bei 9 Reizpegeleinstellungen gemäß der Pegelschere aufgenommenen DP-Gramme zeigen im Bereich der Hochtonsenke ein star-

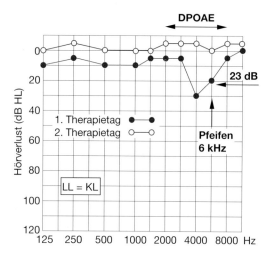

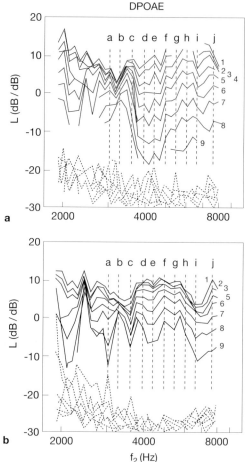

Abb. 8.**15** Tonschwellenverläufe der Patientin S. F. nach Lärmtrauma am 1. und 2. Therapietag. Am 1. Therapietag besteht eine Hochtonsenke bei 4 kHz und Tinnitus bei 6 kHz, am 2. Therapietag ist der Tonschwellenverlauf wieder normal und der Tinnitus ist verschwunden

kes Absinken des Emissionspegels (Abb. 8.**16 a**). Im Bereich des Hörverlustes liegen die DP-Gramme sehr weit auseinander und haben etwa gleiche Abstände, im Bereich der normalen Hörfunktion haben die DP-Gramme kleinere Abstände und liegen bei höheren Primärtonpegeln dichter beieinander. Am 2. Therapietag ergeben sich normgerechte Emissionspegel. Die DP-Gramme haben jetzt Abstände, die sich zu höheren Primärtonpegeln hin kontinuierlich verkleinern (Abb. 8.**16 b**). Die DP-Wachstumsfunktionen haben am ersten Therapietag im Bereich der Hochtonsenke und des Tinnitus den für die passive Kochlea typischen steilen Verlauf (Abb. 8.**17 d–j**), mit Steigungen von bis zu 0,75 dB/dB (Abb. 8.**18 a**). Das bedeutet, daß die äußeren Haarzellen in diesem Kochleaareal nahezu keine Verstärkungs- und Sättigungsfunktion mehr haben. Im Bereich des Tinnitus haben die Emissionen sogar größere Emissionspegel (Abb. 8.**17 h** u. **i**). Dies läßt auf eine Hypermotilität der äußeren Haarzellen im Bereich des Tinnitus schließen, die sich durch das Aufbrechen des Regelkreises zwischen Basilarmembran, äußeren Haarzellen, inneren Haarzellen und Tektorialmembran erklären läßt (Janssen 1995). Unterhalb 4 kHz und oberhalb 7,5 kHz haben die Wachstumsfunktionen an beiden Therapietagen den für die

Abb. 8.**16 a** u. **b** DP-Gramme der Patientin S. F. aufgenommen bei 9 Primärtonpegeln gemäß Pegelschere (s. Legende Abb. 8.**9**) am 1. (**a**) und 2. Therapietag (**b**) bei einem Ausschlußkriterium von 10 dB. Am 1. Therapietag treten im Bereich des Hörverlustes die mit kleinen Primärtonpegeln ausgelösten Emissionen mit kleinen Pegeln auf (DP-Gramme 5–9). Die DP-Gramme 1–9 haben in etwa gleiche Abstände (linearer Zusammenhang zwischen Emission und Reiz). Nach Erholung des Gehörs am 2. Therapietag haben die Emissionen große Pegel. Der Abstand zwischen den DP-Grammen wird zu hohen Primärtonpegeln hin immer kleiner (nichtlinearer Zusammenhang)

die intakte Haarzellfunktion typischen nichtlinearen Verlauf (Abb. 8.**17 a–c, j**). Nach Regenerierung des Gehörs, am 2. Therapietag, weisen die DP-Wachstumsfunktionen aller betrachteten Frequenzen a–j wieder den für die aktive Kochlea typischen im unteren Reizpe-

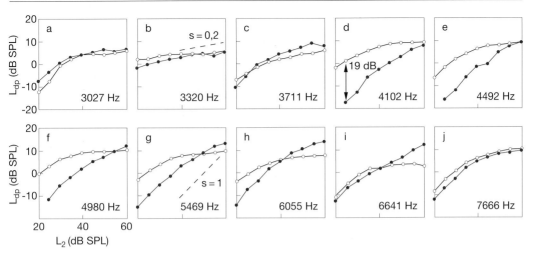

Abb. 8.**17 a–j** DP-Wachstumsfunktionen bei den in Abb. 8.**16** mit a–j bezeichneten Frequenzen am 1. (geschlossene o-Symbole, rot) und 2. Therapietag (offene o-Symbole, schwarz). Im Bereich der normalen Hörfunktion unterhalb 4 kHz **(a–c)** haben die Wachstumsfunktionen an beiden Therapietagen etwa den gleichen nichtlinearen, im oberen Primärtonpegelbereich flachen Verlauf mit Steigungen bei s = 0,2 dB/dB (intakter kochleärer Verstärkungsmechanismus). Im Bereich des Hörverlustes **(d–h)** kommt es bei niedrigen Primärtonpegeln zu einer drastischen Abnahme des Emissionspegels (z. B. 19 dB bei **d**). Die Wachstumsfunktionen haben einen steilen Verlauf und es ergibt sich ein linearer Zusammenhang zwischen Emission und Reiz (s. Hilfslinie in **g** mit Steigung s = 1 dB/dB). Eine Sättigung des Emissionspegels im oberen Primärtonpegelbereich findet nicht mehr statt (gestörter kochleärer Verstärkungsmechanismus). Nach Erholung des Gehörs am 2. Therapietag haben die Wachstumsfunktionen allesamt wieder einen normalen Verlauf

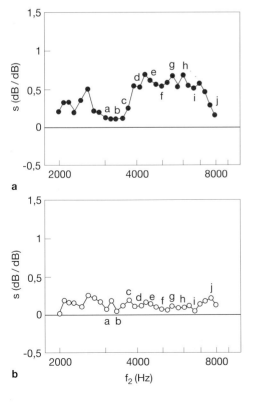

gelbereich gekrümmten und im oberen Reizpegelbereich flachen Verlauf. Das bedeutet, daß sich die äußeren Haarzellen bereits am 2. Therapietag vollends erholt haben. Das aus der DPOAE-Feinstruktur berechnete Steigungsprofil der DP-Wachstumsfunktionen zeigt auch quantitativ den steilen Verlauf der DP-Wachstumsfunktionen im Zustand der Hörminderung und den flachen Verlauf nach Erholung des Gehörs. Im pathologischen Fall ist die Steigung im Bereich des Hörverlustes ausnahmslos größer als 0,5 dB/dB mit Spitzenwerten bei 0,75 dB/dB (Abb. 8.**18 a**) und liegt damit außerhalb der Streuung des Normkollektivs (Abb. 8.**11 c**). Nach Erholung des Gehörs ergeben sich Steigungen, die mit

Abb. 8.**18 a** u. **b** Steigung s der DP-Wachstumsfunktionen am 1. **(a)** und 2. Therapietag **(b)**. Die mit a–j bezeichneten Frequenzen korrespondieren mit den Frequenzen in Abb. 8.**16** und 8.**17**. Am 1. Therapietag ergaben sich im Bereich der Hochtonsenke und des Tinnitus (4–7 kHz) Steigungen, deren Werte über 0,5 dB/dB liegen **(a)**, am 2. Therapietag liegen die Werte ausnahmslos unter 0,25 dB/dB **(b)**

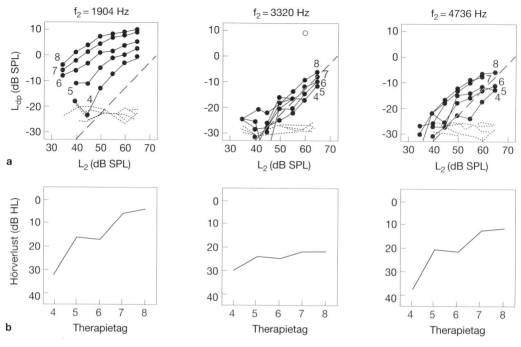

Abb. 8.19 a u. b DP-Wachstumsfunktionen **(a)** und Hörverlust **(b)** nach Hörsturz bei Patientin S. S. auszugsweise bei drei Frequenzen, aufgenommen zwischen dem 4. und 8. Therapietag. Einstellung der Primärtonpegel zur Auslösung der DPOAE nach der Pegelschere (s. Legende zu Abb. 8.10). Bei $f_2 = 1904$ Hz erholte sich das Gehör im Zuge der Therapie nahezu vollends. Beim Hörverlust von 32 dB (4. Therapietag) hat die Wachstumsfunktion einen steilen Verlauf (vgl. gestrichelte Hilfslinie mit Steigung 1 dB/dB). Mit zunehmender Hörverbesserung kommt es zu einem Auffächern der Wachstumsfunktionen (Zahlen an den Kurven kennzeichnen die Therapietage). Bei $f_2 = 3320$ Hz ergibt sich nahezu keine Hörverbesserung. Die an den verschiedenen Therapietagen aufgenommenen Wachstumsfunktionen haben alle einen steilen Verlauf und Steigungen um 1 dB/dB. Bei $f_2 = 4736$ Hz ergibt sich eine Hörverbesserung, aber keine vollständige Erholung. Hier kommt es ansatzweise zu einem Auffächern der Wachstumsfunktionen .

Werten bei 0,2 dB/dB nahe bei den Mittelwerten des Normkollektivs liegen (Abb. 8.18 b).

Auch bei der Patientin S.S. mit Hörsturz nimmt im Zuge der Hörverbesserung die DP-Wachstumsfunktion ausgehend vom pathologisch steilen Verlauf immer mehr den für die intakte Kochlea typischen gekrümmten nichtlinearen Verlauf an. Am Tag der stationären Aufnahme zeigte das Audiogramm einen pantonalen Hörschwellenverlauf mit einem Hörverlust von 60 dB HL. Am 4. Therapietag verbesserte sich das Hörvermögen deutlich. Der Hörverlust betrug nur noch 30–40 dB HL, und es konnten DPOAE im Frequenzbereich zwischen 500 Hz und 8 kHz registriert werden. Abb. 8.19 a u. b zeigt auszugsweise bei drei Frequenzen die Entwicklung des Hörverlustes und der Wachstumsfunktion zwischen dem 4. und 8. Therapietag,

➤ bei $f_2 = 1904$ Hz, wo eine deutliche Hörverbesserung eingetreten ist,
➤ bei $f_2 = 3320$ Hz, wo der Hörverlust bestehen bleibt
➤ und bei $f_2 = 4736$ Hz, wo sich das Gehör nur geringfügig verbessert hat

An dem Kochleaort ($f_2 = 1904$ Hz), an dem sich das Gehör nahezu vollends erholt hat, kommt es im Zuge der Regenerierung zu einem Auffächern der Wachstumsfunktionen. Am 4. Therapietag, an dem der Hörverlust noch 32 dB beträgt, hat die Wachstumsfunktion den steilsten Verlauf mit einer Steigung von etwa 1 dB/dB. Im Zuge der Hörverbesserung werden die DP-Pegel immer größer und die Wachtumsfunktionen immer flacher. Am 8. Therapietag mit einem Hörverlust von 4 dB zeigt sich der für die intakte Verstärkungsfunktion typische gekrümmte, im oberen Pegelbereich flache Verlauf. Die Hörverbesserung spiegelt sich im Emissionspegel am deutlichsten bei niedrigen Reizintensitäten wider. Beim Primärtonpegel von L_2 = 45 dB SPL ergibt sich bei einer Hörverbesserung zwischen dem 4. und 8. Therapietag von 28 dB eine Zunahme des Emissionspegels von 20 dB, beim Primärtonpegel von 65 dB SPL dagegen nur eine Zunahme von 10 dB.

Bei der Frequenz (f_2 = 3320 Hz), bei der sich das Hörvermögen zwischen dem 4. und 8. Therapietag nur um 9 dB verbessert hat und der Hörverlust am 8. Therapietag noch größer als 20 dB ist, sind die DP-Pegel klein und die Wachstumsfunktionen haben an allen Therapietagen einen steilen Verlauf mit Steigungen, deren Werte bei 1 dB/dB liegen. An diesem Kochleaort liegt offensichtlich auch noch am 8. Therapietag eine massive Schädigung der äußeren Haarzellen vor. An dem Kochleaort (f_2 = 4736 Hz), an dem eine Hörverbesserung, aber keine Normalisierung aufgetreten war, läßt sich ein Auffächern der Wachstumsfunktionen ansatzweise erkennen. Die Emissionspegel sind jedoch klein, und die Wachstumsfunktion hat auch noch am 8. Therapietag eine relativ große Steigung im oberen Pegelbereich. Obwohl der Hörverlust am 8. Therapietag nur noch 11 dB beträgt, weisen Steigung und Pegel der DPOAE auf eine noch eingeschränkte Funktion der äußeren Haarzellen hin.

Klinische Bedeutung

Otoakustische Emissionen sind Epiphänomene des kochleären Verstärkungsmechanismus. Da die Innenohrschwerhörigkeit in der Regel zunächst mit einer Schädigung des kochleären Verstärkers (äußere Haarzelle) einhergeht, lassen sich mit Hilfe der otoakustischen Emissionen Funktionsstörungen des Innenohres gezielt erfassen. Eine Aussage über die Funktion der inneren Haarzellen oder höherer neuraler Strukturen kann nicht getroffen werden.

Die klinische Bedeutung der *spontanen* otoakustischen Emissionen ist wegen ihrer kleinen Auftretensrate gering. Auch können sie nicht als Tinnitusnachweis herangezogen werden, wie zunächst erhofft wurde. Es konnte bisher keine Korrelation zwischen der subjektiv angegebenen Tinnitusfrequenz und der SOAE-Frequenz gefunden werden.

Als klinisch praktikabel im Sinne eines Hörscreenings haben sich die *transitorisch* evozierten otoakustischen Emissionen erwiesen. Ihre Registrierung kann heute als *die* Screeningmethode zur Erkennung frühkindlicher Hörstörungen gelten. TEOAE lassen sich an schlafenden Säuglingen schnell und zuverlässig messen. Die Meßdauer pro Ohr beträgt etwa 5 Minuten. Die Komplexität des Meßablaufs ist vergleichbar mit der der Erstellung eines Tympanogramms bei der Impedanzmessung. Im Vergleich zur Hirnstammaudiometrie ist der personelle und der zeitliche Aufwand gering. Wie die Ableitung der frühen akustisch evozierten Potentiale ist die Regstrierung der otoakustischen Emissionen ein nichtinvasives und vigilanzunabhängiges Meßverfahren. Im Gegensatz zu den Hirnstammpotentialen, deren Ausbildung wegen der Hörbahnreifung erst ab dem 1. Lebensjahr abgeschlossen ist, sind die otoakustischen Emissionen vom 1. Lebenstag an in voll ausgebildeter Form vorhanden, da die Kochlea bereits bei der Geburt morphologisch und funktionell ausgereift ist. Wenn TEOAE mit spektralen Anteilen im Frequenzbereich zwischen 1 kHz und 5 kHz vorhanden sind, kann davon ausgegangen werden, daß eine normale Mittelohr- und Innenohrfunktion vorliegt. Bleiben die otoakustischen Emissionen bei Säuglingen und Kleinkindern aus, so müssen zur weiteren Hördiagnostik die Impedanzmessung zur Abklärung der Mittelohrfunktion und die Ableitung der auditorisch evozierten Potentiale zur generellen Erfassung der Hörfunktion vorgenommen werden.

Die Schwelle der otoakustischen Emissionen steht in keiner klar definierten Beziehung zur Hörschwelle. Daher lassen sich mit Hilfe der TEOAE keine quantitativen Aussagen über den Hörverlust treffen. Nach den heutigen Erfahrungen sind die TEOAE nur dann nachweisbar, wenn der Hörverlust zumindest in größeren Bereichen der Kochlea weniger als 30 dB HL beträgt. Das TEOAE-Spektrum gibt einen groben Hinweis auf den frequenzabhängigen Verlauf der Hörstörung insofern, als daß bei einer basokochleären Hörstörung je nach Lage des Hochtonabfalls die hochfrequenten TEOAE-Komponenten kleiner Latenz fehlen. Bei der Interpretation der TEOAE muß berücksichtigt werden, daß infolge der schlechten Übertragungseigenschaften der Ohrsonden oberhalb 4 kHz ein Fehlen der hochfrequenten Signalkomponenten allerdings nicht immer gleich bedeutend mit einem Hochtonhörverlust ist. Unter guten Meßbedingungen können tieffrequente TEOAE-Komponenten großer Latenz gemessen werden. Ein Fehlen dieser Komponenten weist auf einen Hörverlust im Tieftonbereich hin. Das TEOAE-Spektrum kann auch bei normaler Hörfunktion schmale Einbrüche aufweisen, die nicht als Hörverluste im entsprechenden Kochleaareal interpretiert werden dürfen. Bei Säuglingen sind die Schalldruckamplituden der TEOAE im Vergleich zum Erwachsenen um etwa 10 dB größer. TEOAE können daher an Säuglingen in günstigen Fällen bei Hörverlusten bis zu ca. 40 dB gemessen werden. Wenn die otoakustischen Emissionen ausbleiben, ist die Innenohrfunktion im empfindlichsten Bereich des Hörens gestört. Da die Abstrahlung der Schallenergie aus dem Innenohr über das Mittelohr erfolgt, muß bei der Bewertung der Meßergebnisse immer die Mittelohrfunktion mit einbezogen werden. Bei einem Seromukotympanum beispielsweise kann die Dämpfung des Schalleitungsapparates so groß sein, daß die Schallaussendungen des Innenohres im äußeren Gehörgang nicht mehr meßbar sind.

Im Vergleich zum Erwachsenen ist die Messung der otoakustischen Emissionen bei Kindern sehr viel schwieriger. Falsch negative Befunde können durch Fehler bei der Plazierung der Sonde, durch Unruhe des Kindes und bei größeren Störgeräuschen entstehen. Bei unruhigen oder gar schreienden Kindern gelingt die Messung der otoakustischen Emissionen nicht. Die Messung an schlafenden Säuglingen ist unproblematisch. Erst mit zunehmendem Alter (etwa ab dem 1. Lebensjahr) und der damit verbundenen Unruhe der Kinder können Schwierigkeiten auftreten. Hier kommt es auf den Untersucher an, mit viel Geduld und Ablenkungsmaßnahmen (z. B. Videofilm) eine Untersuchungssituation zu schaffen, in der sich das Kind für einige Minuten ruhig verhält. Eine Sedierung alleine für die Messung der Emissionen ist aus ethischen Gesichtspunkten nicht vertretbar und würde einer Screeningmethode widersprechen. Wenn eine Sedierung erforderlich ist, haben die Hirnstammpotentiale wegen ihrer höheren diagnostischen Aussagekraft den

Vorrang. Sind TEOAE bei Säuglingen und Kleinkindern in ausgeprägter Form vorhanden (wie in Abb. 8.12 a), dann kann auf weitere diagnostische Maßnahmen verzichtet werden. Ein Fehlen der Emissionen weist auf eine Schwerhörigkeit hin, läßt aber keine topodiagnostische Aussage zu. Erst von der weiterführenden pädaudiologischen Diagnostik läßt sich eine quantitative und differenzierte Erfassung der Hörstörung erwarten.

Die mit hoher Auflösung aufgenommenen Distorsionsprodukt-Emissionen sind äußerst sensitive Detektoren zur Erkennung von Störungen des kochleären Verstärkungsmechanismus. Mit Hilfe der hochaufgelösten DP-Gramme lassen sich detaillierte Informationen über Art und Lokalisation der kochleären Hörstörung besonders bei Schädigungs- und Erholungsvorgängen des Gehörs gewinnen. Mit Hilfe der DP-Wachstumsfunktionen läßt sich die Dysfunktion des kochleären Verstärkungsmechanismus graduell erfassen. Anhand des Verlaufs der DP-Wachstumsfunktionen kann abgelesen werden, inwieweit die äußeren Haarzellen ihrer Funktion zur Verstärkung kleiner und zur Dämpfung großer Schallsignale nachkommen. Hypo- und Hypermotilität der äußeren Haarzellen lassen sich mit Hilfe der DP-Wachstumsfunktionen differenzieren. Aus dem Verlauf der DP-Wachstumsfunktionen können daher möglicherweise prognostische Aussagen über den weiteren Fortgang der Erholung des Gehörs nach einem Hörsturz oder einem akuten Lärmtrauma getroffen werden. Auch können die DPOAE bei der Erforschung der Genese des Tinnitus hilfreich sein. Vielleicht können die DP-Wachstumsfunktionen einmal Auskunft darüber geben, ob der Tinnitus als Folge einer Störung des kochleären Verstärkers (Hypermotilität der äußeren Haarzellen) oder auf höherer (neuraler) Ebene entsteht. Wegen ihrer höheren Sensitivität und Frequenzspezifität eignen sich die DPOAE im Vergleich zu den TEOAE auch besser zur therapiebegleitenden Verlaufskontrolle beim Hörsturz oder bei Verabreichung ototoxischer Medikamente sowie zur Früherkennung von im Tonschwellenaudiogramm noch nicht erkennbaren Störungen der Hörfunktion, so wie sie bei Lärmbelastung auftreten. Als therapiebegleitende Verlaufskontrolle beim Hörsturz oder akutem Lärmtrauma haben die DPOAE gegenüber der Tonschwel-

Tabelle 8.**1** Zusammenstellung grundlegender Eigenschaften der spontanen otoakustischen Emissionen (SOAE), der transitorisch evozierten otoakustischen Emissionen (TEOAE) und der Distorsionsprodukte otoakustischer Emissionen (DPOAE)

Eigenschaften	SOAE	TEOAE	DPOAE
Inzidenz	Frauen 52 % Männer 30 % unter 2 Jahre 68 % über 50 Jahre 20 %	98 % über 60 Jahre 35 %	100 %
Frequenzbereich	0,5–7 kHz Schwerpunkt 1–2 kHz	0,7–5 kHz	0,5–8 kHz
Schalldruckpegel	20 dB SPL bis Meßgrenze (–30 dB SPL)	20 dB SPL bis Meßgrenze (–20 dB SPL)	20 dB SPL bis Meßgrenze (–40 dB SPL)
nachweisbar bis zu Hörverlusten von	20 dB HL	30 dB HL (Erwachsene) 40 dB HL (Kinder)	40 dB HL

Tabelle 8.**2** Kurze Zusammenstellung der klinischen Bedeutung der spontanen otoakustischen Emissionen (SOAE), der transitorisch evozierten otoakustischen Emissionen (TEOAE) und der Distorsionsprodukte otoakustischer Emissionen (DPOAE)

Klinische Bedeutung	SOAE	TEOAE	DPOAE
Hörprüfung	–	direkte Erfassung der Innenohrfunktion Sceeningtest bei Säuglingen und Kleinkindern Objektivierung einer normalen Innenohrfunktion bei Simulanten, Aggravanten Differentialdiagnostik kochleärer und retrokochleärer Hörstörungen mit ERA	Rekonstruktion von Tonschwellen bis 40 dB Hörverlust gezielte Erfassung der Funktion und Dysfunktion des kochleären Verstärkers therapiebegleitende Verlaufskontrolle beim Hörsturz, akutem Lärmtrauma Erkennung von Haarzellschädigungen im Frühstadium
Tinnitus- oder Ménière-Nachweis	keine Korrelation zwischen Tinnitus und SOAE	keine signifikanten Änderungen bei osmotischen Tests	möglicherweise Erfassung von Haarzellschädigungen (Hypermotilität) als Ursache eines kochleären Tinnitus
Vorteile gegenüber BERA	–	kürzere Meßzeit, apparativer und personeller Aufwand geringer	höhere Frequenzspezifität
Nachteile gegenüber BERA	–	keine Aussage über Hörverluste von über 30 bzw. 40 dB HL möglich keine Differentialdiagnostik	wie TEOAE

lenaudiometrie wesentliche Vorteile, nämlich das schnelle Scanning der Kochleafunktion mit hoher Auflösung, die hohe Reproduzierbarkeit und die Objektivität der Methode. Aufgrund ihrer höheren Frequenzspezifität ist mit Hilfe der DPOAE eine genauere Rekonstruktion des Hörschwellenverlaufs bei Hörverlusten bis zu 40 dB möglich. Neben dem Hörscreening können damit in der Kinderhördiagnostik weitere Informationen über den Hörverlust gewonnen werden.

In der Erwachsenen-Audiometrie erweisen sich die otoakustischen Emissionen (TEOAE und DPOAE) als einfache Hörprüfmethode bei Simulanten und Aggravanten. Bei einer subjektiv angegebenen Schwerhörigkeit oder Taubheit kann beim Vorhandensein von Emissionen nach Ausschluß einer retrokochleären Hörstörung und unter Berücksichtigung einer möglichen psychogenen Hörstörung ein Verdacht auf Aggravation bzw. Simulation erhoben werden. Als Methode zum objektiven Nachweis eines endolymphatischen Hydrops beim Morbus Ménière haben sich die otoakustischen Emissionen bislang nur bedingt bewährt, da wegen der großen Störgeräusche im unteren Frequenzbereich die Messung der Emissionen problematisch ist. Mit Hilfe der otoakustischen Emissionen kann die bisher mit den auditorisch evozierten Potentialen und der Mittelohr-Impedanzmessung durchgeführte Topodiagnostik verbessert werden. Fehlen die Emissionen bei normalem Tympanogramm, so muß eine Innenohrschwerhörigkeit als Folge einer Schädigung der äußeren Haarzellen vorliegen. Bei einer rein retrokochleären Hörstörung, wie z. B. bei Hirntumoren, treten trotz erheblichem Hörverlust normale Emissionen auf. Die otoakustischen Emissionen schließen in der Batterie der objektiven Meßverfahren eine bisher bestehende Lücke, da mit ihrer Hilfe die Funktion des Innenohres bzw. der äußeren Haarzellen direkt und gezielt erfaßt werden kann. Die grundlegenden Eigenschaften der SOAE, TEOAE und DPOAE und ihre klinische Bedeutung sind in den Tab. 8.**1** und 8.**2** zusammengefaßt.

Literatur

Békésy, G. von: Zur Theorie des Hörens. Die Schwingungsform der Basilarmembran. Phys. Z. 29 (1928) 793–810

Böhnke, F., T. Janssen, H. J. Steinhoff: Zeit-Frequenz-Darstellung evozierter otoakustischer Emissionen zur Diagnose kochleärer Funktionsstörungen. Otorhinolaryngol. Nova 2 (1992) 80–84

Bonfils, P.: Spontaneous otoacoustic emissions: clinical interest. Laryngoscope 99 (1989) 752–756

Bonfils, P., A. F. Uziel: Clinical applications of evoked acoustic emissions: Results in normally hearing and hearing-impaired subjects. Ann. Otol. Rhinol. Laryngol. 98 (1989) 326–331

Bonfils, P., Y. Bertrand, A. Uziel: Evoked otoacoustic emissions: normative data and presbyacusis. Audiology 27 (1988) 27–35

Brass, D., D. T. Kemp: Time-domain observation of otoacoustic emissions during constant tone stimulation. J. Acoust. Soc. Amer. 90 (1991) 2415–2427

Bray, P. J.: Click evoked otoacoustic emissions and the development of a clinical otoacoustic hearing test instrument (Doktorarbeit). University College and Middlesex School of Medicine, London 1989

Breuer, T., C. Herberhold, R. Rödel: 3-dimensionale Darstellung transient evozierter otoakustischer Emissionen. Laryngo-Rhino-Otol. 73 (1994) 113–117

Brown, A. M., S. A. Gaskill: Measurement of acoustic distortion reveals underlying similarities between human and rodant mechanical responses. J. Acoust. Soc. Amer. 88 (1990) 840–849

Brownell, W. E.: Microscopic observation of cochlear hair cell motility. Scan Electron Micr. 3 (1984) 1401–1406

Collett, L., D. T. Kemp, E. Veuillet, R. Duclaux, A. Moulin, A. Morgan: Effect of contralateral auditory stimuli on active cochlear micro-mechanical properties in human subjects. Hear. Res. 43 (1990) 251–262

Dallos, P.: The active Cochlea. J. Neurosci. 12 (1992) 4575–4585

Gaskill, S. A., A. M. Brown: The behavior of the acoustic distortion product, 2 f 1–f 2, from the human ear and its relation to auditory sensitivity. J. Acoust. Soc. Amer. 88 (1990) 821–839

Gold, T.: Hearing II. The physical basis of the action of the cochlea. Proc. roy. Soc. Ser. B 135 (1948) 492–498

Gorga, M. P., S. T. Neely, B. M. Bergman, K. L. Beauchaine, J. R. Kaminski, Z. Liu: Towards understanding the limits of distortion product otoacoustic emission measurements. J. Acoust. Soc. Amer. 96 (1994) 1494–1500

Grandori, F., G. Cianfrone, D. T. Kemp: Cochlear Mechanisms and Otoacoustic Emissions. Karger, Basel 1990

Harris, F. P., R. Probst, R. Wenger: Repeatability of transiently evoked otoacoustic emissions in normally hearing humans. Audiology 30 (1991) 135–141

Harris, F. P., B. L. Lonsbury-Martin, B. B. Stagner, A. C. Coats, G. K. Martin: Acoustic distortion products in humans. Systematic changes in amplitude as a function of f2/f1 ratio. J. Acoust. Soc. Amer. 85 (1989) 220–229

Hauser, R., R. Probst: The influence of systematic primary-tone level variation L2—L1 on the acoustic distortion product emission 2f1—f2 in normal human ears. J. Acoust. Soc. Amer. 89 (1991) 280–286

Hauser, R., R. Probst: Der Einfluß des Mittelohrdruckes auf spontane, transitorisch und synchron evozierte otoakustische Emissionen des Menschen. Arch. Otorhinolaryng., Suppl. 2 (1991) 138–140

Hauser, R., R. Probst, E. Löhle: Click- and tone-burst-evoked otoacoustic emissions in normally hearing ears and in ears with high-frequency sensorineural hearing loss. Eur. Arch. Otorhinolaryngol. 248 (1991) 345–351

Helmholtz, H. von: Die Lehre von den Tonempfindungen als physiologische Grundlage für die Theorie der Musik, Vieweg, Braunschweig 1863

Hoth, S., T. Lenarz: Otoakustische Emissionen. Grundlagen und Anwendungen. Thieme, Stuttgart 1993

Janssen, T.: Otoakustische Emissionen – Schallaussendungen des Ohres. Entstehung, Registriermethode, Eigenschaften und klinische Bedeutung. Z, med. Phys. 2 (1992) 146–157

Janssen, T.: Eigenschaften und klinische Anwendung von Verzerrungsprodukt Emissionen. Arbeits- und Ergebnisbericht des Sonderforschungsbereichs 204 „Gehör" der DFG, Technische Universität München 1994 (S. 173–181)

Janssen, T.: Otoakustische Emissionen und Tinnitus: DPOAE eine Meßmethode zum objektiven Nachweis des auf der Ebene der äußeren Haarzellen entstehenden Tinnitus? Otorhinolaryngol. NOVA 5 (1995) 127–141

Janssen, T., P. Kummer, W. Arnold: Wachstumsverhalten der Distorsionsproduktemissionen bei kochleären Hörstörungen. Otorhinolaryngol. Nova 5 (1995) 34–46

Janssen, T., P. Kummer, W. Arnold: Wachstumsverhalten der Distorsionsproduktemissionen bei normaler Hörfunktion. Otorhinolaryngol. Nova 5 (1995) im Druck

Johnsen, N. J., C. Elberling: Evoked acoustic emissions from the human ear II. Normative data in young adults and influence of posture. Scand. Audiol. 11 (1982) 69–77

Johnstone, B. M., R. Patuzzi, G. K. Yates: Basilar membrane measurements and travelling wave. Hear. Res. 22 (1986) 147–153

Kemp, D. T.: Stimulated acoustic emissions from the human auditory system. J. Acoust. Soc. Amer. 64 (1978) 1386–1391

Kemp, D. T.: Evidence of mechanical nonlinearity and frequency selective wave amplification in the cochlea. Arch. Otorhinolaryngol. 22 (1979) 437–445

Kemp, D. T.: Towards a model for the origin of cochlear echoes. Hear. Res. 2 (1980) 533–548

Kemp, D. T., R. A. Chum: Properties of the generator of stimulated acoustic emissions. Hear Res. 2 (1980) 213–232

Kemp, D. T., S. Ryan, P. Bray: Otoacoustic Emission Analysis and Interpretation for Clinical Purposes. In Grandori, F., G. Cianfrone, D. T. Kemp: Cochlear Mechanisms and Otoacoustic Emissions. Karger, Basel 1990 (p. 77–98)

Kemp, D. T., P. Bray, L. Alexander, A. M. Brown: Acoustic emission cochleography – practical aspects. Scand. Audiol., Suppl. 25 (1986) 71–82

Kummer, P., T. Janssen, W. Arnold: Suppression tuning characteristics of the 2f1—f2 distortion-product otoacoustic emission in humans. J. Acoust. Soc. Amer. 98 (1995) 197–210

Martin, G. K., R. Probst, B. L. Lonsbury-Martin: Otoacoustic emissions in human ears. Normative findings. Ear and Haer. 11 (1990) 106–120

Matthwes, J. W.: Modeling reverse middle ear transmission of acoustic distortion signals. In de Boer, E., M. A. Viergever: Mechanics of hearing. Martinus Nijhoff, The Hague/Holand 1983 (p. 11–18)

Mathis, A., N. De Min, W. Arnold: Transitorisch-evozierte otoakustische Emissionen (TEOAE) bei isoliertem Hochton-, Tiefton- bzw. Mitteltongehör. HNO 39 (1991) 55–60

Norton, S. T., S. T. Neely: Tone-burst-evoked otoacoustic emissions from normal hearing subjects. J. Acoust. Soc. Amer. 81 (1987) 1860–1872

Plinkert, P. K., T. Lenarz: Evozierte otoakustische Emissionen und ihre Beeinflussung durch kontralaterale akustische Stimulation. Laryngo-Rhino-Otol. 171 (1992) 74–78

Popelka, G. R., P. A. Osterhammcl, L. H. Nielsen, A. N. Rasmussen: Growth of distortion product otoacoustic emissions with primary-tone level in humans. Hear. Res. 71 (1993) 12–22

Probst, R.: Otoacoustic emissions: An overview. In Pfaltz, C. R.: New aspects of Cochlear Mechanics and Inner Ear Pathophysiology. Karger, Basel 1990 (p. 1–91)

Probst, R., B. L. Lonsbury-Martin, G. K. Martin: A review of otoacoustic emissions. J. Acoust. Soc. Amer. 89 (1991) 2027–2041

Probst, R., A. C. Coats, G. K. Martin, B. L. Lonsbury-Martin: Spontaneous, click-, and toneburst-evoked otoacoustic emissions from normal ears. Hear. Res. 21 (1986) 261–275

Probst, R., B. L. Lonbury-Martin, G. K. Martin, A. C. Coats: Otoacoustic emissions in ears with hearing loss. Amer. J. Otolaryngol. 8 (1987) 73–81

Pytel, J., T. Janssen: TEOAE and DPOAE growth functions in normal ears. Audiology erscheint demnächst

Rödel, R., T. Breuer: Evozierte otoakustische Emissionen und Mittelohrfunktion. Laryngo-Rhino-Otol. 73 (1994) 118–122

Schloth, E.: Akustische Aussendungen des menschlichen Ohres. Doktorarbeit, Technische Universität München 1982

Schloth, E., E. Zwicker: Mechanical and acoustical influences on spontaneous otoacoustic emissions. Hear. Res. 11 (1983) 285–293

Siegel, J. H.: Ear-canal standing waves and high-frequency sound calibration using otoacoustic emission probes. J. Acoust. Soc. Amer. 95 (1994) 2589–2597

Siegel, J. H., E. T. Hirohata: Sound calibration and distortion product otoacoustic emissions at high frequencies. Hear. Res. 80 (1994) 146–152

Smurzynski, J., D. O. Kim: Distortion-product and click-evoked otoacoustic emissions of normally-hearing adults. Hear. Res. 58 (1992) 227–240

Welzl-Müller, K., K. Stephan, M. Kronthaler: Transitorisch evozierte otoakustische Emissionen bei Schalleitungsstörungen. Otorhinolaryngol. Nova 3 (1993) 118–121

Wilson, J. P.: Theory of Tinnitus Generation. In J. W. P. Hazell: Tinnitus. Churchill Livingstone, Edinburgh 1987 (p. 20–45)

Whitehead, M. L., B. L. Lonsbury-Martin, G. K. Martin: Evidence for two discrete sources of $2f1-f2$ distortion-product otoacoustic emission in rabbit: I. Differential dependence on stimulus parameters. J. acoust. Soc. Amer. 91 (1992) 1587–1607

Zenner, H. P.: Motile response in outer hair cells. Hear. Res. 22 (1986) 83–90

Zwicker, E.: Objective oto-acoustic emissions and their uncorrelation to tinnitus.- In: Feldmann, H.: Third Int. Tinnitus Seminar, Münster. Harsch Verlag, Karlsruhe 1987 (p. 75–81)

Zwicker, E.: Otoakustische emissionen in research of inner ear signal processing. In Grandori, F., G. Cianfrone, D. T. Kemp: Cochlear Mechanisms and Otoacoustic Emissions. Karger, Basel 1990 (p. 63–76)

9. Vertäubung des Gegenohres

E. Lehnhardt

▰▰▰ Überhören

Bei sehr seitenunterschiedlichem Hörvermögen kann es Schwierigkeiten machen, die Hörschwelle des schlechten Ohres unbeeinflußt von der des besseren zu finden. Oberhalb bestimmter Lautstärken ist es dann nicht möglich, jeweils *ein* Ohr allein zu erregen, vielmehr gelangt immer ein gewisser Schallanteil auch zum nichtgeprüften Ohr. So täuscht eventuell bei der Prüfung des schlechteren Ohres der zum besseren Ohr hinübergelangende Schallanteil eine Hörempfindung vor, ohne daß die schlechtere Schwelle des geprüften Ohres erreicht ist. Man nennt dieses Phänomen „Überhören".

Um in dieser Situation vor Fehlurteilen geschützt zu sein, muß man wissen, wie groß der zum nichtgeprüften Ohr übergehörte Schallanteil ist. Einen Eindruck vom Ausmaß des Überhörens bekommt man, wenn bei einseitig Tauben die Knochenleitungs- und Luftleitungsschwelle des hörenden Ohres bestimmt und anschließend von der tauben Seite her noch einmal die Schwellenkurven aufgenommen werden. Die Meßwerte auf der tauben Seite liegen dann um den Energieanteil ungünstiger, der bei der Überleitung von einem Ohr zum anderen verlorengeht. Was hier interessiert, ist also die Differenz (in dB) zwischen der Schwellenkurve des besseren Ohres und der auf der tauben oder schlechter hörenden Seite: der *Überhörwert*. Das Überhören geschieht grundsätzlich auf dem Wege der *Knochenleitung*, d. h. auch der Luftschall wird mit einem Energieverlust von ~ 50 dB zu Knochenleitung, um dann von der schlechteren Seite her über den Schädelknochen zum besseren Innenohr zu gelangen (Abb. 9.**1**).

Der andere Weg, nämlich die Abstrahlung vom Knochenschallhörer an die Luft und die Überleitung des Luftschalls um den Kopf herum zum nichtgeprüften Ohr, ist mit zu großem Energieverlust verbunden und gegenüber der größeren Leitgeschwindigkeit des Knochens langsamer; die –

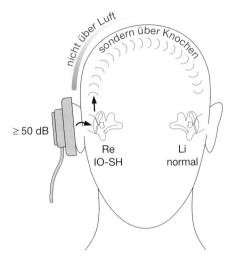

ÜBERHÖREN

Abb. 9.**1** Das Überhören geschieht immer über Knochenleitung

hypothetische – Luftleitungserregung des besseren Ohres wäre also auch verzögert gegenüber dem direkt zugeleiteten Knochenton und wird schon deshalb nicht wahrgenommen.

Beispielsweise sei die Knochenleitungskurve des linken Ohres als gut bekannt, die des rechten Ohres als sehr viel schlechter. Dann wird der *Knochenleitungston* rechts vom linken Ohr her empfunden, sobald man *um nur 10 dB größere* Intensitäten aufwendet, als sie der Schwelle des linken Ohres entsprechen.

Die Überleitung wird weiter begünstigt, wenn das bessere (linke) Ohr durch einen Kopfhörer abgedeckt ist. Dieser „Verschlußeffekt" führt zu einer Verbesserung des Knochenleitungshörens und damit zu einem Anstieg auch des Überhörwertes auf dem gegenüberliegenden Ohr. Der Effekt ist beschränkt auf den Tieftonbereich bis etwa 1000 Hz; er führt eventuell dazu, daß die in diesen Frequenzen bei offenem Gehörgang zuvor gemessenen Knochenleitungswerte nach Aufsetzen des Luftleitungshörers für die Vertäubung auf dem schlechte-

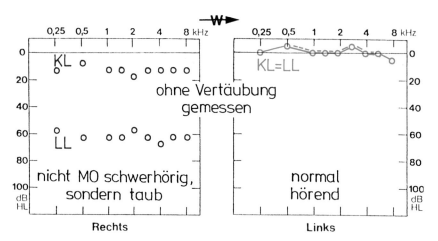

Abb. 9.2 Überhören vom schwerhörigen oder tauben rechten zum normalhörigen linken Ohr. In den Frequenzen bis 1000 Hz ist der Überhöreffekt weniger deutlich; diese Differenz im Vergleich zu den mittleren und hohen Frequenzen wird jedoch durch den Gehörgangsverschluß ausgeglichen, den der Luftleitungs-Vertäubungs-Hörer auf dem guten Ohr zwangsläufig mit sich bringt. Die Werte sind nur als allgemeiner Anhalt zu verstehen, für die Luftleitung sind sie abhängig vom verwendeten Kopfhörermodell

ren Ohr um 5 oder gar 10 dB besser werden. Praktische Bedeutung hat diese scheinbare Knochenleitungsverbesserung nicht, da sie nur bei der *Kontrolle* der Knochenleitung *mit Kopfhörer auf dem besseren Ohr* auftritt. Der Prüfer muß das Phänomen aber kennen, um sich nicht durch das scheinbare Heraufrücken der Knochenleitung irritieren zu lassen.

Auch bei der *Luftleitungskontrolle* leitet sich aus dem Abdecken des besseren (und mittelohrgesunden) Ohres eine Verbesserung der Knochenleitung und damit eine Anhebung des Überhörwertes her. Die Identität dieses Verschlußeffektes für Luftleitung wie Knochenleitung ist ein zusätzlicher Beweis dafür, daß auch der Luftschall auf dem *Knochenleitungswege* übergehört wird.

In *Luftleitung* wird von der schlechteren Seite her erst dann übergehört, wenn die Lautstärken am schlechteren Ohr um mehr als 50 dB über der *Knochenleitungsschwelle* des Gegenohres liegen (Abb. 9.2). Die Überhörwerte für Luftleitung sind jedoch abhängig von der Ankopplung des Luftleitungshörers an den Schädel bzw. den Gehörgang. Je größer die Abstrahlungsfläche gegen den Kopf ist, desto eher kann Luftschall in Knochenschall übergehen und um so eher wird – über Knochenleitung – auch das gegenüberliegende Ohr erregt. Bei Luftleitungshörern mit einer Auflagefläche von ~20 cm² (z. B. TDH 39 oder DT 48) verläuft die Überhörkurve des normalen Ohres um 50–60 dB, bei kleinen Einsteck-

hörern um 80–90 dB schlechter als auf dem Gegenohr. Die Verwendung der Einsteckhörer kann unter speziellen Bedingungen für das Auffinden der Hörschwelle von Wert sein; in der alltäglichen Praxis hat sie sich nicht eingebürgert, wahrscheinlich weil eine gesonderte Kalibrierung notwendig und diese nicht problemlos ist.

Das Überhören auch des Luftschalls auf dem *Knochenleitungswege* wird besonders deutlich, wenn beispielsweise das linke Ohr zwar eine normale Innenohrleistung hat, jedoch stark schalleitungsgestört ist; das rechte Ohr sei 40 dB innenohrgeschädigt, dafür aber schalleitungsgesund (Abb. 9.3). Ein Luftleitungsgeräusch rechts wird dann schon nach links herübergehört, wenn es nur 10–20 dB lauter ist als die Luftleitungsschwelle links. Die Überleitung kann also gar nicht über die Luftleitung, sie muß auf dem Knochenleitungswege geschehen sein. Ein 60-dB-Luftleitungston ist eben bei den gebräuchlichen Kopfhörern gleich einem etwa 10-dB-Knochenleitungston, und da der Knochen sehr gut leitet, wird dieser 10-dB-Knochenleitungston vom besseren Innenohr wahrgenommen, auch wenn es der des Kopfhörers auf der Gegenseite ist.

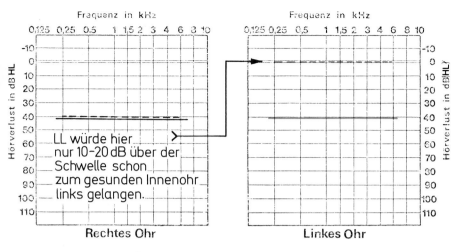

Abb. 9.3 Möglichkeit des Überhörens bei der Konstellation Innenohrschwerhörigkeit rechts und Mittelohrschwerhörigkeit links

▰▰ Vertäubung

Voraussetzung für die richtige Einschätzung der erhobenen Schwellenwerte bei seitendifferentem Gehör ist es, zu erkennen, welche Werte übergehört sein könnten. Da die Hörschwelle zunächst in Luftleitung und Knochenleitung beidseits *ohne Vertäubung* gemessen wird, enthält sie eventuell Meßpunkte, die – bei seitenunterschiedlichem Hören – nicht vom geprüften, sondern vom Gegenohr stammen. Zuerst müssen diese *Überhörwerte* deshalb auch als solche erkannt werden. Der zweite Schritt erst ist die Vertäubung des Gegenohres zur Ermittlung der tatsächlichen Hörschwelle des geprüften Ohres; sie erfordert ein spezielles Wissen und viel Übung, wenn sie korrekt ausgeführt sein soll.

Häufig können die Patienten angeben, auf welcher Seite sie den Ton wahrgenommen haben, d. h. ob auf dem derzeit geprüften Ohr oder auf der gegenüberliegenden Seite. Diese Angaben besagen jedoch nur, *daß* ggf. übergehört wird. Wo aber die *Schwelle* auf dem geprüften Ohr wirklich liegt, kann der Patient nicht angeben – eben weil er zum nichtgeprüften besseren Ohr überhört.

Das Überhören kann man verhindern, indem das bessere Innenohr vorübergehend akustisch ausgeschaltet – *maskiert, vertäubt, verdeckt* – wird. Hierzu werden allgemein *Geräusche* verwendet, weil sie sich gut von dem für die Schwellenbestimmung benutzten Ton unterscheiden lassen.

Zwischen Verdeckung und Vertäubung besteht in diesem Zusammenhang kein grundsätzlicher Unterschied. Allgemein benutzt man den Terminus Verdeckung, wenn Ton und Geräusch dem gleichen Ohr angeboten werden (s. Geräuschaudiometrie) und spricht von Vertäubung, wenn der Ton auf der einen Seite und das Geräusch auf der anderen Seite appliziert wird.

Als vorteilhaft hat sich die Verwendung von Schmalbandgeräuschen erwiesen, deren Hauptkomponente um den Prüfton zentriert ist. Sie erlauben es – im Gegensatz zum Breitbandrauschen –, den Prüfton im vertäubten Ohr mit einem Minimum an Schallenergie zu verdecken. Die Schmalbandgeräusche sollten in den Audiometern so kalibriert sein, daß sie mit dem zugehörigen Ton bei gleicher dB-Einstellung gleich laut erscheinen und demgemäß die gleiche Vertäubungswirkung haben. Die Lautheit bezieht sich auf die *relative* Hörschwelle und ist so für die übliche Hörschwellenmessung frequenz*un*abhängig (Abb. 9.4). Den Nachteil, daß die Schmalbandgeräusche – zum mindesten in den hohen Frequenzen – tonalen Charakter haben, kann man dadurch kompensieren, daß man für die Schwellenbestimmung den Ton unregelmäßig unterbricht; zumeist aber ist auch dies nicht notwendig.

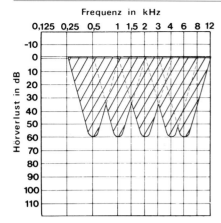

Abb. 9.4 Vertäubungs- bzw. Verdeckungsbereich der in der Audiometrie benutzten *Schmalbandgeräusche*, schematisiert. Die Mittenfrequenz des Geräusches stimmt mit den audiometrischen Tonfrequenzen überein. Die Verdeckungswirkung ist bei Benutzung der relativen – subjektiven – Hörschwelle für alle Frequenzen (500–6000 Hz) gleich. Für den Normalhörenden (wie für den Innenohrschwerhörigen) würde hier z. B. die Geräuschtonschwelle (Mithörschwelle) im 60-dB-Niveau verlaufen (vgl. auch Kapitel 7)

Jerger u. Tilman (1960) benutzten einen *Knochenleitungshörer*, der auf die Stirnmitte gesetzt und mit einem *Geräusch* betrieben wird. Steigert man dort die Geräuschlautstärke, bis ein Ton entsprechend der Luftleitungsschwelle gerade eben verschwindet, so hat man mit dem Knochenleitungsgeräusch die Knochenleitungsschwelle dieses Tones erreicht.

Dieses Vorgehen entspricht dem sog. Rainville-Test (1955). Er eignet sich für die Fälle, bei denen die Knochenleitungs-Luftleitungs-Differenz des Vertäubungsohres ~50 dB beträgt und bei denen deshalb eine wirksame Luftleitungsvertäubung kaum noch möglich ist (vgl. Abb. 9.**11**).

Der Rainville-Test nutzt bewußt die Wirkung des Knochenleitungsvertäubungsgeräusches auf die Innenohrfunktion, um Auskunft über die Lage der Knochenleitungsschwelle zu erhalten. Er beruht auf folgender Beobachtung: Liegt die bislang unbekannte Knochenleitungsschwelle bei niedrigeren dB-Werten als die Lautstärke des *Knochenleitungsgeräusches*, so sinkt während der Knochenleitungsvertäubung die *Luftleitungsschwelle* um den Betrag dieser Differenz ab. Stimmt dagegen die Lautstärke des Knochenleitungsgeräusches mit der – wiederum unbekannten – Knochenleitungsschwelle überein, dann bleibt die Luftleitungsschwelle unverändert.

In der Praxis bereitet es Schwierigkeiten, ein Knochenleitungsgeräusch mit einigermaßen horizontalem Frequenzgang zu bilden. Wegen der Eigenheiten des Knochenhörers muß man sich viel-

mehr auf Kalibrierkurven aus Selbstversuchen beziehen, so daß sich das zunächst einfach anmutende Verfahren doch als recht kompliziert erweist.

Eine Vorstellung von der Wirkung des Vertäubungsgeräusches auf *die jeweilige Hörschwelle* des gleichseitigen Ohres macht man sich am besten anhand der *schematischen* Darstellung in Abb. 9.**5**: Die Knochenleitung läge rechts bei 40 dB, links um 0 dB. Der Weber-Versuch weist nach links (blauer Pfeil). Der Knochenleitungshörer liegt am rechten Warzenfortsatz, das normalhörende linke Ohr wird über einen Luftleitungshörer vertäubt. Wird die Geräuschlautstärke links auf 30 dB eingestellt, so wird der Knochenleitungston weiter von rechts nach links herübergehört, denn die Knochenleitung links ist noch um 10 dB besser als rechts. Bei 40 dB Geräuschvertäubung links bestünde Seitengleichheit für die Hörschwelle, bei 50 dB Geräusch links wäre das rechte Ohr jetzt das bessere, das linke Ohr wäre durch das Geräusch „50 dB schwerhörig", der Knochenleitungston würde nun rechts wahrgenommen (roter Pfeil). Eine weitere Steigerung der Geräuschlautstärke bringt zunächst keine Änderung, die Knochenleitungsschwelle rechts kann jetzt gemessen werden. Erst bei noch größerer Vertäubung links, nämlich > 50 dB über der Knochenleitungsschwelle rechts, kommt es zur Übervertäubung, also zur Beeinträchtigung auch der Knochenleitungsschwelle *rechts*.

Grundsätzlich gilt: Solange mit ≤ 50 dB Geräusch (in Luftleitung) vertäubt wird, trifft man nur das knochenleitungsbessere Ohr; erst wenn die Vertäubungslautstärke auf mehr als 50–60 dB über die Knochenleitungsschwelle hinausgeht, läuft man Gefahr, auch auf das schlechtere Gegenohr unmittelbar einzuwirken, also *über*zuvertäuben.

> Oberhalb dieser Überhörwerte (vgl. Abb. 9.**2**) würde deshalb nicht nur das vertäubte Ohr von der Prüfung „ausgeschaltet", sondern zusätzlich auch das zu messende Ohr beeinträchtigt. Man darf also nicht beliebige Lautstärken für die Vertäubung des besseren Ohres anwenden.

Diese Regel verdeutlicht zugleich, von welch grundsätzlicher Bedeutung für die Schwellenmessung es ist, die Überhörwerte zu kennen

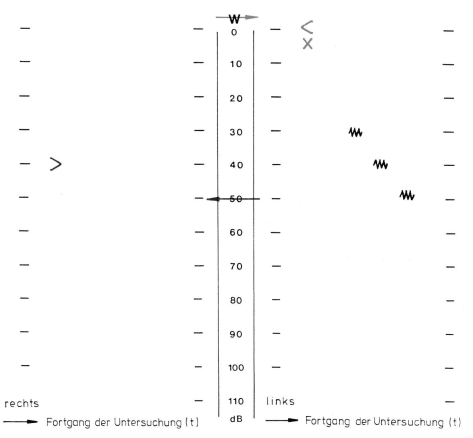

Abb. 9.5 Schematische Darstellung der Vertäubungswirkung für eine beliebige Frequenz. Abszisse hier: Untersuchungsfortgang. Linkes Ohr normal. Rechts sei die – ohne Vertäubung nicht bestimmbare – Knochenleitungsschwelle bei 40 dB angenommen. Ohne Vertäubung links wird der Knochenleitungston von rechts nach links herübergehört (→), auch noch bei 30 dB Geräuschvertäubung links. Bei einem 40-dB-Geräusch links (𝗪) wird das Herüberhören nach links unsicher, bei einem 50-dB-Geräusch ist die Knochenleitung *rechts* die bessere, der Knochenton wird jetzt rechts wahrgenommen (←)

und für die Werte der Befunde zu berücksichtigen.

Für die *tatsächlich wirksame* Vertäubung gilt die *Luftleitungsschwelle* des Vertäubungsohres als Bezugspunkt. Bei gleichen Werten für Luftleitung und Knochenleitung erreicht ein 50 dB lauteres Vertäubungsgeräusch das gleichseitige Innenohr mit einer Intensität von 50 dB SL; bei einer Knochenleitungs-Luftleitungs-Differenz aber von z. B. 45 dB gelangen von den 50 dB des Vertäubungsgeräusches nur 5 dB an das Innenohr. Deshalb macht ein solcher „totaler Schalleitungsblock" insofern Schwierigkeiten bei der Vertäubung, als der Spielraum zwischen genügender Vertäubung und möglicher Übervertäubung sehr klein ist. Die Vertäubung in

Luftleitung kann eben nur in dem Maße wirksam werden, als die *Luftleitungsschwelle* überschritten wird. Liegt diese aber, wie beim totalen Schalleitungsblock, um 40–50 dB schlechter als die Knochenleitung, so kann bei gerade erst wirksamer Vertäubung beinahe schon die maximal zulässige Vertäubung erreicht sein; allerdings sind derartige Fälle recht selten.

Eine genaue Analyse der Hörstörung kann unmöglich werden, wenn solche Patienten außerdem noch ungenaue Angaben machen und nicht sicher lateralisieren können. Eventuell muß man sich mit der Feststellung begnügen, daß die Knochenleitung des schlechteren Ohres „schlecht" ist und für hörverbessernde Operationen die „Kochleareser-

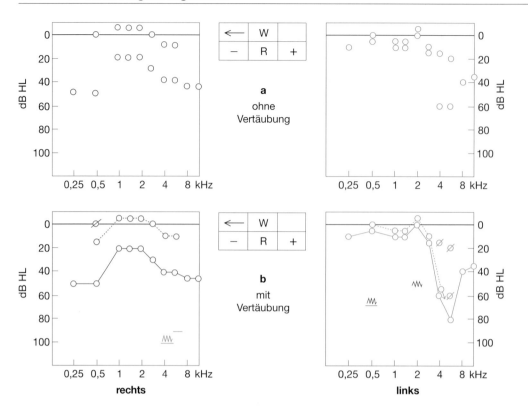

Abb. 9.6 a u. b Praktisches Vorgehen bei der Schwellenmessung und bei der Frage der Vertäubung. Für jeden einzelnen Meßpunkt prüft man dort, wo die Knochenleitungs-Luftleitungs-Differenz ≥ 15 dB beträgt, ob diese Knochenleitung die bessere ist und ob die Luftleitung um ≥ 50 dB unter der Knochenleitung der Gegenseite liegt. Im angeführten Beispiel gilt dies links für Knochenleitung 4000 Hz und 6000 Hz und auch für Luftleitung 4000 und 6000 Hz (a). Bei entsprechender Vertäubung „rutschen" links die scheinbaren Knochenleitungsschwellen bis an die Luftleitung ab, der Knochenleitungswert bei 6000 Hz bis unter die Meßgrenze; die Luftleitung für 6000 Hz ist um 15 dB abgerutscht, für 4000 Hz nicht. Rechts ist der Knochenleitungswert für 500 Hz um 15 dB „abgerutscht", der KL-Wert für 2000 Hz sowie der Luftleitungswert für 500 Hz bis ~ 60 dB Vertäubung sind konstant geblieben (b)

ve" wohl kaum noch ausreicht; der genaue Schwellenverlauf bleibt ungewiß.

Gelegentlich hat man den Eindruck, daß das zu messende Ohr schon beeinträchtigt wird, wenn nach den gültigen Regeln eigentlich noch nicht übervertäubt sein könnte. Wegen dieser Fälle empfahl Langenbeck, die Hörschwelle immer zuerst in Knochenleitung zu messen und hier wieder die des besseren *Innenohres*. Diese theoretisch richtige Empfehlung stößt in der Praxis auf Schwierigkeiten. Zum einen gibt der Weber-Versuch nicht in jedem Falle Auskunft über das bessere *Innenohr*, zum anderen ist die Luftleitungsmessung dem Patienten vertrauter als das Aufsuchen der Knochenleitungsschwelle.

Praktisches Vorgehen

Die Hörschwelle war in Luftleitung und dann in Knochenleitung beidseits gemessen worden, *ohne zunächst nach der Notwendigkeit einer Vertäubung zu fragen*. Der Patient hatte die Schwellenwerte angegeben, die er *auf dem gerade geprüften Ohr* hörte; glaubte er, sie im Gegenohr zu empfinden, dann wurde der Schwellenpunkt trotzdem auf der geprüften Seite eingezeichnet. Die so entstandenen Punktreihen – die obere für Knochenleitung, die untere für Luftleitung – werden Frequenz für Frequenz nach der Möglichkeit des Überhörens abgesucht.

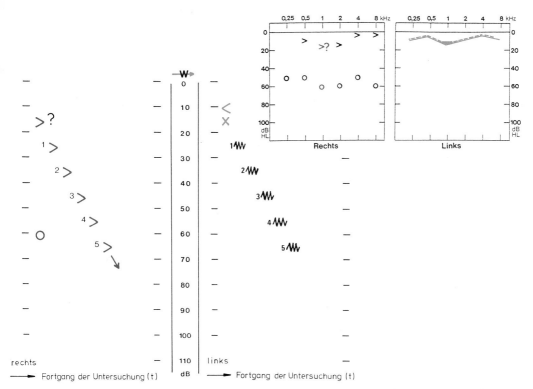

Abb. 9.7 Vertäubungsbeispiel 1, gewählt hier für 1000 Hz rechts. Abszisse: Untersuchungsfortgang. Links Knochen- und Luftleitung normal, rechts Knochenleitung 5 dB unter Knochenleitung links, Knochenleitungs-Luftleitungs-Differenz rechts von 45 dB? Bei +10 dB Vertäubung links sinkt die Knochenleitung rechts um den gleichen Betrag ab, auch bei +20, +30, +40 und +50 dB; damit gerät die Knochenleitung rechts in den Bereich jenseits der Meßgrenze: wahrscheinlich Taubheit rechts. In diesen Fällen kann die Impedanzmessung mit Tympanogramm und Stapediusreflexschwelle gute Dienste leisten: Wenn rechts tatsächlich eine Mittelohrschwerhörigkeit vorläge, dürfte der Stapediusreflex hier nicht registrierbar sein

Dabei werden Knochenleitung *und Luftleitung* jeweils mit der *Knochenleitung des Gegenohres* verglichen. Wo die Knochenleitung nicht besser ist als die des Gegenohres, kann übergehört worden sein; und wo *außerdem* auf dieser Seite eine Knochenleitungs-Luftleitungs-Differenz von 15 dB oder mehr besteht, muß vertäubt werden.

Statt der scheinbaren Mittelohrschwerhörigkeit (Knochenleitungs-Luftleitungs-Differenz ≥ 15 dB) ergibt sich möglicherweise in Wahrheit das Bild einer Innenohrschwerhörigkeit, wenn nämlich die Knochenleitung während der Vertäubung bis zur Luftleitung „abrutscht". Da die Knochenleitung auf dem bes-seren Ohr eventuell um 5 dB zu schlecht und auf dem schlechteren Ohr um 5 dB zu gut angegeben (also gemessen und notiert) wurde, kann die Knochenleitungsdifferenz zum Gegenohr auch kleiner als 10 dB und in Knochenleitung trotzdem übergehört worden sein. Dann genügt allein die fragliche Mittelohrkomponente, also eine gleichseitige Knochenleitungs-Luftleitungs-Differenz von 15 dB oder mehr, um den Knochenleitungswert mit Vertäubung kontrollieren zu müssen (Abb. 9.**6 a** u. **b**).

In der Luftleitung ist eine Vertäubung angezeigt, wenn die Differenz *zur Knochenleitung des Gegenohres* 50 dB oder mehr beträgt.

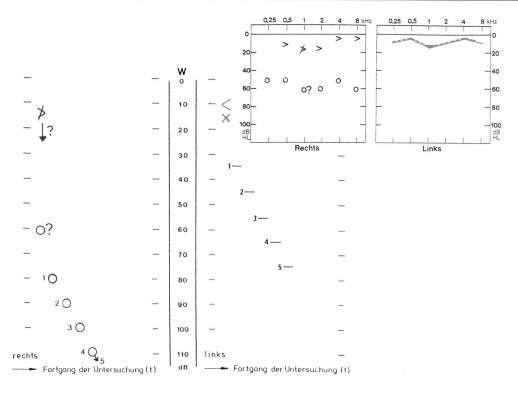

Abb. 9.8 Vertäubungsbeispiel 2. Links Knochenleitung und Luftleitung normal. rechts Luftleitung 50 dB unter Knochenleitung links? Vergleiche Vertäubungsbeispiel 1, Abb. 9.7! Bei +20 dB Vertäubung links sinkt die Luftleitung um den gleichen Betrag ab, auch bei +30, +40 und +50 dB; bei +60 dB Vertäubung ist die Luftleitung rechts unter die Meßgrenze geraten: Taubheit rechts. Da der scheinbare Schwellenwert unter die Meßgrenze „abgerutscht" ist, wird das zugehörige Vertäubungsgeräusch nicht eingetragen

Anleitung zur Vertäubung

Knochenleitungstöne können auf dem Gegenohr gehört werden, ggf. ohne jeden Überleitungsverlust.

Wann wird vertäubt?
Wenn auf dem Meßohr eine Knochenleitungs-Luftleitungs-Differenz von ≥ 15 dB besteht und wenn die Knochenleitung auf diesem Ohr nicht die deutlich bessere ist (ca. 10 dB).
    Vertäubt wird das Ohr mit der besseren Knochenleitung.

Luftleitungstöne werden erst mit einem Überleitungsverlust von ~50 dB vom Gegenohr wahrgenommen. Das Überhören geschieht auch hier über Knochenleitung.

Wann wird vertäubt?
Wenn die Luftleitung um 50 dB oder mehr unter der Knochenleitung des Gegenohres liegt.
    Vertäubt wird das Gegenohr.

Wie wird vertäubt?
Die Vertäubung von Luft- und Knochenleitung geschieht über Luftleitungshörer, heute allgemein mit Schmalbandrauschen.

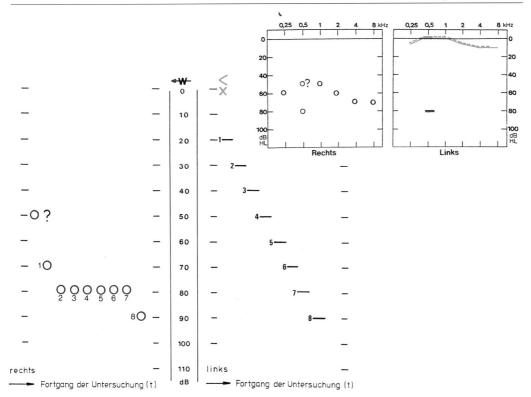

Abb. 9.9 Vertäubungsbeispiel 3. Links Knochenleitung und Luftleitung normal, rechts bei 500 Hz Luftleitung 55 dB unter Knochenleitung links. Weber nach rechts lateralisiert. Knochenleitung vgl. Beispiel 4, Abb. 9.10.

Vertäubung links mit 20 dB über der Luftleitungsschwelle links beginnend, die Luftleitung rechts sinkt daraufhin um den gleichen Betrag ab, ebenso bei +30 dB. Ab +40 bis +80 dB bleibt die Luftleitung rechts auf dem gleichen – wahren – Wert stehen. Bei +90 dB Rauschen links rutscht sie rechts weiter ab, weil übervertäubt, d. h. die Differenz zwischen Vertäubungsgeräusch (90 dB) und der wahrscheinlich bei 30 dB liegenden Knochenleitung des Meßohres mehr als 50 dB beträgt.
Einzutragende Vertäubungslautstärke: 80 dB (—)

Bei der *gleitenden* Vertäubung wird das Geräusch immer dann wieder erhöht, wenn der Ton noch gehört wurde, und zwar so lange um jeweils 10 dB erhöht, bis sich die Schwelle des Prüfohres trotz weiterer Erhöhung des Rauschens stabilisiert. Für die Vertäubung der Knochenleitung beginnt man mit Geräuschlautstärken 10 dB über der Luftleitung, für die Luftleitungsvertäubung 20 dB über der Luftleitung des Gegenohres.

Als Vertäubungsgeräusch wird die Lautstärke notiert, bei der der Ton auf dem Prüfohr gerade noch schneller schwellenhaft gehört wird, bevor er wegen Übervertäubens abrutscht, und zwar die Luftleitung mit –, die Knochenleitung mit **W**, jeweils auf der Seite des vertäubten Ohres, aber mit der Farbe des gemessenen Ohres!

Die Gefahr des Übervertäubens besteht, sobald die Differenz des Vertäubungsgeräusches zur jeweiligen Knochenleitung des Gegenohres mehr als 50 dB beträgt. Deshalb auch beginnt man bei der gleitenden Vertäubung mit möglichst geringen Geräuschlautstärken und erreicht dadurch zugleich, daß der Patient sich langsam an den Vorgang des Vertäubens gewöhnt.

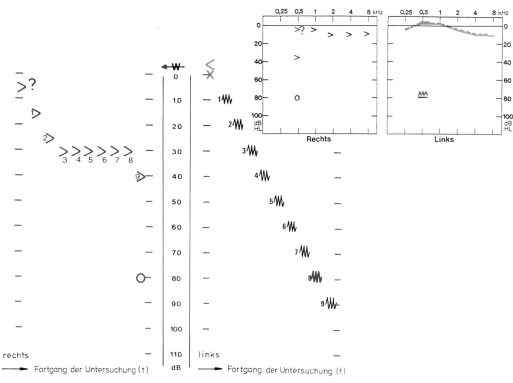

Abb. 9.10 Vertäubungsbeispiel 4. Links Knochenleitung und Luftleitung normal, rechts war für 500 Hz die Luftleitung bei Vertäubung (vgl. Beispiel 3) auf 80 dB abgerutscht.
Knochenleitungs-Luftleitungs-Differenz rechts mehr als 15 dB und Knochenleitung rechts 10 dB schlechter als links. Bei Vertäubung links mit nur 10 dB über der Luftleitung sinkt die Knochenleitung rechts um den gleichen Betrag ab, ebenso bei +20 dB Vertäubung links. Bei +30 dB bleibt die Knochenleitung auf dem gleichen – wahren – Wert stehen. Bei +90 dB Vertäubung rechts rutscht sie weiter ab, weil übervertäubt wird.
Einzutragende Vertäubungslautstärke: 80 dB (〰)

Die Frage einer notwendigen Vertäubung muß für jeden Meßpunkt, also in jeder Frequenz für Knochenleitung und Luftleitung gesondert gestellt werden; sie darf nicht nur lauten: „Wann muß vertäubt werden?", sondern auch: „Wo, in welcher Frequenz muß vertäubt werden?" Dabei zeigt sich eventuell auch, daß *beide* Ohren vertäubt werden müssen, in einzelnen Frequenzen das rechte, in anderen das linke oder in Knochenleitung das eine, in Luftleitung das andere!

Für die Vertäubung haben sich die von Langenbeck aufgestellten Richtlinien bewährt; sie verlangen eine gezielte Ausrichtung auf den Einzelfall und lassen sich sehr gut auf das praktische Vorgehen der *gleitenden Vertäubung* anwenden. Im Folgenden seien die Vertäubungsregeln zusammengefaßt, das praktische Vorgehen sei anhand von Beispielen erläutert (Abb. 9.7–9.11).*

Fünf Beispiele sollen die Möglichkeit des Überhörens, die Notwendigkeit der Vertäubung und das dazu geeignete Vorgehen verdeutlichen – jeweils für eine ausgewählte Frequenz (Abb. 9.7–9.11).

Literatur

Jerger, J. F., T. W. Tilman: A new method for the clinical determination of sensorineural acuity level (SAL). Arch. Otolaryngol. 71 (1960) 1948
Langenbeck, B.: Lehrbuch der praktischen Audiometrie, 3. Aufl. Thieme, Stuttgart 1963
Rainville, M. J.: Nouvelle methode d'assourdissement pour le relevé des courbes de conduction osseuse. J. franç. Otorhino-laryngol. 4 (1955) 851–858

---

* Vertäubungsregeln für die Sprachaudiometrie s. Kapitel 13

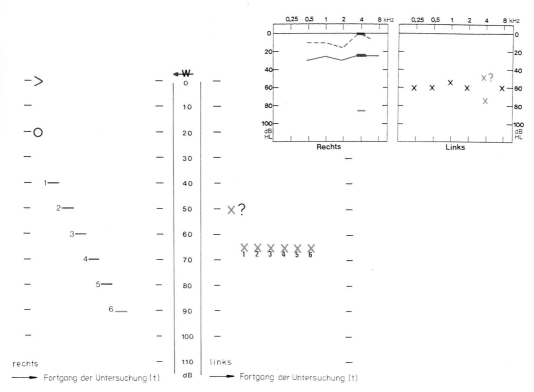

Abb. 9.11 Vertäubungsbeispiel 5. Rechts Knochenleitungs-Luftleitungs-Differenz von 20 dB – z. B. für 4000 Hz –, links Luftleitung 50 dB unter Knochenleitung rechts. Weber nach rechts lateralisiert.

Bei Vertäubung rechts mit 20 dB über der Luftleitungsschwelle sinkt die Luftleitung links ebenfalls um 20 dB ab, bei +30 dB bis +70 dB bleibt die Luftleitung auf dem gleichen – wahren – Wert stehen. Einzutragende Vertäubungslautstärke: 90 dB (— blau). Man hätte hier das Vertäubungsgeräusch noch weiter erhöhen können, aber 90 dB sind ausreichend, da sich der Schwellenwert sechsmal stabilisiert hatte. Die Knochenleitung links entspricht sicher nicht der Norm; sie muß deutlich schlechter liegen, weil die Knochenleitungs-Luftleitungs-Differenz auf der linken Seite nicht mehr als 50 dB betragen kann und zum anderen, weil die Luftleitung links bis zu 90 dB Vertäubungsgeräusch rechts konstant blieb

10. Impedanzmessung

E. Lehnhardt

▰▰▰ Ergänzungstests zur Mittelohr-diagnostik

Das Erkennen einer Störung der Schallzuleitung *zum* Mittelohr oder der *Schalleitung im Mittelohr* stützte sich in den ersten 3 Jahrzehnten der Audiometrie im wesentlichen auf die Feststellung einer Knochenleitungs-Luftleitungs-(KL-LL-)Differenz. Früher übliche und damals wertvolle zusätzliche Tests sind heute nur von Interesse für das Verständnis der Funktionsbehinderung im Mittelohr.

Der **Gehörgangsverschluß**, z. B. durch Einpressen des Tragus, koppelt die Luftsäule im äußeren Gehörgang fester an die Schalleitungskette an (physiologischer Weber- oder Bing-Test). Dadurch kommt es im Tieftonbereich zu einer Verbesserung der osteotympanalen Knochenleitungskomponente und zugleich zu einem Knochenleitungshörgewinn von ~ 10–20 dB bis 1000 Hz. Die Verbesserung der Knochenleitung bei Gehörgangsverschluß spricht für das Funktionieren der Luftleitung; das Ausbleiben des Effekts zeigt an, daß die Luftleitung im Mittelohr unterbrochen bzw. behindert ist. Bei einer KL-LL-Differenz also muß, wenn sie einer Mittelohrstörung entspricht, bei Druck auf den Tragus die *Knochenleitungsverbesserung* im Tieftonbereich ausbleiben.

Überdruck im äußeren Gehörgang (**Gellé-Versuch**) bewirkt eine Versteifung der Schalleitungskette und damit eine Erhöhung der Eigenfrequenz, d. h. eine Amplitudendämpfung im Tieftonbereich. Da der Gehörgang zwangsläufig verschlossen werden muß, hätte sich bei Normaldruck die Knochenleitung bis 1000 Hz verbessert. Mit dem Überdruck nimmt die Knochenleitung jedoch in dem Maße ab, in dem das Mittelohr wegen der zunehmenden Versteifung seiner Aufgabe der Schalldrucktransformation nicht mehr gerecht werden kann. Bei extremen Überdrucken (> 1000 mm H₂O) erstreckt sich die Knochenleitungsverschlechterung bis über 2000 Hz hinaus, kann also der Carhart-Mulde ähneln, obwohl das gleiche Bild hier nicht durch Versteifung des Steigbügelringbandes entsteht, sondern durch Anspannung des Trommelfells (v. Békésy 1936).

Bei Stapesfixation tritt die Hörverschlechterung nur in Luftleitung auf, während in Knochenleitung die Hörschwelle unverändert bleibt (Gellé negativ). Das normal funktionierende Mittelohr aber wird durch Überdruck sowohl in Knochenleitung wie in Luftleitung behindert (Gellé positiv); entscheidend für die Diagnose Stapesankylose also *nur das Ergebnis in Knochenleitung*! Trotzdem sollte man auch in Luftleitung untersuchen, um dem Otosklerotiker zu demonstrieren, wie in Luftleitung der Ton neben der Druckänderung leiser wird, in Knochenleitung jedoch unverändert hörbar bleibt.

Hinweise auf eine Stapesfixation bietet auch die sog. **Stirngeräuschschwelle** (Kietz u. Zangemeister 1953). Da das Mittelohr bei Stapesankylose weitgehend blockiert ist, Luftschall das Mittelohr also nicht mehr passieren kann, wird das Geräusch eines *Luftleitungshörers* nur insoweit zum Innenohr gelangen, als es in Knochenleitung übergeht. Dann kann auch kein Unterschied darin bestehen, ob der *Luftleitungshörer* auf das Ohr oder auf die Stirn gesetzt wird, die *Stirngeräuschschwelle* wird also nicht wesentlich ungünstiger liegen als die Geräuschschwelle am Ohr. Mit anderen Worten: Je fortgeschrittener die Stapesfixation ist, um so mehr stimmt die Stirngeräuschschwelle mit der am Ohr gefundenen Geräuschschwelle überein – *beide gemessen in Luftleitung*. Der Test ist sehr einfach; Rückschlüsse über die Art der Mittelohrblockade sind natürlich nur unter Wertung auch des Trommelfellbefundes und der Tubenfunktion erlaubt.

▰▰▰ Physikalische Vorbemerkungen zur Impedanzmessung des Mittelohres

Die Impedanzmessung gehört heute zu den integrierten Untersuchungstechniken der Audiometrie. So sollte eine *fragliche Mittelohr-* oder eine *kombinierte Schwerhörigkeit in jedem Falle Anlaß* sein, die Realität der Knochenleitungs-Luftleitungs-Differenz *anhand der Impedanzmessung zu überprüfen, zumal sich damit oft auch Fragen der Vertäubung* klären. Auch die Tubenfunktionsstörung durch kindliche Adenoide läßt sich am zuverlässigsten mit Hilfe der Impedanzmessung erfassen. Bei den überschwelligen Tests nimmt die Impedanzmessung einen vorrangigen Platz ein, zum Ausschluß eines Akustikusneurinoms ist sie unentbehrlich. Die Methode, das Vorgehen im einzelnen und die vielen aus den Befunden sich herleitenden Ergebnisse sind inzwischen so vielseitig geworden, daß es eines eingehenden Studiums der Materie und eigener praktischer Erfahrungen bedarf, um den vollen diagnostischen Wert des Verfahrens ausschöpfen zu können.

Trifft die Schallwelle auf das Trommelfell, so wird ein Teil ihrer Energie absorbiert und über das Mittelohr dem Innenohr zugeleitet; der andere Teil wird reflektiert. Die Amplitude beider Anteile und ihre gegenseitigen Phasenbeziehungen sind abhängig vom akustischen Widerstand (= Impedanz) des Trommelfells und des Mittelohres einschließlich der pneumatischen Räume. Die Impedanz ist eine komplexe Größe, deren reale Komponenten durch den Reibungswiderstand (Resistanz) und deren imaginäre Komponente durch den Blindwiderstand (Reaktanz) gebildet werden. Die Reaktanz wird von der Masse und der Steifheit des Systems bestimmt; beide Größen wirken gegensinnig zueinander. Der Kehrwert der Steifheit, also die Nachgiebigkeit des Trommelfells, wird als Compliance bezeichnet.

Ein simpler Vergleich: Von der harten Glasfläche z. B. des Fensters wird der größte Teil der auftreffenden Sprache zurückgeworfen, die Stimme klingt „widerhallend". Werden die Gardinen vor das Fenster gezogen, so schlucken sie einen Teil des Schalls, die Stimme wirkt natürlich. Das Trommelfell absorbiert – wie der Vorhang – normalerweise viel Schallenergie, um sie ans Innenohr weiterleiten zu können, es ist schallweich. Soll aber zum Schutze des Innenohres die Eigenresonanz von Trommelfell und Gehörknöchelchenkette erhöht werden, dann muß das Trommelfell schallhart werden wie die Fensterscheibe, um einen größeren Teil zurückwerfen zu können, der akustische Widerstand (Impedanz) soll größer werden. Dies geschieht durch reflektorische Versteifung des Trommelfells bzw. der Gehörknöchelchenkette.

▓▓▓ Klinische Anwendung der Impedanzmessung

Die Impedanzmessung des Mittelohres geht zurück auf Metz (1946, 1952); er benutzte die *physikalisch*-akustische Meßbrücke von Schuster (1934) und konnte damit anhand der *Impedanzänderung* schon wesentliche Erkenntnisse über die Funktion der Mittelohrmuskeln und der Tube erarbeiten. Ebenfalls nach dem Prinzip der Meßbrücke arbeitet die von Zwislocki (1957) konstruierte Apparatur, mit der nicht nur die *Impedanzänderung*, sondern auch die absolute Größe der Impedanz gemessen wird. Heute sind Geräte im Gebrauch, die dem Prinzip der *elektro*-akustischen Meßbrücke von Terkildsen u. Scott-Nielsen (1959) folgen; sie erlauben die Messung sowohl der statischen Impedanz als auch der Impedanzänderung (Abb. 10.1). Inzwischen bietet die Industrie auch Geräte an, die weitgehend automatisch messen und registrieren; sie sind zur orientierenden Untersuchung geeignet, jedoch kaum für eine sinnreiche audiometrische Differentialdiagnose. Auch in den aufwendigeren Geräten sind die einzelnen Funktionen und Schritte kaum noch zu erkennen. Trotzdem schien es angebracht, das System der Impedanzmessung hier im Grundsätzlichen zu schildern.

Der Gehörgang wird luftdicht mit einer Meßsonde verschlossen, die drei Schlauchleitungen enthält:
➤ Eine leitet den Sondenton in den Gehörgang,
➤ die andere führt von einem Mikrophon zurück zum Meßinstrument und
➤ die dritte baut mittels einer Pumpe definierte Über- und Unterdrücke im Gehörgang auf.

Als Frequenz für den Sondenton verwendet man allgemein 220 Hz, für bestimmte Fragestellungen auch 660 oder 800 Hz. Das Mikrophon fängt den vom Mittelohr reflektierten Anteil des Sondentons auf. Die Ausgangsspannung des Mikrophons wird gleichgerichtet und in einer Brückenschaltung mit der Referenzspannung abgeglichen, deren Schallpegel konstant bei 65 (oder 55) dB HL = 95 (bzw. 85) dB SPL liegt. Dazu muß der Sondenton am regelbaren Verstärker so weit heraufgeregelt werden, daß auch im Gehörgang der Schallpegel 65 (bzw. 55) dB HL beträgt. Je schallhärter das Trommelfell ist, um so mehr Schallenergie baut sich im äußeren Gehörgang auf; insofern gibt die Reglerstellung am Verstärker Auskunft zugleich über die Compliance des Trommelfells. Nimmt die Nachgiebigkeit (= Compliance) des Trommelfells ab, z. B.

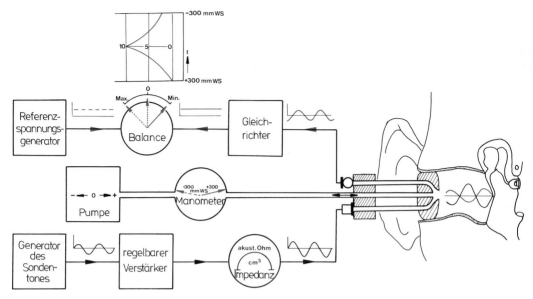

Abb. 10.1 Schematische Darstellung der Tympanometrie. Der Sondenton wird mit Hilfe des Lautstärkereglers in Empfindlichkeitsstufe 1 auf eine minimale Compliance (= maximale Impedanz) eingeregelt – und dies bei einem Überdruck im Gehörgang von plus 300 mm Wassersäule (WS). Die Compliance des Trommelfells bzw. Mittelohres ist dann ablesbar in akustischem Ohm obder in entsprechendem Volumen gemessen in cm³. Das Einregeln der Compliance geschieht über eine Brückenschaltung zwischen dem vom Trommelfell reflektierten und gleichgerichteten Ton und einer Referenzspannung, erkennbar am Balance-Anzeigerät. Von diesem Gleichgewicht ausgehend wird nun der Druck mittels der automatischen Pumpe über Null zu –300 mm WS kontinuierlich geändert. Dabei passiert die Compliance ihr Maximum, um im Unterdruck wieder ein „annäherndes" Minimum zu erreichen

durch die Kontraktion des M. stapedius, dann schlägt der Zeiger des Balance-Instruments von Null weg zur einen Seite hin aus und bei Erschlaffung des Muskels zur anderen Seite.

Auch durch Druckdifferenzen zwischen Gehörgang und Mittelohr wird die Compliance des Trommelfells beeinträchtigt; sie ist am größten bei Druckgleichheit. Die Compliance wird gemessen in akustischen Ohm- oder in Compliance-Einheiten (*entsprechend* cm³ Luft). Sie läßt sich bestimmen als statischer Wert, also als Compliance des Mittelohres, ohne daß ein zusätzlicher Parameter verändert wird. Hierzu muß die Compliance des vorgespannten – schallharten – Trommelfells verglichen werden mit der bei Druckgleichheit, also im Zustand maximaler Compliance. Hat sich für das vorgespannte Trommelfell – bei +200 mm WS – z. B. eine Compliance von 1,2 cm³ ergeben und im Druckgleichgewicht eine solche von 1,7 cm³, dann gibt die Differenz Auskunft über die Compliance des Trommelfells, also 0,5 cm³ entsprechend 2000 akustischen Ohm.

Oder man ändert – bei konstantem Druck – die Frequenz des Testtones (gepulst, 125 ms,

4 Hz Folgerate, 50–4000 Hz; dann läßt sich die Resonanzfrequenz des Mittelohres bestimmen, die ihrerseits diagnostische Rückschlüsse auf pathologische Veränderungen erlaubt. So liegt die Resonanzfrequenz bei Otosklerose-Patienten um 1200–1300 Hz, also deutlich höher als normal (~ 1000 Hz). Nach der Stapesplastik sinkt die Resonanzfrequenz auf ~ 800 Hz und damit noch unter den Wert bei Unterbrechung der Knöchelchenkette mit ~ 900 Hz (Valvik u. Mitarb. 1994, Prihodova u. Mitarb. 1992).

Das Vorgehen ist offensichtlich aussagefähig, bedarf aber eines speziellen Gerätes und hat deshalb keine Verbreitung gefunden.

Tympanometrie

Sie stellt eine *indirekte* Tubenfunktionsprüfung dar, indem sie die Auswirkungen mangelnder Paukenbelüftung registriert, nämlich den Unterdruck, der als Folge unzureichender

Tubenöffnung entsteht, oder eine Flüssigkeitsansammlung im Mittelohr.

Für die Tympanometrie geht man von der Erkenntnis aus, daß der Mittelohrdruck bei normaler Tubenfunktion dem der Atmosphäre und damit auch dem im äußeren Gehörgang entspricht; die Druckdifferenz „vor" zu „hinter" dem Trommelfell ist also normalerweise gleich Null. Bei unregelmäßiger oder unvollständiger Öffnung der Eustachio-Röhre aber entsteht in der Paukenhöhle ein Unterdruck, der jedoch als pathologisch erst zu werten ist, wenn er −100 mm Wassersäule (WS) übersteigt. *Überdrücke* im Mittelohr sind nur ausnahmsweise zu beobachten, sie haben keinen Krankheitswert, zumal sie sich zumeist nur passager aufbauen, nämlich unmittelbar nach starkem Schneuzen oder habituellem Valsalva-Versuch.

Hält ein Unterdruck von mehr als minus 100 mm WS länger an, dann reagiert die Schleimhaut der Paukenhöhle mit der Sekretion eines wäßrigen oder schleimigen Exsudats: Serotympanon oder Mukotympanon. Damit verschlechtert sich die Nachgiebigkeit (Compliance) des Trommelfells, ein Befund, der sich besonders deutlich während dynamischer Druckänderungen im äußeren Gehörgang darstellt.

Bei Unterdruck im Mittelohr *ohne Paukenerguß* läßt sich die normale Schwingungsfähigkeit wieder herstellen entweder durch Belüftung via Eustachio-Röhre oder aber durch Bildung eines gleichen *Unterdrucks* im äußeren Gehörgang. Herrscht im Mittelohr beispielsweise ein Unterdruck von −200 mm WS, so ist dieser durch einen Unterdruck im äußeren Gehörgang von ebenfalls −200 mm WS kompensierbar, Trommelfell und Gehörknöchelchen können wieder optimal schwingen, die Compliance ist wieder am höchsten. Da zunächst nicht bekannt ist, welchen Ausmaßes der Unterdruck am Mittelohr ist und ob überhaupt einer besteht, muß man den Druck im äußeren Gehörgang fortlaufend von einem bestimmten *Überdruck* zu einem entsprechenden *Unterdruck* ändern, um innerhalb dieses Bereichs die maximale Nachgiebigkeit des Trommelfells zu finden.

Praktisches Vorgehen

Zur Tympanometrie wird zunächst der Druck im äußeren Gehörgang heraufgeregelt (auf +200 oder +300 mm WS). Er muß dabei konstant bleiben, d.h. es muß eine Undichtigkeit des Gehörgangsverschlusses ausgeschlossen sein. In diesem Zustand ist das Trommelfell durch den Überdruck versteift, die Compliance muß deshalb auf ihr Minimum eingestellt werden, ablesbar am Balance-Meter. *Man beginnt mit einem Überdruck* (vgl. auch Harford 1980), um einen bislang übersehenen Trommelfelldefekt spätestens hier zu erkennen; der Überdruck würde sich dann durch den Defekt hindurch und durch die Tube ausgleichen: *„Tubensprengung"*. Außerdem könnte sich ein nicht fester Sitz des Sondenstöpsels bei Überdruck eher bemerkbar machen als bei Unterdruck. Haben sich also das Trommelfell als geschlossen und der Gehörgangsabschluß als dicht erwiesen, wird nun der Druck fortlaufend von +300 mm WS über Null auf −300 mm WS geändert. Bei Normaldruck in der Pauke erreicht die Compliance im Nulldurchgang ihr Maximum und bei −300 mm WS wieder annähernd ihr Minimum (vgl. Abb. 10.**1**). Herrscht in der Pauke ein Unterdruck, dann wird sich die maximale Compliance bei einem entsprechenden Unterdruck einstellen – eben bei Druckgleichheit. Viele Impedanzgeräte sind inzwischen derart automatisiert, daß auch die hier geschilderten Schritte nicht mehr vom Untersucher getätigt bzw. beachtet werden müssen, sondern daß sie ohne sein Tun selbsttätig seitens des Gerätes geschehen.

Zum Einsetzen der Sonde sollte man die Ohrmuschel nach hinten oben ziehen, um so den Gehörgang zu strecken und die Sonde luftdicht plazieren zu können. Zerumen ist solange ohne Bedeutung, als es den Gehörgang nicht vollständig obturiert oder den Sondeneingang verstopft; ggf. würde es sich durch einen ungewöhnlich unruhigen Verlauf der Tympanogrammkurve kenntlich machen. Von Wasserresten allerdings, z.B. nach der Gleichgewichtsprüfung, sollte der Gehörgang frei sein; insbesondere im tympanomeatalen Winkel könnten sie die Nachgiebigkeit des Trommelfells beeinträchtigen.

Vor dem Tympanogramm sollte man den Patienten davon unterrichten, daß die Druckänderung eventuell unangenehm sein wird und daß für die spätere Reflexprüfung relativ laute Töne appliziert werden. Zerreißungen auch hauchdünner Trommelfellnarben haben wir nicht erlebt, jedenfalls nicht bei Unterdrücken bis −300 mm WS, solche bis zu −600 mm WS, wie sie mitunter empfohlen werden, halten wir für ungerechtfertigt.

Für das Verständnis der Tympanometrie muß man sich vergegenwärtigen, daß der akustische Widerstand des Trommelfells groß ist, solange nicht Druckgleichheit auf beiden Seiten des Trommelfells besteht; Druckgleichheit kann dabei für Normaldruck, für Unterdrücke und für Überdrücke im Mittelohr erzeugt werden. Die Unbekannte in dieser Gleichung ist der Druck im Mittelohr; er ist im Impedanzminimum (= Compliancemaximum) gleich dem apparativ vorgegebenen und deshalb ablesbaren Druck im äußeren Gehörgang.

Aus der Impedanz, registriert von +300 mm WS über Null bis −300 mm WS, ergibt sich eine Kurve, die für normale Drücke einen spitzen Gipfel im Nulldurchgang zeigt; er entspricht der maximalen Compliance, d. h. der minimalen Impedanz (Abb. 10.2 a). Umgekehrt ist die Nachgiebigkeit des Trommelfells am geringsten bei maximalem Überdruck und – wenn auch weniger ausgeprägt – bei maximalem Unterdruck. Der Gipfel ist um so niedriger, je mehr das Trommelfell versteift oder gedämpft ist, und er ist um so höher, je größer die Nachgiebigkeit ist. Bei narbig schlaffem oder abnorm beweglichem Trommelfell, beispielsweise bedingt durch einen Defekt des langen Amboßschenkels, kann der Zeigerausschlag so groß sein, daß der Gipfel nicht mitgeschrieben wird und daß sich deshalb ein Plateau zwischen aufsteigendem und abfallendem Schenkel der Kurve bildet: überhöhter Kurvengipfel (Abb. 10.2 b).

Bei Unterdrücken in der Pauke ohne Erguß ist das Compliancemaximum zu negativen Drücken hin verlagert; der Gipfel kann trotzdem deutlich ausgebildet sein. Je weiter er zum Unterdruck hin gelegen ist, um so flacher erscheint die tympanometrische Kurve, bis schließlich sich ein Gipfel nicht mehr darstellt (Abb. 10.2 c u. d). Das Ablesen des im Mittelohr herrschenden Unterdrucks richtet sich nach der verwendeten Registriertechnik; es kann vom Anzeigegerät her geschehen mit manueller Einzeichnung in einen Vordruck oder durch einen fortlaufenden bzw. einen xy-Schreiber. Je weniger deutlich der Gipfel ausgebildet ist, um so schwieriger ist das Umschlagen des Zeigers zu erkennen.

Die Abflachung der tympanometrischen Kurve zeigt also, daß die Pauke flüssigkeitsgefüllt, das Trommelfell extrem gedämpft oder narbig versteift ist. In beiden Fäl-

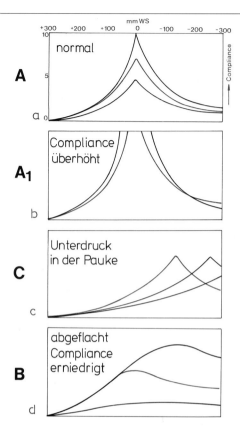

Abb. 10.**2 a–d** Zusammenstellung verschiedener Tympanogrammtypen: Nachgiebigkeit (Compliance) des Trommelfells über die Druckänderung im äußeren Gehörgang geschrieben. Die Kurvenspitze liegt bei Druckgleichheit zwischen Gehörgang und Mittelohr um 0 mm WS **(a)**. Ist das Trommelfell abnorm nachgiebig, z. B. durch dünne Narben oder Unterbrechung der Kette, so erscheint der obere Kurventeil abgeschnitten, weil die Compliance extrem groß ist **(b)**. Bei Unterdruck im Mittelohr ist das Compliancemaximum zu negativen Werten verschoben **(c)**. Dämpfung des Trommelfells durch einen Mittelohrerguß läßt den Compliancegipfel nicht mehr erkennbar werden, das Tympanogramm ist abgeflacht **(d)**. Am linken Abbildungsrand ist die Typeneinteilung nach Jerger u. Northern (1980) notiert, vgl. Abb. 10.4

len ist die Schwingungsfähigkeit des Trommelfells reduziert, und zwar weitgehend unabhängig vom Luftdruck, d. h. auch wenn der Druck *vor* und *hinter* dem Trommelfell gleich ist. Die reduzierte Nachgiebigkeit des Trommelfells kommt in dem insgesamt flachen Verlauf der Kurve zum Ausdruck. Je mehr neben dem Paukenerguß ein Unterdruck im Mittelohr herrscht, um so mehr ist der Unterdruckschenkel des Tympanogramms noch angehoben. Mit zunehmender Zähigkeit des Ergusses oder Versteifung des Trommelfells flacht sich die Kurve immer mehr ab, die Schwingungsfähigkeit des Mittelohres wird extrem gering. Selbst das Knochenleitungshören kann vorübergehend beeinträchtigt sein, weil hier der Paukeninhalt nicht nur das Trommelfell, sondern auch die Rundfenstermembran dämpft.

Schlaffe Narben im Trommelfell geben sich im Tympanogramm als Kurven mit sehr hohem Gipfel entsprechend einer extrem großen Compliance zu erkennen. Doppelgipfelige Kurven (W-Form; Liden u. Mitarb. 1970) sind nur sehr selten anzutreffen und sind ohne pathognomonische Aussagekraft. Eine extrem hohe Compliance im *Überdruckbereich* weist auf einen Valsalva-Abusus mit schlaffem, nach außen gewölbtem Trommelfell hin.

Das Tympanogramm gelingt nur, wenn – wie erwähnt – der Gehörgang luftdicht abschließt und wenn dieser Abschluß auch bei Über- oder Unterdrücken hält. Um dies zu gewährleisten, benutzt man verschieden starke Oliven. Nur selten kann man trotz aller Mühen den individuellen Gegebenheiten nicht gerecht werden und muß dann auf die Untersuchung verzichten. Für die Reinigung der Verschlußstopfen eignet sich ein kleines Ultraschallbad.

Die von der Industrie angebotenen Impedanzgeräte sind, gerade im Hinblick auf die Tympanometrie, zum Teil recht preiswert, insbesondere wenn man auf einen automatischen Schreiber verzichtet. Statt der Kalibrierung in akustischen Ohm wird von manchen die Compliance in cm³ angegeben, entsprechend dem Wert der Impedanz eines bestimmten Volumens. Der Umgang mit cm³ ist dem Arzt vertrauter als mit akustischem Ohm, die Ergebnisse beider Techniken sind die gleichen.

Auswertung des Tympanogramms

Für die Auswertung der Befunde genügt letztlich nur *ein* Wert, der sich aus den beiden Parametern des Diagramms – aus Compliance und Druck – ergibt; es ist die Höhe des Compliancemaximums (Ordinate) und dessen Lage auf der Druckskala (Abszisse). Je größer die Compliance ist *und* je näher ihr Maximum

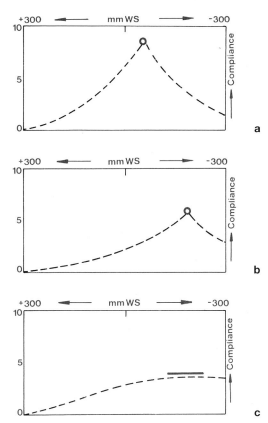

Abb. 10.**3 a–c** Aus den Werten der Compliance und des Mittelohrdrucks kann man auf den Kurvenverlauf des Tympanogramms zurückschließen. So spiegeln Compliance = 8, Mittelohrdruck –70 mm WS einen Normalbefund wider **(b)**, Compliance = 4, Mittelohrdruck –250 mm WS einen extremen Unterdruck **(b)** und Compliance ≈ 4, Mittelohrdruck nicht ablesbar ein Serotympanon **(c)**. Für die Beschreibung des Tympanogramms genügen also die jeweils genannten beiden Daten, ein Papierausdruck wäre nicht notwendig

dem Nullpunkt liegt, um so mehr entspricht die Tubenfunktion der Norm (Abb. 10.**3 a–c**). Bei gestörter Mittelohrbelüftung ist das Compliancemaximum unterschiedlich weit zu pathologischen Unterdrücken verschoben. Ein Sero- oder Mukotympanon ist anzunehmen, wenn anstelle des abrupten Umschlagens des Zeigers das Beharren auf einem niedrigen Complianceniveau zu erkennen ist; dann nämlich würde sich tympanometrisch eine flache Kurve ohne spitzen Gipfel ergeben haben. Insofern ist es für die Praxis ausreichend, das Compliancemaximum zu notieren und dieses in Beziehung zu setzen zum zugehörigen Druck bzw. Unterdruck. Zeichnet man diesen Punkt oder Strich gedanklich in ein Diagramm aus Druck und Compliance ein, dann läßt sich die tympanometrische Kurve unschwer nachvollziehen, ohne Gefahr zu laufen, Wesentliches übersehen zu haben.

Für die *diagnostische Wertung* reicht also die Angabe des Mittelohrdrucks (P) in mm WS und die zugehörige maximale Compliance. Diese beiden Daten geben – ins Audiogramm eingetragen – erschöpfende Auskunft über das Gesamtbild des Tympanogramms, und sie geben einen unmittelbareren Eindruck als die Einteilung in die Typen A–C (Abb. 10.4), die jedesmal ein Umdenken erfordern, jedenfalls für den, der nicht täglich mit ihnen umgeht.

Insgesamt ist die Tympanometrie eine sehr verläßliche Untersuchungsmethode. Sie ist immer – aber auch nur – anzuwenden, wenn das Trommelfell geschlossen ist. Lediglich bei sehr weit offenstehender Tube kann das Abgleichen mit dem akustischen Standard Schwierigkeiten machen, weil ein zu großer Energieanteil des Meßtones zum Nasenrachenraum entweicht. Gleiches gilt für den Trommelfelldefekt; auch hier ist das an die Meßsonde angekoppelte Volumen aus Gehörgang, Paukenhöhle und pneumatischen Räumen zumeist zu groß, d. h. ein Abgleich mit dem Referenzton ist nicht möglich.

Der Sitz des Sondenkopfes ist insofern unkritisch, als die Sondenlängsachse nicht etwa genau auf das Trommelfell gerichtet sein muß. Eventuelle Ausrichtung auf den Gehörgangsboden oder die obere Gehörgangswand sind für das Meßergebnis von untergeordneter Bedeutung, weil die Wellenlänge des Sondentones (220 Hz) groß ist (1,5 m) im Vergleich zu den Abmessungen des Gehörgangs. Außerdem wird im Gehörgang ein für alle Ohren gleicher und konstanter Schalldruck aufgebaut, und nur die *Änderung* der Reflexion dieses Sondentones in Abhängigkeit vom Druck (oder vom Mittelohrmuskelreflex) wird registriert; diese Änderung kann, da die Geometrie des Gehörgangs sonst gleich bleibt, nur vom Trommelfell ausgehen.

Ein Compliancemaximum stellt sich nicht dar, wenn die *Sondenöffnung* der Gehörgangshaut direkt anliegt, die tympanometrische Kurve verläuft dann flach. An diese Möglichkeit sollte man denken, wenn die Sonde dazu neigt, gegen die Gehörgangsachse zu

Typ	MOD mm WS	Compliance
A	< minus 100	~ 5–10
A₁	< minus 100	> 10
B	Ø	~ 5
C	> minus 100	~ 3–10

Abb. 10.**4** Typeneinteilung A–C für das Tympanogramm nach Jerger u. Northern. Autor nicht zu ermitteln; für die klinische Interpretation der Kurven zu umständlich. MOD = Mittelohrdruck

kippen. In gleicher Weise horizontal verläuft das Tympanogramm, wenn der Sondeneingang durch Zerumen verstopft ist.

Über- oder Unterdruck bei der Tympanometrie sind für den Probanden zwar unangenehm, jedoch nicht schmerzhaft. Das Verfahren wird auch von Kindern toleriert – ein großer Vorteil, da es gerade hier ohne Zutun des Prüflings oft wertvolle diagnostische Hinweise gibt. So entspricht das Tympanogramm, wenn die Adenoide wesentlich vergrößert sind, nur selten der Norm; deshalb ist aus dem tympanometrischen Unterdruck oder dem Flachverlauf auf eine Tubenfunktionsstörung und damit bei Kindern auf adenoide Vegetationen zu schließen.

Auch seltene Tubenfunktionsstörungen wie die durch Lähmung des Gaumensegels oder bei der *submukösen* Gaumenspalte geben sich tympanometrisch als Unterdruck zu erkennen. *Offene* Gaumenspalten bedingen fast regelmäßig eine Mangelbelüftung der Pauke und oft eine chronische Mittelohreiterung. Für die Frühdiagnose des Nasopharynxkarzinoms ist die Tympanometrie heute unerläßlich insofern, als der *einseitige* Unterdruck, eventuell mit Erguß, beim *Erwachsenen* geradezu wegweisend ist.

Natürlich ist das Ergebnis des Tympanogramms nur im Zusammenhang mit dem übrigen klinischen Bild zu sehen. Bei fehlender Pneumatisation und Mittelohrschwerhörigkeit werden die tympanosklerotischen Trommelfellnarben sich als Abflachung des Kurvengipfels zu erkennen geben, während für die Otosklerose ein sehr nahe bei Null gelegener Mittelohrdruck geradezu pathognomonisch ist. Die Höhe des Gipfels, die Compliance also, entspricht bei der Otosklerose der Norm oder ist erniedrigt – dies wahr-

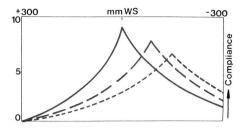

Abb. 10.**5** Registrierung der Impedanzänderungen *während des Schluckens bei geschlossenem Trommelfell*. Der vorbestehende Unter- oder Überdruck in der Pauke – sonst wäre der Test nicht nötig – wird durch das aktive Öffnen der Tube ausgeglichen, ggf. in mehreren Stufen

scheinlich, weil sich die Fixation des Steigbügels als Dämpfung der Schalleitungskette auswirken kann, aber nicht muß. Versteifungen des Ringbandes – auch narbige – behindern die Compliance weniger als solche des Trommelfells; deshalb auch kann trotz fixiertem Steigbügel die Compliance hoch sein, wenn zugleich das Trommelfell narbig verdünnt ist.

Zwischen präoperativ-tympanometrischem und intraoperativem Befund tun sich gelegentlich scheinbar unerklärliche Diskrepanzen auf. So kann insbesondere ein geringer Erguß am sitzenden Patienten ausschließlich den Paukenkeller füllen und deshalb im Tympanogramm sich nicht als solcher darstellen, nach der Parazentese im Liegen aber absaugbar sein. Auch der Druck kann in diesem Fall um Null liegen, weil der anfängliche Unterdruck durch den Erguß ausgeglichen wurde. Insbesondere bei einer Knochenleitungs-Luftleitungs-Differenz im Tonschwellenaudiogramm darf man deshalb in keinem Fall darauf verzichten, den objektiven Beleg für eine Funktionsstörung des Mittelohres zu erbringen. Dafür reicht allerdings das Tympanogramm nicht aus, wenn es normalen Mittelohrdruck und normale Trommelfellnachgiebigkeit zeigt; erst die Registrierung auch der *Impedanzänderung* durch Kontraktion des Stapediusmuskels ermöglicht dann eine abgerundete audiometrische Aussage.

Die Frage, ob ein bestehender Unterdruck in der Pauke bleibenden Charakter hat oder ob er durch eine Tubenöffnung ausgleichbar ist, läßt sich in folgender Weise untersuchen: Nachdem im Tympanogramm ein bestimmter Unterdruck registriert wurde, läßt man den Patienten schlucken und schreibt un-

mittelbar danach die Kurve ein zweites Mal. Das Compliancemaximum sollte dann sich gegen Null verschoben haben. Wurde Null noch nicht erreicht, fordert man den Patienten erneut zum Schlucken auf und wird nun den Mittelohrdruck bei Null finden, vorausgesetzt, daß die Tube funktioniert. Andernfalls muß man eine längerdauernde Beeinträchtigung der Tubenventilation annehmen (Abb. 10.**5**).

▰▰ Atem- und pulssynchrone Impedanzänderungen

Atemsynchron ändert sich die Impedanz bei klaffender Tube. Dieser Hinweis auf eine offene Verbindung zum Nasenrachenraum kann sich schon ergeben, wenn der Nullabgleich nicht oder nur knapp gelingt, weil ein zu großer Anteil des Sondentones zum Nasenrachen hin entweicht und sich deshalb Gleichheit mit der Referenzspannung nicht erreichen läßt. Soweit ein Abgleich trotzdem möglich ist, läßt die Impedanz deutliche Ausschläge im Rhythmus der Atmung erkennen. Sie entstehen dadurch, daß die Atemluft sich unmittelbar dem Trommelfell mitteilt, während der Einatmung das Trommelfell nach innen zieht und bei der Ausatmung nach außen drängt. Atemsynchrones Flattern dünner Trommelfellnarben und entsprechendes Pulsieren der Impedanz ist allerdings auch in Ohren zu beobachten, in denen sonst nichts für eine klaffende Tube spricht. Wahrscheinlich sind sie als Folge atemabhängiger Blutfülle des freiliegenden Bulbus venae jugularis zu erklären. *Jedenfalls ist es nicht erlaubt, lediglich aufgrund der atemsynchronen Bewegungen im Tympanogramm die Diagnose einer klaffenden Tube zu stellen.* Selbst die Beobachtung entsprechender Bewegungen von Trommelfellnarben mit dem Operationsmikroskop muß nicht beweisend sein. Zu fordern sind zusätzlich die subjektive Autophonie und objektiv die auf ein abnorm großes Paukenvolumen hinweisenden Schwierigkeiten beim Abgleichen des Sondentones (Abb. 10.**6** oben).

Pulssynchrone Impedanzänderungen *können* auf einen *Glomustumor des Mittelohres* hindeuten. Da die Paukenhöhle durch die Geschwulst teilweise oder gänzlich ausgefüllt, das Trommelfell also gedämpft ist, verläuft die tympanometrische Kurve flach, der Mit-

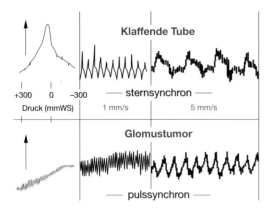

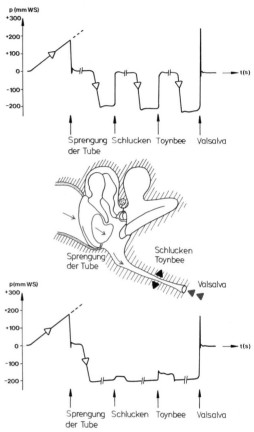

Abb. 10.6 Oben: Klaffende Tube. Tympanogramm normal, Mittelohrdruck –20 mm WS, *atemsynchrone* Impedanzänderungen. Empfindlichkeitsstufe 2.
Unten: Tympanaler Glomustumor. Knochenleitungs-Luftleitungs-Differenz 20–35 dB. Tympanogramm flach, ohne Gipfel, von *pulssynchronen* Impedanz-änderungen überlagert

telohrdruck ist nicht bestimmbar; im Tonschwellenaudiogramm weist eine Knochenleitungs-Luftleitungs-Differenz auf die Schwingungsbehinderung des Trommelfells und der Gehörknöchelchen hin. Der Patient klagt über pulssynchrones „Ohrrauschen", genauer über ein pulsierendes Klopfen im Ohr, also weniger über eine akustische als vielmehr über eine taktile Empfindung. Ein Pulsieren der Impedanzkurve ist jedoch gelegentlich auch zu beobachten ohne ersichtliche Ursache und insbesondere ohne daß ein pathologischer Gefäßprozeß zu erkennen wäre. Solange das Tympanogramm in diesen Fällen ein normales Bild ergibt und wenn eine Mittelohrschwerhörigkeit fehlt, besteht deshalb kein Anlaß etwa zur Probetympanotomie. Voraussetzung für die Annahme eines Glomustumors ist der zusätzliche Flachverlauf des Tympanogramms (Abb. 10.6 unten).

▨ Funktionstests der Tube bei defektem Trommelfell

Mit manchen Impedanzgeräten kann man mittels der integrierten Druckluftpumpe auch die Tubenfunktion bei *defektem* Trommelfell prüfen; diese Möglichkeit bietet sich um so mehr an, als die *Impedanzmessung* bei defektem Trommelfell versagt.

Abb. 10.7 Bei defektem Trommelfell lassen sich Druckluftpumpe und Manometer des Impedanzgerätes für die Prüfung der Tubendurchgängigkeit verwenden: Zunächst wird der Überdruck gesucht, der von der Pauke her zur Sprengung der Tube führt (S); dann beobachtet man, ob ein Unterdruck in Gehörgang und Pauke von –200 mm WS ausgeglichen wird durch Schlucken (S), Toynbee- (T) und Valsalva-Versuch (V); „SSTV-Test".
Oben: Normale Tubenfunktion.
Unten: Hier gelang die Tubensprengung bei +180 mm WS; beim Schlucken und Toynbee-Versuch wurde der Unterdruck nicht ausgeglichen, wohl aber beim Valsalva-Versuch

Die Meßsonde wird, wie üblich, im Gehörgangseingang fixiert. Regelt man dann den Druck im äußeren Gehörgang kontinuierlich herauf, so sollte er sich bei +200 bis +300 mm WS zum Nasenrachenraum hin ausgleichen, vorausgesetzt, die Tube ist von der Paukenhöhle her *passiv* durchgängig. Diese „Tubensprengung" gelingt nicht, wenn das *tympanale* Ostium z. B. durch Granulationen

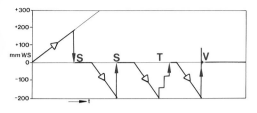

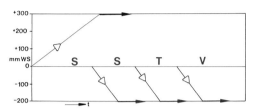

Abb. 10.**8 a** u. **b** Formular für die Aufzeichnung der Tubenfunktionsprüfung bei Trommelfelldefekt (SSTV). **a** Normalbefund, **b** vollständige Tubenblockade. Tubensprengung, normal bei < +300 mm WS (S), Ventilation durch Schlucken (S) und Toynbee-Versuch (T), normal nach ein- bis dreimaligem Schlucken von −200 mm WS auf Null, oder durch Valsalva-Versuch (V), normal von −200 mm WS auf Null

oder narbige Trommelfellreste verlegt ist. Sonst aber fällt im Moment der Tubensprengung der bis dahin kontinuierlich gesteigerte Druck plötzlich gegen Null ab. Eine Undichtigkeit am Gehörgangseingang könnte den gleichen Effekt vortäuschen; deshalb sollte man zuvor probiert haben, ob der Druck bei +100 oder +200 mm WS konstant bleibt.

Zur Prüfung der *aktiven* Tubenöffnung vom Nasenrachenraum her regelt man einen *Unterdruck von −200 mm WS* ein und läßt nun schlucken bzw. – anschließend – schlucken mit verschlossener Nase (Toynbee-Versuch) und schließlich den Valsalva-Versuch ausführen. Bei guter Tubenfunktion gleicht sich der Unterdruck nach dem ersten Schlucken oder zum mindesten nach ein- oder zweimaliger Wiederholung auf Null aus. Beim Toynbee- und noch deutlicher beim anschließenden Valsalva-Versuch (kräftig ausatmen lassen bei geschlossenem Mund und zugehaltener Nase) schlägt der Druck vorübergehend sogar auf positive Werte um, geht dann aber gleich wieder auf Null zurück. Abb. 10.**7** gibt die Beispiele einer guten (oben) und einer behinderten (unten) Tubendurchgängigkeit wieder.

Dieser SSTV-Test (*S*prengung, *S*chlukken, *T*oynbee, *V*alsalva) läßt sich automatisch mitschreiben; einfacher und übersichtlicher notiert man die Ergebnisse in einer vorbereiteten Graphik (Abb. 10.**8 a** u. **b**), zumal in die automatische Schreibung auch Störungen und Unabsichtlichkeiten eingehen. Außerdem sind nicht alle Impedanzgeräte mit fortlaufenden Schreibern ausgerüstet.

Der Wert dieser Tubenfunktionsprüfung für die Operationsindikation und die Prognose des geplanten tympanoplastischen Eingriffs läßt sich schwer beurteilen. Das Verfahren gibt jedoch dem Operateur bei fehlender Tubensprengung einen Hinweis darauf, daß er das Tubenostium besonders exakt zu kontrollieren hat; bei Störungen der aktiven Tubenfunktion müssen noch einmal der Nasenrachen inspiziert sowie ggf. Nase und Nebenhöhlen saniert werden. In der Beurteilung der Testergebnisse ist dann allerdings auch zu berücksichtigen, daß manche Patienten und insbesondere Kinder den Valsalva-Versuch nicht ausführen können; ein fehlender Ausgleich bei diesem Versuch *muß* also nicht als entsprechend ernstes Tubenhindernis gewertet werden.

Impedanzänderung, ausgelöst durch den akustischen Stapediusreflex

Hier wird die Impedanzänderung nicht wie bei der Tympanometrie über die Druckänderung registriert (Abb. 10.**9 a**), sondern zunächst kontralateral ausgelöst durch einen Tonreiz auf dem anderen Ohr. Deshalb ist streng zu unterscheiden zwischen dem *Reizohr*, in dem der Reflex *ausgelöst*, und dem *Sondenohr*, in dem die Reflexreaktion, d. h. die Impedanzänderung, *registriert* wird (Abb. 10.**9 b**). Diese Anordnung erscheint umständlich, hat aber wesentliche apparatetechnische Vorteile. Um den Sinn der Differenzierung zwischen Reizohr und Sondenohr zu verstehen, muß man sich vergegenwärtigen, daß der Stapediusreflex, auch wenn er nur einseitig ausgelöst wird, stets in beiden Ohren erfolgt. Wird also links gereizt, so entsteht die Muskelkontraktion links *und* rechts; die linke Reaktion bleibt zunächst unbeachtet, die rechte versucht man über die Sonde der Meßappa-

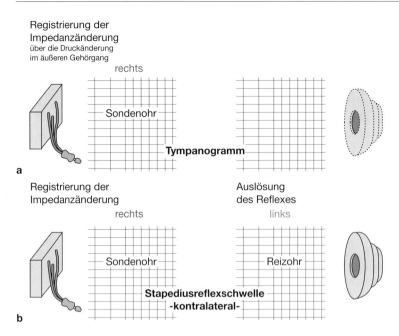

Registrierung der
Impedanzänderung
über die Druckänderung
im äußeren Gehörgang

rechts

Sondenohr

Tympanogramm

a

Registrierung der
Impedanzänderung
rechts

Sondenohr

Auslösung
des Reflexes
links

Reizohr

Stapediusreflexschwelle
-kontralateral-

b

Abb. 10.**9**a u. **b** Schema klinischer Impedanzmessung: Beim Tympanogramm **(a)** wird die Impedanzänderung registriert während der Druckänderung von +300 mm bis –300 mm WS. **b** Die *Reflexauslösung* geschieht vom *Reizohr* her, die kontralaterale *Registrierung* auf dem *Sondenohr*

ratur zu erfassen: Sondenohr. Dies gilt allerdings nur für die *kontralaterale* Messung; auf die ipsilaterale Registrierung wird gesondert eingegangen (s. unten).

Reflexverlauf

Der **Stapediusreflex** ist ein *akustikofazialer* Reflex, d. h., den afferenten Schenkel bilden Innenohr und Hörnerv, den efferenten Schenkel der N. facialis. Damit ausreichende Schallenergie dem Innenohr zufließen kann, sollte das Mittelohr der *Reizseite* weitgehend schadlos und das Innenohr in der Lage sein, den Reiz zu transformieren, und dieser muß ausreichen, um im Hörnerv ein entsprechend hohes Potential aufzubauen; im Hirnstamm müssen die Umschaltstationen (Nucleus cochlearis und oberer Olivenkomplex sowie Fazialiskern) intakt sein, der Fazialisnerv muß funktionstüchtig sein. Das Mittelohr der *Registrierseite* muß schwingungsfähig sein, um die Änderung der Impedanz als Folge der Stapediuskontraktion erfassen zu können. Diese Schilderung verdeutlicht, wie viele Faktoren einschließlich Reizgebung und Registrierung am Reflexablauf beteiligt sind, wie vielfältig die Ursachen einer Störung sein können, wie vielen Fragen aber auch man mit Hilfe dieser Untersuchungstechnik nachgehen kann (Abb. 10.**10**).

Der genaue Reflexablauf innerhalb des Hirnstamms ist nicht bekannt; da der Reflex möglichst rasch erfolgen muß, ist nicht anzunehmen, daß er mehrere Umschaltstationen passiert. Auch die Latenzzeit bis zur Muskelkontraktion scheint kürzer zu sein, als man ursprünglich annahm, nämlich auf jeden Fall kleiner als 10 ms (Fisch u. v. Schulthess 1963, Wagemann 1963).

Der Reflex ist um so konstanter, je tiefer die Reizfrequenz liegt, also bei 500 Hz sicherer als bei 4000 Hz. Mit Geräuschen ist der Reflex leichter auslösbar als mit Tönen, d. h. um so leichter, je breitbandiger der akustische Reiz ist. Die *Reflexschwelle* liegt normalerweise bei 70–90 dB, in Grenzen abhängig von der Empfindlichkeit des Meßgerätes und von der Anwendung statistischer Mittelungstechnik.

Medikamentös ist der Stapediusreflex kaum zu beeinflussen. Zur Kontrolle sollte man den taktilen Kornealreflex prüfen; solange er funktioniert, ist dies auch für den Stapediusreflex anzunehmen.

Praktisches Vorgehen

Zur *Registrierung* der Impedanzänderung stützt man sich auf das Ergebnis der Tympanometrie, d. h. auf den hier ermittelten Mittelohrdruck. Eine eventuelle Druckdifferenz durch einen entsprechenden Unter- oder Überdruck im äußeren Gehörgang muß ausgeglichen werden, da nur im Zustand größter Nachgiebigkeit (= Compliance) des Trommelfells sich die reflektorische Impedanzänderung erfassen läßt. Daraus folgt, daß sich der

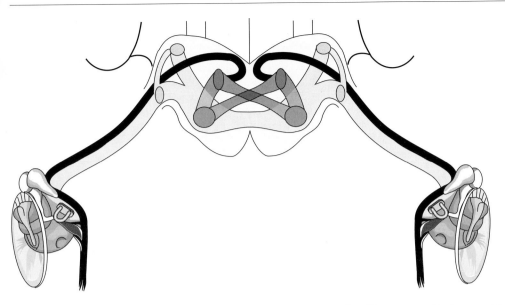

Abb. 10.**10** Akustikofazialer Stapediusreflex. Punktiert: Hörnerv, zweites Neuron vom Nucleus cochlearis zum oberen Olivenkomplex und kreuzende Fasern zur Gegenseite. Schraffiert: gleichseitige und gekreuzte Verbindung zum Fazialiskern. Schwarz: N. facialis

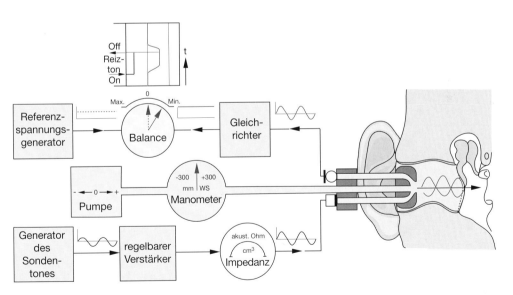

Abb. 10.**11** Schematische Darstellung der Impedanzmessung zur Registrierung des Stapediusreflexes. Vorausgehen muß in jedem Fall die Tympanometrie (vgl. Abb. 10.**1**). Dann wird der dabei ausweislich der maximalen Compliance ermittelte Mittelohrdruck eingestellt. Aus dieser Situation heraus beobachtet man, inwieweit die Compliance durch Kontraktionen des M. stapedius beeinflußt wird, ausgelöst durch Ton- oder Geräuschimpulse. Während also bei der Tympanometrie die Compliance über die Druckänderung registriert wird, geschieht dies hier über die reflektorische Stapediuskontraktion. Hatte sich tympanometrisch eine flache Kurve ohne deutlichen Gipfel ergeben, dann ist die Registrierung des Stapediusreflexes nicht möglich

Stapediusreflex nur registrieren läßt, wenn im Tympanogramm ein Compliancegipfel zu erkennen war; bei flachem Kurvenverlauf dagegen erübrigt sich der Versuch einer Stapediusreflexmessung. Der Sondenton (220 Hz, 660 Hz oder 800 Hz) bzw. der reflektierte Anteil dieses Tones wird dann mit der Referenzspannung abgeglichen (Abb. 10.**11**). Wenn dann durch den Stapediusreflex der akustische Widerstand des Trommelfells und damit die reflektierte Tonkomponente zunimmt, geht die Nachgiebigkeit (Compliance) zurück, die Impedanz steigt an. Diese Störung der Balance macht sich als Ausschlag am Anzeigegerät bemerkbar. Auf einem nachgeschalteten Schreiber wird die Änderung der Impedanz registriert, sie beginnt etwa 100 ms nach Beginn der Muskelkontraktion.

Die Amplitude der Impedanzänderung nimmt mit steigender Lautstärke zu, allerdings nur bis zur Sättigung, d. h. bis zur maximalen Kontraktion des Muskels; zugleich wird die Latenzzeit kürzer (Abb. 10.**12**). Zur Auslösung des Reflexes werden gewöhnlich Tonimpulse von 1–2 s Dauer verwendet, deren Flanken gerade nur so weit abgeflacht sind, daß Ein- und Ausschaltknacke unterbleiben. Das Aufsuchen der Reflexschwelle geschieht *von geringen zu großen* Lautstärken hin, im Regelfall bei 80 dB HL beginnend und in 5- bis 10-dB-Stufen ansteigend. Sobald man eine schwellenhafte Reaktion gefunden zu haben glaubt, geht man mit der Lautstärke wieder um 5 dB zurück, um eventuell doch noch einmal um 5 dB zu steigern; nur der endgültige Schwellenwert wird in das Audiogramm eingetragen. Im allgemeinen kann man sich auf die Schwellenmessung in den Frequenzen 500, 1000, 2000 und 4000 Hz beschränken und auf Lautstärken bis zu 115 dB HL. Man sollte jedenfalls stets mit relativ geringen Reizintensitäten (80 dB HL) beginnen, da ein umgekehrtes Vorgehen bei krankem Innenohr zu zusätzlichen Hörschäden führen kann (Lenarz u. Gülzow 1983), insbesondere wenn exzessive Lautstärken (120–130 dB) verwendet wurden.

Bei Verdacht auf eine neurale Hörstörung soll der Tonimpuls 10 s anhalten, weil dann an dem Schreiber abzulesen ist, wie lange die Kontraktion des Muskels anhält oder wie schnell sie als Folge der Hörermüdung nachläßt (Anderson u. Mitarb. 1970). Der Test sollte nicht mit der als *Reflexschwelle* gefunden

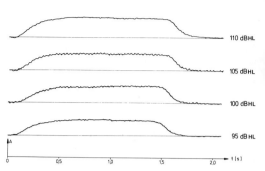

Abb. 10.**12** *Kontralaterale* Impedanzänderung eines normalhörenden Ohres. *Zunahme* der Impedanz nach oben aufgetragen. Die mittlere Amplitude nimmt mit steigender Lautstärke nur bis zur Sättigung bei maximaler Kontraktion des Stapediusmuskels zu, die Latenzzeiten werden kürzer. Reiztondauer 1,5 s, Mittelungszahl 9

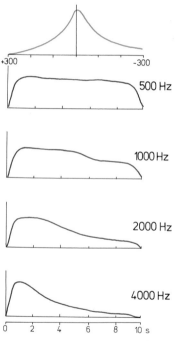

Abb. 10.**13** Reflexdecay-Test. Die kontralateral über 10 s ausgelöste Impedanzänderung geht auch normalerweise bei 4000 und 2000 Hz schon nach wenigen Sekunden auf einen Bruchteil der ursprünglichen Amplitude zurück. Für 1000 Hz sollte der Decay nach 5 s weniger als $1/2$ betragen, bei 500 Hz bleibt die Amplitude normalerweise über 10 s konstant

Lautstärke, sondern 10 dB *reflexüberschwellig* erfolgen. Ein begrenzter *Reflexdecay* ist auch am gesunden Ohr nachweisbar, indem die

Amplitude innerhalb von 10 s bei 4000 Hz auf nahe 0, bei 2000 Hz auf $^1/_2$ und bei 1000 Hz auf $^2/_3$ des ursprünglichen Wertes zurückgeht. Bei 500 Hz bleibt die Amplitude über 10 s weitgehend unverändert (Abb. 10.**13**).

Ein pathologischer Reflexdecay liegt also nur vor, wenn die Amplitude der Impedanzänderung innerhalb 5 s bei 1000 Hz um mehr als $^1/_2$ und bei 500 Hz um mehr als $^1/_3$ absinkt. Es ist deshalb wenig sinnvoll, den Reflexdecay bei 4000 und 2000 Hz zu prüfen, vielmehr sollte man sich auf den Tief- und Mitteltonbereich konzentrieren. Im übrigen ist die Spanne zwischen pathologischem Reflexdecay und vollständigem Ausfall des Reflexes extrem klein, so daß sich die Indikation zu diesem Test relativ selten ergibt.

Für spezielle Fragestellungen gerade des Reflexschwundes wurden auch Geräuschbänder unterschiedlicher Breite verwendet; die Reflexschwelle liegt dann bei 50 dB. Aus dem Vergleich der Reflexschwelle für Töne und der für weißes Rauschen lassen sich eventuell Rückschlüsse auf den Verlauf der Hörschwelle ableiten (s. S. 144 ff.). Esser (1987) hofft, aus dem Vergleich von Ton- und Geräuschreflexschwelle Hinweise auf zentrale Wahrnehmungsstörungen zu erhalten (vgl. Kapitel 3).

Praktisches Vorgehen bei ipsilateraler Messung

Bei der ipsilateralen Registrierung des Stapediusreflexes bzw. der ihm folgenden Impedanzänderung des Trommelfells sind Reiz- und Registrierohr identisch: der Reflex wird vom gleichen Ohr her ausgelöst, auf dem er auch registriert wird. Der Unbefangene könnte deshalb die ipsilaterale Registrierung gegenüber der kontralateralen als grundsätzliche Vereinfachung der Impedanzmessung überhaupt werten. Ja, ipsilateral soll die Schwelle des Stapediusreflexes um 2–14 dB oder im Durchschnitt um 5 dB niedriger liegen (Möller 1961, Borg u. Zakrisson 1974), nach Reker (1977) sogar um 15 dB – eine Aussage, die sich in der klinischen Meßanordnung nicht bestätigt. Die ipsilaterale Technik ist apparativ jedoch schwieriger zu bewerkstelligen und zumeist nur bis 2000 Hz und auch nur mit begrenzten Reizlautstärken möglich. Außerdem kann sie mit „Fehlern" einhergehen, die zu kennen notwendig ist, de-

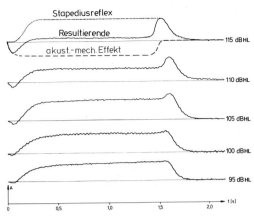

Abb. 10.**14** Schematische Entwicklung einer normalen ipsilateralen Impedanzänderungskurve, Reizdauer 1,5 s. In der gemessenen Kurve sind Stapediusreflex und akustisch-mechanischer Effekt enthalten; sie resultiert aus der punktweisen und vorzeichenrichtigen Addition beider Größen

ren Bewertung andererseits zusätzliche diagnostische Aussagen ermöglicht (s. unten). Impedanzgeräte, die nur die eine *oder* die andere Messung zulassen, genügen deshalb für otologische Zwecke nicht.

Die ipsilaterale Registrierung ist z. B. unentbehrlich, wenn bei einseitiger Innenohr- oder Hörnervenschwerhörigkeit die kontralaterale Registrierung wegen eines krankhaften Mittelohrbefundes oder einer Fazialisparese auf dem Sondenohr nicht möglich ist. Sie ist außerdem von Nutzen, wenn die kontralaterale Impedanzänderung ausbleibt und nicht ohne weiteres zu klären ist, ob die *Auslösung* nicht gelang oder ob die *Registrierung* nicht funktionierte; wenn dann bei ipsilateraler Registrierung die Impedanz sich tatsächlich ändert, so ist der Fehler im gegenüberliegenden *Mittelohr* (oder im Fazialis einschließlich seiner Kernregion) zu suchen.

Akustisch-mechanischer Effekt

Ein Vergleich der kontralateralen mit der ipsilateralen Impedanzänderung läßt bei Lautstärken bis ~ 100 dB SPL keine Unterschiede im Amplitudenzeitgang erkennen (Abb. 10.**14**). Genügende Empfindlichkeit des Geräte vorausgesetzt, bilden sich oberhalb 100 dB SPL ipsilateral mit steigender Lautstärke ein anfänglicher inverser Ausschlag aus (z. B. nach unten) sowie nach Reizende ein zusätzlicher reflektorischer Ausschlag (nach oben). Die

Amplitude des Kurvenmittelteils nimmt mit steigender Lautstärke ab. Dieses inverse Verhalten der ipsilateralen Reaktion ist durch einen *akustisch-mechanischen* Effekt zu erkären, der sich der reflektorischen Impedanzänderung überlagert (Lehnhardt u. Mitarb. 1977); er bildet sich *ohne Latenz sofort nach Reizbeginn aus*. Der unmittelbare zeitliche Zusammenhang ist eindeutig nur zu erkennen, wenn die *reflektorische* Impedanzänderung fehlt. Der Effekt besteht dann aus einem gleichmäßig über die Dauer des Reizes anhaltenden inversen Ausschlag, also einer *Abnahme* der Impedanz. Nach Reizende geht die Impedanzänderung sofort wieder auf Null zurück. Dieser akustisch-mechanische *Effekt* kann die Wertung *ipsilateraler* Impedanzänderung erschweren, insbesondere wenn die Reflexschwelle oberhalb 90–100 dB SPL* liegt, weil dann beide Reaktionen, die biologische und die mechanische, miteinander konkurrieren. Unterhalb 100 dB SPL bleibt der akustisch-mechanische Effekt im allgemeinen aus, so daß – bei entsprechend niedrigerer Reflexschwelle – die biologische Reaktion ungestört abläuft und deshalb deutlich als solche zu erkennen ist. Je weiter aber die Reflexschwelle jenseits 100 dB SPL liegt, um so mehr wird sie vom akustisch-mechanischen Effekt überdeckt; beide Komponenten sind dann mit Hilfe herkömmlicher Aufzeichnungsmethoden kaum noch voneinander zu trennen.

Für die einheitliche Beurteilung ipsilateraler Impedanzbefunde ist es unerläßlich, *nur die biologisch ausgelöste* Impedanzänderung, nicht aber den akustisch-mechanischen Effekt als Reizantwort zu werten. Auf der Suche nach der *reflektorischen* Reizantwort ist er deshalb zu verwerfen und insofern störend. Die akustisch-mechanisch entstandene *Abnahme* der Impedanz setzt aber eine normale Trommelfellbeweglichkeit voraus, sie fehlt also bei narbig versteiftem Trommelfell, ein Faktum, das gelegentlich differentialdiagnostisch zu verwenden ist. Und sie weist andererseits das Trommelfell als normal beweglich aus, wenn die Reaktion in der geschilderten Weise abläuft. In den Befundnotizen sollte man deshalb die inverse Schlagrichtung des akustisch-mechanischen Effekts eindeutig kennzeichnen, z. B. durch einen Pfeil entge-

gen der reflektorischen Schlagrichtung (vgl. z. B. Abb. 10.**19**).

Klinische Wertung der reflektorischen Impedanzänderung

Die klinische Wertung der kontra- und ipsilateralen Impedanzänderung setzt eine eindeutige *Begriffsbestimmung* und eine übersichtliche, unmißverständliche *Aufzeichnung der Befunde* voraus. Das Eintragen der Reflexschwelle in das Tonschwellenaudiogramm würde zu Fehldeutungen verleiten: Geschieht es auf dem Reizohr, berücksichtigt es zu wenig die Gegebenheiten des Sondenohres, insbesondere eine etwaige Mittelohrfunktionsstörung. Wird die Reflexschwelle auf der Seite des Sondenohres notiert, dann läßt sich die Differenz zur Hörschwelle nur aus einem Vergleich mit dem gegenüberliegenden Diagramm ablesen – ein umständliches Vorgehen. Der Versuch jedenfalls, allein und unmittelbar aus den Registrierkurven diagnostische Schlüsse zu ziehen, reicht nicht aus.

Diese Schwierigkeiten und möglichen Mißdeutungen lassen sich vermeiden, wenn *auf der Seite des Sondenohres* die kontralateral und ipsilateral ausgelösten Reflexschwellen in db HL und dB SL vermerkt werden, und zwar *in der Farbe des Reizohres*. Diese Darstellungsform demonstriert für die kontralaterale Auslösung zugleich, daß der Reiz auf der einen Seite erfolgte und die Registrierung auf der anderen. Mißverständnisse werden durch Verwendung von rot und blau für rechts und links vermieden. Die Farben geben überdies die Möglichkeit, auch die *ipsilaterale* Auslösung bzw. Registrierung zu verdeutlichen: Da hier Reiz- und Sondenohr identisch sind, werden die Werte der Reflexschwelle in der zugehörigen Farbe auf der gleichen Seite notiert (Lehnhardt 1973; Abb. 10.**15**). Dieses Aufzeichnungsschema berücksichtigt zugleich die anatomischen Gegebenheiten des akustikofazialen Stapediusreflexes (vgl. Abb. 10.**10**). Für die klinische Fragestellung heißt dies:

> Wenn eine Mittelohrschwerhörigkeit zur Diskussion steht, geht es um die *Registrierbarkeit* des Reflexes.
> Steht die Differentialdiagnose Innenohr- oder Hörnervenschwerhörigkeit an, dann ist nach der *Auslösbarkeit* des Reflexes zu fahnden.

---

* 100 dB SPL sind ab 1000 Hz etwa gleich 100 dB HL, bei 500 Hz gleich 90 dB HL

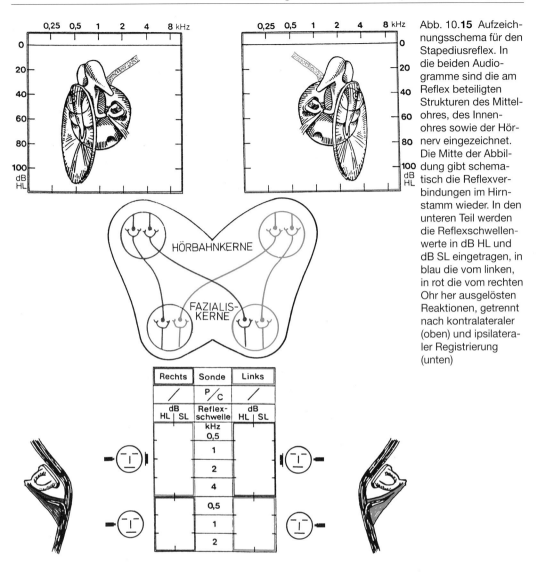

Abb. 10.15 Aufzeichnungsschema für den Stapediusreflex. In die beiden Audiogramme sind die am Reflex beteiligten Strukturen des Mittelohres, des Innenohres sowie der Hörnerv eingezeichnet. Die Mitte der Abbildung gibt schematisch die Reflexverbindungen im Hirnstamm wieder. In den unteren Teil werden die Reflexschwellenwerte in dB HL und dB SL eingetragen, in blau die vom linken, in rot die vom rechten Ohr her ausgelösten Reaktionen, getrennt nach kontralateraler (oben) und ipsilateraler Registrierung (unten)

Mittelohrdiagnostik anhand des Stapediusreflexes

Für die Deutung der Ergebnisse muß man sich wiederum vergegenwärtigen, daß bei kontralateraler Messung das *Sondenohr* ausschließlich der Registrierung dient und die gefundene Stapediusreflexschwelle sich auf das *Gegenohr* bezieht. Dementsprechend muß die *Registrierung* mißlingen, wenn auf der Registrierseite das *Mittelohr* nicht normal funktioniert oder wenn hier der *Fazialis* paretisch ist. Ein Trommelfelldefekt beispielsweise, eine narbige bzw. otosklerotische Fixation der Gehörknöchelchen, ein Defekt des langen Amboßschenkels oder ein Mittelohrerguß machen die Registrierung der *Impedanzänderung* unmöglich; bei der Fazialisparese fehlt der Reflex auf dem Registrierohr, weil die Kontraktion des Stapediusmuskels ausbleibt. Zumeist werden diese Störungen der Mittelohr- und Fazialisfunktion schon bei der klinischen Inspektion oder bei der Knochenleitungsmessung aufgefallen sein, so daß man entweder bei nicht ablesbarem Mittelohrdruck auf den Versuch der Registrierung verzichtet oder auf das Ausbleiben der Reflexantwort gefaßt ist. Auch bei der Mittelohrotosklerose sind es gerade das normale Tympanogramm *und die Knochenleitungs-Luftlei-*

tungs-Differenz, die den Verdacht einer nicht-entzündlichen Stapesfixation wecken; das Ausbleiben der reflektorischen Impedanzänderung läßt dann kaum noch einen Zweifel an ihrer Diagnose. (Der Stapediusreflex läuft hier zwar normal ab, er bleibt jedoch wegen der Steigbügelfixation ineffektiv und ist deshalb nicht als Impedanzänderung registrierbar. Insofern wäre es korrekter, nicht von der Stapediusreflexschwelle, sondern von der *Impedanzänderungsschwelle* zu sprechen.)

Besondere Konstellationen und Möglichkeiten der Mittelohrdiagnostik können sich aus der gemeinsamen Wertung von Tympanogramm und Stapediusreflexschwelle ergeben. So wird eine dünne Trommelfellnarbe nur eine geringe Mittelohrschwerhörigkeit bedingen, die Compliance ist extrem groß (> 10), der Stapediusreflex ist noch registrierbar (Abb. 10.**16**).

Bei einer Unterbrechung des Amboß-Steigbügel-Gelenks ist eine bis zu 60 dB große Mittelohrschwerhörigkeit zu erwarten, die Compliance ist überhöht, der Stapediusreflex ist nicht registrierbar (Abb. 10.**17**).

Wenn trotz einer Mittelohrschwerhörigkeit bis zu 40 dB der Reflex noch registrierbar ist, sollte man an eine Fraktur der Steigbügelschenkelchen denken. Diese Annahme wird gestützt, wenn zugleich die Compliance groß ist, jedenfalls im Vergleich zum Gegenohr, und wenn der Reflex ipsilateral entsprechend der Mittelohrkomponente nicht auslösbar ist (Abb. 10.**18**).

Wichtig zu wissen ist es, daß Störungen der Mittelohrfunktion die Registrierung des Stapediusreflexes schon vereiteln, wenn sie noch sehr diskret sind, d. h. wenn die Knochenleitungs-Luftleitungs-Differenz 10 dB kaum erreicht oder nur eben überschreitet. Am deutlichsten ist dies bei der *Otosklerose* und ipsilateraler Registrierung, bei der der Reflex schon ausbleiben kann, wenn er bei kontralateraler Auslösung noch registrierbar ist. Typischerweise findet sich dann hier die vom Gegenohr ausgelöste inverse On-off-Reaktion nach Terkildsen u. Mitarb. (1973), während ipsilateral nur noch der akustisch-mechanische Effekt auftritt, kenntlich wieder an einem inversen Ausschlag (Abb. 10.**19**). Diese – kontralateralen – On-off-Reaktionen sind wahrscheinlich in der Weise zu erklären, daß durch die Kontraktion des Stapediusmuskels untypischerweise der vordere Anteil des

Steigbügels um den hinteren Fixpunkt *nach außen* bewegt wird, während er sich normalerweise um den vorderen Fußpunkt nach innen verlagert. Demgemäß rückt der lange Amboßschenkel bei frei beweglichem Stapes nach innen (= Zunahme der Impedanz), bei beginnender Fixation jedoch nach außen (= Abnahme der Impedanz).

Auch ipsilateral kann sich bei partieller Stapesfixation eine On-off-Reaktion zeigen, in unverfälschter Form allerdings nur bei Lautstärken unter 100 dB SPL. Wenn die Reflexschwelle 100 dB SPL erreicht oder überschreitet, wird die *biologische* On-off-Reaktion vom akustisch-*mechanischen* Effekt überlagert. Damit geht die Latenz nach Reizbeginn auf Null zurück, bleibt aber nach Reizende wegen der verzögert abklingenden biologischen Reaktion erhalten. Eine Differenzierung zwischen ipsilateraler On-off-Reaktion und akustisch-mechanischem Effekt ist dann nur anhand der Latenzzeit möglich, also mit großen Schreibgeschwindigkeiten.

Doch auch die *narbige* Fixation des Steigbügels oder der übrigen Gehörknöchelchen kann das Wirksamwerden des Reflexes verhindern. Ausnahmsweise kann der Steigbügelmuskel aplastisch oder die Sehne defekt sein; diese Ursache für das Ausbleiben der Impedanzänderung ist kaum zu erkennen – selbst nicht bei zusätzlicher ipsilateraler Registrierung, weil eine Mittelohrschwerhörigkeit dabei gänzlich fehlt, wenn es sich um einen isolierten Befund handelt.

Bei der Osteogenesis imperfecta mit Fußplattenfixation *und* Schenkelchenfraktur (Müller 1974) finden sich eine Mittelohrschwerhörigkeit, eine auffallend große Compliance und eine registrierbare Reizantwort – vorausgesetzt, daß die Auslösung noch möglich ist. Diese scheinbar unerklärliche Kombination ist möglich, weil hier die Stapediuskontraktion trotz der Fußplattenfixation, aber wegen der Schenkelchenfraktur eine Impedanzänderung des Trommelfells bewirkt.

Reflexreaktionen trotz Knochenleitungs-Luftleitungs-Differenz sind sonst nur zu beobachten bei einem *Kollaps des äußeren Gehörgangs* und dadurch bedingter Unterbrechung lediglich der *Schallzuleitung* zum Mittelohr. Diese *scheinbare* Mittelohrschwerhörigkeit ergibt sich hier aus dem Druck des Hörers auf die Ohrmuschel bei der Luftleitungsmessung. Da bei ipsilateraler *Auslösung* aber der Gehörgangseingang durch die Meßsonde offengehalten wird, lassen sich die Impedanzänderungen durch den Stapediusreflex wie auch

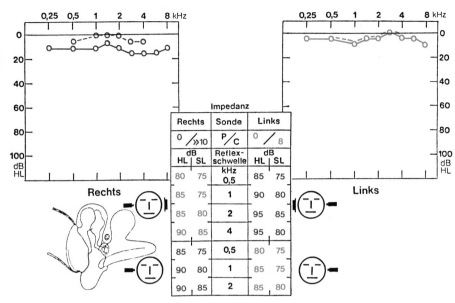

Abb. 10.**16** Dünne Trommelfellnarbe rechts mit nur geringer Mittelohrschwerhörigkeit. Links normales Gehör. Compliance rechts extrem groß (C = > 10, Mittelohrdruck normal [P = 0 mm Wassersäule]). Stapediusreflex auch von rechts her auslösbar und rechts noch registrierbar, allerdings mit leicht angehobener Schwelle

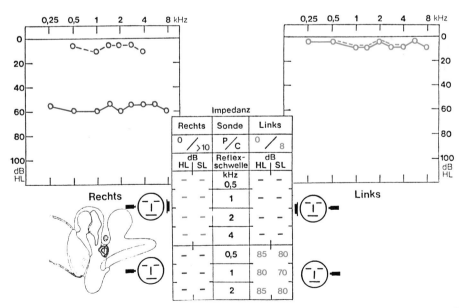

Abb. 10.**17** Mittelohrschwerhörigkeit rechts durch Unterbrechung des Amboß-Steigbügel-Gelenks hinter intaktem Trommelfell: Knochenleitungs-Luftleitungs-Differenz bis zu 60 dB. Stapediusreflex von rechts her nicht auslösbar und rechts auch nicht registrierbar. Compliance rechts deutlich überhöht

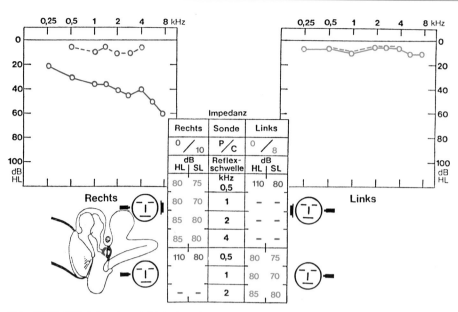

Abb. 10.**18** Mittelohrschwerhörigkeit rechts durch Defekt in den Schenkelchen des Steigbügels. Der Reflex ist von rechts her zwar kaum noch auslösbar, aber rechts trotz der Knochenleitungs-Luftleitungs-Differenz von 20–40 dB noch registrierbar. Compliance rechts leicht erhöht

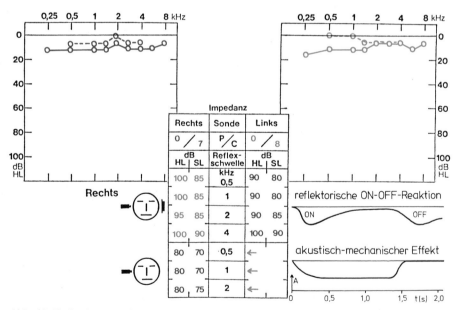

Abb. 10.**19** *Beginnende Otosklerose links*, rechts noch normale Hörschwelle für Knochenleitung und Luftleitung. Links ist der kontralaterale Stapediusreflex noch registrierbar, aber nur als inverse On-off-Reaktion nach Terkildsen u. Mitarb. (1973) – s. nebenstehende Kurve. Ipsilateral links ist der Stapediusreflex schon nicht mehr zu registrieren; statt dessen stellt sich der – ebenfalls inverse – akustisch-mechanische Effekt dar (Lehnhardt u. Mitarb. 1977). Rechts normale Impedanzänderungen

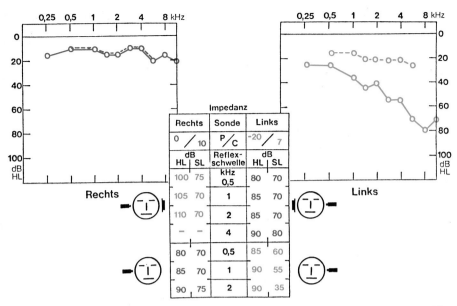

Impedanz		
Rechts	Sonde	Links
0 / 10	P/C	-20 / 7
dB HL | SL	Reflex-schwelle kHz	dB HL | SL
100 75	0,5	80 70
105 70	1	85 70
110 70	2	85 70
— —	4	90 80
80 70	0,5	85 60
85 70	1	90 55
90 75	2	90 35

Rechts   **Links**

Abb. 10.**20** *Gehörgangskollaps* durch Druck des Kopfhörers auf die Ohrmuschel. Beim Weber-Versuch wurde *nicht* lateralisiert. Die Knochenleitungs-Luftleitungs-Differenz links läßt sich also kaum als Mittelohrschwerhörigkeit erklären. In diesem Sinne ist auch die normale Registrierbarkeit des Stapediusreflexes links zu deuten sowohl bei kontra- wie bei ipsilateraler Auslösung. Von links her ist bei Registrierung rechts die Reflexschwelle erhöht, eben wegen der abgeschwächten Schallgebung. Links ipsilateral aber entspricht die Schwelle der Norm, weil hier der Ton durch die Sonde in den Gehörgang geleitet wurde

bei kontralateraler Auslösung normal registrieren. Die Compliance ist hier nicht wie beim Bruch der Steigbügelschenkelchen besonders groß, sondern entspricht der Norm (Abb. 10.**20**).

Die Vielfältigkeit der Impedanzänderungen wie inverse Schlagrichtung, Hin- und Herschwingen des Zeigers usw. erschwert die Beurteilung unter Umständen erheblich. Generell sollte man sich an der Tatsache orientieren, daß *kontralaterale* Reaktionen grundsätzlich als *reflektorisch* zu werten sind, gleichgültig in welcher Richtung sich die Impedanz ändert, selbst wenn sie nacheinander gegenläufig ist. Auch bei der *ipsilateralen* Registrierung sind alle hin- und herschlagenden Reaktionen als *biologisch*-reflektorisch zu deuten, zum mindesten anteilig. Die ausschließlich ipsilateralen *inversen* Impedanzänderungen jedoch müssen an den akustisch-*mechanischen* Effekt denken lassen – sie treten nur bei Lautstärken ab 100 dB SPL auf.

Diagnostik der sensorischen Schwerhörigkeit anhand der Stapediusreflexschwelle

Für die Diagnostik von *Innenohrhörstörungen* muß man unter anderem davon ausgehen, daß der Stapediusreflex nur ausgelöst werden kann, wenn dem Innenohr die hierfür notwendige Schallenergie zufließt.

Beim Hörgesunden liegt die Reflexschwelle zwischen 70 dB und 90 dB HL im wesentlichen frequenzunabhängig. Bei einer *Mittelohrschwerhörigkeit* von ~ 30 dB sind also ~ 110–120 dB notwendig, um die erforderlichen Lautstärken zum Innenohr gelangen zu lassen. Da damit die Verstärkungsgrenze mancher Audiometer erreicht oder überschritten ist, kann der Reflex dann schon nicht mehr *auslösbar* sein. Bei fehlender Mittelohrschwerhörigkeit gelangt die volle Energie an das Sinnesorgan; innerhalb des Innenohres kann der Hörverlust bis zu 50 oder 55 dB betragen, ohne daß die Reflexschwelle ansteigt, jedenfalls im Tief- und Mitteltonbereich. Für die Reflexschwelle ist es also gleichgültig, ob bei der Innenohrschwerhörigkeit die Hörschwelle bei 0 oder bei 50 dB HL liegt; erst wenn der Hörverlust > 50 dB HL beträgt, steigt die Reflexschwelle wieder linear zum Hörverlust an. Lediglich oberhalb 2000 Hz läßt sich dieses „Dynamikplateau" statistisch nicht mehr nachweisen, wahrscheinlich weil der Reflex generell bei hohen Frequenzen inkonstanter ist (Lehnhardt 1976, Abb. 10.**21**).

Dieses Verhalten der Reflexschwelle, so wertvoll es als Rekruitmentäquivalent (Metz 1952) für die Diagnose der *Innenohrschwerhörigkeit* ist (Abb. 10.**22**), erklärt andererseits, warum der Stapediusreflex nur sehr begrenzt als objektive Hörprüfung zu verwenden ist, eben weil die Beziehung zwischen Reflexschwelle und Hörschwelle nicht konstant ist. Eine normale Reflexschwelle besagt lediglich, daß die *Hörschwelle* zwischen 0 und 50 dB HL liegt. Ist die Reflexschwelle jedoch deutlich angehoben und ist eine Mittelohrkomponente auszuschließen, dann allerdings ist der Schluß erlaubt, daß der Hörverlust mehr als 50 dB HL beträgt. *Dies gilt wiederum nur für die Innenohrschwerhörigkeit* und hier vor allem für den Tief- und Mitteltonbereich.

Rückschlüsse auf die Hörschwelle erscheinen dagegen erlaubt aus den Beziehungen zwischen Tonreflexschwelle und der durch Geräusche ausgelösten Stapediusreflexschwelle. Hierbei wird von folgender Beobachtung ausgegangen:

➤ Bei Hörgesunden liegt die tonale Stapediusreflexschwelle um 20–25 dB höher als die durch weißes Rauschen ausgelöste.

➤ Bei Innenohrschwerhörigen soll diese Differenz eventuell gänzlich aufgehoben sein können.

Je kleiner also die Differenz zwischen beiden Reflexschwellen ist (z. B. nur 10 dB), um so höher liegt die *Hörschwelle*. Niemeyer u. Sesterhenn (1974) haben aus dieser Regel eine Formel zur Berechnung der Hörschwelle abgeleitet (Abb. 10.**23**). Weite Verbreitung hat das Verfahren nicht erlangt.

Diagnostik der neuralen Schwerhörigkeit anhand der Stapediusreflexschwelle

Bei Hörstörungen, die im *Hirnstamm zentral der Reflexverbindung* zum Fazialis gelegen sind, kann die Reflexschwelle – trotz fortgeschrittener Schwerhörigkeit – der Norm entsprechen, weil der Reflex peripher des Hörschadens weiterhin normal funktioniert. Deshalb ist die Stapediusreflexschwelle als Rekruitmenttest nur mit dieser Einschränkung zu verwenden: Solange auch alle anderen Tests auf eine sensorische Hörstörung hinweisen, stützt das Metz-Rekruitment die Annahme eines Hörschadens im *Innenohr*. Hat sich sonst aber das Bild einer neuralen Schwerhörigkeit ergeben, so ist das Funktionieren des Stapediusreflexes als Hinweis darauf zu werten, daß der Hörschaden *zentral* der akustikofazialen Reflexverbindung gelegen ist, aber auch nur, *soweit eine Aggravation auszuschließen ist.*

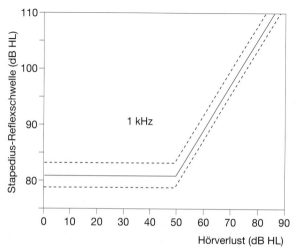

Abb. 10.**21** Stapediusreflexschwelle in dB HL, aufgetragen über den Hörverlust in dB HL für 1 kHz.
——— = Regression, berechnet aus dem Hörverlust und den zugehörigen Mittelwerten der Reflexschwelle, einmal im Bereich 0–50 dB und einmal ab 55 dB,
- - - - = Standardabweichung.
Die Reflexschwelle ändert sich bis zu Hörverlusten von 50 dB nicht; dann jedoch steigt sie steil an, und zwar *linear* mit der Zunahme des Hörverlustes

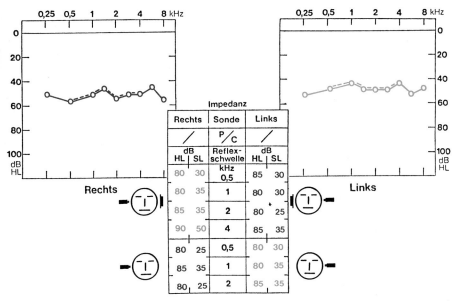

	Impedanz		
Rechts	**Sonde**	**Links**	
/	P/C	/	
dB HL | SL	Reflex-schwelle	dB HL | SL	
	kHz		
80 | 30	0,5	85 | 30	
80 | 35	1	80 | 30	
85 | 35	2	80 | 25	
90 | 50	4	85 | 35	
80 | 25	0,5	80 | 30	
85 | 35	1	80 | 35	
80 | 25	2	85 | 35	

Abb. 10.22 Trotz fortgeschrittenen Hörverlustes kann der Stapediusreflex *auslösbar* sein, und zwar mit noch normalen oder erhöhten Lautstärken – vorausgesetzt, daß der Hörschaden *innenohrbedingt* ist: Metz-Rekruitment. Aggravation hier möglich, mit Hilfe der Impedanzmessung jedoch nicht zu erkennen

Für das Erkennen oder den Ausschluß eines verdrängenden Prozesses in der Umgebung des Hörnervs dagegen ist die Registrierung des Stapediusreflexes ein recht zuverlässiges Verfahren: Bei der *Hörnervenschwerhörigkeit* ist die Reflexschwelle gegenüber der Norm deutlich angehoben. In den ersten Anfängen kann der Reflex zwar noch auslösbar sein, die afferente neurale Leitung läßt aber schon bald nach. Um diesen „Reflexdecay" (Anderson u. Mitarb. 1970) nachzuweisen, ist es notwendig, mit Tönen von 10 s Dauer zu reizen (vgl. Ab. 10.**13**). In pathologischen Fällen ist dann ein Rückgang der Amplitude schon im Tieftonbereich zu erkennen, im Mittel- und Hochtonbereich ist er beschleunigt. Das Phänomen ist pathognomonisch nur für das *erste Stadium* der neuralen Störung. Dementsprechend ist der Reflexdecay relativ selten nachzuweisen. Das Nachlassen der Stapediuskontraktion geht aus vom *afferenten* Schenkel des Reflexes, d. h. vom N. cochlearis; es ist Ausdruck einer Hörermüdung in den neuralen Fasern des Hörnervs bzw. der zentralen Neurone (vgl. Kapitel 11). Je länger der reflexauslösende Ton anhält, um so mehr verliert er durch die Hörermüdung an Lautheit, bis schließlich der Reflex in sich zusammenbricht.

Viel häufiger bei der Hörnervschwerhörigkeit ist der Reflex bereits ausgefallen – kontra- und ipsilateral (Abb. 10.**24**). Die Reihenfolge des Ausfalls von den hohen zu den tiefen Frequenzen ist regelmäßig anzutreffen; sie kehrt sich um in den Fällen, in denen der Reflex sich wieder erholt, so insbesondere während der Remission einer neuralen Schwerhörigkeit durch einen Multiple-Sklerose-Herd (Lehnhardt 1975).

Da für den Ausfall des Stapediusreflexes schon von der Versuchsanordnung her viele Möglichkeiten in Betracht kommen, ist es notwendig, in jedem Fall den Reflex auch ipsilateral zu registrieren, zumal das Ausbleiben der ipsilateralen Reaktion nicht mit dem des kontralateralen Reflexes gekoppelt sein muß, und weil umgekehrt die kontralaterale Reflexantwort fehlen, die ipsilaterale jedoch erhalten sein könnte.

Um sich in die anatomischen Verhältnisse hineindenken zu können, muß man sich den Verlauf des ersten und zweiten kochleären Neurons und des Fazialis innerhalb des Hirnstamms verdeutlichen (Abb. 10.**25**). Auch wenn die Schaltverbindungen im einzelnen nicht bekannt sind, so erlauben die klinisch gesicherten Erkenntnisse doch eine Vorstellung von den normalen Gegebenheiten

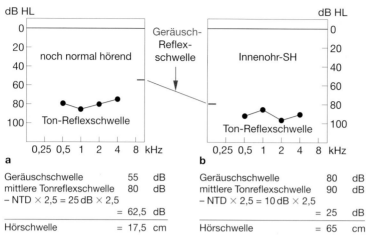

dB HL

noch normal hörend

Ton-Reflexschwelle

0,25 0,5   1   2   4   8 kHz

a

Geräusch-Reflex-schwelle

dB HL

Innenohr-SH

Ton-Reflexschwelle

0,25 0,5   1   2   4   8 kHz

b

Abb. 10.**23 a** u. **b** Errechnen der Hörschwelle aus der Differenz zwischen Geräuschreflexschwelle und durchschnittlicher Tonreflexschwelle (NTD), **a** für noch normales Gehör, **b** für die Innenohrschwerhörigkeit (nach Niemeyer u. Sesterhenn)

Geräuschschwelle	55	dB
mittlere Tonreflexschwelle	80	dB
– NTD × 2,5 = 25 dB × 2,5		
	= 62,5	dB
Hörschwelle	= 17,5	cm

Geräuschschwelle	80	dB
mittlere Tonreflexschwelle	90	dB
– NTD × 2,5 = 10 dB × 2,5		
	= 25	dB
Hörschwelle	= 65	cm

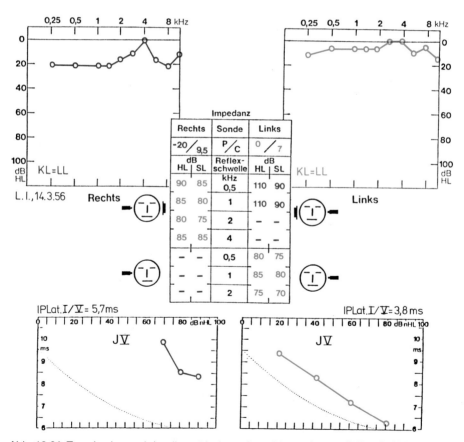

	Rechts		Sonde	Links	
	-20/$9,5$		P/C	0 /7	
	dB		**Reflex-schwelle**	**dB**	
	HL	SL	**kHz**	HL	SL
	90	85	0,5	110	90
	85	80	1	110	90
	80	75	2	–	–
	85	85	4	–	–
	–	–	0,5	80	75
	–	–	1	85	80
	–	–	2	75	70

Impedanz

L. I., 14.3.56   Rechts

KL=LL

Links   KL=LL

IPLat. I/V = 5,7 ms

IPLat. I/V = 3,8 ms

JV

JV

Abb. 10.**24** Ton- (und sprach-)audiometrisch auch rechts noch unauffällig. *Subjektiv* rechts schwerhörig (dichotisch rechts > links). Stapediusreflex von rechts her deutlich beeinträchtigt (s. nachfolgende Kapitel). Hirnstamm-ERA (vgl. Kapitel 17): Schwelle für Jewett V rechts auf 70 dB heraufgesetzt, Latenzen extrem verlängert; links noch fast normale Reaktionen. Hydrocephalus internus (Audiogramm 17. und 20. 8. 84)

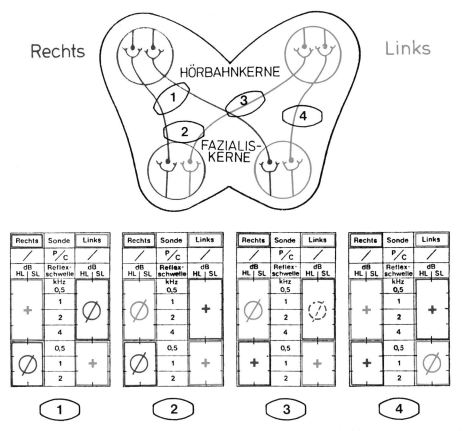

Abb. 10.**25** Verlauf des akustikofazialen Stapediusreflexes, schematisiert. (1)–(4) geben die verschiedenen Störungsmöglichkeiten und die zugehörigen Ausfallmuster wieder:
(1) *diagonales* Ausfallmuster bei rechtsseitiger peripherer oder supranukleär gestörter Auslösung des Reflexes,
(2) *vertikales* Ausfallmuster, kontra- und ipsilateral, bei Prozessen in unmittelbarer Nähe des Fazialiskerns rechts; selten,
(3) medialer (horizontaler) Ausfall der kontralateralen Reflexverbindung links, evtl. auch rechts,
(4) lateraler Ausfall lediglich des ipsilateralen Reflexes links

und den Auswirkungen pathologischer Veränderungen auf den akustikofazialen Reflex.

Für die Konstellation pathologischer kontra- und ipsilateraler Befunde sind mehrere Varianten denkbar. So könnte der Reflex *von einer Seite her nicht auslösbar* sein und damit bei kontra- wie bei ipsilateraler Reizung fehlen (diagonales Ausfallmuster, Abb. 10.25 [1]). Oder er wäre *auf einer Seite nicht registrierbar*, weder bei kontra- noch bei ipsilateraler Reizung (vertikales Ausfallmuster, Abb. 10.25 [2]). Ebenso könnte der Reflex nur kontralateral (Abb. 10.25 [3]) oder nur ipsilateral (Abb. 10.25 [4]) fehlen – ein- oder beidseitig. Derartige Reflexausfälle sind naturgemäß nur in Verbindung mit dem klinischen Bild zu werten und bedürfen in jedem Einzelfall der Kontrolle. Zurückhaltung in der Beurteilung ist insbesondere angebracht, wenn die Reflexantwort – kontra- und ipsilateral – auf der gleichen Seite „vertikal" ausgefallen ist, weil auch nur geringfügige Veränderungen im Mittelohr zu einem gleichen Bild führen können. Außerdem bleibt die Möglichkeit einer diskreten Fazialisschwäche oder die seltene Aplasie des M. stapedius auszuschließen.

Die zuvor geschilderten Befunde leiten unmittelbar zur neurologischen Diagnostik über insofern, als das Gehör trotz des Ausfalls des Stapediusreflexes nicht beeinträchtigt zu

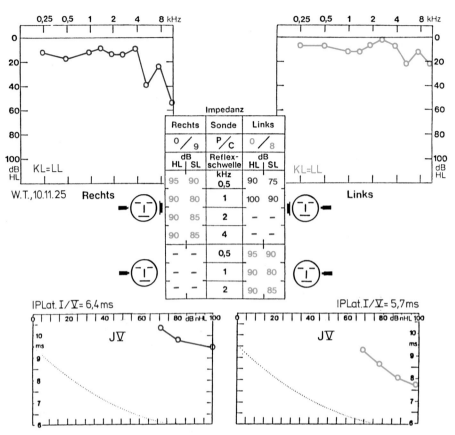

Abb. 10.26 Tonaudiometrisch (und sprachaudiometrisch) auch rechts fast normal. Stapediusreflex aber von rechts her deutlich beeinträchtigt. Hirnstamm-ERA (s. Kap. 17): Schwelle beidseits deutlich angehoben. Latenz für J V und IPL I–V extrem verlängert. Kleinhirnbrückenwinkeltumor rechts, operativ bestätigt (Befunde 8. 5. 84)

sein braucht (Abb. 10.**26**). Ja, auch der Fazialis kann noch normal funktionieren. Die Störung beschränkt sich also – jedenfalls soweit sie die audiometrische Untersuchung betrifft – auf den Stapediusreflex, d. h., daß die Schaltverbindungen oder -stationen im Hirnstamm bzw. am Boden des 4. Ventrikels nicht mehr hinreichend funktionieren, obwohl das Hören und die mimische Motorik des Fazialis unauffällig sind. Für die audiometrische Untersuchung bedeutet dies, daß die Stapediusreflexschwelle selbst bei beidseits normalem Gehör zu bestimmen ist, wenn nur in irgendeiner Weise der Verdacht auf ein zentral-neurologisches Leiden gegeben ist.

Gedankliche Widersprüche in der diagnostischen Wertung der Befunde scheinen darin zu liegen, daß einerseits der Stapediusreflex fehlt bei den (peripher-)neuralen Stö-rungen, daß er funktioniert bei der *(zentral-)* neuralen Schwerhörigkeit im Hirnstamm und daß er schließlich – trotz Fehlens einer Schwerhörigkeit, aber wegen einer Läsion im Hirnstamm – wieder fehlen kann. Einmal also ist der Patient schwerhörig, und deshalb ist der Stapediusreflex nicht auslösbar (Hörnervenschwerhörigkeit), zum anderen kann der Patient schwerhörig sein und der Reflex trotzdem funktionieren (obere Hirnstammschwerhörigkeit), und schließlich hört der Patient normal und trotzdem ist der Reflex ausgefallen.

Impedanzmessung zur topischen Fazialisdiagnostik

Bei der *supranukleären Fazialisparese* kann der Stapediusreflex erhalten sein; der Otologe ist allerdings nur selten an der Diagnostik beteiligt. Bei der *peripheren* Fazialisparese aber läßt sich anhand des Stapediusreflexes in manchen Fällen eine Aussage zur Lokalisation der Schädigung machen. Dies gilt insbesondere *für versteckte Neurinome im mastoidalen Verlauf oder für noch kleine Karzinome innerhalb der Parotis. Hier gibt das weitere Funktionieren des Reflexes trotz der peripheren Parese ggf. wertvolle Hinweise über die Ursache bzw. den Sitz der Lähmung.* Die meisten Paresen des Fazialis sind jedoch nicht so ausschließlich auf den mastoidalen oder *infratemporalen* Verlaufsanteil beschränkt, als daß aus dem Ergebnis der Impedanzprüfung eine topische Zuordnung möglich wäre. Für die Prognose entzündlicher Paresen scheint in dem Sinn eine Aussage erlaubt, daß mit der Wiederherstellung zu rechnen ist, solange noch oder sobald wieder der Stapediusreflex funktioniert (Schultz-Coulon u. Reicke 1976).

Zusammenfassende diagnostische Wertung der Impedanzbefunde

Es bedarf einer sehr eingehenden Beschäftigung mit dieser Materie, um aus den verschiedenen Konstellationen die erlaubten und möglichen Schlüsse ziehen zu können. Die Komplexität der Zusammenhänge verdeutlicht zugleich, wie weit der diagnostische Boden der modernen Audiometrie gespannt ist:

Die Reflexschwelle liegt bei 70–90 dB, und zwar
➤ bei normalem Gehör, aber auch
➤ bei der Innenohrschwerhörigkeit, solange der Hörverlust 55 dB nicht überschreitet, und
➤ bei zentraler, oberhalb des Reflexbogens entstandener Schwerhörigkeit (selten).

Die Reflexschwelle ist erhöht
➤ bei Auslösung vom mittelohrschwerhörigen Ohr her, solange die Knochenleitungs-Luftleitungs-Differenz ~ 30 dB nicht überschreitet,
➤ bei Innenohrschwerhörigkeit von > 55 dB und
➤ bei beginnender neuraler Schwerhörigkeit.

Der Reflex ist nicht *auslösbar*
➤ vom mittelohrschwerhörigen Ohr mit Knochenleitungs-Luftleitungs-Differenz von > 30 dB,

➤ bei weit fortgeschrittener Innenohrschwerhörigkeit und
➤ bei neuraler Schwerhörigkeit im 1. und 2. Neuron.

Der Reflex ist nicht *registrierbar*
➤ bei fast jeder Mittelohrschwerhörigkeit (mit Ausnahme der Schenkelchenfraktur),
➤ bei intratemporaler Fazialisparese und
➤ bei Aplasie des M. stapedius (selten).

Die Impedanzmessung ist eine kaum noch entbehrliche diagnostische Stütze, sie sollte ein integrierter Test *jeder audiometrischen* Untersuchung sein.

▼ Die Impedanzmessung hilft
– eine Mittelohrschwerhörigkeit zu erkennen (Tympanogramm eventuell abgeflacht),
– eine Mittelohrschwerhörigkeit auszuschließen (Reflex registrierbar),
– Überhöreffekte zu erfassen (trotz scheinbarer Knochenleitungs-Luftleitungs-Differenz ist der Reflex registrierbar),
– eine sensorische (Innenohr-)Schwerhörigkeit von einer neuralen zu unterscheiden (Reflexrekruitment positiv),
– eine neurale Schwerhörigkeit zu erkennen (Reflex nicht auslösbar),
– eine nichtorganische oder zentralneurale Hörstörung zu erkennen (Reflex mit annähernd normaler Lautstärke auslösbar).

Einen tabellarischen Überblick zum Stellenwert der Impedanz-Audiometrie vermittelt die Tab. 10.**1**.

Einige **beispielhafte Befunde** sollen den Wert der Impedanzmessung verdeutlichen.

Abb. 10.**27** demonstriert noch einmal, daß beim Trommelfelldefekt natürlich Compliance und Mittelohrdruck nicht zu bestimmen sind und deshalb der Stapediusreflex auch nicht zu *registrieren* ist; er ist von dem mittelohrschwerhörigen Ohr her außerdem nicht nur mit deutlich erhöhten Lautstärken *auslösbar.*

In Abb. 10.**28** läßt das Ausfallmuster erkennen, daß neben der Innenohrtaubheit links die Gehörknöchelchenkette unterbrochen sein muß, und zwar, weil bei kontralate-

Krankheits-bild	Tympano-gramm	MOD (mm WS)	Compliance	Stapedius-reflex
normal		~0	normal	
MO-Erguß		-200 bis -300 oder nicht ablesbar	sehr klein	nicht zu registrieren
Tuben-funktions-störung		-100 bis -200	normal	
defektes Trommelfell	Impedanzmessung nicht möglich SSTV angezeigt			
schlaffes Trommelfell, Schenkelchen fraktur		~0	groß	
Amboßdefekt		~0	groß	fehlt
Otosklerose Stapesfixation		~0	leicht erniedrigt	fehlt
offene Tube		~0	normal	atemsynchron
Glomustumor des MO$_S$		nicht ablesbar	sehr klein	pulssynchrone Schwankungen
IO-(sensorisch) SH		~0	normal	
HN-(neutrale) SH		~0	normal	fehlt oder Reflexdecay
zentral-neutrale SH		~0	normal	
intratemporale Fazialis-schädigung		~0	normal	fehlt
infratemporale Fazialis-schädigung		~0	normal	

Tabelle 10.**1** Zusammenstellung der Impedanzbefunde bei verschiedenen Krankheitsbildern

raler Auslösung der Stapediusreflex links nicht zu *registrieren* und die Compliance erhöht war. Dieser Befund könnte für die Lokalisation einer traumatischen Fazialisschädigung von Bedeutung sein.

Auch für die alleinige Mittelohrschwerhörigkeit kann sich ein gleiches Ausfallmuster ergeben (Abb. 10.**29**), hier z. B. durch eine linksseitige Otosklerose bedingt: Compliance *nicht* erhöht, eher ein wenig erniedrigt.

In Abb. 10.**30** sind die Knochenleitungsmeßpunkte als *Fühlwerte* anzusprechen, weil der Stapediusreflex rechts *registrierbar* ist und weil bei einer zusätzlichen Mittelohrschwerhörigkeit rechts der Reflex von rechts her auch nicht mehr auslösbar gewesen wäre.

In Abb. 10.**31** kann die linksseitige Knochenleitungsschwelle nicht korrekt sein, weil eine Mittelohrschwerhörigkeit die Registrierbarkeit des Stapediusreflexes links ausge-

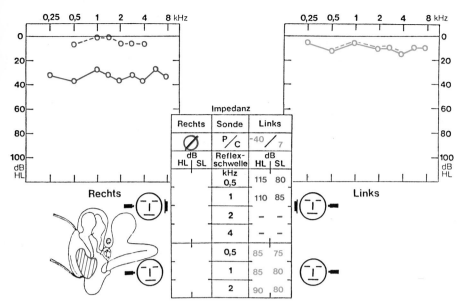

Abb. 10.**27** Mittelohrschwerhörigkeit rechts bei Trommefelldefekt. Die Reflexauslösung von rechts her ist deutlich behindert: Knochenleitungs-Luftleitungs-Differenz ~ 30 dB. Tympanogramm rechts nicht möglich – und deshalb auch die Registrierung des Reflexes nicht

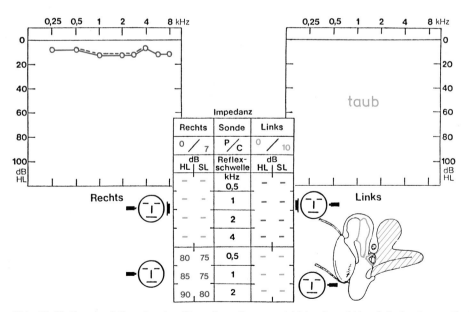

Abb. 10.**28** Das Ausfallmuster des Stapediusreflexes weist hier darauf hin, daß eine traumatische Taubheit links nicht nur das Innenohr betrifft, sondern daß auch ein Mittelohrschaden vorliegt – schon wegen der hohen Compliance in Form einer Amboß-Steigbügel-Luxation. Ohne Mittelohrbeteiligung hätte der Stapedius-reflex bei kontralateraler Auslösung links registrierbar sein müssen. Differentialdiagnostische Bedeutung kann diese Konstellation auch haben, wenn hinter intaktem Trommelfell ein Felsenbeincholesteatom die Knöchelchenkette unterbrochen *und das Innenohr* zerstört hat sowie bei einer traumatischen Fazialisparese

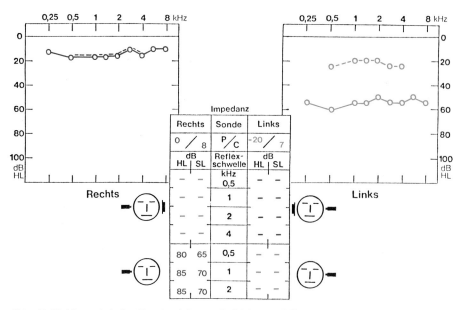

Abb. 10.29 Hier wird die Knochenleitungs-Luftleitungs-Differenz links durch die Impedanzmessung bestätigt: Stapediusreflex von links her nicht *auslösbar* und links auch nicht *registrierbar*

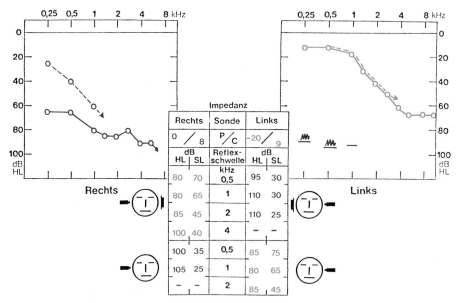

Abb. 10.30 Trotz Vertäubung links ist im Tieftonbereich eine Knochenleitungs-Luftleitungs-Differenz geblieben. Sie kann jedoch nicht Ausdruck einer Mittelohrkomponente sein, weil der Stapediusreflex rechts *registrierbar* ist: *Fühlwerte*

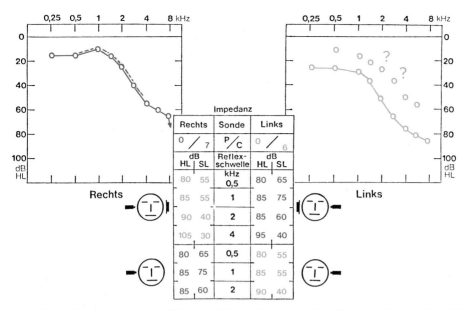

Abb. 10.31 Knochenleitungs-Luftleitungs-Differenz links ist nicht mittelohrbedingt, weil der Stapediusreflex auch links *registrierbar* ist. *Unter Vertäubung* rechts würde die Knochenleitung links sicher bis zur Luftleitung „*abrutschen*"

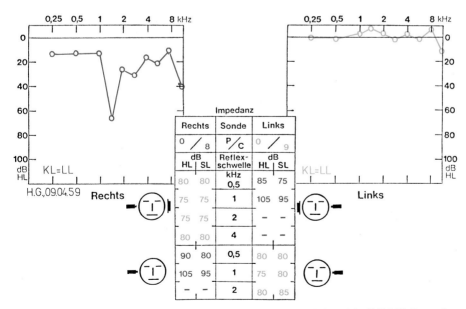

Abb. 10.32 Steile Mitteltonsenke rechts, auswärts als Hörsturz behandelt. SISI 0 %, Stapediusreflexschwelle von rechts her erhöht bzw. ausgefallen, dichotisches Sprachverstehen rechts deutlich eingeschränkt. *Schwerhörigkeit bei multipler Sklerose.* Die Kontrolle 2 Jahre später ergab in jeder Beziehung normale Befunde beidseits (Audiogramm 8. 3. 77/Be.)

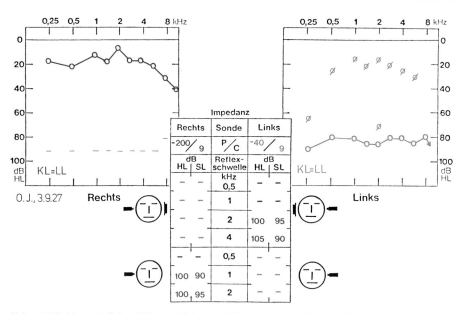

Abb. 10.33 Vermeintlicher Hörsturz links vor 4 Tagen. Der Ausfall des Stapediusreflexes von links her wäre mit dem Ausmaß des Hörverlustes links (~ 80 dB) zu erklären. Die Beeinträchtigung des Reflexes aber auch vom normalhörenden rechten Ohr her wies die akute Hörverschlechterung links allein anhand der Impedanzbefunde als neural bzw. zentral-neural entstanden aus (Audiogramm 14. 6. 84)

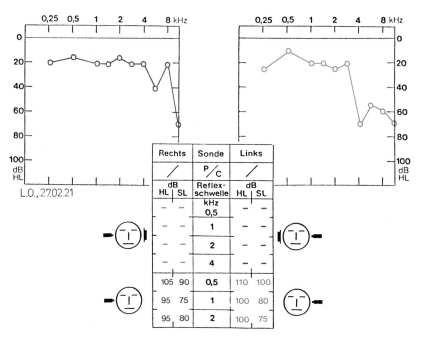

Abb. 10.34 Tonschwelle rechts noch normal, links geringer Hochtonabfall. Sprachverstehen ≈ Tongehör. Stapediusreflex beidseits kontralateral nicht auslösbar (horizontales Ausfallmuster), ipsilateral beidseits erhalten, Reflexschwelle allerdings leicht angehoben. Dichotisches Sprachverstehen beidseits maximal 50 %. „Systemische axonale Atrophie" (Audiogramm 5. 3. 81/Be.)

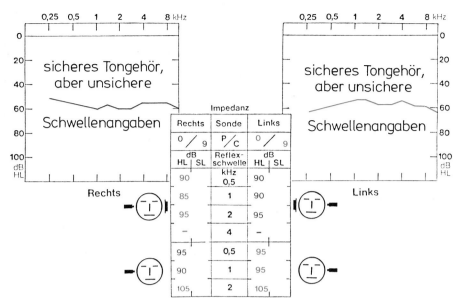

Abb. 10.35 Von topodiagnostischem Wert kann die akustisch ausgelöste Stapediusreflexschwelle auch sein, wenn eine so schwere Hirnstammläsion vorliegt, daß das Sprachverstehen vollständig aufgehoben und das Tongehör zwar noch eindeutig vorhanden, aber schwellenmäßig kaum zu bestimmen ist. Der Stapediusreflex kann dann doch noch funktionieren, wie auch das Innenohr ausweislich der ECochG und die unteren Hörbahnanteile ausweislich der Wellen J I und II (Thomas K., *19. 1. 64; Audiogramm 30. 6. 82/Be.)

schlossen hätte: *Überhörwerte.* Unter Vertäubung des rechten Ohres würden sich für Knochenleitung und Luftleitung identische Werte ergeben.

In Abb. 10.**32** war die Höreinschränkung rechts Symptom einer *multiplen Sklerose* gewesen. Dementsprechend stellte sich ein diagonales Impedanzmuster dar mit erhöhter Schwelle oder Ausfall des Reflexes.

Abb. 10.**33** soll noch einmal zeigen, daß auch bei einer noch normalen Hörschwelle (rechts) der Stapediusreflex ggf. nicht auslösbar sein kann oder doch nur mit erhöhten Lautstärken. Daraus ergab sich der Verdacht auf eine neurale Genese des *scheinbaren „Hörsturzes"* links. Der Patient verstarb ganz akut wenige Augenblicke nach dieser Messung; keine Sektion.

Das seltene Bild eines horizontalen Ausfallmusters in Abb. 10.**34** ist nur mit einem neuralen Geschehen in Hirnstamm und hier nahe der Mittellinie zu erklären. Neben dem kontralateralen Ausfall war auch die ipsilaterale Reflexschwelle erhöht. Der Patient litt an einer „systemischen, zentral-axonalen Atrophie".

Abb. 10.**35** gibt das Bild eines schweren Stammhirntraumas wieder: kein Sprachverstehen, aber erhaltenes Tongehör, allerdings mit unsicheren Schwellenangaben. Stapediusreflexschwelle beidseits normal; der Ausfall bei 4000 Hz wäre durch einen zusätzlichen Innenohrschaden zu erklären.

Literatur

Anderson, H., B. Barr, E. Wedenberg: Early diagnosis of VIIIth nerve tumors by acoustic reflex tests. Acta oto-laryngol. (Stockh.), Suppl. 263 (1970) 211

v. Békésy, G.: Zur Physik des Mittelohres und über das Hören bei fehlerhaftem Trommelfell. Akust. Z. 1 (1936) 13

Borg, E., J. E. Zakrission: Stapedius reflex and monaural masking. Acta oto-laryngol. (Stockh.) 78 (1974) 155

Esser, G., Ch. Anderski, A. Birken, E. Breuer et al.: Auditive Wahrnehmungsstörungen und Fehlhörigkeit bei Kindern im Schulalter. Sprache Stimme Gehör 11 (1987) 10–16

Fisch, U., G. v. Schulthess: Electrographic studies on the human stapedius muscle. Acta oto-laryngol. (Stockh.) 56 (1963) 287

Harford, E. R.: Tympanometry. In Jerger, J., J. L. Northern: Clinical Impedance Audiometry, 2nd ed. Thieme, Stuttgart 1980

Jerger, J., J. L. Northern: Clinical Impedance Audiometry, 2nd ed. Thieme, Stuttgart 1980

Kietz, H., H. E. Zangemeister: Spezialaudiometrie des

Mittelohres. Z. Laryngol. Rhinol. Otol. 32 (1953) 58

Lehnhardt, E.: Kritisches zum sog. Metz-Rekruitment. Arch. Ohr.-, Nas.- u. Kehlk.-Heilk. 202 (1972) 490

Lehnhardt, E.: Audiometrische Topodiagnostik im Hirnstamm. Z. Laryngol. Rhinol. Otol. 52 (1973) 11

Lehnhardt, E.: Die überschwellige Audiometrie in der Hand des praktischen HNO-Arztes. Arch. Ohr.-, Nas.- u. Kehlk.-Heilk. 210 (1975) 327

Lehnhardt, E.: Das untere Dynamikplateau der Stapediusreflexschwelle; ein Beitrag zur Duplizität der Haarzellen. Arch. Oto-Rhino-Laryngol. 213 (1976) 471

Lehnhardt, E., R.-D. Battmer, D. Becker: Zum diagnostischen Wert der ipsilateral ausgelösten Impedanzänderung des Trommelfells. Z. Laryngol. Rhinol. Otol. 56 (1977) 683

Lenarz, Th., J. Gülzow: Akustisches Innenohrtrauma bei Impedanzmessung. Akutes Schalltrauma? Z. Laryngol. Rhinol. Otol. 62 (1983) 58–61

Metz, O.: The acoustic impedance measured on normal and pathological ears. Acta otol-larnyngol. (Stockh.), Suppl. 63 (1946) 1

Metz, O.: Threshold of reflex contraction of muscles of middle ear and recruitment of loudness. Arch. Otolaryngol. 55 (1952) 536

Møller, A. R.: Intra-aural muscle contraction in man, examined by measuring acoustic impedance of the ear. Laryngoscope (St. Louis) 70 (1961) 70

Müller, E.: Die Schwerhörigkeit bei der Osteogenesis imperfecta. Z. Laryngol. Rhinol. Otol. 53 (1974) 805

Niemeyer, W., G. Sesterhenn: Calculating the hearing threshold from the stapedius reflex threshold for different sound stimuli. Audiology 13 (1974) 421

Prihodova, J., J. Merhaut, M. Novak: Pulse tympanometry. First clinical experience with a new measuring device. Vortrag Internat. Congr. Otolaryngol. Head and Neck Surgery. Prague/Czechoslovakia, Aug. 19–21, 1992

Reker, U.: Normal values of the ipsilateral acoustic stapedius reflex threshold. Arch. Otolaryngol. 21 (1977) 25

Schuster, K.: Eine Methode zum Vergleich akustischer Impedanzen. Phys. Z. 35 (1934) 408

Terkildsen, K., P. Osterhammel, B. Bretlau: Acoustic middle ear reflexes in patients with otosclerosis. Arch. Otolaryngol. 98 (1973) 152

Terkildsen, K., S. Scott Nielsen: An electroacoustic impedance measuring bridge for clinical use. Arch. Otolaryngol. 72 (1959) 339

Valvik, B.-R., M. Johnsen, E. Laukli: Multifrequency tympanometry. Preliminary experiences with a commercially available middle-ear analyzer. Audiology 33 (1994) 245–253

Wagemann, W.: Kinematographische Hochfrequenzaufnahmen am Schalleitungsapparat des Meerschweinchens. Arch. Ohr.- Nas.- u. Kehlk.-Heilk. 182 (1963) 474

Zwislocki, J.: Some measurements of the impedance of the eardrum. J. acoust. Soc. Amer. 29 (1957) 349

11. Adaptation und Hörermüdung

E. Lehnhardt

Kietz-, Feldmann- und Hood-Test

Die Tonaudiometrie wird gelegentlich durch ein „Abwandern" der Hörschwelle erschwert, d. h. ein zunächst anscheinend gültiger Schwellenwert bestätigt sich bei der Kontrolle nicht. Dieses Phänomen wird besonders deutlich, wenn der Ton versehentlich zu lange oder absichtlich lange stehengelassen wurde; die dann vorübergehend auftretende Verschlechterung des Gehörs entspricht einer überschießenden Anpassung des Ohres an den Höreindruck (pathologische Adaptation) oder einer Hörermüdung. Beide Begriffe wurden lange Zeit nicht oder nicht genügend voneinander getrennt. Entweder bezeichnete man jede Form temporären Schwellenschwunds als Hörermüdung, oder man sprach generell nur von Adaptation (Langenbeck 1963).

Während Hörermüdung und Adaptation Reaktionen auf *laut* sind, versteht man in der Audiometrie unter *Readaptation* die Anpassung des Ohres an *leise*, d. h. die Rückkehr zur eigentlichen Hörschwelle nach Aufhören des akustischen Reizes. Für die meßtechnische Erfassung der Readaptation hatte sich zeitweilig die Anordnung von Kietz (1958) eingebürgert.

Für die Messung der *Langzeit-Readaptation* hat Feldmann (1958) ein Vorgehen beschrieben, das Auskunft gibt über das Adaptationsverhalten des Ohres während des akustischen Reizes und im Zeitraum danach; in Minutenabständen wird die Geräuschverdeckbarkeit eines 80-dB-Dauertons gemessen. Beim Hörgesunden gelingt die Tonverdeckung anfangs mit einem 80-dB-Geräusch, dann mit nur 60, 50 oder 40 dB; schon eine Minute nach Absetzen des Dauertons sind für die Verdeckung des erneut auf 80 dB eingeregelten Tones wieder 80 dB Geräusch notwendig. Die Readaptation gilt als verzögert, wenn sich der 80-dB-Ton auch nach der einminütigen Pause noch mit beispielsweise nur 60 oder 40 dB Geräusch verdecken läßt und wenn es mehrere Minuten dauert, bis wieder etwa 80 dB Geräusch für die Verdeckung notwendig sind.

Die Vorteile dieses Verfahrens liegen im gleichzeitigen Erfassen der Adaptation bzw. Hörermüdung und der Readaptation. Der Test dauert jedoch etwa 10 Minuten pro Frequenz und ist bislang zu wenig verwendet worden, als daß verbindliche Richtwerte für die Differenzierung zwischen Adaptation und Hörermüdung bzw. normaler oder verzögerter Readaptation anzugeben wären.

Hood (1950) vergleicht nicht – wie Feldmann – die Lautheit eines Tones mit der eines Geräusches auf demselben Ohr, sondern die *Lautheit eines Dauertones auf beiden Ohren*. Dieses Vorgehen entspricht dem Lautheitsvergleich nach Fowler – allerdings nicht im *Wechseltaktverfahren*, wie hierfür heute zu fordern ist, sondern in der ursprünglichen Form mit Dauertönen auf beiden Ohren. Das Übergehen zum Wechseltakt beim Fowler-Test war notwendig, gerade weil Adaptation oder Hörermüdung die Ergebnisse oft so weitgehend verfälschten, daß ein Lautheitsausgleich nicht zustande kommen konnte, obwohl unter Umständen tatsächlich eine Innenohrschwerhörigkeit vorlag.

Adaptation und Hörermüdung

Die bisher in diesem Kapitel geschilderten Tests arbeiten mit weit überschwellingen Lautstärken, also mit relativ groben akustischen Reizen. Für die Erfassung von Adaptation und Hörermüdung scheinen sich jedoch diejenigen Verfahren besser zu eignen, die an der Hörschwelle bleiben. Außerdem sollten die Ergebnisse sich nicht auf das Erkennen von Adaptation *und* Hörermüdung beschränken, sondern sollten beide Formen zeitweiliger Hörverschlechterung voneinander zu trennen versuchen. Dies ist notwendig, weil beide Reaktionen offenbar Defekten an unterschiedlichen Stationen des Hörsystems zuzuordnen sind.

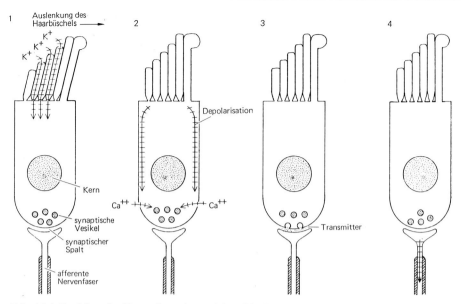

Abb. 11.1 Funktion der Haarzelle, schematisiert. Die Auslenkung der Härchen läßt Kaliumionen in die Zelle einströmen (1). Die damit einhergehende Abnahme des Membranpotentials führt zu einem Einwandern von Kalziumionen (2), die die Neurotransmitter in der Zellbasis veranlassen, durch die Zellwand hindurch sich zu entleeren (3) und in die afferente Synapse der Nervenfaser (4) zu diffundieren (aus Hudspeth, A. J.: Spektr. Wiss. 3 [1983] 108

> Für die Differenzierung zwischen Adaptation und Hörermüdung ist davon auszugehen, *daß die Adaptation in der Sinneszelle entsteht.* Ob dabei der Stoffwechsel der Zelle oder der Übergang der Erregung von der Sinneszelle auf die Nervenfasern gestört ist, weiß man bislang nicht, auf jeden Fall liegt der Adaptation ein *biochemischer* Vorgang zugrunde, an dem Azetylcholin beteiligt ist (Abb. 11.**1**).

Das *elektrolytische* Korrelat der Adaptation ist wahrscheinlich eine Anreicherung von Kaliumionen in der Scala vestibuli (Rauch 1964). Diese Bewegung von Kaliumionen ist auf den der Reizfrequenz zugeordneten Abschnitt der Schnecke beschränkt. Man kann sich vorstellen, daß auch geringe, anhaltende Belastungen schon einen vorübergehenden Anstieg der Hörschwelle nach sich ziehen, wenn solche Elektrolytverschiebungen nicht mit der notwendigen Reaktionsschnelle abgebaut werden.

Elektrophysiologisch zeigt sich die Adaptation als Potentialabfall im negativen Anteil des Bestandstromes unmittelbar nach Reizbeginn. Nach Aufhören des Schallreizes kehrt das Potential mit etwa gleichem Zeitgang auf sein Ausgangsniveau zurück (v. Békésy 1951). Dieser negative Anteil des Bestandstromes (DC-potential) ist in das *Innere der Sinneszelle* zu projizieren; er ist negativ gegenüber dem positiven Potential in der Endolymphe. Die Cochlear microphonics lassen adaptationsgemäße Reaktionen vermissen. Dies sollte nicht überraschen, weil sie zwar im Gefolge des Reizes als Wechselspannungspotential an der Lamina reticularis des Corti-Organs abzuleiten, nicht aber unmittelbarer Ausdruck der *Sinneszellerregung* sind. Auch der *Hörnervenfaser* ist ausweislich des Aktionspotentials eine nur begrenzte Adaptation eigen. Die Beobachtungen gelten alle jedoch nur für das *normale* Adaptationsverhalten.

> In der klinischen Audiometrie interessieren die Reaktionen bei *gestörter* Funktion; sie treten – wenn man die Definition von Ranke (1952, 1953) und Keidel u. Mitarb. (1961) benutzt – im *sensorischen* Anteil des Hörsystems als pathologische *Adaptation,* im *neuralen* Anteil als *Hörermüdung* in Erscheinung.

Die *Adaptation* geht dann mit einer Verschlechterung der Hörschwelle sowie mit einer *Verbesserung der Intensitätsunterschieds-schwelle* einher; sie strebt einer Sättigung zu, die einen Gleichgewichtszustand über längere Zeit gewährleistet. Auch die *Hörermüdung* führt zur Hörverschlechterung, zugleich aber ist die *Intensitätsunterschiedsschwelle schlecht*; die Hörermüdung nimmt annähernd kontinuierlich zu und läuft damit in eine eventuell unbegrenzte Erschöpfung aus.

Die *Hörermüdung* scheint ein Spezifikum der *Fasern* des Hörnervs bzw. der zentralen Neurone zu sein (Lehnhardt 1975); ihre Funktionsstörungen, z. B. durch Tumordruck oder durch entzündliche Veränderungen der Markscheide, machen sich deshalb insbesondere und oft nur bei Einwirkung von *Dauertönen* bemerkbar.

Ein noch relativ gutes Impuls-, aber schon schlechtes Dauertongehör ist zwar auch bei der pathologischen Adaptation des Innenohres zu beobachten, jedoch nicht in so exzessiver Form wie bei der neuralen *Hörermüdung*. Über das elektrophysiologische Korrelat der Hörermüdung gibt es bislang nur Vermutungen; man kann sich vorstellen, daß die Nervenfasern kurze Spikefolgen noch passieren lassen, daß für die Fortleitung länger anhaltender Tonreize aber das Membranpotential entlang der defekten Markscheide nicht lange genug aufrechterhalten werden kann.

Funktionsstörungen der *Ganglienzellen* dagegen betreffen auch das *Kurzzeitgehör*; die Hörschwelle sinkt also gleichsam auf den Dauertonwert ab. Während die lädierte *Faser* wenigstens Kurzzeitreize noch fortleiten kann, ist die defekte *Ganglienzelle* auch hierzu nicht mehr in der Lage.

Die *Verschlechterung* der Intensitätsunterschiedsschwelle während der Hörermüdung geschieht zumeist so rasch, daß das Intensitätsunterscheidungsvermögen bei neuraler Schwerhörigkeit von Anfang an als schlecht erscheint und sich während der Dauertoneinwirkung nicht weiter verschlechtert.

Wenn man die pathologische Adaptation den sensorischen und die Hörermüdung den neuralen Anteilen des Hörsystems zurechnet, dann bedürfen die „zentralen Adaptationsphänomene" einer gesonderten begrifflichen Bestimmung, nämlich als *Habituation*. Ihre Entstehung ist in der Formatio reticularis oder in den noch weiter kortexnah gelegenen Strukturen zu suchen. Hierher gehört beispielsweise auch die vermeintliche Adaptation der evo-zierten *Hirnrindenpotentiale* auf schnelle Reizfolgen. Für die klinische Audiometrie haben diese Reaktionen bislang keine Bedeutung.

Schwellenschwundtest

Für den Nachweis einer Adaptation und insbesondere eine Hörermüdung hat sich der *Schwellenschwundtest* (Threshold-Tone-Decay-Test – TTDT; Carhart 1957) bewährt, insbesondere weil er keines speziellen apparativen Aufwandes bedarf und meßtechnisch einfach durchzuführen ist. Der Test fußt auf früheren Untersuchungen von Schubert (1944) und Jatho (1954); die Autoren hatten darauf aufmerksam gemacht, daß für bestimmte Schwerhörige die Hörschwelle nur momentanen Charakter hat, daß der eben empfundene Ton also nach wenigen Augenblicken wieder „schwindet". Kaum scheint mit einem lauteren Ton eine neue Schwelle gefunden zu sein, schon meint der Patient wieder, sich geirrt zu haben. Dieses „Hinterherlaufen" hinter der Tonschwelle kann sich über einen weiten dB-Bereich erstrecken, eventuell bis an die Meßgrenze des Audiometers.

Während des Tests läßt man nach Auffinden der Hörschwelle – mit möglichst *kurzen Dauertönen* – die Schwellenlautstärke plus 5 dB als Dauerton weiterhin auf das Gehör einwirken. Der Patient soll zu erkennen geben, wenn für ihn der Ton verschwindet; sofort wird der Ton um weitere 5 dB heraufgeregelt und stehengelassen, bis der Patient eventuell erneut angibt, nichts mehr zu hören. Dieses Vorgehen wiederholt sich, bis der Ton mindestens 60 Sekunden lang wahrnehmbar bleibt. Manchmal ist es notwendig, die Lautstärke um 10 dB zu erhöhen, weil der zunächst nur um 5 dB lauter eingestellte Ton sofort wieder verschwand. Notiert man die Zeit (in Sekunden), für die der Ton in der jeweiligen Lautstärke hörbar war, so ergibt sich daraus ein Hörschwellen-Zeit-Diagramm (Abb. 11.**2**).

Da die jeweilige Dauer des Hörens nur in Einzelfällen von Bedeutung ist, genügt es im allgemeinen, das Abwandern der Schwelle im Tonaudiogramm als Schlangenlinie in der zugehörigen Frequenz zu kennzeichnen. Um festzuhalten, in welchem Lautstärkebereich die Schwelle besonders schnell abwanderte, kann man graphisch unterscheiden zwischen dem Schwellenschwund innerhalb 30 Sekun-

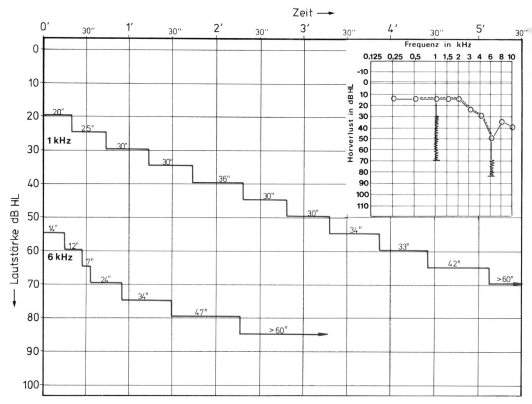

Abb. 11.**2** Hörschwellen-Zeit-Diagramm. Schwellenschwund für 1000 Hz und 6000 Hz gemessen, 5 dB überschwellig begonnen; anfangs blieb der Ton jeweils nur weniger als 30 s hörbar, dann verlangsamte sich der Schwellenschwund. Bei 70 dB HL bzw. 85 dB HL konsolidierte sich die Hörschwelle für > 60 s. Rechts oben ist der Schwellenschwund ins Tonschwellenaudiogramm eingezeichnet (Audiogramm 2. 3. 77/Be.)

den (|) und dem innerhalb 60 Sekunden ($\lessgtr$; vgl. Abb. 11.**2**). Konsolidiert sich die Ton-schwelle im audiometrischen Meßbereich, so ist dies durch einen Querstrich (–) zu kenn-zeichnen; wandert die Schwelle bis jenseits des Verstärkungsbereiches ab, so deutet man dies durch einen Pfeil an (\; s. Abb. 11.**7**). Ein Schwellenschwund von mehr als ingesamt 10 dB gilt als nicht mehr normal. Im Sinne ei-ner *Hörermüdung* ist eine Schwellenabwande-rung erst zu werten, wenn sie 30 dB oder mehr erreicht. Zwischenwerte (15–25 dB) sind bei *negativem* Rekruitment als noch nicht auffällige Hörermüdung der neuralen Ele-mente zu verstehen, Schwellenschwundwerte bis zu 25 dB bei rekruitment*positiver* Innen-ohrschwerhörigkeit als *pathologische Adapta-tion.*

Mit anderen Worten: Schwellenschwund

≤ 10 dB = noch normal
15–25 dB = pathologische Adaptation, wenn Rekruitment positiv
≥ 30 dB = Hörermüdung, wenn Re-kruitment negativ

Der Schwellenschwundtest sollte u. a. dann angestellt werden, wenn bei der Schwellen-messung der Patient trotz bereitwilliger Mitar-beit keine sicheren Angaben machen kann. Außerdem ist er vornehmlich bei Verdacht auf eine *neurale* Genese der Schwerhörigkeit ange-zeigt, also bei *negativem* Fowler-Test, SISI ~ 0 % usw. Erreicht der Schwellenschwund dann 30 dB oder mehr, so ist damit der neurale Ur-sprung weiter untermauert und ein Indiz für den Sitz der Störung in den *Fasern* des Hör-nervs bzw. der zentralen Neurone gegeben.

Abb. 11.**3** Békésy-Audiogramm, *frequenzgleitend*. Im Tieftonbereich wurde die zuerst gemessene Impulstonschwelle (- - - -) unbewußt zu schlecht angegeben. Im Bereich der Hochtonsenke werden die Amplituden der Dauertonkurve (—) sehr klein, außerdem separiert die Dauerton- von der Impulstonkurve

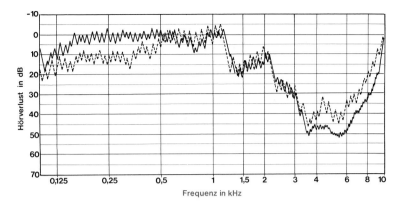

Der Schwellenschwund geht gelegentlich mit dem Phänomen der *Schwellenspaltung* einher, d. h. der Patient gibt eine Hörschwelle an, in der der angebotene Ton als Geräusch empfunden wird, und eine zweite, schlechter liegende, in der der Ton als solcher erscheint. Analog kann die anfängliche Tonempfindung während des Schwellenschwunds in die eines tonhaften Rauschens übergehen, zumeist unmittelbar bevor die Hörempfindung gänzlich verschwindet. Die Schwellenspaltung wurde bislang nur bei extremem Schwellenschwund beobachtet – ein Hinweis, der die neurale Genese untermauert.

Für die Handhabung des Tests ist es wichtig zu wissen, daß die Lautstärke schon dann um 5 dB zu erhöhen ist, wenn der Ton in ein Geräusch übergeht, daß man also nicht wartet, bis auch die Geräuschempfindung verschwindet. Ein Schwellenschwund ausschließlich oberhalb 4000 Hz ist allgemein zurückhaltend zu bewerten. Das hier beschriebene Vorgehen entspricht dem nach Carhart (1957). Die zahlreichen Modifikationen sind entweder so unwesentlich oder so wenig gebräuchlich, daß auf ihre Schilderung hier verzichtet wurde.

Automatische Audiometrie nach v. Békésy

Aussagekräftiger hinsichtlich einer Differenzierung zwischen Adaptation und Hörermüdung ist die automatische Schreibung der Hörschwelle mit Hilfe des Békésy-Audiometers (v. Békésy 1947). Dieses Gerät arbeitet ausschließlich in Luftleitung, war also von vornherein auf die Untersuchung nur der sensorischen und neuralen Schwerhörigkeitsfor-

men abgestimmt. Die Frequenz- und Lautstärkeänderung des Tones sowie die Registrierung der Ergebnisse erfolgen maschinell bzw. elektronisch.

Die Vorteile des Békésy-Audiometers liegen in der Vermeidung überschwelliger Lautstärke und der vom Patienten selbst getätigten Aufzeichnung. Nach den Originaldaten ändert sich die Frequenz stufenlos kontinuierlich und überstreicht zwei Dekaden (100 bis 10 000 Hz) innerhalb 400 (slow) oder 200 (fast) Sekunden. Die Intensität regelt sich in 0,25-dB-Stufen über einen Bereich von 120 dB und mit einer Geschwindigkeit von 2,5 (slow) oder 5 dB (fast) pro Sekunde. Der Ton wird entweder als Dauerton oder als Impulston von 200 ms Dauer angeboten. Anstelle des ursprünglich konstanten Puls-Pausen-Verhältnisses von 1:1 hat Hattler (1970) ein 1:3-Verhältnis empfohlen.

Der Patient steuert über einen Handschalter den dB-Abschwächer; solange die Taste gedrückt ist, geht die Lautstärke des Tones zurück, wenn er nicht mehr drückt, so nimmt sie wieder zu. Die Lautstärke bewegt sich also zwischen einem gerade schon hörbaren und einem nicht mehr hörbaren Pegel. Synchron mit der Intensitätsänderung registriert der Schreiber die Ergebnisse auf einem Vordruck, der in der Ordinate die Lautstärke, in der Abszisse die Frequenz notiert (Abb. 11.3).

Neben dieser *frequenzgleitenden* Schwellenschreibung – Hörschwelle also als *Funktion der Frequenz* – bietet sich die *frequenzkonstante* Methode an, d. h. die Aufzeichnung der Hörschwelle eines beliebigen Tones über die Zeit, zumeist von 2 Minuten (Abb. 11.4). Aus beiden Techniken ergeben sich jeweils *zwei* Schwellenkurven, die eine für Impuls-, die an-

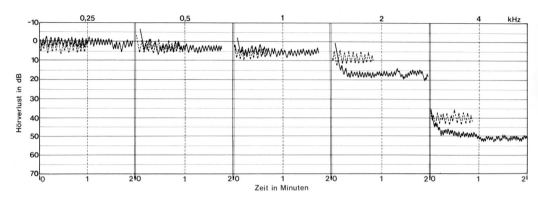

Abb. 11.**4** Békésy-Audiogramm, *frequenzkonstant* bei 0,25, 0,5, 2 und 4 kHz gemessen. Bis 1000 Hz Dauer-
ton- gleich Impulstonkurve, bei 2000 Hz 10 dB, bei 4000 Hz fast 15 dB Separation mit deutlicher Amplitudenverkleinerung.
Hier und in der Abb. 11.**3** war die C^5-Senke durch Geräuschbelastung mit temporärem Schwellenschwund
produziert worden

dere für Dauertöne. Normalerweise überlagern sich beide Kurven annähernd, für Dauertöne sind nur um wenige dB größere Lautstärken notwendig, um gehört zu werden, als für
Impulstöne (*physiologische* Adaptation).

Bei sensorisch oder neural Schwerhörigen dagegen lassen beide Kurven einen unter
Umständen deutlich voneinander abweichen-
den Verlauf erkennen. Während die Impulstonkurve als weitgehend konstanter Ver-
gleichswert dient (sie braucht dann nur über
eine Minute geschrieben zu werden), trennt
sich die Dauertonkurve mehr oder weniger
von ihr. Diese *Separation* kann sich sättigen
oder unbegrenzt zunehmen.

In die frequenzgleitende Schwellenschreibung gehen zwangsläufig Frequenz *und*
Zeit, nämlich die Untersuchungsdauer ein;
demgegenüber erfaßt die *frequenzkonstante*
Aufzeichnung der Hörschwelle ausschließlich die Zeit. Da sich – wenn überhaupt – die
Dauerton- von der Impulstonkurve sowohl
bei der frequenzgleitenden wie bei der frequenzkonstanten Registrierung trennt, ist es
weniger die *Frequenzänderung* als vielmehr die
Zeit, die zur Separation führt.

▼ Für die Registrierung von Adaptations-
und Hörermüdungsphänomenen eignet sich die frequenzkonstante Methode deshalb besser als die frequenzgleitende.

Frequenzkonstantes Békésy-Audiogramm und
Schwellenschwundtest stimmen in ihren Ergebnis-

sen tendenziell miteinander überein. Sobald der
Schwellenschwund jedoch extreme Ausmaße erreicht, müssen Schwellenschwund und Separation
im Békésy-Audiogramm nicht unbedingt korrelieren, weil der Tone-decay-Test eine *anhaltende*, wenn
auch jeweils nur schwellenhafte Belastung bewirkt,
während in der automatischen Audiometrie der
Ton *sofort wieder zurückgeregelt* wird, sobald er gerade schwellenhaft erscheint. Deshalb erreicht der
Schwellenschwund eventuell wesentlich höhere
Werte als die Separation im Békésy-Audiogramm.

Von diagnostischem Wert ist neben der Separation die Größe der Schreibamplitude, die
sich in der Höhe der Registrierzacken zwischen „gerade nicht mehr gehört" und „gerade wieder wahrgenommen" darstellt. Auch
sie ist in der *Impulstonkurve* relativ gleichbleibend, ändert sich während der Untersuchung
aber in der *Dauertonkurve. Verkleinerungen* der
Schreibamplitude treten fast ausschließlich
bei begrenzter Separation auf und sind als
Ausdruck pathologischer *Adaptation* zu werten, wenn sie auf deutlich weniger als 5 dB
schrumpfen.

In manchen Fällen gewinnt man den Eindruck, daß
die Amplituden nur deshalb kleiner würden, weil
durch die Separation die Lautstärke des applizierten
Tones zunimmt und damit in den Bereich niedrigerer Intensitätsunterschiedsschwellen gelangt. Lag
beispielsweise die Hörschwelle ursprünglich (für
Impulstöne) bei 40 dB HL, so wandert sie (im Dauerton) vielleicht auf 65 dB HL ab; die zu 40 dB HL
gehörende ΔI-Schwelle von 2 dB geht also bei 65 dB
HL auf < 1 dB zurück. Das hieße, daß die Verbesserung des Lautstärkeunterscheidungsvermögens die
Folge des Abwanderns der Schwelle zu größeren

Abb. 11.5 Separation im Békésy-Audiogramm und Schwellenschwund bei einer seit Jahren unveränderten Innenohr-Hochtonschwerhörigkeit. Deutliche Amplitudenverkleinerung, rechts noch stärker als links. Impulstonschwelle etwa gleich der Tonschwelle in der Routinemessung. Gute Übereinstimmung zwischen Schwellenschwund und Separation der Dauertonkurve (Gerhard K., *5. 9. 11; Audiogramm 23. 8. 77/Be.)

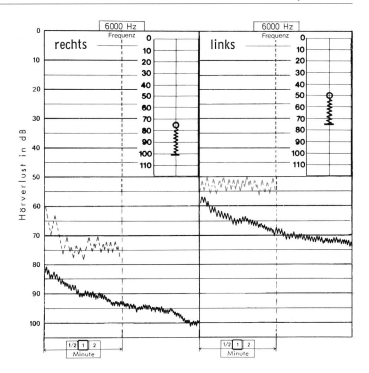

Lautstärken wäre. Zwangsläufig ist dieser Zusammenhang schon deshalb nicht, weil eine solche Beziehung zwischen Meßlautstärke und Amplitude nicht generell zu beobachten ist, sondern nur bei bestimmten, sonst aber nicht näher zu definierenden Schwerhörigkeitsformen. Unabhängig davon gilt, daß die Beziehung zwischen Lautstärke und Intensitätsunterschiedsschwelle *im Innenohr* entsteht; deshalb auch ist die pathologische Adaptation eine Reaktionsform des Innenohres (Abb. 11.**5**).

Die Verkleinerung der Schreibamplituden in der Dauertonkurve nimmt gelegentlich so exzessive Ausmaße an, daß bis zu 40 Schreibzacken in der Minute geschrieben werden und die Amplitude auf ~1 dB schrumpft. Sie ist um so ausgeprägter, je größer der Hörverlust ist – extrem offenbar nur bei (Dauerton-) Hörverlusten von > 60 dB. Die eindrucksvollsten Bilder finden sich bei Ménière-artigen Bildern und beim Hörsturz, *doch sind sie nicht pathognomonisch dafür*. Amplitudenverkleinerungen mit Separation von > 25 dB sind offenbar nur in der Rückbildungsphase akuter Hörstörungen zu beobachten; hier kann sich die Impulstonschwelle schon wieder der Norm genähert haben, während das Dauertongehör noch dem ursprünglichen Hörverlust ähnelt (Abb. 11.**6a** u. **b**).

Da sehr kleine Schreibamplituden auch als konstanter Befund über längere Zeiträume anzutreffen sind, dürfen sie nicht als Hinweis auf die Reversibilität des Schadens gewertet werden (vgl. Abschnitt Schwellenschwundtest). Versuche, eine Erklärung für die *winzigen* Schreibamplituden zu finden, kommen über Spekulationen nicht hinaus. Man kann sie vorerst nur als Ausdruck pathologischer *Adaptation* deuten und damit eine Funktionsstörung in den Haarzellen oder ihren Synapsen vermuten.

Bei der *Hörermüdung* kann sich die Separation über weite dB-Bereiche erstrecken und damit an die Verstärkungsgrenze der Audiometer gelangen (Abb. 11.**7**). Die Dauertonkurve trennt sich hier zumeist schon während der ersten Minute um > 30 dB. Bei exzessiver Hörermüdung liegt sie eventuell von Anfang an schon deutlich ungünstiger als die Impulsschwelle: *Dissoziation* von Impuls- und Dauertongehör (Abb. 11.**8**).

> Die Adaptation äußert sich also in einer *begrenzten* Separation plus Verkleinerung der Schreibamplituden, die Hörermüdung dagegen in einer *unbegrenzten* Separation ohne Verkleinerung der Amplituden (Abb. 11.**9**).

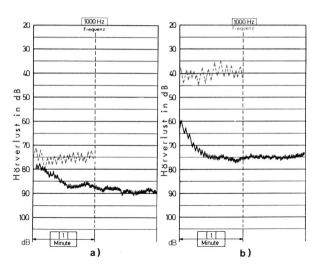

Abb. 11.**6 a** u. **b** Békésy-Audiogramm. Pathologische Adaptation während akuter Hörverschlechterung (75 dB HL) mit Separation der Dauertonkurve bis zu 15 dB (**a**) und während der Besserung (Hörschwelle bei 40 dB HL) sogar bis zu 35 dB (**b**). Extrem kleine Amplituden. SISI-Test = 100 % (Reinhard J., *20. 8. 48; Audiogramm 4. 10. 73/Be.)

Diese Beschreibung der Békésy-Befunde anhand von Separation und Amplitudenverkleinerung verzichtet bewußt auf die Typeneinteilung von Jerger (1960); sie orientiert sich an den pathophysiologischen Phänomenen, während die Jerger-Typen deskriptiv gehalten sind. Außerdem bietet sie die Möglichkeit, Separation und Amplitudenverkleinerung in dB zu definieren, also z. B. eine „Separation um 20 dB und eine Amplitudenverkleinerung von etwa 10 auf etwa 4 dB".

Die *unbegrenzte* Separation darf man neuralen Hörstörungen zuordnen und die Amplitudenverkleinerung dem Innenohr. Die vielen Zwischenbefunde sind differentialdiagnostisch bislang nicht zu verwenden. Wenn es auch erlaubt ist, die unbegrenzte Separation der neuralen *Faserschwerhörigkeit* zuzu-

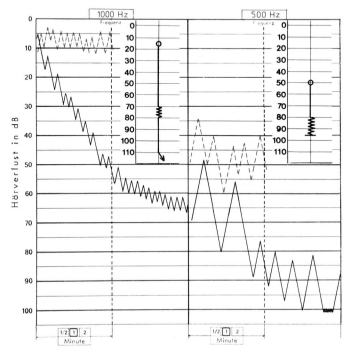

Abb. 11.**7** Békésy-Audiogramm. Extreme *Separation* der Dauerton- von der Impulstonkurve, fast unbegrenzt. Beschleunigter Schwellenschwund bei 1000 Hz von 15 dB auf > 110 dB HL. Encephalitis disseminata (Alfred H., *10. 4. 30; Audiogramm 13. 6. 77/Be.)

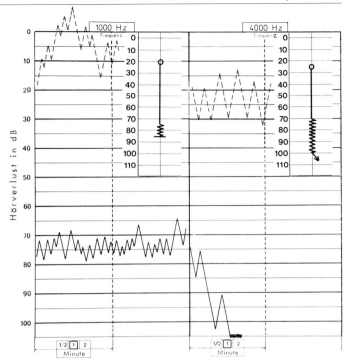

Abb. 11.8 Békésy-Audiogramm. *Dissoziation* der Dauerton- von der Impulstonschwelle. Für 1000 Hz z. B. beschleunigter (in ≤ 30 s) Schwellenschwund bis 75 dB, ≤ 60-s-Schwund auf 85 dB, dann Tonschwelle stabilisiert. Kleinhirnbrückenwinkeltumor von 3,5 cm ∅ (Peter F., *4. 5. 34; Audiogramm 16. 4. 77/Be.)

schreiben, so ist es doch nicht möglich, die extreme Amplitudenverkleinerung als Ausdruck einer *bestimmten* Funktionsstörung im Innenohr zu deuten – etwa eines Endolymphhydrops, einer Störung der Stria vascularis, des Elektrolytstoffwechsels oder des Generatorpotentials der Haarzellen.

Die Zuordnung definierter Befunde zu sensorischen oder neuralen Hörstörungen berechtigt jedoch nicht zu umgekehrten Rückschlüssen. So darf man nicht etwa glauben, eine Innenohrlokalisation verneinen zu müssen, weil die Amplitudenverkleinerung fehlt –

die kleinen Amplituden sind ein *fakultatives*, nicht ein zwingendes Symptom der Innenohrschwerhörigkeit. Und eine neurale Genese ist nicht etwa mit dem Hinweis auszuschließen, daß eine deutliche Separation fehle. Auch sie kann ein Symptom der neuralen Schwerhörigkeit sein, muß es aber nicht.

Die unbegrenzte Separation kann sich zurückbilden, wenn sie durch *entzündliche* Veränderungen der Markscheiden entstanden ist – bei Entstehung durch Tumordruck allerdings erst nach Entfernung des Tumors (vgl. Abb. 11.**10**). Die *Ganglienzelldegeneration* macht keine nennenswerte Separation,

Abb. 11.9 Schematische Gegenüberstellung von Adaptation und Hörermüdung ausweislich des Békésy-Tests und des Schwellenschwundtests. Unter zusätzlicher Berücksichtigung auch z. B. des SISI-Tests lassen sich Rückschlüsse auf die Lokalisation der Funktionsstörung ziehen

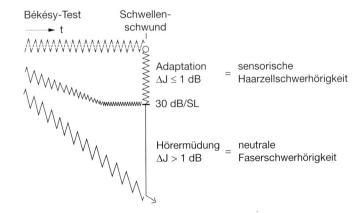

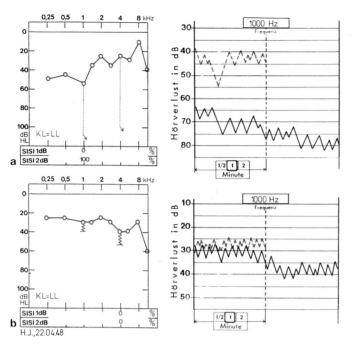

Abb. 11.**10 a** u. **b** Beispiel dafür, welchen diagnostischen Wert Schwellenschwundtest und Békésy-Test haben können. Vor der Operation eines 3 × 4 cm großen Meningeoms im Kleinhirnbrückenwinkel stellte sich eine extreme Hörermüdung mit Dissoziation der Dauerton- von der Impulstonkurve im Békésy-Test dar (**a**). Postoperativ (Prof. Samii, Nordstadtkrankenhaus Hannover) deutliche Hörverbesserung und *vollständiger Rückgang der Hörermüdung* (**b**) (Audiogramm 18. 6. 82)

weil hier Dauer- *und Impulstongehör* beeinträchtigt sind. Innerhalb der neuralen Schwerhörigkeit können sich deshalb unterschiedliche Befunde ergeben: Während des schnellen Tumorwachstums mit Druck auf die *Nervenfasern* ist eine deutliche Separation der Dauertonkurve zu erwarten; vergrößert sich die Geschwulst jedoch über einen längeren Zeitraum nicht und degenerieren indessen absteigend die zu den lädierten Fasern gehörenden *Ganglienzellen,* so erscheint die Separation kleiner, nicht weil die Dauertonschwelle sich gebessert hätte, sondern weil sich inzwischen auch die *Impulstonschwelle verschlechtert* hat.

Grundsätzlich sollte man die Adaptations- und Hörermüdungsphänomene als verläßliche Korrelate pathophysiologischer Veränderungen sehen. Nicht die Apparatur oder die Methode führen zu *scheinbar* falschen Ergebnissen, sondern die krankhaften Reaktionen des Ohres; wir sind nur noch nicht in der Lage, alle Befunde in Beziehung zum Krankheitsbild zu setzen. Weil nur *wenige* Patienten den Test *nicht* verstehen, sind die Befunde der Békésy-Audiometrie keine Zufälligkeiten. Separation und Amplitudenverkleinerung haben vielmehr einen objektiven Charakter. Die extrem kleinen Amplituden von beispielsweise 1 oder 2 dB zu schreiben, ist dem Normalhörenden nicht möglich; es bedarf eines pathologisch adaptierenden Ohres, um jede Sekunde einmal oder noch häufiger den Ton als gehört bzw. nicht mehr gehört zu signalisieren.

Ein Beispiel für den diagnostischen Wert des Schwellenschwundtests und Békésy-Tests zeigt Abb. 11.**10 a** u. **b**. Auf Phänomene der Adaptation oder Hörermüdung als Reaktion auf sehr schnelle Reizfolgeraten wird im Kapitel 17 (ERA) eingegangen.

Literatur

Békésy, G. v.: A new audiometer. Acta oto-laryngol. (Stockh.) 35 (1947) 411

Békésy, G. v.: DC potentials and energy balance of the cochlear partition. J. acoust. Soc. Amer. 33 (1951) 21

Carhart, R.: Clinical determinations of abnormal auditory adaptation. Arch. Otolaryngol. 65 (1957) 32

Feldmann, H.: Adaptationsmessung durch Verdeckung: Prinzip, Anwendung und klinische Bedeutung eines neuen Verfahrens. Acta oto-laryngol. (Stockh.) 49 (1958) 17

Hattler, K. W.: Lengthened off-time: a self-recording screening device on nonorganicity. J. Speech Dis. 35 (1970) 113–122

Hood, J. D.: Studies in auditory fatigue and adaption. Acta oto-laryngol. (Stockh.), Suppl. 92 (1950) 1

Hudspeth, A. J.: Die Haarzellen des Innenohres. Spektr. Wiss. 3 (1983) 108–109

Jatho, K.: Beitrag zur audiometrischen Diagnostik der zentralen Hörstörung. Arch. Ohr.-, Nas.- u. Kehlk.-Heilk. 165 (1954) 331–365

Jerger, J. F.: Recruitment and allied phenomena in differential diagnosis. Proc. Soc. int. Audiol. 5 (1960) 197–203

Keidel, W. D., U. O. Keidel, M. Wigand: Adaptation, loss or gain of sensory information. In Rosenblith, W. A.: Int. Symposium of Basic Princ of Sens Commun, Boston 1959. Wiley, New York 1961

Kietz, H.: Kontinuierliche Geräuschaudiometrie mit und ohne Adaptation. Arch. Ohr.-, Nas.- u. Kehl.-Heilk. 173 (1958) 243

Langenbeck, B.: Leitfaden der praktischen Audiometrie, 3. Aufl. Thieme, Stuttgart 1963

Lehnhardt, E.: Hörstörungen bei Multipler Sklerose. HNO (Berl.) 23 (1975) 101

Ranke, O. F.: Das Wesen des Rekruitment. Vortr 1. dtsch. Audiologenkurs, Freiburg 5.–9. 10. 1953 (S. 37)

Ranke, O. F.: Die Fortentwicklung der Hörtheorie und ihre klinische Bedeutung. Arch. Ohr.-, Nas.- u. Kehlk.-Heilk. 167 (1955) 1

Rauch, S.: Biochemie des Hörorgans. Thieme, Stuttgart 1964

Schubert, K.: Hörermüdung und Hördauer. Z. Hals-, Nas.- u. Ohr.-Heilk. 51 (1944) 19

12. Ohrgeräusche (Tinnitus)

E. Lehnhardt

In einem schalltoten Raum glaubt auch der Normalhörende ein gleichmäßiges Rauschen wahrzunehmen. In gewohnter Umgebung wird man sich solcher Eigengeräusche nicht bewußt, weil sie vom Lärm des täglichen Lebens überdeckt werden. Hieraus folgt, daß auch beim Hörgesunden die Hörschwelle unter Einwirkung eines – wenn auch sehr leisen – Geräusches, nämlich des Eigengeräusches, bestimmt wird. Deshalb ist nur das als Ton wahrzunehmen, was sich aus diesem Geräusch heraushebt. Das Eigenrauschen hat seinen Ursprung überwiegend in den Blutgefäßen des Labyrinths bzw. seiner Umgebung; nach körperlicher Anstrengung ist das Geräusch eventuell deutlich zu hören.

Mittelohrschwerhörige empfinden das physiologische Eigenrauschen stärker, weil bei ihnen der Außenlärm weniger laut auf das Innenohr einwirkt als beim Normalhörenden. So ist wahrscheinlich zum Teil das Ohrrauschen der Otosklerotiker zu erklären; dementsprechend ist es durch die operative Hörverbesserung zumeist gut zu beeinflussen. Auch zusätzliche – pathologische – Innenohrgeräusche erscheinen nach der Stapesplastik weniger laut, weil sie durch den Umweltlärm via wieder funktionierendes Mittelohr stärker verdeckt werden.

▄▄▄ Objektive Ohrgeräusche

Objektive Ohrgeräusche sind auch von Zuhörern wahrnehmbar; ihnen liegen akustische Schwingungen zugrunde – ausgelöst durch abnorme Strömungen in den Blutgefäßen oder durch muskuläres Vibrieren. Sie lassen sich zumeist über ein Mikrophon objektivieren oder sind schon mit dem Stethoskop zu hören.

Die *vaskulären* Ohrgeräusche empfindet der Patient entweder im gleichseitigen Ohr oder im ganzen Kopf. Das Tongehör wird wegen des pulsierenden Charakters nicht beeinträchtigt sein, eher schon das Sprachverstehen. Soweit sie nicht nur als Pulsieren gefühlt, sondern wirklich gehört werden, läßt sich die Lautheit vaskulärer Geräusche an ihrer Verdeckbarkeit unmittelbar ablesen – allerdings nur, wenn Breitbandgeräusche verwendet werden.

Im Mittelohr entstandenes Pulsieren hat zumeist keinen akustischen Charakter, geht oft mit einer Mittelohrschwerhörigkeit einher und stellt sich im Tympanogramm als pulssynchrone Abnahme der Compliance dar (vgl. Kapitel 10 „Impedanzmessung").

Auch die tetanischen *Muskeltöne* sind auskultierbar. Sie entstehen z. B. in der Kaumuskulatur (beim Costen-Syndrom) oder als „Klicken" während verzögerter Tubenöffnung wegen eines Klonus der vom 3. Trigeminusast innervierten Gaumen- und Tubenmuskeln einschließlich des M. tensor tympani. Das anatomische Korrelat des Klickens läßt sich vom Mund her, otoskopisch oder auch tympanometrisch beobachten. Vom zugehörigen Ast des N. facialis leiten sich die ticartigen Kontraktionen des M. stapedius her; sie führen zu einer plötzlichen Auslenkung des Trommelfells mit einem Geräusch in der Eigenresonanz des Schalleitungsapparates und einer entsprechenden Änderung im Tympanogramm.

▄▄▄ Subjektive Ohrgeräusche – Erklärungsversuche

Die subjektiven Ohrgeräusche sind von anderen nicht zu hören und – wie auch immer – nicht objektivierbar; ihnen liegen zumeist Veränderungen im submikroskopischen und funktionellen Bereich zugrunde. Am häufigsten gehen die subjektiven Empfindungen vom Innenohr aus und werden zentral entsprechend einem realen akustischen Reiz wahrgenommen. So könnte in der Kochlea eine abnorme Korrelation oder Synchronisation der neurale Spontanaktivität entstanden und Ursache des Tinnitus sein (Møller 1984). Dies könnte durch einen Zusammenbruch der „Isolierung" zwischen den einzelnen Haarzellen erfolgen oder im Hörnerv durch einen Defekt der Myelinscheiden mit einem synchronen Übergang der Spontanaktivität auf benachbarte Fasern.

Auch ein Leck in der Kutikularmembran oder im Ionenkanal der inneren Haarzellen könnte zum anhaltenden Einströmen von Kalium führen, zur periodischen Depolarisation der Zelle und damit zur neuralen Entladung. Feldmann (1988) erklärt so die Konstanz der Tonhöhe und die enge Beziehung der subjektiven Fehlempfindung zum Sitz der Schädigung in der Kochlea.

Deshalb auch bleiben Versuche, den Tinnitus mit Störungen der Osmolalität oder anderer biochemischer Parameter der Innenohrflüssigkeiten zu deuten, die Erklärung dafür schuldig, daß die subjektiven Hörempfindungen zumeist einen stabilen Frequenzbezug zeigen.

Die von Tonndorf (1984) inaugurierte Entkoppelung der Zilien von der Deckmembran bezog sich nur auf die *äußeren* Haarzellen; die Vorstellung wurde insoweit auf die zwischenzeitlichen Erkenntnisse angepaßt, als die Deckmembran sich schließlich auf die *inneren* Haarzellen absenken, deren Zilien abscheren und so erst den Tinnitus auslösen würde (Jasstreboff 1990).

Beim akustischen Trauma – akut oder chronisch – ist wahrscheinlich der isolierte Verlust der äußeren bei Erhaltenbleiben der inneren Haarzellen die wichtigste Ursache abnormer Spontanentladungen und damit des Tinnitus (Tilney u. Mitarb. 1982). Trotzdem sind submikroskopische und molekulare Schädigungen auch an den inneren Haarzellen anzunehmen, denn nur von ihnen kann der Tinnitus als neurales Signal transformiert werden. Der Tinnitus bei Ménière-artigen Krankheiten ähnelt zumeist einem breitbandigen Rauschen oder Brummen und ist dadurch charakterisiert, daß er trotz der subjektiven Lautheit sich durch Audiometertöne unabhängig von der Frequenz schon gering überschwellig verdecken läßt. Dieses „Ton verdeckt Geräusch" (Feldmann 1971) gibt es für echte akustische Reize nicht, es ist vielmehr eine Eigenart des irrealen Geräuschempfindens und gilt auch für die kontralaterale Verdeckung. Feldmann (1988) hat dieses Phänomen als Ausdruck lateraler Hemmung der Spontanaktivität seitens efferenter Bahnen erklärt.

Beschwerdebild des Tinnitus

Die Tinnitusdiagnostik sollte mit einer sorgfältigen Befragung des Patienten beginnen; seine Schilderung der subjektiven Empfindung kann verwertbare Hinweise auf die Genese und den Entstehungsort des Ohrrauschens geben: Wirkt es gleichbleibend oder pulsierend, ist es *stets* hörbar oder nur passager, ist es auslösbar durch Anstrengung, extreme Kopfbewegungen (HWS!), Alkoholgenuß oder Nikotin? Stört es vornehmlich am Tage oder mehr am Abend in ruhiger Umgebung? Wird es als Klingen, Pfeifen, Tönen, Sausen, Summen, Brummen, Brausen oder Rauschen beschrieben? Ist es ein tonales Rauschen, hat es dunklen oder hellen Klangcharakter? Tritt es vielleicht nur nach Lärmeinwirkung auf oder wird es durch Lärm verstärkt? Fühlt der Patient sich durch das Ohrgeräusch insbesondere beim Einschlafen gestört, wacht er morgens wegen oder mit dem Rauschen auf? Wohin wird es vom Patienten lokalisiert, ins Ohr, in den Kopf, den Hinterkopf, mehr rechts, mehr links oder beidseits? Solche Fragen geben dem Patienten zum mindesten den Eindruck, daß der Arzt sich um die Aufklärung der Ursache und um die Therapie bemüht, auch wenn differentialdiagnostische Rückschlüsse aus der subjektiven Symptomatik nur bedingt möglich sind. Dem speziell Interessierten sei der von Goebel u. Hiller (1994) entwickelte Tinnitus-Fragebogen empfohlen.

Ohrgeräusche bei gänzlich normaler Hörschwelle scheinen überwiegend psychisch bedingt, zum mindesten psychisch überlagert zu sein, soweit sie nicht überhaupt nur einer übertriebenen Selbstbeobachtung entspringen; dies gilt ganz allgemein für beidseitige Ohrgeräusche. Ernst zu nehmen dagegen sind streng einseitige Ohrtöne, eben weil sie z. B. erstes Zeichen eines Akustikusneurinoms sein können. Schwer belastend für den Patienten ist offensichtlich das vertebragene Ohrklingen; es hat zumeist einen hellen, tonalen Charakter. Diffus in den Kopf projizierte Empfindungen sind audiometrisch kaum zu

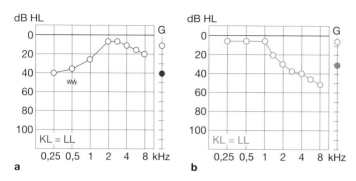

Abb. 12.1 a u. b Beispiele für das Notieren eines subjektiven Tinnitus.
a 10 dB überschwelliges Ohrgeräusch bei 500 Hz. Geräuschschwelle (○) bei 10 dB, Geräusch*verdeckungs*-schwelle (●) bei 40 dB.
b 5 dB überschwelliger *Ohrton* bei 3000 Hz. Geräuschschwelle bei 5 dB, Geräusch*verdeckungs*schwelle bei 30 dB

erfassen; je peripherer sie dagegen lokalisiert werden, um so mehr lassen sie sich durch Frequenz- und Lautstärkevergleich verifizieren, d. h. einer vergleichbaren Tonhöhe und Lautheit zuordnen.

Spezielle Tinnitusdiagnostik

Tonhöhe und Frequenzspektrum

Dem Patienten werden verschiedene Audiometertöne oder Geräusche etwa 10 dB über seiner jeweiligen Hörschwelle angeboten; aus seinen Angaben kann man so einen Eindruck von der subjektiven Empfindung gewinnen. Oft allerdings wird der Patient Schwierigkeiten haben, seinen Tinnitus mit den ihm angebotenen Tönen oder Geräuschen zu vergleichen, selbst wenn eine kontinuierlich ansteigende Frequenzdarbietung möglich ist. Auch das „Zischen" muß nicht einem der Schmalbandgeräusche entsprechen. Klagt der Patient über unterschiedliche Komponenten des Tinnitus, sollte man sich bemühen, jeder einzelnen nach Tonhöhe oder Frequenzspektrum nachzugehen, wenngleich dies eventuell kaum möglich, zumal die Streubreite bei etwa einer Dritteloktave anzunehmen ist (Feldmann 1992).

In Abhängigkeit vom Tonschwellenverlauf ist der Ohrton zumeist nahe dem maximalen Hörverlust zu finden bzw. im abfallenden Schenkel des Hoch- oder – seltener – des Tieftonverlustes. Generell sollte der Testton

nicht zu laut angeboten werden, um den Patienten die *Tonhöhe* bei etwa gleicher Lautheit vergleichen zu lassen.

Lautheit

Die Lautheit zu bestimmen ist erst möglich, wenn die ungefähre Tonhöhe des Tinnitus gefunden wurde. Es geschieht am besten mit gepulsten Vergleichstönen oder -geräuschen, indem man sie mit stufenweise steigender Lautstärke anbietet, bis der Patient meint, gleiche Lautheit erkennen zu können. Zumeist ist die Differenz zwischen der Hörschwelle im zugehörigen Frequenzbereich und der Lautheit des Tinnitus nur gering, auch wenn dies dem Patienten wenig plausibel erscheinen mag, wenn er den Tinnitus „sehr laut" empfindet. Die gefundenen Werte aus Tonhöhe und Lautheit sind in das Audiogramm der jeweiligen Seite einzutragen, für das Geräusch z. B. als **W** , für den Ton als ━ (Abb. 12.1 a u. b).

Bei einseitigem Ohrton wäre dieser in seiner Lautheit auch mit einem Ton gleicher Frequenz der Gegenseite zu vergleichen; dies entspräche dem Fowler-Test und könnte gegebenenfalls anhand eines Rekruitments einen Eindruck von der subjektiven Lautheit bringen. Ein solcher Seitenvergleich bereitet manchem Patienten allerdings Schwierigkeiten.

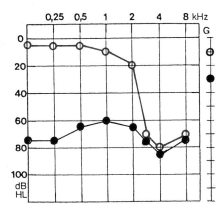

Abb. 12.2 Lärmbedingte Hochtonschwerhörigkeit. Tinnitus wurde mit einem 2750-Hz-Ton verglichen, nur wenige dB über der Hörschwelle; er ließ sich mit *Tönen* von 70–80 dB HL verdecken, also im Hochtonbereich mit *schwellennahen*, im Tief- und Mitteltonbereich mit *weit überschwelligen* Intensitäten. Schwellenkurve und Verdeckungskurve geben den Konvergenztyp der Tinnitusverdeckung wieder (nach Feldmann)

Abb. 12.3 Hochtonschwerhörigkeit nach Hörsturz. Tinnitus wurde als 4000 Hz/70 dB nHL, also 5 dB überschwellig beschrieben. Zur Tonverdeckung waren in allen Frequenzen weit überschwellige Lautstärken erforderlich: Distanztyp der Tinnitusverdeckung (nach Feldmann)

Verdeckbarkeit

Wie jedes reale akustische Ereignis so ist auch der Tinnitus verdeckbar, z. B. durch ein Breitbandgeräusch; um bei zu langsamer Lautstärkesteigerung eine Hörermüdung oder eine Residualinhibition (s. unten) zu vermeiden, sollte man das Geräusch in der Verdeckungslautstärke jeweils nur für wenige Sekunden stehen lassen. Die Verdeckungsschwelle (GVS) sollte dann zusammen mit der Geräuschschwelle (GS) ins Audiogramm in der Weise eingezeichnet werden wie in Abb. 12.1 a u. **b**. Dies sollte gegebenenfalls für jedes Ohr getrennt ipsilateral erfolgen oder eventuell auch kontralateral; die Ergebnisse wären dann in einen gesonderten Vordruck einzutragen.

Aufschlußreicher wäre die Verdeckungsmessung durch Schmalbandgeräusche oder – einfacher noch – durch reine Töne, die dann zugleich die Relation zur Hörschwelle erkennen lassen. Die Schmalband- oder Tonverdeckungsschwelle gibt an, bei welchen minimalen Lautstärken der einzelnen Audiometertöne oder -geräusche der Tinnitus gerade eben unhörbar wurde. Die sich so darstellenden Verdeckungskurven für den Tinnitus zeigen unterschiedliche Relationen zu Hörschwelle.

Feldmann (1971) hat vier Konfigurationstypen für die Tonverdeckungsschwelle beschrieben.

➤ *Konvergenztyp*, vor allem bei Hochtonschwerhörigkeit. Die Verdeckungskurve verläuft weitgehend horizontal und nähert sich damit im Hochtonbereich der Tonschwelle (Abb. 12.**2**).

➤ *Distanztyp*. Die Verdeckungsschwelle liegt im Audiogramm weit „unterhalb" der Hörschwelle, etwa parallel dazu verlaufend; er findet sich bei verschiedenen audiometrischen Bildern und auch bei Normalhörenden (Abb. 12.3).

➤ *Kongruenztyp*. Verdeckungsschwelle und Tonschwelle verlaufen nahe beieinander, der Tinnitus ist also leicht verdeckbar und dies in allen Frequenzen. Diesen Typ beobachtet man besonders bei pantonalen Hörverlusten und auch bei Hochtonschwerhörigkeit (Abb. 12.**4 a** u. **b**).

➤ *Persistenztyp*. Der Patient kann eine Tonverdeckung seines Tinnitus nicht erkennen; dies gilt vor allem für Patienten mit Hörresten oder für Taube, jedenfalls bei *gleichseitigem* Verdeckungsversuch. Hier ordnet Feldmann zugleich die Patienten ein, die ein Lauterwerden des Tinnitus während der Toneinwirkung angeben.

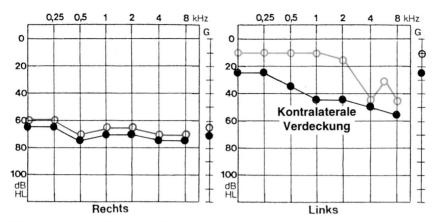

Abb. 12.**4** a u. **b** Ipsilaterale *und* kontralaterale Verdeckung des rechtsseitigen Tinnitus bei Morbus Ménière. Die als Breitbandrauschen angegebene Empfindung war ipsilateral auszulöschen durch jeden Ton des gesamten Frequenzbereiches, der eben die Hörschwelle überschritt, und von der Gegenseite her ebenfalls mit Tönen nur relativ geringer Lautstärke (nach Feldmann)

Die Verdeckungskurven wird man zumeist nur ipsilateral und gegebenenfalls für beide Ohren getrennt bestimmen. Ausnahmsweise kann auch die von der Gegenseite her gemessene Verdeckungskurve zusätzliche Information bringen (vgl. Abb. 12.4b). Bei annähernd seitengleicher Tonschwelle werden auch die Verdeckungskurven beider Seiten einander ähneln.

Die frequenzbezogene Verdeckungsmessung des Tinnitus dient u. a. der Abrundung des audiometrischen Gesamtbildes, der Verlaufsbeobachtung und der Klassifizierung der Ohrgeräusche. Sie verschafft außerdem eine Vorstellung von der subjektiven Belästigung des Patienten durch den Tinnitus, gibt ihm die Sicherheit, daß seine Klagen verstanden und ernstgenommen wurden, und das Ergebnis dient als Grundlage des therapeutischen Gesprächs.

Residualinhibition

Zur Erfassung dieses auf Urbantschitsch (1883) zurückgehenden und von Feldmann (1971) eingehend beschriebenen Phänomens ist auszugehen von der Verdeckungsschwelle des Tinnitus durch ein spezielles Hochpaß-Breitbandgeräusch (3000–12000 Hz). Dieses Geräusch läßt man mit einer um 10 dB lauteren Intensität für 1 Minute auf das Ohr einwirken, um danach die Zeitdauer zu messen, während der der Tinnitus abgeschwächt

bleibt. Sie dauert zumeist nur wenige Sekunden, gelegentlich 1 Minute, selten bis zu 5 Minuten (Feldmann 1992).

■ Wertung der Tinnitusdiagnostik

Ohrgeräusche werden zumeist nur wenig überschwellig laut empfunden, auch wenn sie deutlich belästigend sind. Eine gute Verdeckbarkeit in allen Frequenzen weist auf die Entstehung im Innenohr hin. Am eklatantesten zeigt sich dies für die Rauschempfindung bei den Ménière-artigen Krankheitsbildern, also im Kongruenztyp (vgl. Abb. 12.4). Bei den sonstigen Innenohrschwerhörigkeiten gilt dies für die Verdeckbarkeit des Hochtontinnitus mit frequenzähnlichen Tönen oder Schmalbandgeräuschen, nicht aber im Mittel- oder Tieftonbereich (Konvergenztyp, vgl. Abb. 11.2).

Insofern kann die Tinnitusdiagnostik einen Beitrag auch zur Pathogenese der jeweiligen Innenohrschwerhörigkeit leisten. Ein kaum verdeckbarer Tinnitus ist bei neuraler Entstehung zu erwarten. Dies gilt für die einseitig empfundenen Ohrgeräusche z. B. beim Akustikusneurinom wie für die „in den ganzen Kopf" lokalisierten Sensationen: Distanztyp. Während das Akustikusneurinom auf den Hörnerv unmittelbar einwirkt und dort durch Degeneration von Fasern zur Schwerhörigkeit und zum Tinnitus führt, werden die innerhalb des ZNS entstandenen subjektiven Geräusche oft sekundär aus lokaler vaskulärer Minderversorgung resultieren. Dies kann auch für den Tinnitus bei Normalhörenden gelten, ohne daß irgendwelche sonstigen Anzeichen für ein zentrales Geschehen sich ergeben. Generell werden *zentrale* Ohrgeräusche nur mit großen Geräusch- oder Tonintensitäten verdeckbar sein. Vor einer diagnostischen oder topodiagnostischen Zuordnung allein aufgrund des Tinnitusbildes aber sollte man sich hüten.

Die Bestimmung der Lautheit eines Ohrgeräusches, seines Frequenzcharakters und seiner Verdeckbarkeit durch Breitband-, Schmalbandgeräusche oder Töne gibt – um es nochmals zu betonen – dem Patienten die Gewißheit, in seinen Klagen und Beschreibungen verstanden worden zu sein, und dem Arzt die Gelegenheit, sich eine Vorstellung von den subjektiven Empfindungen des Patienten zu verschaffen. Wenn andererseits das Befundbild in seiner Gesamtheit gängigen Konstellationen nicht zuzuordnen ist, ist einer eventuellen Aggravation oder gar Simulation nachzugehen. Die sorgfältig erhobenen Tinnitusbefunde erlauben nicht zuletzt eine konkrete Verlaufsbeobachtung und Therapiekontrolle.

Literatur

Feldmann, H.; Homolateral and contralateral masking of tinnitus by noise-bands and by pure tones. Audiology 10 (1971) 138–144

Feldmann, H.: Pathophysiology of tinnitus. In: Kitahara, M.: Tinnitus – Pathophysiology and Management. Igaku-Shoin, Tokyo 1988 (pp. 7–35)

Feldmann, H.: Tinnitus. Thieme, Stuttgart 1990

Goebel, G., W. Hiller: Tinnitusfragebogen (TF). Standardinstrument zur Graduierung des Tinnitusschweregrades. Ergebnisse einer Multizenterstudie mit dem Tinnitusfragebogen (TF). HNO 42 (1992) 166–172

Jastreboff, P. J.: Phantom auditory perception (tinnitus): mechanisms of generation and perception. Neurosci. Res. 8 (1990) 221–254

Møller, A. R.: Pathophysiology of tinnitus. Ann. Otol. Rhinol. Laryngol. 93 (1984) 39–44

Tilney, L. G., J. C. Saunders, E. Engelmann, D. J. DeRosier: Changes in organization of actin filaments in the stereocilia of noise-damaged lizard cochleae. Hear. Res. 7 (1982) 181–197

Tonndorf, J., B. Kurman: A new high-frequency audiometer. Tinnitus. Proceedings of the 2nd Internat Tinnitus Seminar 1983. J. Larnyngol. Otol., Suppl. 9 (1984) 106–110

Urbantschitsch, V.: Über die Wechselwirkungen der innerhalb eines Sinnesgebietes gesetzten Erregungen. Pflügers Arch. ges. Physiol. 31 (1883) 280–309

Vernon, J. A.: Attempts to relieve tinnitus. J. Amer. Audiol. Soc. 2 (1977) 124–131

13. Sprachaudiometrie

E. Lehnhardt

▮▮▮ Beziehungen zwischen Tongehör und Sprachverstehen

In der menschlichen Sprache ist jeder *Vokal* durch einen Grundton und durch Formanten gekennzeichnet. Die Frequenzen der Grundtöne liegen zwischen 100 und 200 Hz, der 1. Formant zwischen 200 und 800 Hz, der 2. Formant zwischen 600 und ~ 4000 Hz. Der Vokal „i" z. B. ist durch einen 2. Formanten um 2400 Hz gekennzeichnet, das „u" durch einen Formanten um 600 Hz.

Die *Konsonanten* nehmen ein breites Spektrum ein, haben also mehr Geräuschcharakter; sie sind im *Sprachfeld* „oberhalb" der Vokalformanten gelegen, d. h., sie haben an der Gesamtlautstärke der Sprache relativ geringen Anteil, und obwohl sie sich über den gleichen Frequenzbereich erstrecken, sind sie weniger laut als die Vokale, weil der Grundton fehlt.

Für die einzelnen Frequenzbereiche stellen Mund, Rachen, Nasenrachen und Nase mit Nebenhöhlen die Hohlraumresonatoren dar. Durch sie werden aus dem obertonreichen Klanggemisch des Kehlkopfes jeweils die Tonregionen hervorgehoben, die zu dem betreffenden Vokal gehören.

In Abb. 13.1 sind die Frequenz- und Lautstärkebereiche der Grundtöne, Formanten und Konsonanten für Umgangssprache aus 1–2 m Entfernung eingetragen. Dieses Sprachfeld bildet ein nierenförmiges Areal in der Mitte des Tonaudiogramms; die vier Formantenregionen der Vokale und der Hauptanteil der Konsonanten nehmen darin den mittleren Bereich ein.

Die gedankliche Projektion des Sprachfeldes in das Tonaudiogramm gibt eine gewisse Vorstellung vom sprachlichen Restgehör insofern, als diejenigen Anteile, die im *Diagramm* oberhalb der individuellen Tonschwelle gelegen sind, nicht mehr gehört werden, jedenfalls nicht, solange nicht lauter als normal gesprochen wird.

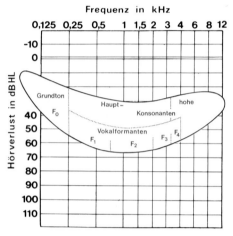

Abb. 13.1 Sprachfeld eingezeichnet in das Tonschwellenaudiogramm (dB HL); innerhalb des Sprachfeldes verteilen sich die Grundtöne auf den Tieftonbereich (< 250 Hz) und die hohen Konsonanten auf die Frequenzen ≥ 4000 Hz, während die sonstigen Konsonanten und die Obertöne der einzelnen Vokale die mittleren Tonlagen (250–4000 Hz) einnehmen

Bei der Mittelohrschwerhörigkeit ist das Sprachfeld um den Betrag der Knochenleitungs-Luftleitungsdifferenz nach unten, d. h. zu größeren Lautstärken hin verschoben zu denken; durch größere Sprachlautstärke oder eine apparative Verstärkung läßt sich das Handikap voll kompensieren; bei rekruitmentpositiver Innenohrschwerhörigkeit dagegen sind die aus dem Sprachfeld herausgeschnittenen Anteile kaum zu ersetzen, insbesondere nicht, wenn z. B. im Hochtonbereich die Tonschwelle bis jenseits der audiometrischen Verstärkung abgesunken ist.

Soweit auf die *Sprachabstandsprüfung* – beispielsweise im Gutachten – nicht zu verzichten ist, sollte sie ausschließlich mit zweistelligen Zahlen erfolgen. Das nicht geprüfte Ohr wird ausgeschaltet, indem man den Gehörgang mit der Fingerkuppe verschließt oder den Tragus hineinpreßt (Flüstersprache) bzw. durch den Wagner-Schüttelversuch oder die Barany-Lärmtrommel (Umgangssprache). Weitere Einzelheiten vgl. Kapitel 1.

▰▰ Testanordnung

Die Sprachaudiometrie arbeitet nicht wie die Sprachabstandsprüfung mit zunehmenden Entfernungen zwischen Proband und Schallquelle, sondern mit Lautstärken in dB, d. h. dem Sprachschallpegel über 20 μN/m² = 20 μPa.

Für verschiedene Lautstärken ergeben sich dann *Prozentsätze* richtig verstandener Zahlen, Wörter oder Sätze. Die Testanordnung ist durch die vorgegebenen Lautstärken relativ simpel, die Aufmerksamkeit des Probanden ist leichter wachzuhalten als beim Aufsuchen der Tonschwelle. Andererseits spiegeln sich in den sprachaudiometrischen Ergebnissen nicht nur die Leistung des peripheren Gehörs, sondern ebenso die höheren assoziativen Fähigkeiten wider insofern, als sich der Proband bemüht, ein Wort zu verstehen, von dem er vielleicht nur einzelne Sprachlaute erfaßt hat.

Das verwendete Sprachmaterial sollte innerhalb einer Testgruppe von gleicher Lautstärke sein. Dieser Forderung wird dadurch Rechnung getragen, daß man schon bei der Tonträgeraufnahme auf Einhaltung gleicher Lautstärken achtet. Darüber hinaus müssen die auf Tonträger gesprochenen Wörter später während des Kopierens auf gleiche Schallpegel eingeregelt werden.

Bei lauter Stimme überwiegen die Vokale in ihrer Lautstärke über die Konsonanten, bei sehr leisem Sprechen aber die Konsonanten über die Vokale. Der Frequenzgang *natürlicher* Sprache ist also abhängig von der Lautstärke, mit der sie gesprochen wurde. Wenn Sprache aber mit konstantem – mittlerem – Schallpegel *auf Band oder CD fixiert* wurde, kann sie willkürlich lauter oder leiser eingeregelt werden, ohne daß sie ihre Klangfarbe ändert. Mit anderen Worten, eine mittellaute Sprechweise wird durch elektronische Abschwächung nicht zur Flüstersprache und durch Verstärkung nicht zu einer Sprache mit erheblichem Stimmaufwand.

Das Testmaterial für die Sprachaudiometrie soll außerdem von Gruppe zu Gruppe uniform, gleichwertig sein. Allgemein werden heute Zahlen, Einsilber und Sätze verwendet. Jede Gruppe sollte – möglichst ausgeglichen für die Energiemaxima der in ihr enthaltenen Wörter – den gesamten Frequenzbereich der Sprache umfassen; solche mit hel-

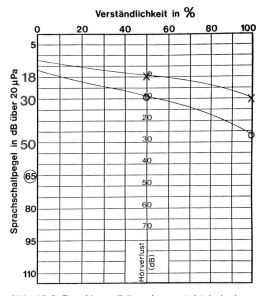

Abb. 13.2 Der Normalhörende versteht bei einem Sprachschallpegel von 18,5 dB 50 % der angebotenen Zahlen (x), von 30 dB 100 % der Zahlen oder 50 % der einsilbigen Wörter (o), und bei 50 dB 100 % der einsilbigen Wörter

lem, mittlerem oder dunklem Klangcharakter sind zusätzlich innerhalb der Gruppe so zu mischen, wie es dem Gesamtwortgehalt der Sprache etwa entspricht. Die einzelnen Gruppen untereinander sollten phonetisch dadurch balanciert sein, daß die Wortlängen und die Vokalstellung in den Gruppen praktisch identisch sind.

Generell sind Zahlen wegen ihrer großen Redundanz auch in geringer Lautstärke leicht verständlich, ihre Verständlichkeit wächst innerhalb ~ 15 dB Pegelsteigerung von 0 auf 100 %. Demgegenüber zeigen einsilbige Wörter einen wesentlich flacheren Verständlichkeitsanstieg, beim Normalhörenden innerhalb ~ 30 dB von 0 auf 100 % (Abb. 13.2).

Die Sprachaudiometrie *mit Sätzen* kommt der Wirklichkeit näher als diejenige mit Zahlen oder Wörtern. Die Verständlichkeit von Sätzen ähnelt weitgehend der von Zahlen; auf die Probe mit Zahlen sollte man aber auf keinen Fall verzichten – eben weil man mit Zahlen die Sprachverständlichkeits*schwelle* ermittelt (im Angloamerikanischen: speech reception threshold = SRT). Der Satztest soll Auskunft geben über das Sprachverstehen Schwerhöriger im täglichen Leben; da hierzu eine Geräuschkulisse gehört, muß die Satzverständlichkeit auch *im Geräusch* geprüft werden. Solange dieses Geräusch jedoch der gleichen Schallquelle entstammt wie das Signal, ist die Wirklichkeit nicht hinreichend naturgetreu nachgeahmt. Zum Satztest gehört also eine zweite (oder dritte) Schallquelle für das Geräusch. Dies besagt, daß der Test nur über Lautsprecher durchführbar und damit den Fragen der Hörgeräteanpassung vorbehalten ist. Leider fehlt es bislang an Richtlinien für ein allgemein verbindliches Pegelverhältnis von Geräusch und Signal.

■■■ Sprachmaterial

Im deutschsprachigen Raum hatte sich die Sprachaudiometrie lange Zeit fast ausschließlich des „Freiburger Sprachverständlichkeitstest" bedient. Er besteht aus
10 Gruppen mit je 10 zweistelligen Zahlen und
10 Gruppen mit je 20 einsilbigen Wörtern.

Mit Zahlen wird der *Hörverlust in dB*, mit Wörtern die *Verständlichkeit in Prozent* geprüft. Der Freiburger Test verzichtet auf die gleichzeitige Applikation von Geräuschen, wohl auch weil einsilbige Wörter schon von sich aus ohne Redundanz seien (Tab. 13.**1**).

Es ist Hahlbrocks Verdienst (1957, 1960a), dem Freiburger Test und damit der Sprachaudiometrie im deutschsprachigen Raum zu allgemeiner Verbreitung verholfen zu haben; trotzdem stehen Testanordnung und -material noch immer im Mittelpunkt einer kontroversen Diskussion. So wird das Freiburger Sprachmaterial (DIN 45 621)[1] auch nach der korrigierten phonetischen Ausgewogenheit (Keller 1977) noch vielfach kritisiert; die Testwörter seien unnatürlich artikuliert, die Testlisten unzureichend äquivalent, das Sprachmaterial sei phonetisch unzureichend ausgewogen, die Wortfolge nicht variabel, und es fehle die Möglichkeit einer Analyse von Phonemverwechslungen (Bangert 1980, Aulich 1985, Drechsler 1986, Sendlmeier u.

v. Wedel 1986, Dillier u. Spillmann 1988, Wesselkamp u. Kollmeier 1992).

Aus der Diskussion über die in den genannten Tests bislang verfügbaren Sprachmaterialien folgten Kriterien, die bei der Konzeption neuer Sprachtests zu beachten seien (Kollmeier 1990, Bosmann 1992, Sotscheck 1992). So hat man jüngst – nach mehreren Korrekturen am Freiburger Sprachmaterial – versucht, den Testablauf durch jeweils dreifache Darbietung der Einsilber zu verbessern. Außerdem hat man einen Störschall geschaffen, der durch 32fach zeitverdeckte Überlagerung der Einsilber die gleiche spektrale Verteilung wie das Sprachmaterial aufweist (Döring u. Hamacher 1992)[2].

Einen ganz anderen Weg, doch auch um das Freiburger Sprachmaterial beizubehalten, ist Sauer (1992) gegangen: über Kunstkopf wurden die *Zahlenreihen* stereophon im Störgeräusch aufgenommen. Mit dem so ermittelten Hörverlust für Zahlen *im Störschall* sei insbesondere bei der Begutachtung eine relevante Aussage über die auditorische Selektionsfähigkeit möglich[3].

Auch der seit vielen Jahren allgemein gebräuchliche Marburger Satztest[4] von Niemeyer blieb nicht ohne Kritik; er wurde weiterentwickelt zum *Göttinger Satztest* (Wesselkamp u. Mitarb. 1992). Beide Tests sind ähnlich strukturiert und enthalten gemeinsame Teile des Satzinventars (Tab. 13.**2**). Die Göttinger Version ist inzwischen Gegenstand vergleichender Untersuchungen gewesen, wurde aber klinisch bislang nur bei der Ergebniskontrolle nach Cochlear-Implant-Versorgung angewandt (s. Kapitel 18). Hier wie in der Hörgeräteanpassung wird dem Göttinger Satztest ein breites Anwendungsfeld vorausgesagt, auch weil der Zeitaufwand sich in vernünftigem Rahmen halte und ein geeigneter Störschall – ein stationäres Rauschen – verfügbar ist (Kießling u. Mitarb. 1994); es hat eine zeitinvariante Verdeckungswirkung, wäh-

---

[1] Auf CD Best.-Nr. 18082050 erhältlich bei WESTRA Electronic GmbH, Postfach 1201, D-86635 Wertingen

[2] Auf CD Best.-Nr. 18082303 erhältlich bei WESTRA Electronic GmbH, Postfach 1201, D-86635 Wertingen
[3] Auf CD Best.-Nr. 18082307 erhältlich bei WESTRA Electronic GmbH, Postfach 1201, D-86635 Wertingen
[4] Auf CD Best.-Nr. 18082240 erhältlich bei WESTRA Electronic GmbH, Postfach 1201, D-86635 Wertingen

Tabelle 13.**1** Freiburger Sprachverständlichkeitstest nach DIN 45 621, bestehend aus 10 Gruppen von je 10 zweistelligen, zumeist viersilbigen Zahlen und 20 Gruppen von je 20 einsilbigen Wörtern

re dB	li dB		mehrsilbige Wörter (Zahlen) nach DIN 45 621										re %	li %
		1.	98	22	54	19	86	71	35	47	80	63		
		2.	53	14	39	68	57	90	85	33	72	46		
		3.	51	36	43	17	99	45	82	24	60	48		
		4.	67	81	55	13	28	92	34	70	49	76		
		5.	62	58	23	16	41	37	89	30	95	74		
		6.	32	65	83	50	91	27	18	44	79	56		
		7.	59	77	61	40	96	73	19	84	38	25		
		8.	93	78	13	66	57	39	80	75	62	24		
		9.	88	42	65	21	76	15	94	87	29	60		
		10.	31	18	64	52	97	45	30	69	26	78		

1. Ring Spott Farm Hang Geist Zahl Hund Bach Floh Lärm
   Durst Teig Prinz Aas Schreck Nuß Wolf Braut Kern Stich
2. Holz Ruß Mark Stein Glied Fleck Busch Schloß Bart Ei
   Werk Dach Knie Traum Paß Kunst Mönch Los Schrift Fall
3. Blatt Stift Hohn Zweck Aal Furcht Leim Dorf Tat Kerl
   Schutz Wind Maus Reif Bank Klee Stock Wuchs Mist Gras
4. Schnee Wurst Zahn Pest Griff Laub Mund Grab Heft Kopf
   Reiz Frist Drang Fuß Öl Schleim Takt Kinn Stoß Ball
5. Punkt Ziel Fest Darm Schein Torf Lamm Wehr Glas Huf
   Spind Pfau Block Arm Neid Stroh Wurf Rest Blick Schlag
6. Seil Pfand Netz Flur Schild Ochs Draht Hemd Schmutz Rat
   Tau Milch Rost Kahn Tier Brot Dunst Haar Feld Schwein
7. Spiel Moos Lachs Glut Erz Baum Sand Reich Kuh Schiff
   Wort Hecht Mann Bruch Schopf Fels Kranz Teich Dienst Star
8. Luft Band Kost Ski Feind Herr Pflug Tal Gift Raum
   Ernst Zeug Fach Groll Speck Sitz Moor Last Krach Schwung
9. Schmerz Thron Eis Funk Baß Rind Lehm Grog Blei Markt
   Schilf Hut Zank Korb Lauf Dank Sarg Kies Schnur Pech
10. Horn Pfeil Kamm Turm Spieß Laus Recht Zopf Schall Mais
    Fell Gramm Ohr Sieb Pracht Lump Gips Bad Sprung Dreck
11. Bild Frosch Abt Ruhm Herz Mond Garn Bau Sicht Huhn
    Lack Kreis Pferd Pelz Schlacht Witz Form Stuhl Teil Rand
12. Brett Schluß Saft Pilz Ort Kraut Schwert Tag Gleis Vieh
13. Staub Licht Tracht Herd Not Wein Fluch Kalk Biß Grund
    Weg Faß Schmied Roß Amt Puls Meer Graf Schweiß Dolch
14. Schrift Ruf Gas Wert Korn Schrei Pfahl Blech Faust Rang
    Lohn Nest Pult Schicht Zoll Heu Angst Brust Dieb Stand
15. Knecht Schaf Lust Berg Docht Zeit Schlamm Kind Preis Uhr
    Mai Speer Fluß Sinn Rock Haupt Gang Trieb Boot Schmalz
16. Bund Stiel Wachs Reim Geld Tor Duft Stück Arzt Mehl
    Trotz Pfad Heil Brief Sau Fracht Dung Stern Loch Maß
17. Fink Schlauch Reh Grad Floß Hirn Fuchs Bein Napf Teer
    Stolz Art Wurm Ding Trab Bett Kleid Schatz Wut Pflock
18. Schnitt Frau Land Helm Bock Flucht Scherz Keil Rast Gruß
    Wohl Plan Krieg Ast Pfiff Weib Sturm Fang Tee Mord
19. Frucht Schlitz See Schar Gold Leib Wunsch Fraß Stier Ton
    Heer Dachs Bauch Kreuz Akt Pfund Sekt Glück Molch Rad
20. Fleisch Welt Rohr Park Flut Gries Saum Krebs Hand Gott
    Schuh Film Damm Zelt Koch Hanf Leid Bier Spruch Arzt

Tabelle 13.**2** Göttinger Sätze

Testliste 1

1..../5 Wir hören den plätschernden Bach.
2..../5 Er gewinnt sechs Spiele nacheinander.
3..../6 Ein kleiner Junge war der Sieger.
4..../5 Die Belastung war zu hoch.
5..../5 Jetzt wird das Fundament gelegt.

6. .../5 Das Haus hat keinen Garten.
7. .../4 Stehend klatschten sie Beifall.
8. .../4 Übermorgen fahren wir fort.
9. .../7 Ich freue mich schon auf das Essen.
10. .../4 Trotzdem wurde keiner satt.

Testliste 2

1..../4 Sie sollte Medizin nehmen.
2..../5 Er schüttelt kräftig deine Hand.
3..../5 Was kostet ein Glas Selterswasser?
4..../5 Bald ist der Hunger gestillt.
5..../5 Jetzt suche ich das Weißbrot.

6. .../5 Er mußte unbezahlten Urlaub nehmen.
7. .../4 Der Wagen wurde abgeschleppt.
8. .../6 Der Kutscher besieht sich den Schaden.
9. .../6 Seht euch doch ein bißchen um!
10. .../5 Alles hört auf mein Kommando!

Testliste 3

1..../5 Wir werden euch nie vergessen.
2..../5 Schnupfen stört uns natürlich sehr.
3..../5 Zum Ausweis gehört ein Lichtbild.
4..../5 Gleich hier sind die Nahrungsmittel.
5..../4 Das Angebot war sittenwidrig.

6. .../7 Er konnte den Ball nicht mehr fangen.
7. .../5 Der Direktor hatte keinen Erfolg.
8. .../4 Alle Blumen gingen ein.
9. .../6 Morgen ist auch noch ein Tag.
10. .../4 Jeder blickte zu Boden.

Testliste 4

1..../5 Darf ich deine Schleife binden?
2..../5 Lange nicht gesehn, mein Lieber.
3..../5 Unser Doktor besucht Vater täglich.
4..../4 Sie hatten wunderschöne Urlaubstage.
5..../6 Heute ist kein Geschäft zu machen.

6. .../4 Der Streit ist beendet.
7. .../5 Die Bahn soll schneller werden.
8. .../6 Alle nahmen an dem Ereignis teil.
9. .../5 Links herum geht es schneller.
10. .../5 Auskunft gibt es erst morgen.

Testliste 5

1..../5 Diese zarten Blumen welken rasch.
2..../6 Das ist der Reiz des Neuen.
3..../5 Die Schwelle liegt zu hoch.
4..../5 Bahn und Post gehören zusammen.
5..../5 Sie leiteten den Verkehr um.

6. .../5 Die Arbeiten dauerten viele Jahre.
7. .../5 Im Zimmer herrschte strahlende Helle.
8. .../4 Alle Vorbereitungen waren getroffen.
9. .../5 Wir erwarten noch eine Überraschung.
10. .../6 Auf der Straße war ein Auflauf.

Testliste 6

1..../5 Bist du sehr kalt geworden?
2..../5 Diese Durchsage ist ohne Gewähr.
3..../5 Schlaf vor Mitternacht ist gesund.
4..../6 Am blauen Himmel ziehen die Wolken.
5..../6 Seine Frau macht ein trauriges Gesicht.

6. .../4 Der Mann wurde bestraft.
7. .../5 Die Röcke werden wieder kürzer.
8. .../4 Die Mannschaft enttäuschte heute.
9. .../6 Der Sockel war viel zu groß.
10. .../5 Beinahe hätte ich dich verpaßt!

Testliste 7

1..../5 Iß dein Essen nie hastig!
2..../5 Begreifen Sie meine schwierige Lage?
3..../5 Wer muß noch Schularbeiten machen?

4..../7 Wir haben ein Abteil extra für uns.
5..../7 Die Rinder sind noch auf der Weide.

6. .../5 Lieber heute als morgen gehen.
7. .../4 Nach Tisch wird geruht.
8. .../5 Grüne Vorhänge verdeckten die Aus-
          sicht.
9. .../5 Hast du den Kuckuck gehört?
10. .../3 Jedermann war hochgestimmt.

Testliste 8

1..../5 Unsere Eltern tanzen Wiener Walzer.
2..../3 Die Sonne lacht.
3..../6 Vater will sich eine Pfeife anzünden.
4..../5 Wir wollen heute spazieren gehen.
5..../7 Er war das fünfte Rad am Wagen.

6. .../5 Die Aktien sind wieder gestiegen.
7. .../4 Die Behörde weiß alles.
8. .../6 Über den Tarif wird bald entschieden.
9. .../4 Mir schmeckt heute alles.
10. .../6 Der Mantel kann in den Schrank.

Tabelle 13.**2** (Fortsetzung)

Testliste 9
1. ..../6   Riecht ihr nicht die frische Luft?
2. ..../5   Die Kartoffeln gehören zum Mittagessen.
3. ..../5   Frische Gardinen hängen am Fenster.
4. ..../4   Im Keller lagerten Weinfässer.
5. ..../4   Jeder brachte Schätze mit.

6. ..../5   Die Menschen standen und schauten.
7. ..../6   Die Hütte bot uns allen Raum.
8. ..../4   Alles geht einmal vorüber.
9. ..../6   Die Sonne wird bald wieder scheinen.
10. ..../5   Ich möchte hinter euch gehen.

Testliste 10
1. ..../5   Sie ißt kein salziges Gericht.
2. ..../5   Gut Ding will Weile haben.
3. ..../5   Anschrift und Marke nicht vergessen!
4. ..../5   Endlich läuft unser Wasser wieder.
5. ..../6   Der Bahnhof liegt sieben Minuten entfernt.

6. ..../5   Diese Epoche geht zu Ende.
7. ..../4   Das Museum ist geschlossen.
8. ..../4   Morgen komme ich später.
9. ..../6   Der Fluß trat über die Ufer.
10. ..../5   Ist denn noch nicht Feierabend?

rend das nach Fastl (1987) in der Hüllkurve gemäß dem Mittel fließender Sprache schwankt[5].

Erste Erfahrungen mit dem Göttinger Satztest an hochgradig Schwerhörigen ließen jedoch Zweifel an der Äquivalenz der Listen aufkommen (Kießling u. Mitarb. 1994); obwohl er für Normalhörende sehr homogene Verständlichkeitsfunktionen aufweise (Wesselkamp u. Mitarb. 1992), sei die Aufsprache für viele Schwerhörige zu hastig gehalten.

In dem noch in der Erprobung befindlichen Baseler Satztest (Tschopp u. Ingold 1992) – der deutschen Version des SPIN-Tests – geht es um das Verstehen nur eines Schlüsselworts innerhalb des Satzes; es ist entweder aus dem Kontext heraus als wahrscheinlich gegeben oder aber nicht vorhersagbar. Das Testergebnis soll Auskunft geben über den Funktionszustand zentral-auditiver Sprachverarbeitung. Der Test ist zwar auch für das quantitative Erfassen des Sprachverstehens zu verwenden, primär aber wurde er für die Beurteilung der zentralen Hörbahnfunktion entwickelt (vgl. Kapitel 15).

Eine gegenüber den üblichen Sprachtests grundsätzlich unterschiedliche Form des Testmaterials und -ablaufs ist dem *Sotscheck-Reimtest* eigen[6]. Er war ursprünglich (Sotscheck 1982) konzipiert, um von Normalhörenden die (mangelnde?) Güte der Fern-

sprechübertragung beurteilen zu lassen, hatte also eine ganz andere Aufgabe als die Audiometrie Schwerhöriger: Dem Probanden werden jeweils 5 Wörter mit gleichem Vokal, aber unterschiedlichem An- oder Auslaut angeboten; das verstandene Wort soll er benennen oder auf einem Touch-screen kennzeichnen. Das Testmaterial wurde inzwischen erweitert und verbessert; zusätzlich zu Einsilberlisten (WAKO-Einsilber von v. Wallenberg u. Kollmeier 1989) sind jetzt auch Zweisilberlisten sowohl in männlicher wie in weiblicher Aufsprache und auf CD ein statistisches Rauschen (Kollmeier u. Mitarb. 1988) verfügbar[7] (Müller 1992, Kollmeier u. Mitarb. 1992, Kliem u. Kollmeier 1992).

Für den Einsatz in der Klinik oder gar Praxis eignet sich der Sotscheck-Test auch nach den Erweiterungen bislang nicht; es bleibt abzuwarten, ob Beschränkungen z. B. nur auf den Anlautteil des Tests und eine adaptive Pegelsteuerung den bisher zu großen Zeitaufwand wesentlich zu reduzieren helfen. Dann würde sich der Test weitgehend auf die Analyse von Phonemverwechslungen beschränken und damit vorerst der Anpassung von Hörgeräten und Cochlear Implants vorbehalten bleiben. Andererseits empfehlen die Berufsgenossenschaften den Sotscheck-Test schon für die MdE-Bewertung von Ausländern (Pfeiffer u. Sotscheck 1984).

Für den sprachaudiometrisch Interessierten und selbst für den, der für Entwicklun-

---

[5]   Auf CD Best.-Nr. 18082306 erhältlich bei WESTRA Electronic GmbH, Postfach 12 01, D-86635 Wertingen
[6]   Auf CD Best.-Nr. 18082301 erhältlich bei WESTRA Electronic GmbH, Postfach 12 01, D-86635 Wertingen

---

[7]   Auf CD Best.-Nr. 18082304 erhältlich bei WESTRA Electronic GmbH, Postfach 12 01, D-86635 Wertingen

gen aufgeschlossen ist, bleibt als erprobtes Verfahren wohl nur der Freiburger Test gültig. Dabei bietet sich die Möglichkeit der Aachener Version (Döring u. Hamacher 1992) einschließlich des speziell auf das Freiburger Sprachmaterial abgestimmten Störgeräusches an. Der Nutzer darf dann die Befunde weiterhin nach den bislang gültigen Normwerten (DIN 45 621) beurteilen.

Demgegenüber fehlen für den Göttinger Satztest und den Sotscheck-Test noch geeichte Normen; außerdem wäre bei ihnen von steileren und zu geringerem Schalldruck hin versetzten Sprachverstehensfunktionen auszugehen. Skepsis gegen die unkritische Übernahme neuer Sprachtests in die audiometrische *Routine* ist nicht zuletzt insofern geboten, als bislang kaum Vergleichsuntersuchungen an *Schwerhörigen* vorliegen (Holube 1993).

Bei der Auswahl des sprachaudiometrischen Verfahrens wird man schließlich beachten müssen, daß sich für die Diagnostik von Hörstörungen eventuell andere Tests eignen als für die Begutachtung und daß die Untersuchung zur Hörgeräteversorgung und erst recht die Cochlear-Implant-Kontrolle wieder andere, spezielle Tests erfordern.

Zu den Modifikationen des Freiburger Sprachtests gehört der in *verhallter Form*; auch er liegt schon auf CD aufgesprochen vor (Dieroff 1989)[8]. Die Nachhallzeit beträgt 5 s + 5–15 dB. Die Vergleichswerte aus dem nichtverhallten und verhallten Test ergeben den Hallquotienten; bei asymmetrischem Gehör falle er *gering* aus auf dem besseren Ohr. Dieser Befund sei als Hinweis zu deuten auf eine Aktivierung der Selektionsfähigkeit dieser Seite im Gegensatz zu einer meßbaren progredienten Inaktivierung auf dem wesentlich schlechter hörenden Ohr: „late-onset auditory deprivation". Generell sei der verhallte Sprachtest ein empfindlicheres und variableres Diagnostikum als der unverhallte. Ob sich die Methode in der Differentialdiagnose von Innenohr- und Hörnervenschwerhörigkeiten unterschiedlicher Genese durchsetzen wird, bleibt abzuwarten; für die tägliche Praxis ist sie nicht geeignet.

Eine interessante Testvariante für das Verstehen im „Rauschen" hat sich in den USA durchgesetzt, die *Synthetic Sentences Identification (SSI)* (Speaks u. Jerger 1965). Den Sätzen fehlt die Syntax (z. B. Small boat with a picture has become), das „Rauschen" besteht in einer gleichzeitig und in gleicher Lautstärke vorgelesenen Geschichte, der der Patient jedoch keine Aufmerksamkeit schenken soll. Der Test erfolgt monaural, Sätze und Test über denselben Kopfhörer. Der Patient erhält eine Liste von 10 Sätzen und soll lediglich die Nummer des jeweils verstandenen Satzes nennen.

Der SSI-Test soll Vorteile bringen gegenüber dem üblichen Einsilbertest (Phonetic Balanced, PB), weil der Patient vor die alltägliche Aufgabe gestellt ist, Sprache (Sätze) in Gegenwart einer konkurrierenden Sprache (Geschichte) zu verstehen. Der Tester brauche den Patienten nicht verstanden zu haben und sei frei von der Abschätzung des Resultats. Die Sätze enthielten weniger Hochfrequenzanteile, sie seien statt dessen mehr tieffrequent abgestimmt. Der Test erlaube eine Beurteilung sowohl des peripheren Sprachverstehens als auch der *zentralen auditorischen Funktion*.

▰▰ Eichung

Die Sprachaudiometer haben allgemein inzwischen einen hohen technischen Standard erreicht[9]. Ein Großteil des Sprachmaterials einschließlich verschiedenen Störschalls ist auf CD erhältlich. Doch trotz allen Fortschritts und zunehmender Materialgüte bedarf das technische System einer konkreten Eichung sowie der in Kapitel 1 erwähnten jährlichen offiziellen und wöchentlichen subjektiven Wartung.

Für die Eichung über *Kopfhörer* sind ein „künstliches Ohr" und ein Pegelmesser notwendig. Wenn die Lautstärke auf 80 dB über 20 µPa geregelt ist, muß der Eingangsregler des Audiometers so eingestellt werden, daß der Pegelmesser 86 dB registriert (Brinkmann u. Diestel 1971). Die Differenz von 6 dB ergibt sich vor allem aus dem Freifeldübertragungsmaß des verwendeten Kopfhörers. Bei der Eichung über *Lautsprecher* im freien Schallfeld

---

[8] Auf CD Best.-Nr. 18082305 erhältlich bei WESTRA Electronic GmbH, Postfach 1201, D-86635 Wertingen

[9] s. Empfehlungen der ADANO an die Herstellung von Sprachaudiometern

Abb. 13.**3** Kalibrierung des Sprach-
audiometers, schematisch dargestellt. Der Sprachschallpegelregler
wird auf 80 dB eingestellt, der Kopfhörer auf das künstliche Ohr gelegt,
in dem ein Mikrophon enthalten ist,
das zum Pegelmesser führt. Der
Ausgang des Tonbandgerätes wird
vollaufgeregelt. Das sprachsimulie-
rende Rauschen des Tonträgers
sollte nun 86 dB messen; soweit
dies nicht der Fall ist, muß am Eingang zum Audiometer nachgeregelt
werden.
Der Lautsprecher wird erst *nach* den
Kopfhörern geeicht, d. h. der Eingangsregler darf nicht mehr verändert werden. Der Pegelmesser soll
hier 80 dB anzeigen; Nachregeln
ggf. am Endverstärker des Lautsprechers

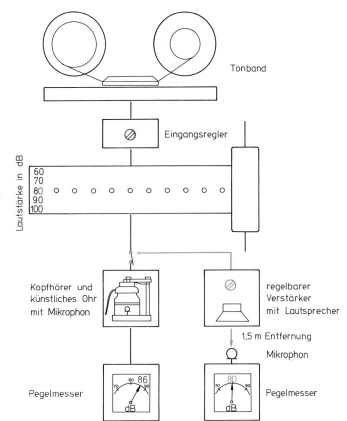

mißt das Mikrophon den abgestrahlten Schall
aus 1,5 m Entfernung; in der Lautstärkeregelung 80 dB muß hier auch der Pegelmesser
80 dB anzeigen. Um dies zu gewährleisten, ist
der Ausgang am Endverstärker entsprechend
einzuregulieren (Abb. 13.**3**).

Dem Testmaterial sind auf CD ein 1000-
Hz-Ton und ein definiertes Rauschen voran-
gesetzt; nur über dieses Rauschen, nicht also
über einzelne Zahlen und Wörter, geschieht
die Nachregelung am Audiometerausgang
für Kopfhörer und am Verstärkerausgang für
Lautsprecher. Die für die Sprachaudiometrie
verwendeten Geräusche sind nicht einheitlich; neben dem ursprünglichen sprachsimulierenden Rauschen (300–6000 Hz) gibt es
jetzt auch die auf CD aufgenommenen, auf
S. 178/179 erwähnten Geräusche.

Die Kalibrierung für den Freiburger Sprachtest läßt
sich relativ leicht überprüfen: Regelt man den
Sprachschallpegel auf 20 dB über 20 µPa, dann
muß der Normalhörende die Hälfte der Zahlen verstehen (genaugenommen bei 18,5 dB) und bei 30 dB

~ 100 % der Zahlen. Ist dies nicht der Fall, so ist die
Wiedergabe zu leise. Bei 30 dB müssen zugleich
50 % der Einsilber verständlich sein oder bei 50 dB
100 %. Diese Hinweise gelten für Kopfhörer; über
Lautsprecher sind die gleichen Werte aus 1–1,5 m
Entfernung zu erreichen. Gegebenenfalls ist der
Stuhl für den Probanden weiter vom Lautsprecher
zu entfernen oder – im umgekehrten Falle – der
Ausgang am Endverstärker heraufzuregeln.

Der Sprachschallpegel in dB[10] benutzt als
Nullpunkt   den   Hörschwellenwert   für
1000 Hz, das sind 2×10^{-4} µbar oder $2 \times$
10^{-5} N/m³ oder 20 µPa. Dieser Zusammenhang wird verständlich, wenn man sich ver-
gegenwärtigt, daß der auf dem Tonträger für
Eichzwecke vorhandene 1000-Hz-Ton bei entsprechender dB-Einstellung in seiner Lautstärke genau mit dem des Tonaudiometers
übereinstimmt. Bei 0 dB Sprachschallpegel
wird ein Ton um 1000 Hz gerade eben wahrgenommen, für das *Verstehen* von Sprache

---

[10] Als Impulsschallpegel nach DIN 45633, Bl. 2, gemessen (Brinkmann u. Mitarb. 1969)

sind größere Lautstärken notwendig. Die nach DIN 45 621 besprochenen Tonträger sind so gehalten, daß bei 18,5 dB Sprachschallpegel gerade 50 % der Zahlen verstanden werden. Dieser Normwert des Hörgesunden ist die Grundlage des Hörverlusts für Zahlen (vgl. Abb. 13.2). Der Sprachschallpegel ist an den Audiometern als dB-Skala notiert und ist deshalb für den Untersucher, d. h. zumeist die/den Audiometrie-Assistentin/ten, der einzustellende Wert.

◼◼◼ Testablauf

Einsilberverständlichkeit in Prozent

Um den Patienten anfänglich nicht mit einer zu geringen Lautstärke zu überfordern, empfiehlt es sich, mit einem mittleren dB-Wert zu beginnen. Die normale Umgangssprache aus 1 m Entfernung entspricht einem Sprachschallpegel von etwa 65 dB. Bei 65 dB werden, wie die Normkurve der Abb. 13.2 zeigt, vom *Hörgesunden* im Freiburger Test 100 % einsilbiger Wörter verstanden, sogar schon bei 50 dB. Mit Sprachschallpegeln von weniger als 50 dB wird eine 100 %ige Einsilberverständlichkeit nicht zu erreichen sein.

> ▼ Ziel der Einsilberprüfung ist es, die Verständlichkeit in Prozent zu prüfen und zu einem möglichst hohen Wert zu gelangen.

Es ist deshalb unsinnig, Wörter mit Sprachschallpegeln von weniger als 50 % zu prüfen, und selbst der 50-dB-Wert ist nur für spezielle Fragestellungen von Interesse. In der Praxis genügt es, mit 65 dB zu beginnen in der Erwartung, daß der *noch Normalhörende* hier alle 20 Wörter einer Gruppe versteht. Mit zunehmender Schwerhörigkeit geht der Prozentsatz richtig verstandener Wörter zurück, bis hochgradig Schwerhörige Einsilber bei 65 dB gar nicht mehr verstehen. In solchen Fällen – bei Tonhörverlusten also von ≥ 50 dB im mittleren Frequenzbereich – wäre die Einsilberprüfung mit 65 dB Sprachschallpegel wenig sinnvoll, man sollte dann mit 80 dB beginnen und ggf. auf 65 dB zurückgehen.

Die Normkurve für Einsilber verläuft wesentlich flacher als die für Zahlen; daraus folgt u. a., daß es sich bei der Prüfung von Einsilbern nicht lohnt, in zu kleinen dB-Stufen den Sprachschallpegel zu erhöhen; allgemein bewährt haben sich Schritte von 15 dB.

Auch weil ein 65-dB-Schallpegel der Lautstärke normaler Umgangssprache aus etwa 1 m Entfernung entspricht, bietet er sich als Ausgangspunkt an. Man erhält dabei zugleich eine Vorstellung von dem, was der Patient im Einzelgespräch noch versteht: Ein 60 %iges *Einsilberverstehen* bei 65 dB reicht aus, um einem Gespräch aus ~ 1 m zu folgen (Güttner 1964, 1967). Werden 60 % Einsilber beispielsweise erst bei 80 dB verstanden, dann muß der Gesprächspartner seine Stimme kräftig anheben, um noch verstanden zu werden.

Der Vorschlag der ADANO, die Einsilberprüfung möglichst allgemein mit 65 (oder 80) dB zu beginnen und den Sprachschallpegel jeweils konstant in 15-dB-Stufen zu ändern, erleichtert schließlich die Einarbeitung der/des Audiometrieassistentin/en und den Vergleich eigener Befunde mit denen anderer Untersucher. 10-dB-Schritte würden die Messung unnötig verlängern und den Patienten ermüden lassen; 20-dB-Stufen sind zu groß, insbesondere für die Suche nach dem Punkt maximaler Verständlichkeit bei regressiv verlaufenden Kurven. Auch für die Bestimmung des Gesamtwortverstehens nach Boenninghaus u. Röser (1973) und des gewichteten Gesamtwortverstehens nach Feldmann (1988) hatten die Autoren nicht eine Messung in 20-dB-Stufen vorgesehen, sondern lediglich das *Ablesen* der Werte aus der in 15-dB-Stufen gewonnenen Einsilber*kurve*.

War bei 65 dB die Einsilberverständlichkeit deutlich unter 100 % (< 85) geblieben, so erfolgt die weitere Prüfung – mit der nächsten Wörtergruppe – bei 80 dB, ggf. eine weitere bei 95 dB, schließlich eine bei 110 dB und nur in besonderen Fällen sogar bei 125 dB. Um diese Empfehlung zu verdeutlichen, ist in den Diagrammvordrucken hier der Sprachschallpegel in 15-dB-Stufen angegeben.

Bei weniger stark ausgebildeter Schwerhörigkeit strebt die Einsilberkurve unterschiedlich steil einem 100-%-Wert zu, alle 20 Wörter werden verständlich, vorausgesetzt lediglich, daß sie genügend laut angeboten wurden (Kurven 1 und 2 in Abb. 13.4). Weitere Einsilberproben mit größeren Lautstärken erübrigen sich dann.

Das Ziel der Einsilberprüfung, zu einer möglichst 100-%-Verständlichkeit zu kommen, wird nicht erreicht, wenn die Verständlichkeit mit steigendem Schallpegel zwar zunahm, man jedoch an der Grenze der audiometrischen Verstärkung angelangt ist, ohne

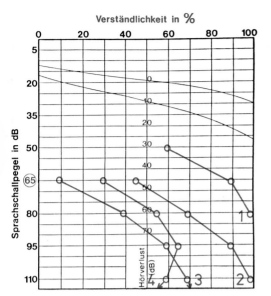

Abb. 13.4 Unterschiedliche Kurvenverläufe der Einsilberverständlichkeit. Kurve 1 und 2: 100-%-Verständlichkeit bei 80 bzw. 110 dB erreicht. Kurve 3: 100-%-Verständlichkeit auch bei maximalem Sprachschallpegel nicht erreicht. Kurve 4: Regressiver Verlauf, d.h. rückläufige Verständlichkeit oberhalb 95 dB trotz weiterer Steigerung des Sprachschallpegels

daß alle Wörter verstanden wurden (Abb. 13.**4**, Kurve 3).

Oder die Verständlichkeit ging schon vor Erreichen der Verstärkungsgrenze wieder zurück (Abb. 13.**4**, Kurve 4); wegen der in diesem Verlauf sich darstellenden Rückläufigkeit (Regression; Reijntjes 1951) werden solche Bilder als R-Kurven bezeichnet. Beiden Kurven ist eigen, daß trotz maximaler (Kurve 3) oder optimaler (Kurve 4) Verstärkung ein Rest der Wörter unverständlich bleibt. Der für diesen Rest verwendete Terminus „Diskriminationsverlust" gilt *nur für den Sprachschallpegel*, in dem die *maximale* Verständlichkeit erreicht wurde, d.h. in Kurve 3 für 110 dB (= 30 %), in Kurve 4 für 95 dB (= 35 %); ihn unkritisch in jedem beliebigen Sprachschallpegel zu verwenden, entspricht nicht der auf Hahlbrock zurückgehenden Diktion.

Der Begriff Diskriminationsverlust (discrimination loss) ist im übrigen gänzlich zu entbehren, da der Befund besser reziprok mit maximaler Verständlichkeit beschrieben werden kann. Damit wird zugleich der Möglichkeit eines Mißverständnisses vorgebeugt in dem Sinne, daß mit dem Diskriminationsver-

lust – wie erwähnt – in Wahrheit ausschließlich der *minimale* Diskriminationsverlust gemeint ist. Da das Adjektiv *unkorrekterweise* fortgelassen wird, erscheint es plausibel, sich an die begrifflich korrekte *maximale Verständlichkeit* zu gewöhnen.

Die regressiven Verläufe sind um so seltener zu finden, je hochwertiger das benutzte Sprachaudiometer und der verwendete Tonträger sind. Das bedeutet, daß die Regression sowohl Ausdruck von Verzerrungseffekten im Innenohr sein kann als auch analoger Effekte in der elektronischen Anlage. Allgemein scheint die Häufigkeit des R-Typs weit überschätzt zu werden (Kießling 1994); je öfter er vom einzelnen Untersucher beobachtet wird, um so nachdrücklicher sollte dieser nach einer Unzulänglichkeit seiner sprachaudiometrischen Anlage fahnden. Vorstellbar wäre auch, daß Verzerrungen im Frequenzgang der technischen Anlage nur von bestimmten Schwerhörigkeitsformen nicht kompensiert werden können, während sie bei anderen nicht zum Tragen kommen. Die apparativen Verzerrungen könnten dann mit den biologischen, im Innenohr entstehenden gleichsam kumulieren; insofern würde die weniger hochwertige Apparatur die diagnostische Aussage – paradoxerweise – sogar erweitern.

Entsprechendes wird mit dem verhallten Freiburger Sprachtest zu systematisieren versucht (Dieroff 1989)[11].

Hörverlustmessung

Die hier gegebene Empfehlung, mit der Einsilberprüfung – und zwar auf dem besseren Ohr– zu beginnen, hat einen *lediglich didaktischen* Hintergrund. Sie gilt deshalb nicht für den versierten Untersucher als vielmehr für den, der sich in die Sprachaudiometrie einarbeiten will. Die Sprachaudiometrie muß nämlich demjenigen wenig plausibel erscheinen, der sich durch die „audiometrische Hilfsskala", d.h. den sprachaudiometrischen Hörverlust in dB verwirren läßt (Abb. 13.**5**).

▼ Diese in der 50-%-Verständlichkeit eingetragene dB-Stufung hat für den Vorgang der Hörprüfung keinerlei Bedeutung. Die darin abzulesenden Werte ergeben sich erst aus der Prüfung, sind also nicht Teil des meßtechnischen Vorgehens, sondern eines ihrer Ergebnisse.

[11] Auf CD Best.-Nr. 18082305 erhältlich bei WESTRA Electronic GmbH, Postfach 1201, D-86635 Wertingen

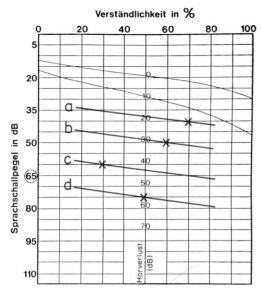

Abb. 13.5 Ablesen des Sprachhörverlusts bei verschiedenen Prozentergebnissen der Zahlenverständlichkeit.

a) 70 % der Zahlen verstanden bei 40 dB Sprachschallpegel ≃ 20 dB Hörverlust,

b) 60 % der Zahlen verstanden bei 50 dB Sprachschallpegel ≃ 30 dB Hörverlust,

c) 30 % der Zahlen verstanden bei 60 dB Sprachschallpegel ≃ 45 dB Hörverlust,

d) 50 % der Zahlen verstanden bei 75 dB Sprachschallpegel ≃ 55 dB Hörverlust

Die sprachaudiometrische „Hilfsskala" dient dem Vergleich mit dem Tonaudiogramm und dem tonaudiometrischen Hörverlust. Sie beginnt mit 0 dB bei einem Sprachschallpegel von 18,5 dB. Dies ist ein meßtechnischer Wert, der sich aus der Tatsache herleitet, daß bei 0 dB über 20 µPa Sprache wohl gehört, aber noch nicht verstanden wird. Der Sprachschallpegel muß vielmehr bei 18,5 dB liegen, um Zahlen zu 50 % verständlich werden zu lassen. Dies gilt für den Normalhörenden.

Wenn also bei einem Schwerhörigen der mittlere Hörverlust bei 500 HZ beispielsweise 30 dB beträgt, dann wird man einen *gleichen Hörverlust auch für Zahlen erwarten* können; dies bedeutet, daß hier bei einem Sprachschallpegel von – genau – 48,5 dB ~50 % Zahlen verstanden werden. Der Hörverlust für Zahlen – in diesem Fall 30 dB – gibt somit an, um wieviel dB die Zahlen lauter gegenüber der Norm angeboten werden müssen, damit der Patient 50 % richtig versteht.

Der Umgang mit dem *Sprachhörverlust in dB* ist selbst noch während der Hörprüfung mit Zahlen nicht notwendig; vielmehr wird auch hierzu nur der Sprachschallpegel benutzt, also die am Audiometer angegebene dB-Einteilung. Während man aber bei den Einsilbern regelmäßig mit einem bestimmten dB-Wert beginnen sollte, nämlich 65, 80 oder 95 dB, ist für die Zahlen die dB-Einstellung aus dem Tonschwellendiagramm abzulesen.

Um zum Anfangssprachschallpegel für die Prüfung mit *Zahlen* zu gelangen, sind – da das Zahlenverstehen dem Tieftongehör entspricht – zum Tonhörverlust um 500 Hz 18,5 bzw. 20 dB zu addieren; ist eine der beiden Nachbarfrequenzen besser als 500 Hz, dann ist vom Mittelwert zwischen 250/500 oder 1000/500 Hz auszugehen.

In den in Abb. 13.6 a u. b angeführten Beispielen wäre also mit Sprachschallpegeln von 25 dB **(a)** bzw. 50 dB **(b)** zu beginnen. Man darf erwarten, daß bei dieser Lautstärke Zahlen wenigstens teilweise verstanden werden. Trifft dies für die ersten drei angebotenen Zahlen nicht zu, so wird der Sprachschallpegel um 5 dB erhöht, ggf. ein zweites Mal. Wurden andererseits die ersten drei Zahlen richtig nachgesprochen, so sollte der Sprachschallpegel um 5 dB reduziert werden, ggf. auch ein zweites Mal; mit diesem so ermittelten Schallpegel muß dann *eine volle Zahlenreihe durchgemessen werden*. Ziel der Zahlenprüfung ist es nämlich nicht, wie bei den Einsilbern eine möglichst hohe prozentuale Verständlichkeit zu erreichen, sondern *denjenigen Sprachschallpegel zu finden, bei dem 50 % der Zahlen verstanden werden*. Da die Zahlenkurve relativ steil verläuft, d. h. innerhalb einer Lautstärkesteigerung um 5 dB von 30 auf 70 % ansteigt, ist es nicht erforderlich, *exakt* den Wert 50 %iger Verständlichkeit zu bestimmen, vielmehr genügt ein Wert zwischen 30 und 70 %. Dies ist schnell zu erreichen, wenn man in der beschriebenen Weise verfährt:

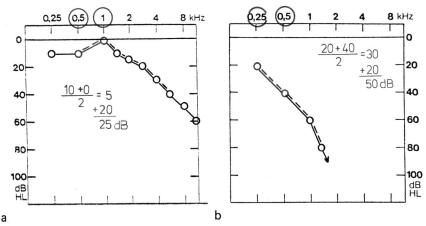

a   b

Abb. 13.6 a u. b Errechnen des Ausgangsschallpegels für die Prüfung der Zahlenverständlichkeit. Zumeist richtet man sich nach dem Hörverlust für 500 Hz **(a)**; ist eine der beiden Nachbarfrequenzen besser als 500 Hz, dann ist vom Mittelwert zwischen 250/500 Hz oder 1000/500 Hz auszugehen **(b)**. Zu dem Mittelwert sind 20 dB zu addieren – entsprechend dem Nullpunkt der Hörverlust-(dB)-Skala bei 18,5 dB Sprachschallpegel

Um 5 dB zurückregeln, sobald man meint, auf eine Verständlichkeit von mehr als 7 von 10 Zahlen zu kommen und umgekehrt um 5 dB heraufregeln, wenn offensichtlich weniger als 3 von 10 Zahlen verstanden wurden. Der gefundene Prozentsatz zwischen 30 und 70 wird im zugehörigen Sprachschallpegel eingetragen. Ein zusätzlicher Wert unter 30 % ist nicht notwendig, aber vorteilhaft für die Kontrolle der Tonschwelle und um sicher zu sein, daß die Zahlen nur gerade eben verstanden wurden.

Die Norm„kurve" stellt sich im Bereich 30–70 % annähernd als Gerade dar. Da ihr Gradient weitgehend unabhängig vom Ausmaß und von der Art der Schwerhörigkeit immer der gleiche bleibt, ist es erlaubt, diese Ge-

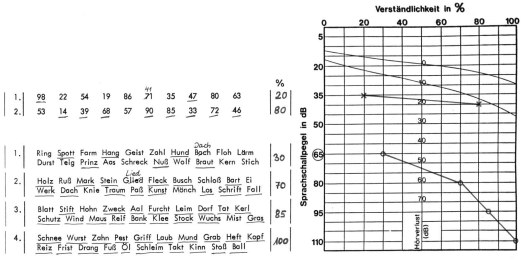

Abb. 13.7 Protokoll und Wertung der sprachaudiometrischen Befunde. Verstandene Wörter und Zahlen werden *unterstrichen*, falsch verstandene als nicht verstanden gewertet; das fehlerhaft nachgesprochene Wort sollte notiert werden

rade jeweils parallel zur Normkurve durch den eingetragenen Verständlichkeitswert zu ziehen (vgl. Abb. 13.**5 a–d**). Die geringere Steilheit der Zahlenkurve bei manchen weit fortgeschrittenen Schwerhörigkeiten ist jedenfalls für die Ermittlung des 50-%-Wertes ohne Belang. Gerade weil die Steilheit so wenig variiert, war es möglich, sich bei der Beschreibung der *Zahlenverständlichkeit* auf den 50-%-Punkt zu beschränken, also bewußt auf die Einzeichnung einer *Kurve* zu verzichten. Deshalb auch ist es wenig sinnvoll, zu Prozentsätzen unter 30 oder zu solchen über 70 zu kommen; sie werden gleichsam von vornherein ausgeklammert. Gelangt man trotzdem zu sehr niedrigen (≤ 30 %) oder sehr hohen (≥ 70 %) Prozentsätzen, so sind beide Werte einzutragen (Abb. 13.**7**).

Diese Anleitung sei auf keinen Fall in dem Sinne zu verstehen, daß die Mittelwerte aus der Tieftonschwelle gleichsam das Ergebnis der sprachaudiometrischen Hörverlustmessung vorwegnähmen. Vielmehr soll mit Hilfe des Sprachaudiogramms auch die Tonschwelle kontrolliert, bestätigt oder korrigiert werden. Dabei empfiehlt es sich, zwar von der Tonschwelle auszugehen, sie jedoch nicht unkritisch als verläßlich zu werten, d. h. zu glauben, aus der Tonschwelle im Endeffekt immer auf den Hörverlust für Zahlen schließen zu dürfen. Im Gegenteil, eventuell erst anhand des Sprachaudiogramms gelingt es, die wahre Hör- und Verständlichkeitsschwelle zu finden.

Bei *nicht*kooperativen Patienten sollte man versuchen, zusätzlich zu den Hörverlustwerten zwischen 30-%- und 70-%-Zahlenverstehen auch den Wert für 0 % zu finden und eventuell den für 100 %. Man beginnt dann bei der Zahlenprüfung mit einem sehr niedrigen, willkürlich gewählten Sprachschallpegel (z. B. 20 oder 25 dB), um nach jeweils 3 angebotenen Zahlen die Lautstärke in 5-dB-Stufen zu erhöhen, bis der Patient die Zahlen nachzusprechen beginnt. Dann geht man mit dem Sprachschallpegel erneut um 10 dB zurück und erhöht ihn anschließend wieder um 5 dB. Der nichtkooperative Patient wird den 5-dB-Lautstärkeanstieg überschätzen und eine relativ hohe Verständlichkeitsrate erkennen lassen. Als geübter Prüfer kann man so gerade über das Sprachaudiogramm manche tonaudiometrische Schwelle als fehlerhaft ausmachen. Auch beim Einsilbertest sollte man in

diesen Fällen schon mit 50 dB Sprachschallpegel beginnen.

Die Verständlichkeitskurve für *Einsilber* läßt sich nicht durch nur einen Punkt, z. B. den 50-%-Wert, darstellen; deshalb ist es auch nicht erlaubt, einen „Hörverlust für Wörter" zu kreieren. Schon beim Hörgesunden verläuft die Kurve für Wörter flacher als die für Zahlen, die wegen ihrer großen Redundanz besser – auch bruchstückhaft – verständlich sind als einsilbige Wörter.

Bei ausschließlicher Mittelohrschwerhörigkeit bleibt zwar der Gradient auch der Einsilberkurve innerhalb der Norm, so daß hier strenggenommen keine Bedenken gegen die Beschreibung in „dB-Hörverlust für Wörter" bestünden; üblich ist dies nicht und wäre deshalb sehr verwirrend. Bei allen anderen Schwerhörigkeitsformen flacht sich die Einsilberkurve zusätzlich ab, wenn auch in unterschiedlicher Weise. Da diese Abflachung von diagnostischem Interesse ist, muß sie erfaßt und im Diagramm dargestellt werden.

> ▼ Noch einmal: Für die Prüfung sowohl der Wörter wie der Zahlen geht man vom Sprachschallpegel aus. Bei den Wörtern versucht man eine möglichst hohe prozentuale Verständlichkeit zu erreichen, bei den Zahlen interessiert lediglich der 50-%-Wert; er ist in Hörverlust (dB) abzulesen. Die Prüfung der Einsilber beginnt zumeist mit dem Schallpegel 65 (oder 80) dB und wird in 15-dB-Schritten fortgeführt. Für die Zahlenprobe muß man den Ausgangspegel aus der Tonschwelle ablesen; er wird ggf. in 5-dB-Stufen geändert.

Die unterschiedliche Verständlichkeit für Zahlen und Wörter ist der Grund dafür, daß *beide* verwendet werden. Mit den Zahlen wird gleichsam die Sprachverständlichkeits*schwelle* bestimmt, mit den Einsilbern das *überschwellige* Sprachverstehen. Gerade wegen der geringen Redundanz einsilbiger Wörter ist es möglich, daß sie trotz maximal gesteigerten Sprachpegels teilweise unverständlich bleiben oder daß ihre Verständlichkeit sogar rückläufig ist. Zumeist sind es die Konsonanten, die wegen ihres Hochtongehalts und ihrer relativ geringen Lautstärke überhört oder falsch gedeutet werden, beispielsweise „Zahn" als „Zahl" oder „Huf" als „Hut". Deshalb auch ist es notwendig, jedes verhörte Wort ebenfalls als nicht verstanden zu werten. Zwar werden auch von Schwerhörigen einzelne Wörter eventuell schon bei relativ geringer Lautstärke richtig nachgesprochen, für die 100-%-Verständlichkeit von Einsilbern reichen aber selbst große Lautstärken unter Umständen nicht aus. Um sich einen Eindruck davon zu verschaffen, welche Testwörter immer verhältnismäßig gut und welche zumeist schlecht verstanden werden, sollte man in jedem Falle ein Testprotokoll schreiben, in einer vorgedruckten Liste also die richtig oder falsch nachgesprochenen beziehungsweise nicht verstandenen Wörter entsprechend markieren; diese Protokolle sollten gesammelt und längere Zeit aufbewahrt werden, da sie auch für den Einzelfall von Interesse sein könnten (vgl. Abb. 13.**7**).

Die Normkurve für *Sätze* liegt in der Steilheit zwischen der für Zahlen und der für Einsilber; sie nähert sich mit zunehmender Schwerhörigkeit immer mehr der Zahlenkurve. Hierin drückt sich die satzspezifische Informationsreserve des Schwerhörigen aus. Insofern vermittelt die Satzverständlichkeit einen Eindruck vom Nutzen, den der Schwerhörige im lautsprachlichen Umgang noch aus dem schon lückenhaften Einsilberverstehen ziehen kann (Niemeyer 1967).

Vertäubung

Die Verwendung von *Kopfhörern* auch in der Sprachaudiometrie hat den Vorteil, jedes Ohr einzeln prüfen und ggf. das *bessere Gegenohr* vertäuben zu können. Für die Vertäubung ist auch *im Sprachaudiogramm* von der *Knochenleitung* des Gegenohres auszugehen. Da ihre Werte in der Sprachhörprüfung nicht enthalten sind, muß man sich ihretwegen am Tonaudiogramm orientieren. Beträgt die Differenz zwischen der Knochenleitungsschwelle für 500–1000 Hz des zu vertäubenden Ohres und dem zu benutzenden Sprachschallpegel ≥50 dB, dann besteht die Möglichkeit des Überhörens, das Gehörte ist jedoch für das Gegenohr noch nicht verständlich. Erst wenn die Differenz ≥70 dB erreicht, können Zahlen übergehört auch verstanden werden und Einsilber, sobald der benützte Sprachschallpegel ≥80 dB über der Knochenleitungsschwelle des Gegenohres liegt. Diese Werte ergeben sich aus den Normkurven für die Sprachverständlichkeit:

➤ 50 dB Überhörwert plus 15 (genau 18,5) dB für mittleres Zahlenverstehen und

➤ 50 dB Überhörwert plus 30 dB für „mittleres Einsilberverstehen".

Bei ausgeprägter Hoch- oder Tieftonschwerhörigkeit sind für die Möglichkeit des Überhörens ungefähre Durchschnittswerte zu berücksichtigen. Die Vertäubungslautstärke für Zahlen sollte 50 bis 60 dB betragen, vorausgesetzt, daß die Luftleitung des zu vertäubenden Ohres etwa der Norm entspricht. Für die Einsilberprüfung sind Vertäubungslautstärken von 60–70 dB zu verwenden und zwar bis zu Sprachschallpegeln von ~110 dB; bei größeren Schallpegeln ist das Vertäubungsgeräusch auf 80 oder gar 90 dB heraufzuregeln.

Die verwendeten Vertäubungslautstärken sind im Sprachaudiogramm zu vermerken, getrennt für die Prüfung von Zahlen und von Einsilbern. Die mit Vertäubung für die Prüfung der Einsilberverständlichkeit benutzten Sprachschallpegel sollten entsprechend gekennzeichnet werden, z. B. durch einen Kreis um den jeweiligen Wert (Abb. 13.**8**).

Wurden die beschriebenen Regeln beachtet, dann wird man bei großen Seitendifferenzen auch im Sprachaudiogramm zu verläßlichen Werten kommen. Das Vorgehen muß sich an der Tonschwelle des Gegenohres orientieren; auch insofern sind beide Untersuchungsmethoden eine Einheit.

Freifeldmessung

Die Prüfung über Lautsprecher dient vorwiegend der Hörgeräteanpassung. Hochwertige Lautsprecher und ein weitgehend reflexionsfreier Raum sind Voraussetzung für verläßliche und reproduzierbare Ergebnisse. Der Abstand des Probanden vom Lautsprecher sollte 1 m nicht unterschreiten, außerdem muß hinter dem Probanden noch 1 m Abstand von der dem Lautsprecher gegenüberliegenden Wand bleiben. Das Gesicht des Patienten soll dem Lautsprecher zugewandt sein.

Ein unmittelbarer Vergleich der Kopfhörerbefunde mit denen, die über Lautsprecher erhoben wurden, ist nur möglich, wenn bei der Eichung des Kopfhörers das Freifeldübertragungsmaß berücksichtigt wurde. Die Freifeldentzerrung soll die durch Kopfhörer verursachten Veränderungen des Frequenzganges korrigieren; sie ist laut neuem Eichgesetz notwendiger Bestandteil jedes Audiometers. Nur dann gibt der Kopfhörer den glei-

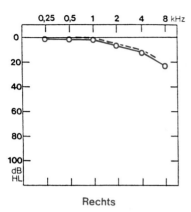

Rechts

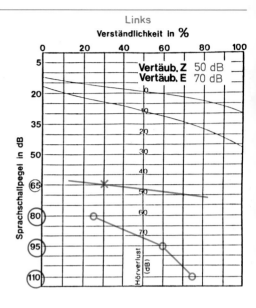

Abb. 13.**8** Vertäubung während der Sprachhörprüfung links. Da die Knochenleitung rechts der Norm entspricht, ist links für die Zahlenprüfung bei 65 dB Sprachschallpegel und für die Einsilberprüfung ab 80 dB eine Vertäubung mit 50 bzw. 70 dB Geräusch notwendig

chen Frequenzgang und die gleichen Lautstärken ab wie der Lautsprecher im freien Schallfeld (Bocker u. Mrass 1959, Zwicker u. Maiwald 1963, Keller 1967 a–c). In die gültigen Kalibrierungsvorschriften der hochwertigen Sprachaudiometer ist das Freifeldübertragungsmaß für verschiedene Kopfhörermodelle bereits eingegangen, so daß sich besondere Meßanordnungen für den einzelnen Untersuchungsplatz erübrigen.

◼ Diagnostische Wertung

Mittelohrschwerhörigkeit

Die ausschließliche Mittelohrschwerhörigkeit äußert sich im Sprachaudiogramm als Verschiebung der Zahlen- und der Einsilberkurve zu größeren Lautstärken hin – und zwar um den Betrag der tonaudiometrischen Knochenleitungs-Luftleitungs-Differenz. Der Abstand beider Kurven voneinander und ihre Steilheit bleiben der Norm entsprechend erhalten; eine 100 %ige Einsilberverständlichkeit wird immer erreicht. Der Hörverlust für Zahlen beträgt maximal 60 dB, *reine* Mittelohrschwerhörigkeit vorausgesetzt (Abb. 13.**9**).

Sprachaudiometrie kann auch über Knochenleitung betrieben werden (Tato u. Alfaro 1949, Goetzinger u. Proud 1954, Hahlbrock 1960b, 1961, Ro-

binson u. Kadsen 1970). Sie ergibt ggf. bei fortgeschrittener kombinierter Mittelohr-Innenohr-Schwerhörigkeit noch eine Zahlenverständlichkeit, während die Luftleitungsmessung eine Sprachtaubheit vermuten lassen mußte. Für die Beurteilung der Erfolgsaussichten einer hörverbessernden Operation ist deshalb das Sprachaudiogramm in Knochenleitung eventuell von Wert, ebenso wie in den Fällen, in denen die Vertäubung kaum überwindbare Probleme bereitet.

Auch für gutachterliche Fragen kann ein Knochenleitungssprachaudiogramm nützen, wenn nämlich nur die Innenohrkomponente einer Schwerhörigkeit entschädigungspflichtig ist, nicht aber der gleichzeitige Mittelohranteil.

Voraussetzung jedoch für eine fundierte Knochenleitungssprachhörprüfung ist eine gründliche Kalibrierung des Knochenleitungshörers. Sie kann nur empirisch erfolgen, indem man kontrolliert, ob sich bei Mittelohrgesunden für beide Hörertypen identische Werte ergeben sowohl im Hörverlust für Zahlen als im Einsilberverstehen.

Innenohrschwerhörigkeit

Bei ausschließlicher Innenohrschwerhörigkeit mit Rekruitment – *Flachverlauf beispielsweise um 40 bis 50 dB* – ist die Zahlenkurve um 45 dB gegenüber der Norm „abgesunken", der Hörverlust beträgt also 45 dB. Die Einsilberkurve verläuft weniger steil als normal und erreicht wahrscheinlich nicht 100 %. Der relativ geringe Abstand von der Zahlenkurve erklärt sich aus dem Flachverlauf der Tonschwelle mit

Abb. 13.**9** Reine Mittelohrschwerhörigkeit
von ~ 30 dB: Hörverlust für Zahlen = 30 dB,
Abstand zwischen Zahlen- und Einsilber-
kurven der Norm gemäß

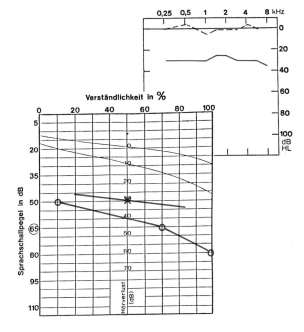

Abb. 13.**10** Reine Innenohrschwerhörigkeit
mit Rekruitment und *flach* verlaufender Tonschwelle um 40–50 dB. Hörverlust = 45 dB,
Abstand zwischen beiden Kurven nur wenig
vergrößert, maximale Einsilberverständlichkeit = 80 %

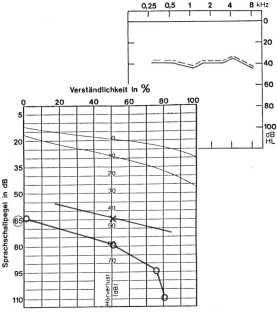

Hörverlusten von 40–50 dB auch im Tieftonbereich; deshalb ist das vom Tieftongehör abhängige Zahlenverstehen schon deutlich herabgesetzt (Abb. 13.**10**).

Die rekruitmentpositive Innenohrschwerhörigkeit mit *Hochtonabfall* ist sprachaudiometrisch dadurch gekennzeichnet, daß
das Zahlengehör entsprechend der noch annähernd normalen Hörschwelle im Tiefton-
reich relativ gut erhalten, das Einsilberverstehen aber um so mehr eingeschränkt ist je
weiter der Hochtonabfall den Mitteltonbereich bereits tangiert (Abb. 13.**11**–13.**13**). Dabei stellen sich zwischen dem Beginn des
Hochtonabfalls und dem Einsilberverstehen
für 65 dB feste Beziehungen dar, und zwar

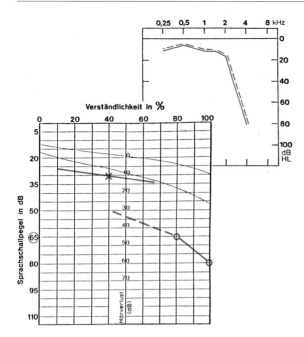

Abb. 13.**11** Innenohr-Hochtonschwerhörigkeit mit einem Hörverlust von *> 40 dB bei 3000 Hz*. Tieftongehör noch erhalten; sprachaudiometrischer Hörverlust ~ 10 dB. Einsilberverstehen bei 65 dB = 80 %, bei 80 dB = 100 %

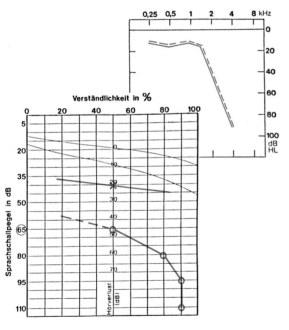

Abb. 13.**12** Innenohr-Hochtonschwerhörigkeit mit einem Hörverlust von *> 40 dB bei 2000 Hz*. Tieftongehör noch relativ gut erhalten. Sprachhörverlust = 20 dB. Einsilberverstehen bei 65 dB = 55 %. Keine Verständlichkeitszunahme oberhalb 95 dB

bei einem
➤ HV$_{3000\,Hz}$ von > 40 dB ist das EV$_{65\,dB}$ < 70 %, bei einem
➤ HV$_{2000\,Hz}$ von > 40 dB ist das EV$_{65\,dB}$ 70–30 % und bei einem
➤ HV$_{1000\,Hz}$ von > 40 dB ist das EV$_{65\,dB}$ < 30 %.

Diese Übereinstimmung zwischen Ton- und Sprachgehör bei der *innenohrbedingten Hochtonschwerhörigkeit* ist so regelmäßig anzutreffen, daß sie auch für die gutachterliche Bewertung der Minderung der Erwerbsfähigkeit (MdE), insbesondere bei der Lärmschwerhörigkeit, herangezogen werden kann (Abb. 13.**14**). Die ursprünglich empirisch ge-

Abb. 13.13 Innenohr-Hochtonschwerhörigkeit mit einem Hörverlust von > *40 dB bei 1000 Hz.* Tieftongehör ebenfalls schon eingeschränkt. Sprachhörverlust = 30 dB. Einsilberverstehen bei 65 dB = 15 %. Rückläufige Verständlichkeitszunahme oberhalb 95 dB

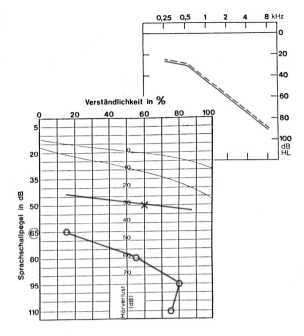

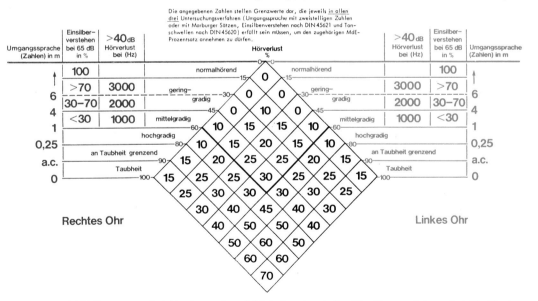

Abb. 13.14 MdE-Bewertung bei Hochtonschwerhörigkeit anhand des Einsilberverstehens bei 65 dB, des Hörverlustes von > 40 dB bei 3000, 2000 und 1000 Hz sowie unter Berücksichtigung auch der Hörweite für Zahlen. *In allen drei Untersuchungstechniken* müssen die jeweiligen *Grenzwerte überschritten* sein.

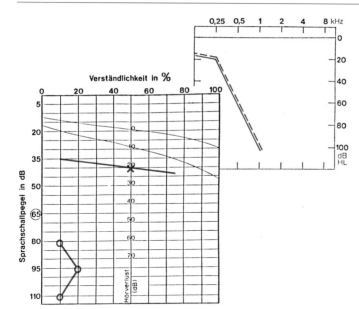

Abb. 13.**15** Extreme Innenohr-Hochtonschwerhörigkeit mit Hörresten nur noch im Tieftonbereich. Der Hörverlust für Zahlen ist auffallend gering, Einsilber werden praktisch nicht mehr verstanden

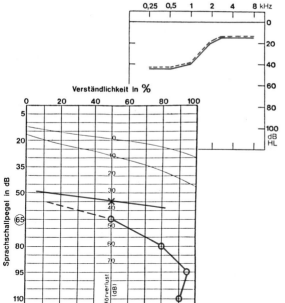

Abb. 13.**16** Innenohr-Tieftonschwerhörigkeit, z. B. Morbus Ménière. Hörverlust für Zahlen groß, hier 35 dB, aber kleiner als der Hörverlust um 500 Hz. Einsilberverstehen – gemäß dem geringen Hörverlust im Hochtonbereich – noch relativ gut; abnehmende Verständlichkeit bei sehr großen Lautstärken?

wonnenen Werte wurden inzwischen statistisch abgesichert (Lehnhardt 1977, Battmer u. Lehnhardt 1983) und haben sich in vielen 100 Gutachten als so verläßlich erwiesen, daß man nach apparativer Unzulänglichkeit oder mangelnder Mitarbeit des Patienten fahnden sollte, wenn die beschriebene Kongruenz nicht zu erkennen ist.

Sie gilt nur für die *innenohrbedingte Hochtonschwerhörigkeit*, nicht jedoch für neurale oder zentrale Hörstörungen. Soweit die Übereinstimmung fehlt, sollte dies Anlaß sein, eine nicht innenohrbedingte Genese der Schwerhörigkeit zu vermuten.

Im Extremfall einer Hochtonschwerhörigkeit mit Hörresten nur noch bei 125 und 250 Hz tritt zwischen Zahlen- und Einsilberverstehen eine deutliche Diskrepanz hervor. Der Hörverlust für Zahlen beträgt dann eventuell nur 20 dB, das Einsilberverstehen dagegen ist schon annähernd aufgehoben. Der Hörverlust für Zahlen wird eben ganz deutlich vom Tieftongehör bestimmt, das Einsilberverstehen wesentlich auch vom Mittel- und Hochtongehör (Abb. 13.**15**).

Bei der innenohrbedingten *Tieftonschwerhörigkeit* ist der Hörverlust für Zahlen nicht so groß wie der aus dem Tonaudiogramm abgeleitete Wert; auch das Einsilberverstehen ist – gemäß dem geringeren Hörverlust im Hochtonbereich – noch recht gut erhalten. Das Verständlichkeitsmaximum für Einsilber ist schon bei 80 oder 95 dB erreicht. Ein 100-%-Verstehen wird nur dann nicht gegeben sein, wenn sich der Hörverlust im Tieftonbereich besonders kraß von dem in den hohen Frequenzen unterscheidet (Abb. 13.**16**).

Bei der hierzu spiegelbildlich verlaufenden Tonschwelle, d. h. dem *Hochtondiagonalabfall*, kann man sich für den Hörverlust in Zahlen an der Tonschwelle zwischen 250 und 1000 Hz orientieren, für die Einsilberkurve aber ist ein typischer Verlauf nicht allgemeingültig zu definieren.

Neurale Schwerhörigkeit

Beim *Akustikusneurinom* verblüfft – ähnlich wie bei der Resthörigkeit im Tieftonbereich (vgl. Abb. 13.**16**) – häufig das deutliche Auseinanderweichen der noch guten Hörverlustkurve für Zahlen von der extrem schlechten Einsilberkurve. Ein ganz gleiches Bild bietet eventuell die Schwerhörigkeit bei der Encephalitis disseminata (multiple Sklerose). Immer ist es die große Diskrepanz zwischen Zahlen- und Einsilberverstehen. Sie kann so extreme Ausmaße annehmen, daß Einsilber gar nicht mehr verstanden werden. Bei der *Tieftonresthörigkeit* erklärt sich das sprachaudiometrische Bild aus dem Fehlen der hohen Frequenzen, die für das Einsilberverstehen unerläßlich sind. Bei den *neuralen* Hörschäden aber kann die Tonschwelle nur wenig beeinträchtigt sein, und doch ist der Patient für Einsilber eventuell schon fast taub. Ein solcher Befund muß deshalb den Verdacht auf einen

Hörschaden zentral des Innenohres lenken, ja, er gilt als geradezu pathognomonisch für die *neurale* Schwerhörigkeit.

Der Versuch, Parallelen zwischen den tonaudiometrischen und den sprachaudiometrischen Befunden herzustellen, setzt voraus, daß das Gesamtbild der Schwerhörigkeit und nicht allein die Tonschwelle berücksichtigt wird. Während man z. B. die Regression des Einsilberverstehens bei großen Lautstärken früher als ein Zeichen des Rekruitments deutete und sie damit für ein Spezifikum der sensorischen Schwerhörigkeit hielt, scheint sich mit zunehmender Qualität der Tonträger, Verstärker und Wandler ein umgekehrter Zusammenhang herauszukristallisieren: Der R-Typ findet sich immer seltener bei der eigentlichen Innenohrschwerhörigkeit und ist immer häufiger und dann besonders ausgeprägt bei *neuralen* Hörstörungen anzutreffen.

Schwierigkeiten in der Wertung der Befunde entstehen allerdings insofern, als die neurale Schwerhörigkeit zumeist streng einseitig ausgebildet ist und das Hörvermögen deshalb sich nicht messen läßt, ohne das gesunde Ohr korrekt zu vertäuben. Bei neuralen oder zentralneuralen Störungen kann aber allein schon das Vertäubungsgeräusch von sich aus – also ohne Übervertäubung – das Sprachverstehen auf der kranken Seite beeinträchtigen. Dies geschieht wahrscheinlich durch die zusätzliche „Belastung" der zentralen Bahnen vom gesunden Ohr her mit Rückwirkungen auf die kranke Seite, selbst wenn – wie gesagt – eine Übervertäubung mit Sicherheit auszuschließen ist. Im Einzelfall kann es dann unklar bleiben, ob die Rückläufigkeit des Einsilberverstehens bei großen Lautstärken eine Eigenart des kranken Ohres ist oder Folge der Geräuscheinwirkung auf das gesunde Ohr.

Bei neuraler Schwerhörigkeit beginnt die Regression eventuell schon bei 80 dB, bei sensorischer, wenn überhaupt, erst oberhalb 95 dB. Bei kombinierter Mittelohr-Innenohr-Schwerhörigkeit ist der Schallpegel für das Maximum der Einsilberverständlichkeit abhängig vom Anteil der Mittelohrkomponente, rückt eventuell also bis jenseits der audiometrischen Meßgrenze (v. Arentsschild 1963, 1967, 1969).

Eine Regression ist nicht mehr zu erwarten, wenn erst einmal eine 100-%-Verständlichkeit erreicht wurde, z. B. bei 80 oder 95 dB. Jenseits der 100-%-Verständlichkeit sind weitere Einsilberprüfungen dann nicht mehr notwendig, eben weil eine eventuelle Regression bestenfalls apparative Unzuläng-

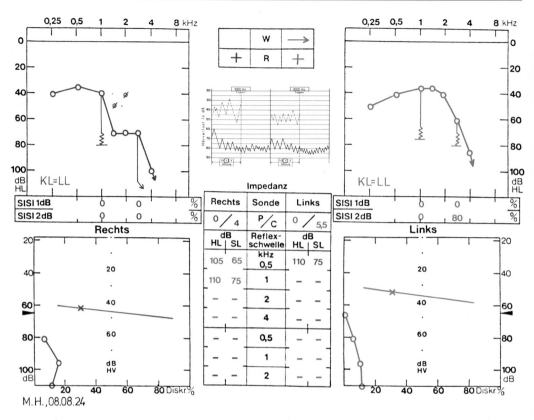

Abb. 13.17 Beispiel einer neuralen Schwerhörigkeit unbekannter Genese (SISI = 0 %, Stapediusreflex ∅, erheblicher Schwellenschwund). Der Hörverlust für Zahlen entspricht etwa der Tonschwelle. Einsilberverstehen aber extrem schlecht. Die Hörgerätversorgung blieb ohne Erfolg (Audiogramm vom 7. 10. 82/Be.)

lichkeiten aufdecken würde. Werte von > 90 % darf man schon aus statistischen Gründen gleich 100 % setzen (Wagemann 1967).

▬▬ Allgemeines zur Sprachaudiometrie

Die Sprachaudiometrie ist zu einem integrierten Bestandteil der Hörprüfung geworden. Sie ist von Bedeutung für die Diagnose wie für die Therapie. Der Hörweitentest hat heute Berechtigung nur noch zur Orientierung beim bettlägerigen Patienten oder als eines der Untersuchungsverfahren beim Gutachten. Wenn also *jeder schwerhörige Patient* sprachaudiometrisch untersucht werden soll, dann muß sich die Untersuchung auf das Wesentliche beschränken; die Methode muß auf eine möglichst einfache und doch ausreichend aussagekräftige Form reduziert werden. Daß sie

aus statistischer Sicht mit der Prüfung von z. B. nur zehn Zahlen angreifbar ist, liegt außer Zweifel; dieser Einwand darf aber nicht Anlaß dazu sein, das Vorgehen aus prinzipiellen Erwägungen zu komplizieren.

Die hier geschilderte Methode verzichtet bewußt auf Lückenlosigkeit und Perfektion. Sprachaudiometrische Daten sind ohnehin – wie kein anderes audiometrisches Standardverfahren – anfällig gegen Unzulänglichkeiten der Eichung; auch deshalb wurde das für die Eichung notwendige Vorgehen hier wenigstens beschrieben.

Der tägliche Umgang mit ton- *und sprachaudiometrischen* Befunden läßt die gegenseitigen Beziehungen zueinander enger erscheinen als vielfach dargestellt. Wenn es auch nicht möglich ist, aus dem Tonaudiogramm exakt auf die zugehörigen sprachaudiometrischen Befunde zu schließen – dann könnte das Sprachaudiogramm ja überflüssig

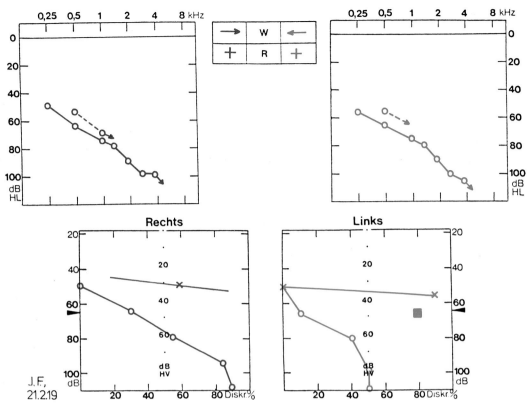

Abb. 13.18 Psychogene Hörstörung. Im Sprachaudiogramm stellen sich wesentlich günstigere Werte dar als im Tonaudiogramm. Mit Hörgerät wäre sogar eine übermäßig gute Verständlichkeit zu erreichen gewesen. In der Unterhaltung außerhalb der Hörprüfung schien das Gehör kaum beeinträchtigt zu sein (Audiogramm vom 25. 10. 82/Be.)

werden –, so ist doch mancher Schwerhörigkeitsform ein spezielles sprachaudiometrisches Bild zuzuordnen. Dies gelingt um so besser, je gründlicher zuvor tonaudiometrisch, d. h. auch überschwellig untersucht wurde; aus der *Tonschwelle* allein sind Rückschlüsse nur mit großen Vorbehalten erlaubt. Die Parallelen zwischen Ton- und Sprachaudiogramm schaffen außerdem die Möglichkeit, die Tonschwellenbefunde zu kontrollieren; dies ist ein Vorteil insbesondere bei Schwerhörigkeitsbildern, die mit pathologischer Ermüdung einhergehen, oder bei nichtorganischen Hörstörungen.

Der zeitliche Aufwand des Sprachaudiogramms in der hier geschilderten Weise ist gering – je nach Ausmaß 5–15 Minuten pro Seite; er lohnt sich im Hinblick auf den zusätzlichen diagnostischen Nutzen. Die Aachener Modifikation des Freiburger Sprachtests

wird einige Minuten mehr in Anspruch nehmen.

Im übrigen lehnt sich das geschilderte Vorgehen an die angloamerikanische Sprachaudiometrie an. Sie bestimmt für Zahlen die Verständlichkeitsschwelle (Speech Reception Threshold, SRT), d. h. die Lautstärkeerhöhung, die im Vergleich zur Norm notwendig ist, damit drei Zahlen nacheinander verstanden werden. Zusätzlich mißt man dort den Speech Discrimination Score (SDS) in % bei einer definierten Sprachlautstärke, nämlich konstant 30 dB über der Speech Reception Threshold (SRT) und damit sehr oft um 65 dB. Anhand dieser beiden Werte orientiert man sich über das Sprachverstehen; man verzichtet damit in aller Regel auf das *Sprachaudiogramm*, betrachtet aber SRT und SDS als integrierte Daten *jeder audiometrischen Untersuchung*. Der „discrimination loss" ist in der anglo-amerikanischen *diagnostischen* Audiometrie weitgehend unbekannt.

Die *therapeutischen Gesichtspunkte* sind von dem bislang Gesagten getrennt zu diskutieren. Derjenige, der sich intensiv oder gar forschend mit der Hörgeräteanpassung befaßt, wird z. B. nicht auf einen Satzverständlichkeitstest mit Hintergrundgeräusch verzichten können und wollen. Die große Mehrheit der HNO-Ärzte jedoch beschränkt sich auf folgende Fragen: Welche prothetischen Möglichkeiten sind in dem speziellen Fall gegeben, und welche Verbesserung hat das vom Hörgeräteakustiker angepaßte Hörgerät gebracht? Es geht also im wesentlichen um die *Indikation und Verordnung* eines Hörgerätes sowie um die *Kontrolle* des vorgeschlagenen Gerätes; d. h. zugleich, daß der Ohrenarzt auf die Auswahl und Anpassung verzichtet, schon weil ihm keine Probegeräte zur Verfügung stehen.

Als Beispiele aus der „Norm" herausragender sprachaudiometrischer Befunde seien die Abb. 13.**17** und 13.**18** zu verstehen.

Im ersten Fall (Abb. 13.**17**) verhielt sich das Einsilberverstehen extrem schlecht, jeder Versuch einer Hörgeräteversorgung scheiterte. Die Ursache der Schwerhörigkeit war nicht zu eruieren, sicher war sie *neuraler* Genese (vgl. SISI und Stapediusreflexschwelle, Schwellenschwund und Békésy-Test).

Abb. 13.**18** gibt die Befunde einer *psychogenen* Hörstörung wieder. Das Sprachstehen war wesentlich besser als das Tongehör, jedenfalls in der subjektiven Vorstellung des Patienten. Das gute Ergebnis der Hörgeräteversorgung läßt sich ebenfalls nicht mit der Annahme einer organischen Schwerhörigkeit vereinbaren.

Literatur

Arentsschild, O. v.: Sprachaudiometrie bei hohen Schallpegeln. Arch. Ohr.-, Nas.- u. Kehlk.-Heilk. 182 (1965) 635

Arentsschild, O. v.: Die Aufgaben des Ohrenarztes bei der Hörgeräteversorgung. Arch. Ohr.-, Nas.-, u. Kehlk.-Heilk. 188 (1967)

Arentsschild, O. v.: Diskussion zum Vortrag Lehnhardt. Arch. Oto-Rhino-Laryngol. 210 (1975) 342

Aulich, G.: Anmerkungen zum Freiburger Sprachverständnistest (FST). Sprache Stimme Gehör 9 (1985) 1–6

Bangert, H.: Probleme bei der Ermittlung des Diskriminationsverlustes nach dem Freiburger Sprachtest. Audiol. Akust. 19 (1980) 166–170

Battmer, R.-D., E. Lehnhardt: Beziehungen zwischen der Tonhörschwelle und dem Einsilberverstehen bei Innenohrhochtonschwerhörigkeit. HNO (Berl.) 32 (1984) 69–73

Bockert, P., H. Mrass: Zur Bestimmung des Freifeld-Übertragungsmaßes von Kopfhörern. Acustica 9 (1959) 340

Boenninghaus, H.-G., D. Röser: Neue Tabellen zur Bestimmung des prozentualen Hörverlustes für das Sprachgehör. Z. Laryngol. Rhinol. Otol. 52 (1973) 153–161

Bosmann, A.: Review of speech audiometric tests. In Kollmeier, B.: Moderne Verfahren der Sprachaudiometrie. Median, Heidelberg 1992 (pp. 11–34)

Brinkmann, K., H. G. Diestel: Zur Kalibrierung von Sprachaudiome tern. 7. Internat Congr. Acoust, Budapest 1971 (p. 437)

Brinkmann, K., H. G. Diestel, H. Mrass: Untersuchungen an Sprachaudiometern. Teil I: Eigenschaften der Testaufzeichnungen. Z. Hörger.-Akust. 8 (1969) 38

Dieroff, H. G.: Zur Definition „Selektionsfähigkeit" bei erschwertem Sprachverstehen als Folge peripherer Perzeptionsschäden. HNO 40 (1992) 400–404

Dieroff, H. G., W. Mangoldt: Erfahrungen mit dem verhallten Freiburger Sprachtest in der Diagnostik und Rehabilitation von Hörstörungen. Z. Laryngol. Rhinol. Otol. 68 (1989) 372–378

Dillier, N., T. Spillmann: Wahrnehmung akustischer Sprachmerkmale mit einkanaligen Cochlea-Implantaten und Hörgeräten. HNO 36 (1988) 335–341

Döring, W. H., V. Hamacher: Neue Sprachverständlichkeitstests in der Klinik: Aachener Logatomtest und „Dreisilbertest" mit Störschall. In Kollmeier, B.: Moderne Verfahren der Sprachaudiometrie. Median, Heidelberg 1992 (S. 137–168)

Dreschler, W. A., Phonemic confusion in quiet and noise for the hearing-impaired. Audiology 25 (1986) 19–28

Feldmann, H.: Die Problematik der quantitativen Bewertung von Hörstörungen in der Begutachtung. Z. Laryngol. Rhinol. 67 (1988) 319–325

Fournier, J. E.: L'analyse et identification du message sonore. J. franç Oto-rhino-laryngol. 3 (1954) 257

Goetzinger, C. P., C. O. Proud: Speech audiometry in bone conduction. Arch. Otolaryngol. 62 (1955) 632

Güttner, W.: Beidohriges Hören – auch mit Hörgeräten. Z. Hörger.-Akust. 3 (1964) 122

Güttner, W.: Zur Beurteilung der Übertragungseigenschaften von Hörgeräten. Z. Hörger.-Akust. 6 (1967) 214

Hahlbrock, K.-H.: Sprachaudiometrie Grundlagen und praktische Anwendung einer Sprachaudiometrie für das deutsche Sprachgebiet. Thieme, Stuttgart 1957

Hahlbrock, K.-H.: Kritische Betrachtungen und vergleichende Untersuchungen der Schubertschen und Freiburger Sprachteste. Z. Laryngol. Rhinol. Otol. 39 (1960 a) 100

Hahlbrock, K.-H.: Knochenleitungs-Sprachaudiometrie. Proc. int. Soc. Audiol. 5 (1960 b) 159

Holube, I.: Experimente und Modellvorstellungen zur Psychoakustik und zum Sprachverstehen bei Normal- und Schwerhörigen. Dissertation Göttingen 1993; zit. nach Kießling u. Mitarb. 1994

Keller, F.: Ein einfaches Verfahren zur Bestimmung des Freifeldübertragungsmaßes von Kopfhörern. Z. Instrumentenkd. 75 (1967 a) 19

Keller, F.: Das Freifeldübertragungsmaß einiger Fernhörerkapseln. Nachr.-techn. Z. (1967 b) 343

Keller, F.: Das Freifeldübertragungsmaß des Kopfhörers Beyer DT 48. Acustica 18 (1967 c) 180

Keller, F.: Verschiedene Aufsprachen des Sprachverständlichkeitstestes nach DIN 45 621 („Freiburger Test"). Biomed. Techn. 22 (1977) 292–298

Kießling, J., M. Schubert, I. Wagner: Sprachverständlichkeitsmessungen an Normalhörenden und Schallempfindungsschwerhörigen – Fünf Sprachtests im Vergleich.
Teil 1: Audiolog. Akustik 33 (1994) 6–19
Teil 2: Audiolog. Akustik 33 (1994) 11–15

Kliem, K., B. Kollmeier: Ein Zweisilber-Reimtest in deutscher Sprache. In Kollmeier, B.: Moderne Verfahren der Sprachaudiometrie. Median, Heidelberg 1992 (S. 287–310)

Kollmeier, B.: Methodik, Modellierung und Verbesserung der Verständlichkeit von Sprache. Habilitationsschrift Göttingen 1990; zit. nach Kießling u. Mitarb. 1994

Kollmeier, B., J. Sotscheck, A. Kammermeier: Digitalaufnahme eines Reimtests in deutscher Sprache. Audiol. Akust. 27 (1988) 24–27

Kollmeier, B., C. Müller, M. Wesselkamp, K. Kliem: Weiterentwicklung des Reimtests nach Sotscheck. In Kollmeier, B.: Moderne Verfahren der Sprachaudiometrie. Median. Heidelberg 1992 (S. 216–237)

Lehnhardt, E.: Audiometrische Abgrenzung der Altersschwerhörigkeit von der Lärmschädigung des Gehörs. Forsch.-Ber. Südd. Eisen- u. Stahl-Berufsgenossenschaft, Mainz 1977

Mittermaier, R.: Ohrenärztliche Begutachtung unter besonderer Berücksichtigung der Erwerbsminderung. Arch. Ohr.-, Nas.- u. Kehlk.-Heilk. 161 (1952) 94

Müller, C.: Perzeptive Analyse und Weiterentwicklung eines Reimtestverfahrens für die Sprachaudiometrie. Dissertation Göttingen 1992; zit. nach Kießling u. Mitarb. 1994

Niemeyer, W.: Sprachaudiometrie mit Sätzen. I. Grundlagen und Testmaterial einer Diagnostik des Gesamtsprachverständnisses. HNO (Berl.) 15 (1967) 335

Pfeiffer, B. H., J. Sotscheck: Versuch zur Sprachaudiometrie bei Lärmschwerhörigkeit mit einem Reimtest aus der Nachrichtentechnik. BIA-Report 1/84, hrsg. vom Berufsgenossenschaftlichen Institut für Arbeitssicherheit (BIA), Mainz

Reijntjes, J. A. F.: Spraack Audiometrie. Van Gorcum, Groningen 1951

Robinson, M., St. D. Kasden: Bone conduction speech audiometry. Ann. Otol. (St. Louis) 79 (1970) 818

Röser, D.: Sprachgehör und Tonaudiogramm. Z. Laryngol. Rhinol. Otol. 42 (1963) 851

Sauer, U.: Beidohriger Zahlentest im Störgeräusch: Prinzip – Anwendung – Ergebnisse. In Kollmeier, B.: Moderne Verfahren der Sprachaudiometrie. Median, Heidelberg 1992 (S. 122–136)

Sendlmeier, W. F., H. v. Wedel: Ein Verfahren zur Messung von Fehlleistungen beim Sprachverstehen – Überlegungen und erste Ergebnisse. Sprache Stimme Gehör 10 (1986) 164–169

Sotscheck, J.: Ein Reimtest für Verständlichkeitsmessungen mit deutscher Sprache als ein verbessertes Verfahren zur Bestimmung der Sprachübertragungsgüte. Fernmelde-Ing. 36 (1982) 1–84

Sotscheck, J.: Sprachqualitätstests aus der Nachrichtentechnik. In Kollmeier, B.: Moderne Verfahren der Sprachaudiometrie. Median, Heidelberg 1992 (S. 35–50)

Speaks, C., J. Jerger: Method for measurement of speech identification. J. Speech Hear. Res. 8 (1965) 185–194

Tato, J. M., A. Alfaro: Speech audiometry discrimination by bone conduction. Acta int. Congr. Oto-Rhino-Laryngol. (1949) 78

Tschopp, K., L. Ingold: Die Entwicklung einer deutschen Version des SPIN-Tests (Speech Perception in Noise). In Kollmeier, B.: Moderne Verfahren der Sprachaudiometrie. Median, Heidelberg 1992 (S. 311–329)

Wagemann, W.: Wahrscheinlichkeitsdarstellung und vereinfachte Erfassung sprachaudiometrischer Ergebnisse. Z. Laryngol. Rhinol. Otol. 46 (1967) 211

Wallenberg, E. v., B. Kollmeier: Sprachverständlichkeitsmessungen für die Audiologie mit einem Reimtest in deutscher Sprache: Erstellung und Evaluation von Testlisten. Audiol. Akust. 28 (1989) 50–65

Weiland, E.: Neue Wörterteste für Sprachaudiometrie und über damit angestellte Versuche an 96 Normalhörenden. Diss., Freiburg i. Br. 1954; zit. nach Hahlbrock 1970

Wesselkamp, M., K. Kliem, B. Kollmeier: Erstellung eines optimierten Satztestes in deutscher Sprache. In Kollmeier, B.: Moderne Verfahren der Sprachaudiometrie. Median, Heidelberg 1992 (S. 330–343)

Zwicker, E., D. Maiwald: Das Freifeld-Übertragungsmaß des Kopfhörers DT 48. Acustica 13 (1963) 181

14. Hörgeräteauswahl und -anpassung

J. Kießling

Hörgeräte sind indiziert, wenn die Kommunikationsfähigkeit durch eine Hörstörung beeinträchtigt ist, die nicht durch medikamentöse Behandlung oder auf operativem Weg geheilt oder ausreichend gebessert werden kann. Diese Strategie ergibt sich daraus, daß trotz allem technischen Fortschritt das natürliche Gehör einer Versorgung mit Hörgeräten überlegen ist. Da die überwiegende Zahl aller Schwerhörigen unter therapieresistenten sensorischen Hörstörungen leidet, kommt ein großer Personenkreis für die Versorgung mit Hörgeräten in Betracht.

Die Rolle des beidohrigen Hörens findet im Rahmen der Hörgeräteversorgung leider noch immer nicht die gebührende Beachtung. Vordergründig scheint es trivial, daß beidohrige Hörstörungen mit hörgeräteforderndem Ausmaß einer binauralen Versorgung bedürfen (Markides 1977). Doch obwohl

➤ mehr als 90 % aller Hörgerätekandidaten unter beidohrigen Hörstörungen leiden,

➤ nur bei einem geringen Prozentsatz Kontraindikationen für eine beidohrige Versorgung bestehen und

➤ die beidohrige Versorgung in der Bundesrepublik Deutschland als Regelversorgung anerkannt ist (Urteil des Landessozialgerichts Niedersachsen in Celle 1980),

ist der Anteil der Binauralversorgungen noch immer sehr niedrig.

▰▰ Ziel der Hörgeräteanpassung

Eine allgemeingültige Formulierung fällt schwer, da die Anforderungen des einzelnen an sein Gehör sehr unterschiedlich sind. Doch stellt wohl unbestritten die Wiederherstellung der Kommunikationsfähigkeit des Schwerhörigen, soweit es beim Stand der Hörgeräte- und der Anpaßtechnik möglich ist, die zentrale Aufgabe der Hörgeräteversorgung dar.

Unter technischem Aspekt sollte das ideale Hörgerät eine Verarbeitungsstrategie vorsehen, die die Parameter des pathologischen Gehörs in allen Punkten individuell kompensiert. Idealerweise sollte dann durch Hintereinanderschaltung von Hörhilfe und krankhaftem Gehör ein normaler Zustand erreicht werden können. Ein derartiges Hörgerät ist noch nicht realisierbar, da sämtliche Eigenschaften des pathologischen Gehörs individuell erfaßt und quantifiziert werden müßten. Außerdem müßten dazu Lösungsmöglichkeiten verfügbar sein, die krankhaften Veränderungen auf allen Ebenen der Hörbahn auszugleichen.

Um diesem Anspruch gerecht zu werden, müssen Hörgeräte weit mehr als nur Verstärkerfunktion bieten. So ist speziell bei sensorischen oder neuralen Hörstörungen neben dem Lautheitsempfinden auch das Frequenz- und Zeitauflösungsvermögen eingeschränkt. Hinzukommen können zentrale Verarbeitungsstörungen, auf die derzeit verfügbare handelsübliche Hörgeräte keinen direkten Einfluß nehmen. Anders formuliert bedeutet dies, daß der Schwerhörige nicht nur „zu leise", sondern vielmehr „falsch" hört und verarbeitet. Dementsprechend komplex müßte die Verarbeitungsstrategie idealer Hörgeräte sein, um alle diese Mängel auszugleichen.

Was darf man also von heutigen Hörgeräten erwarten? Primär sollen die Eingangssignale in den Bereich zwischen Hör- und Unbehaglichkeitsschwelle (= Restdynamik) transformiert werden. Entsprechend der Abb. 14.1 soll insbesondere das Sprachspektrum, das sich bei langzeitlicher Mittelung der Frequenzverteilung von Sprache ergibt, (blau unterlegt), hörbar gemacht und in den Pegelbereich angenehmen Hörens (MCL: Most Comfortable Level) verlagert werden. Dazu bedarf es einer Verstärkung, die abhängig von der Frequenz und dem Eingangsschalldruckpegel sicherstellt, daß die auftretenden Schallereignisse in adäquater Weise über die Hör-

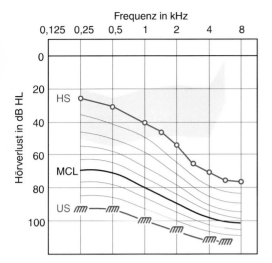

Abb. 14.1 Beispiel einer versorgungsbedürftigen sensorischen Hörstörung, die durch die Luftleitungshörschwelle (HS), die Unbehaglichkeitsschwelle (US), die Kontur angenehmen Hörens (MCL: Most Comfortable Level) sowie eine Isophonenschar beschrieben werden kann. Das mittlere Langzeitsprachspektrum (blau unterlegt) soll durch die Verstärkungswirkung des Hörgerätes in den Restdynamikbereich zwischen HS und US verlagert werden

schwelle (HS) angehoben werden. Zugleich darf bei Auftreten hoher Eingangspegel die Unbehaglichkeitsschwelle (US) nicht überschritten werden, um unbehagliche Hörempfindungen oder gar schalltraumatische Hörstörungen zu vermeiden. Dies fordert eine eingangspegelabhängige Verstärkungswirkung des Hörgerätes, und so stellt dessen Anpassung in Erweiterung der zweidimensionalen Darstellung in Abb. 14.1 tatsächlich ein dreidimensionales Problem dar, wobei der dreidimensionale Raum durch die Größen Frequenz, Ausgangs- *und* Eingangspegel aufgespannt wird.

In diesem Zusammenhang wird kontrovers diskutiert, ob es zweckmäßig ist, möglichst alle einfallenden Schallereignisse vollständig in den Restdynamikbereich zu übertragen, oder ob es eventuell günstiger ist, den Informationsfluß auf das Maß zu begrenzen, welches vom nachgeschalteten System verarbeitet werden kann. Derzeit ist noch nicht abzusehen, welche Strategie grundsätzlich zu bevorzugen ist, zumal noch keine Verfahren zur adäquaten Reduktion des Informationsgehalts bekannt sind. Hier stellt sich insbesondere das Problem der Störschallbefreiung, das vom normalen Gehör

durch hochkomplexe Verarbeitungsstrategien in den zentralen Hörbahnen bewältigt wird.

Neben der Normalisierung des Lautheitsempfindens sollte ein ideales Hörgerät auch alle anderen pathologischen Veränderungen des Gehörs kompensieren. In kommerziell verfügbaren Hörgeräten existieren noch keine Lösungskonzepte für die Kompensation des Frequenz- und Zeitauflösungsvermögens sowie von Störungen der binauralen Signalverarbeitung, doch sind auf stationären Rechnern derartige Verarbeitungsalgorithmen in ersten Ansätzen bereits in Echtzeit lauffähig (Peissig 1992, Kollmeier u. Mitarb. 1993). Neben den bekannten Störungen komplexer Natur könnten weitere Fehlleistungen des pathologischen Gehörs auftreten, die heute noch nicht bekannt oder meßbar sind und die von der idealen Hörhilfe ebenfalls ausgeglichen werden müßten.

Bei allen diesen Überlegungen spielt das Binauralgehör und damit die zentrale Signalverarbeitung eine wichtige Rolle. Daher darf es lediglich für die periphere Ebene als ausreichend gelten, eine isolierte Kompensation der Störungen des rechten und des linken Ohres anzustreben. Eine binaurale Hörhilfe sollte zudem auch die nachfolgende Verarbeitung unterstützen. Insbesondere in diesem Punkt steht man noch am Anfang der Entwicklung.

▄▄▄ Hörgerätetechnologie

Der Beginn der Entwicklung von modernen Hörgeräten ist eng verknüpft mit der Erfindung des Telefons. So wurden die ersten elektrisch verstärkenden Hörgeräte Anfang des 20. Jahrhunderts entwickelt (de Boer 1984). Diese Geräte waren mit Kohlemikrophonen ausgestattet, deren Ausgang direkt einem magnetischen Schallwandler zugeführt wurde. Die Vertreter der ersten Generation wogen mehrere Kilogramm und waren somit lediglich für den stationären Gebrauch bestimmt, doch boten sie gegenüber den vorelektronischen Hörhilfen den Vorzug höherer Verstärkung und der Verstärkungsregelung.

Nach 1920 fanden Elektronenröhren Eingang in die Hörgerätetechnologie, so daß in den 30er Jahren erste Taschengeräte gefertigt werden konnten. Auch die folgenden Entwicklungszyklen waren von der jeweils verfügbaren Verstärker- und Wandlertechnologie bestimmt. So folgte auf die Röhrenverstärker die Transistortechnologie und schließlich die mit integrierten Schaltkreisen bestückten Geräte. Verbunden mit dieser Entwicklung war eine kontinuierliche Miniaturisierung der Hörgeräte und damit die Realisierung neuer Bauformen (Hinter-dem-Ohr-, Koncha- und Gehörgangsgeräte, vgl. S. 206 ff.) bei stetig wachsendem Leistungsumfang (Güttner 1978). Über den aktuellen Stand der Hörgerätetechnik wird im folgenden zu berichten sein.

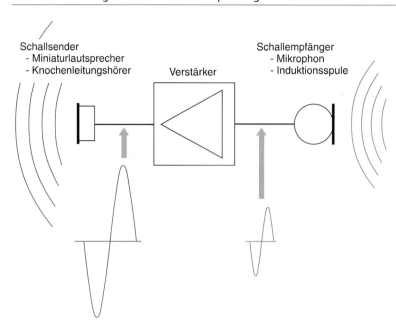

Schallsender
- Miniaturlautsprecher
- Knochenleitungshörer

Verstärker

Schallempfänger
- Mikrophon
- Induktionsspule

Abb. 14.**2** Bauartunabhängige Hörgerätekomponenten: Schallempfänger, Verstärker und Schallsender. Ferner werden Bedienungselemente und eine Spannungsversorgung benötigt

Hörgeräteaufbau

Bei heute verfügbaren Hörgeräten steht die Verstärkerfunktion im Vordergrund, so daß man in jedem Gerät grundsätzlich die Komponenten

➤ Schallempfänger
➤ Verstärker und
➤ Schallsender

vorfindet (Abb. 14.**2**). Schallempfänger und Schallsender fungieren als elektroakustische Wandler: während am Hörgeräteeingang der *Schallempfänger (Mikrophon)* das akustische Eingangssignal aufnimmt und für die weitere Verarbeitung im Verstärker in eine elektrische Wechselspannung umwandelt, übernimmt am Hörgeräteausgang der *Schallsender (Hörer = Miniaturlautsprecher* oder *Knochenleitungshörer)* die Rückwandlung vom elektrischen zum akustischen oder taktilen Signal.

Neben dem Mikrophon sind die meisten Hörgeräte mit einem zweiten Emfpänger für den induktiven Betrieb *(Induktionsspule = Telefonspule)* ausgestattet, um wahlweise auch elektromagnetische Wellen aufnehmen zu können, die z. B. von Induktionsschleifen oder Telefonhörern abgestrahlt werden. Zum Anschluß externer Schallquellen, wie Klassenverstärker- und Funkanlagen, Radio- und Fernsehgeräte sowie andere Zusatzeinrichtungen (vgl. S. 212 ff.), ist es zweckmäßig, das

Eingangssignal direkt als elektrische Spannung über einen galvanischen Eingang (Audio-Eingang) in das Hörgerät einzuspeisen. Diese Zusatzausstattung hat sich insbesondere für die Rehabilitation schwerhöriger Kinder als unverzichtbar erwiesen.

Die elektrische Wechselspannung, die der Schallempfänger liefert und die das Eingangssignal repräsentiert, wird nach den beschriebenen Kriterien (Abb. 14.**1**) verarbeitet. Dies besorgt der *Verstärker*, der in modernen Hörgeräten zunehmend die Funktion eines *Signalprozessors* annimmt. Danach wird die verstärkte und geeignet geformte elektrische Spannung in ein Schallsignal zurückgewandelt und dem pathologischen Gehör dargeboten. Bei Luftleitungshörgeräten hat ein Miniaturlautsprecher die Funktion des Schallwandlers, der das Ohr beschallt. Knochenleitungshörgeräte sind dagegen mit Knochenleitungshörern ausgestattet, die eine vibratorische Anregung des Schädelknochens bewirken. Andere Übertragungsprinzipien sind insbesondere bei implantierbaren Hörhilfen denkbar. Doch haben derartige piezoelektrische, induktive oder andersartige Schallwandler beim heutigen Stand der Hörgerätetechnik noch keine praktische Bedeutung erlangt.

Neben den in Abb. 14.**2** dargestellten Hauptkomponenten benötigen Hörgeräte eine Spannungsversorgung (Batterie, Akku),

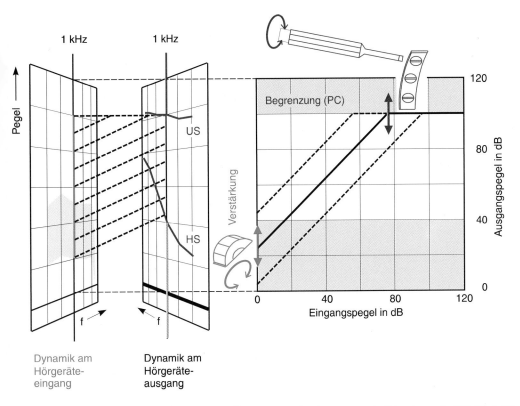

Abb. 14.3 Wirkungsweise einer Schaltung zur Begrenzung des Ausgangsschalldruckpegels (PC: Peak Clipping) am Beispiel der Abb. 14.1 bei 1 kHz.
Linkes Tableau: Überführung der Dynamik am Hörgeräteeingang (Sprachdynamik plus Reservezone, links) in die Dynamik am Hörgeräteausgang (Restdynamikbereich zwischen Hör- und Unbehaglichkeitsschwelle, rechts) dargestellt anhand von nach oben gespiegelten Tonaudiogrammformularen.
Rechtes Tableau: Eingangs-Ausgangs-Kennlinien des betreffenden Hörgerätes, wobei der nutzbare Restdynamikbereich bei 1 kHz durch rot unterlegte Felder begrenzt wird. Durch Betätigung des Verstärkungsreglers (Potentiometer, blau) kann der Hörgeräteträger die Kennlinie vertikal verschieben (- - -). Der Begrenzungspegel, der vom Hörgeräte-Akustiker mit Hilfe eines Stellers (rot) bei der Anpassung eingestellt wurde, wird dadurch nicht verändert

Bedienungselemente für den Hörgeräteträger (Ein-/Ausschalter, ggf. Verstärkungsregler) sowie Steller zur Anpassung des Hörgerätes an die jeweilige Hörstörung. Bei digital programmierbaren Hörgeräten, auf die im weiteren noch einzugehen sein wird, sind derartige Steller vollkommen oder teilweise verzichtbar, da die Feinanpassung mit Hilfe eines speziellen Programmiergerätes oder eines entsprechend ausgerüsteten Personalcomputers über eine Kabelverbindung erfolgt.

Dynamikbegrenzung und -regelung

Begrenzungs- und Regelsysteme ermöglichen eine Anpassung des Pegels am *Hörgeräteaus-* *gang* an die individuelle Restdynamik des Gehörs. Begrenzungsschaltungen, wie z.B. die Spitzenbeschneidung (PC: Peak Clipping), sollen bei linearer Verstärkung im Sprachdynamikbereich ein Überschreiten der Unbehaglichkeitsschwelle verhindern. Die Begrenzung des Ausgangsschalldruckpegels erfolgt ohne zeitliche Verzögerung, ist aber mit erheblichen Verzerrungen verbunden. In Abb. 14.3 ist die Wirkung einer solchen Begrenzungsschaltung auf den Hörgeräteausgang für das Beispiel der Abb. 14.1 in schematisierter Form wiedergegeben. Der lineare Verstärkungsbereich ist grundsätzlich im unteren Dynamikbereich durch das Eigenrauschen und im oberen Dynamikbereich durch

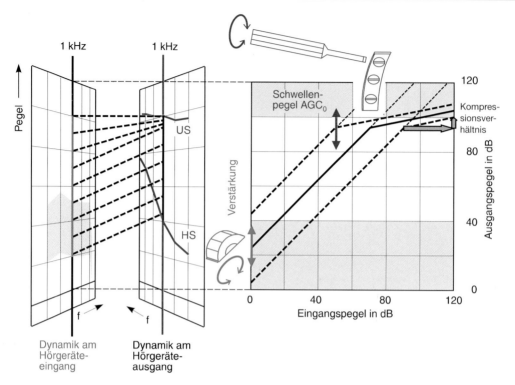

Abb. 14.4 Wirkungsweise einer ausgangs(pegel)gesteuerten automatischen Verstärkungsregelung (AGC$_o$) am Beispiel der Abb. 14.**1** bei 1 kHz.
Linkes Tableau: vgl. Abb. 14.**3**.
Rechtes Tableau: Eingangs-Ausgangs-Kennlinien des betreffenden Hörgerätes, wobei der nutzbare Restdynamikbereich bei 1 kHz durch rot unterlegte Felder begrenzt wird. Durch Betätigung des Verstärkungsreglers (Potentiometer, blau) kann der Hörgeräteträger die Kennlinie vertikal verschieben (- - -). Der Schwellenpegel der AGC$_o$ („Einsatzpegel"), der vom Hörgeräte-Akustiker mit Hilfe eines Stellers (rot) bei der Anpassung eingestellt wurde, wird dadurch nicht verändert. Das statische Kompressionsverhältnis ist definiert als der Quotient aus Eingangsschalldruckpegel-Differenz und Ausgangsschalldruckpegel-Differenz (graue Pfeile) und entspricht damit dem Kehrwert der Steigung der Kennlinie im geregelten Bereich

das Eintreten der Sättigung begrenzt. Diese Einschränkungen gelten für alle Regelungssysteme, die im folgenden beschrieben werden.

Neben dem Peak Clipping verwendet man in Hörgeräten Schaltungen zur automatischen Verstärkungsregelung (AGC: Automatic Gain Control), um den Hörgeräteausgang an die Restdynamik des Schwerhörigen anzupassen. Dabei unterscheidet man zwischen Schaltungen, deren Regelwirkung bei Erreichen eines vorgegebenen Schwellenpegels am *Hörgeräteausgang* (Abb. 14.4: AGC$_o$ = AGC$_{output}$) bzw. am *Hörgeräteeingang* (Abb. 14.5: AGC$_i$ = AGC$_{input}$) einsetzt. Neben diesen Grundtypen kennt man Mischformen und Kombinationen, auf die hier nicht eingegangen werden soll.

Während der Hörgeräteträger bei der AGC$_o$ den Umfang der Ausgangsdynamik variieren kann, indem er durch Betätigen des Lautstärkereglers (= Potentiometer) die Ausgangsdynamik unterhalb des AGC-Schwellenpegels staucht oder dehnt (Abb. 14.4, linkes Tableau, rechte Hälfte), bleibt der Dynamikumfang bei der AGC$_i$ erhalten, wenn die Verstärkung am Potentiometer geregelt wird. Das heißt, hier wird die Ausgangsdynamik bei konstantem Umfang auf der Ausgangspegelachse lediglich nach oben oder unten verschoben (Abb. 14.5, linkes Tableau, rechte Hälfte).

Zu den Abb. 14.4 und 14.5 ist grundsätzlich anzumerken, daß die Dynamikregelung in der Realität nicht wie hier schemati-

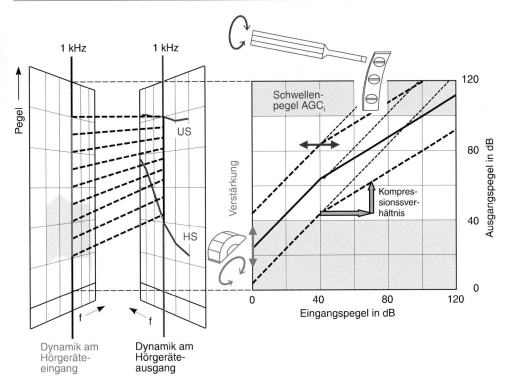

Abb. 14.**5** Wirkungsweise einer eingangs(pegel)gesteuerten automatischen Verstärkungsregelung (AGC$_i$) am Beispiel der Abb. 14.**1** bei 1 kHz.
Linkes Tableau: vgl. Abb. 14.**3**.
Rechtes Tableau: Eingangs-Ausgangs-Kennlinien des betreffenden Hörgerätes, wobei der nutzbare Restdynamikbereich bei 1 kHz durch rot unterlegte Felder begrenzt wird. Durch Betätigung des Verstärkungsreglers (Potentiometer, blau) kann der Hörgeräteträger die Kennlinie vertikal verschieben (- - -). Der Schwellenpegel der AGC$_i$ („Einsatzpegel"), der vom Hörgeräte-Akustiker mit Hilfe eines Stellers (rot) bei der Anpassung eingestellt wurde, wird dadurch nicht verändert; vgl. Abb. 14.**4**

siert dargestellt abrupt, sondern gleitend einsetzt, d. h. die abknickenden Eingangs-Ausgangs-Kennlinien verlaufen im Bereich des Schwellenpegels tatsächlich leicht geschwungen. Die Wirkung von AGC-Schaltungen ist durch endliche Ein- und Ausregelzeiten gekennzeichnet, während Begrenzungsschaltungen verzögerungsfrei arbeiten. Dadurch werden bei der AGC dauerhafte Verzerrungen vermieden, doch treten während des Regelvorgangs transiente Distorsionen auf, die vom Hörgeräteträger als störend empfunden werden können.

Da die AGC-Kenngrößen (Schwellenpegel, Kompressionsverhältnis, Ein- und Ausregelzeiten) fast beliebig miteinander kombiniert werden können, ergibt sich eine große Zahl von denkbaren Varianten, die allerdings nicht alle audiologisch sinnvoll sind. Ange-

sichts dessen erscheint es zweckmäßig, die AGC-Schaltungen auf der Basis audiologischer Anforderungen zu klassifizieren (Tab. 14.**1**). So soll die *automatische Verstärkungsregelung* (AVC: Automatic Volume Control) unter Verwendung langer Regelzeiten langsame Veränderungen des mittleren Eingangspegels ausgleichen und damit dem Benutzer das häufige Nachregeln der Verstärkung am Potentiometer ersparen. Die automatische Verstärkungsregelung (AVC) kann sowohl als AGC$_o$ wie auch als AGC$_i$ ausgeführt werden.

Ferner kennt man Systeme zur *Kompressionsbegrenzung* der Dynamik am Hörgeräteausgang, die lediglich ein Überschießen von Spitzenpegeln verhindern sollen. Wegen des gewünschten Begrenzungscharakters sollten die Regelzeiten kurz und das Kompressions-

Tabelle 14.**1** Klassifikation und Eigenschaften von AGC-Schaltungen

	Automatische Verstärkungs-regelung (AVC)	Kompressions-begrenzung	Silben-kompression
Schwellenpegel	niedrig	hoch	niedrig
Kompressionsverhältnis	hoch	hoch	niedrig
Ein-/Ausregelzeiten	lang	kurz	sehr kurz
AGC_o/AGC_i	AGC_o/AGC_i	AGC_o	AGC_i

verhältnis hoch sein. Da der Schwellenpegel der AGC, also der Einsatzpunkt der Kompressionsbegrenzung, von der Verstärkungseinstellung unabhängig sein muß, bietet sich der Ausgangsschalldruckpegel des Hörgerätes als geeignetes Regelkriterium an (AGC_O).

Anders als AVC oder Kompressionsbegrenzung soll eine *Silbenkompression* die Dynamik von fließender Sprache, d. h. von schnell aufeinander folgenden zeitlichen Veränderungen, unter Erhaltung von Sprachmodulation und Pausen an die Restdynamik des krankhaften Gehörs anpassen. Aus diesem Grund sind sehr kurze Regelzeiten und niedrige AGC-Schwellenpegel vorzusehen. Unter Zugrundelegung der für sensorische Hörstörungen typischen überschwelligen Lautheitsempfindung und zur Vermeidung von Verzerrungen sollte das Kompressionsverhältnis bei der Silbenkompression relativ niedrig (etwa 1,5–3) gewählt werden. Derartige Silbenkompressoren sind in der Regel als AGC_i realisiert.

Das statische Kompressionsverhältnis, das in Datenblättern angegeben wird, ist für stationäre Signale nach DIN IEC 118 Teil 2 als der Quotient aus Eingangsschalldruckpegel-Differenz und Ausgangsschalldruckpegel-Differenz, in Abb. 14.4 und 14.**5** durch Pfeile kenntlich gemacht, definiert. Bei der Beschallung eines Hörgerätes mit typischen, meist modulierten Eingangssignalen (Sprache, Musik) ist die tatsächliche Kompressionswirkung deutlich geringer, als es durch das statische Kompressionsverhältnis vermittelt wird.

Digital programmierbare Hörgeräte

Die wohl bedeutsamste Innovation der letzten Jahre dürfte die Einführung von digital programmierbaren Hörgeräten sein. Wohlgemerkt handelt es sich bei Geräten dieser Generation, die seit Ende der 80er Jahre verfügbar sind, *nicht um digital verarbeitende Hör-*

geräte, die das Eingangssignal analog-digital wandeln, eine digitale Signalverarbeitung durchführen und das Signal schließlich digital-analog zurückwandeln. Hörgeräte solcher Art werden derzeit (Stand Herbst 1995) erstmalig als kopfgetragene Geräte auf dem Markt eingeführt und es bleibt abzuwarten, wie erfolgreich diese Digital-Hörgeräte sein werden. Allerdings wird schon seit Jahren ein Hörgerätetyp mit voll digitaler Signalverarbeitung angeboten, die in diesem speziellen Fall jedoch ausschließlich zur Rückkopplungsunterdrückung genutzt wird.

Bei digital programmierbaren Geräten können die Anpaßvariablen mit Hilfe spezieller Programmiereinheiten digital eingestellt und beliebig oft geändert werden. So wird zum Beispiel das in Abb. 14.6 dargestellte Programmiergerät von mehreren Herstellern produktübergreifend genutzt. Daneben zeichnet sich ein zunehmender Trend zur Programmierung der Hörgeräte mittels Personalcomputer ab. Während zu diesem Zweck anfänglich ausschließlich herstellerspezifische Schnittstellen angeboten wurden, ist inzwischen eine universelle Verbindung (= Interface) zwischen Personalcomputer und Hörgerät verfügbar, die die parallele Verwendung von mehreren herstellerspezifischen Interfaces verzichtbar macht. In Ergänzung dazu wurde eine einheitliche Software-Plattform entwickelt, von der aus die firmenspezifischen Anpaßprogramme gestartet werden können.

Die Anpaßparameter werden in einem Speicher im Hörgerät abgelegt und definieren dessen Wiedergabeeigenschaften. Auf diese Weise ergibt sich gegenüber herkömmlichen Hörgeräten ein weitaus breiterer Anpaßbereich bei höherer Reproduzierbarkeit der gewünschten Einstellung. Daneben liefern die meisten Programmiergeräte Anpaßvorschläge auf der Basis der audiometrischen Daten.

Abb. 14.**6** Gerät zur Programmierung von Hörgeräte-Anpaßparametern

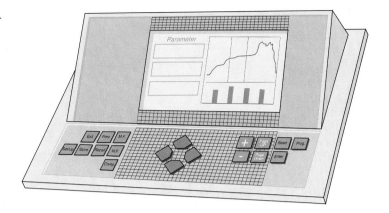

Als sehr nützlich hat sich auch die Möglichkeit erwiesen, vorgewählte Anpaßparameter-Datensätze von der Programmiereinheit ins Gerät zu laden, was einen unmittelbaren Paarvergleich von unterschiedlichen Einstellungen ermöglicht. Dadurch wird dem Hörgeräteträger die Beurteilung des subjektiven Hör- und Klangeindrucks erleichtert.

Des weiteren wurden mit der Einführung von digital programmierbaren Hörgeräten technische Lösungen verwirklicht, die bei herkömmlichen, rein analogen Geräten nicht oder nur umständlich hätten realisiert werden können. Zu nennen sind zum Beispiel Hörgeräte mit mehreren Hörprogrammen, die es dem Schwerhörigen gestatten, durch Wahl eines geeigneten Programms die Hörgerätewiedergabe an die jeweilige Hörsituation anzupassen. Dabei können die Eigenschaften der Hörprogramme, die mittels Fernbedienung oder Tippschalter am Gerät wählbar sind, vom Hörgeräte-Akustiker individuell programmiert werden.

Ein anderes Beispiel dieser Art sind mehrkanalige Hörgeräte, die das Eingangssignal in mehrere Frequenzbänder (= Kanäle) aufteilen und damit eine frequenzspezifische Anpassung an die Residualdynamik erlauben. Derartige Lösungen sind in einfacherer Form auch in konventioneller Hörgerätetechnologie realisierbar, doch ist mit digital programmierbaren Geräten eine differenzierte Einstellung der Anpaßparameter in jedem Kanal möglich. Schließlich können derartige Konzepte in verschiedener Weise miteinander kombiniert und durch zusätzliche Features, wie z. B. die Verwendung mehrerer Mikrophone (= Mikrophon-Array) zur Realisierung

einer besonders wirksamen Richtcharakteristik, ergänzt werden.

Fernbedienung

Ursprünglich waren Fernbedienungen, deren Funktion entweder auf dem Prinzip der Funk-, Infrarot- oder Ultraschallübertragung beruht, lediglich dazu geeignet, die traditionellen Bedienungselemente, wie Ein-/Ausschalter, Umschalter von Mikrophon auf Telefonspule (= M/T-Schalter), Verstärkungsregler etc., fernbedienbar zu machen. Mit dem Angebot mehrerer Hörprogramme kam die Funktion der Programmwahl hinzu, was der Fernbedienung einen besonderen Wert verliehen hat. Schließlich kann die Fernbedienung auch als Programmiereinheit genutzt werden. In diesem Sinne dient die in Abb. 14.7 abgebildete Funkfernbedienung dem Hörgeräte-Akustiker zunächst zur Programmierung der Hörgeräte, um dann nach Entfernen eines Steckmoduls in der Hand des Hörgeräteträgers als Fernsteuerung zu fungieren. Eine Signalcodierung stellt sicher, daß ausschließlich die zugehörigen Hörgeräte bedient werden können.

Während manche Hersteller die Einstellung von Grundfunktionen wie bei der herkömmlichen Technik direkt am Hörgerät vorsehen und die Fernbedienung als eine Option zur Steuerung von Zusatzfunktionen anbieten, sehen andere Firmen Hörgerät und Fernbedienung als integrale Einheit an. Speziell in diesen Fällen muß der Hörgeräteträger die Fernbedienung immer zur Hand haben, was nicht immer als gegeben vorausgesetzt werden darf. Ein Ansatz zur Lösung dieses Pro-

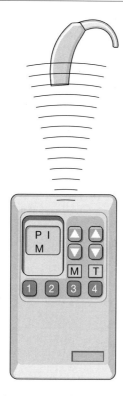

Abb. 14.**7** Hörgeräte-Fernbedienung auf UKW-Funkbasis zur Steuerung der Grundfunktionen und mehrerer Hörprogramme. In diesem speziellen Fall dient die Fernbedienung in Verbindung mit einem kleinen Steckmodul auf der Rückseite („Programmierschlüssel") auch der Programmierung von Anpaßparametern

blems ist die Einführung einer Tipptaste am Gerät zur Wahl des Hörprogramms, doch kann sich für den Schwerhörigen dabei das Problem der Programmidentifikation und bei Binauralversorgungen das der synchronen Programmwahl stellen.

Gänzlich andere Strategien ergeben sich aus der Tatsache, daß der *Normalhörende* keine Schaltvorgänge am Gehör vornehmen muß, um sich den wechselnden akustischen Situationen anzupassen. Dieser Argumentation folgend sollten auch Hörgeräte vollkommen automatisch arbeiten und sich an die jeweilige Hörsituation adaptieren. Dementsprechend werden Systeme angeboten, die z. B. eine automatische Störschallreduktion enthalten oder das Rekruitment in besonderer Weise kompensieren. Meist handelt es sich dabei um mehrkanalige Verstärker mit unabhängigen

AGC-Schaltungen in den einzelnen Kanälen (= Frequenzbereichen). Da die Wirkungsweise solcher Systeme wegen ihrer Vielfalt kaum in allgemeingültiger Form klassifiziert werden kann, werden die komplexen Regelsysteme dieser Art meist durch ihre Handels- oder Markennamen charakterisiert.

Bauformen

Für das Übertragungsverhalten von Hörgeräten spielt die Plazierung der Schallwandler und damit die Bauform sowie die Ankopplung ans Ohr eine entscheidende Rolle. Leider wurden diese akustischen Faktoren lange Zeit wenig beachtet, doch ist inzwischen allgemein bekannt, daß die Hörgeräte-Akustik durch gezielte Modifikationen am akustischen Teil des Hörgerätes (Schallkanal, Otoplastik) über ein sehr wirksames Instrumentarium zur Beeinflussung der Hörgerätewiedergabe verfügt (Keller 1982, Voogdt 1993). Somit ist die Wahl der Bauform nicht allein unter dem Aspekt des Tragekomforts und der Kosmetik zu sehen, sondern hat wesentlichen Einfluß auf die Wiedergabeeigenschaften der Hörgeräte. Während vor Jahrzehnten noch Taschenhörgeräte dominierten, die dann zunehmend von Hinter-dem-Ohr-Hörgeräten (HdO) abgelöst wurden, beobachtet man derzeit eine kontinuierliche Zunahme der Verbreitung von Im-Ohr- und Gehörgangsgeräten.

Bei **Taschenhörgeräten**, die heute nur noch in Ausnahmefällen (hoher Verstärkungsbedarf, Bedienungsprobleme) angezeigt sind, ist das Mikrophon im Taschengehäuse integriert. Damit ist eine kopfbezogene Schallaufnahme nicht gegeben, eine adäquate binaurale Versorgung ist unmöglich, und es werden Reibe- und Kleidungsgeräusche aufgenommen und verstärkt. Der mittels Otoplastik (= Ohrpaßstück) im Ohr getragene Hörer (= Miniaturlautsprecher) ist über ein Kabel mit dem Taschengerät verbunden. Diese Konstellation ist hinsichtlich der Kosmetik zwar ungünstig, weist wegen der räumlichen Trennung von Mikrophon und Hörer jedoch eine geringe Rückkopplungsneigung auf. Deshalb und wegen der volumenbedingt verfügbaren Batteriekapazität sind mit Taschenhörgeräten Verstärkungen von mehr als 70 dB erreichbar.

HdO-Hörgeräte haben demgegenüber den Vorzug, daß sämtliche Komponenten in

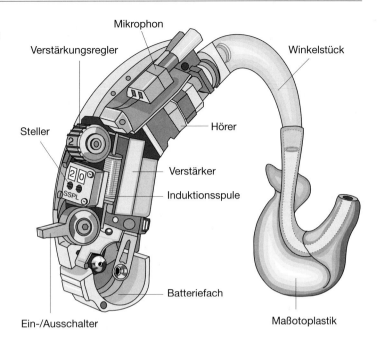

Abb. 14.**8** Anordnung und Bezeichnung der Komponenten in einem HdO-Hörgerät

Mikrophon

Verstärkungsregler

Winkelstück

Steller

Hörer

Verstärker

Induktionsspule

Batteriefach

Ein-/Ausschalter

Maßotoplastik

einem Hinter-Ohr-Gehäuse untergebracht werden können (Abb. 14.8). So sind Kabelverbindungen verzichtbar und die Schallaufnahme erfolgt ohrnah ohne störende Reibegeräusche. Wie die Abb. 14.8 zeigt, ist die Schalleintrittsöffnung des Mikrophons in der Regel oberhalb der Ohrmuschel plaziert und ermöglicht damit eine frontale Schallaufnahme. Da auch der Hörer im Gehäuse integriert ist, wird der Schall über ein Winkelstück, einen Schallschlauch und ein individuell gefertigtes Maßohrpaßstück (= Otoplastik) in den äußeren Gehörgang geleitet. Die Bedienungselemente und Steller befinden sich an der Rückseite der Geräte, so daß sie in situ zugänglich sind. Um eine stabile Trageposition zu gewährleisten, sollte der Schwerpunkt eines HdO-Gerätes tief liegen, was durch Plazierung der Batterie am unteren Ende des Gehäuses erreicht werden kann. Am Beispiel des HdO-Gerätes in Abb. 14.8 wird deutlich, daß der Verstärker, der unter dem Stellertableau angeordnet ist, nur einen kleinen Teil des Gerätevolumens einnimmt.

Zu Unrecht werden **Im-Ohr-Hörgeräte** (IO), die die Koncha ganz oder teilweise ausfüllen, und **Gehörgangsgeräte**, die im Gehörgang getragen werden, oft ausschließlich unter dem Gesichtspunkt geringer Auffälligkeit gesehen. Daneben haben jedoch auch akusti-

sche Vorzüge wesentlichen Anteil daran, daß diese Bauformen zunehmend an Verbreitung gewinnen. Bei *Custom-Made-IO-Geräten* (CIO) werden alle Komponenten des Hörgerätes einschließlich der Schallwandler individuell in eine paßgenaue Hohlschale eingebaut. *Modul-IO-Hörgeräte* (MIO), wie das in Abb. 14.9 dargestellte Gerät, werden dagegen industriell gefertigt und vom Hörgeräte-Akustiker in eine Otoplastikhohlschale eingepaßt. Während mit CIO-Geräten der vorhandene Raum in der Koncha bzw. dem Gehörgang am günstigsten genutzt werden kann, weisen MIO-Geräte Vorzüge hinsichtlich Austauschbarkeit, Wartung und Vergleichbarkeit auf.

Die audiologischen Vorteile von IO- und Gehörgangsgeräten beruhen vornehmlich auf der Plazierung des Mikrophons in der Ohrmuschel und des Hörers im Gehörgang des Hörgeräteträgers. Durch die gehörgangsnahe Schallaufnahme in der Koncha bleiben die natürlichen Beugungseffekte und damit Richtwirkung der Ohrmuschel erhalten. Bei Gehörgangsgeräten kommt eine Höhenanhebung durch Resonanzen im Cavum conchae hinzu.

Durch die Plazierung des Hörers im Gehörgang (Abb. 14.9) wird ein längerer Schallschlauch vermieden, der aus physikalischen Gründen in jedem Fall eine Absenkung

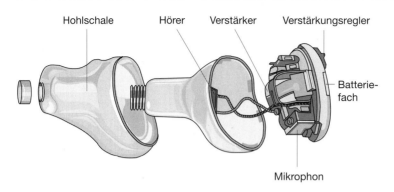

Hohlschale   Hörer   Verstärker   Verstärkungsregler

Batterie-fach

Mikrophon

Abb. 14.**9** Anordnung und Bezeichnung der Komponenten in einem modularen Gehörgangsgerät

der Höhenwiedergabe bewirkt. Zudem werden die unerwünschten Hörerresonanzen im Bereich oberhalb 1 kHz, die einen unnatürlichen Klangeindruck verursachen, in Richtung höherer Frequenzen verschoben. So kommt im Hauptübertragungsbereich ein weitgehend glatter Frequenzgang verbunden mit einem natürlichen Klangeindruck zustande. Damit zeichnen sich IO- und Gehörgangsgeräte tendenziell durch eine bessere Höhendarbietung aus, was sich positiv auf das Konsonantenverstehen auswirkt. Durch den tiefen Sitz des Hörers im Gehörgang erhöht sich der Wirkungsgrad des Wandlers, was bei gleicher Leistung zu Energieeinsparungen führt. In besonderer Weise werden diese Effekte von solchen Gehörgangsgeräten ausgenutzt, die im knöchernen Teil des Gehörgangs unmittelbar vor dem Trommelfell getragen werden (CIC: „Completely-in-the-canal").

Neben den hier beschriebenen Hörgerätebauformen, die mehr als 95 % aller Versorgungen abdecken, kennt man spezielle Versorgungsvarianten, die in Sonderfällen indiziert sein können. Die Luftleitungshörbrille (Abb. 14.**10**) gehört im engeren Sinne nicht dazu, da sie de facto HdO-Technologie verkörpert, die in einem Brillenbügel anstelle eines HdO-Gehäuses integriert ist. Das kann entweder durch Anbringung von HdO-Geräten an die Brille mittels Adapter durch den Hörgeräte-Akustiker erfolgen oder durch Fertigung von Hörbrillenbügeln (Abb. 14.**10**), die herstellerseitig bereits alle Hörgerätekomponenten enthalten. Die Weiterentwicklung solcher Hörbrillenbügel hat inzwischen zu extrem schlanken, formschönen Hörbrillen geführt, die von ausschließlich optischen Brillen kaum zu unterscheiden sind.

Unter den Sonderformen der Hörgeräteversorgung haben insbesondere CROS- und BICROS-Lösungen praktische Bedeutung erlangt. **CROS-Versorgungen** (Contralateral Routing of Signals) ermöglichen bei einohriger Taubheit bzw. Unversorgbarkeit die Wiederherstellung der Ansprechbarkeit von der tauben Seite. Im Beispiel der Abb. 14.**11** ist dies auf dem linken Ohr der Fall. Wie dort schematisch dargestellt ist, wird der Schall auf der Seite des unversorgbaren Ohres mittels Mikrophon aufgenommen, auf die andere Seite übergeleitet und dem gut hörenden Ohr dargeboten. Durch räumliche Trennung von

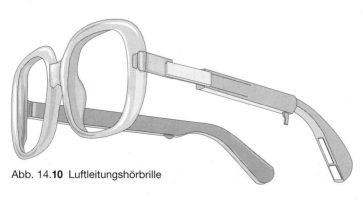

Abb. 14.**10** Luftleitungshörbrille

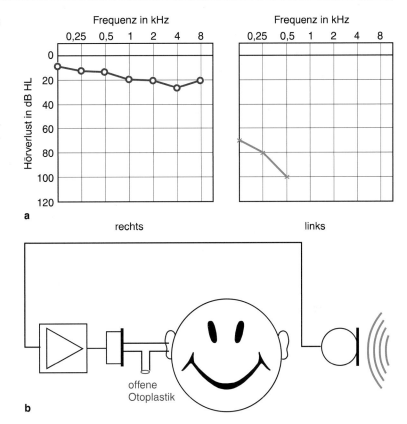

Abb. 14.**11 a** u. **b** Prinzip der CROS-Versorgung (Contralateral Routing of Signals).
a Exemplarisches Tonaudiogramm für die Indikation einer CROS-Versorgung
b Anordnung der Schallwandler und des Verstärkers bei CROS-Versorgung für das dargestellte Beispiel

Mikrophon und Hörer sowie durch Ausnutzung des akustischen Kopfschattens kann die Schalldarbietung auf dem hörenden Ohr rückkopplungsfrei über eine offene Otoplastik (vgl. S. 210 ff.) erfolgen, so daß der natürliche Schalleinfall auf diesem Ohr erhalten bleibt. In manchen Fällen stellt sich bei regelmäßiger Trageweise ein bedingtes Richtungs- und Raumhören ein.

Die Realisierung von CROS-Versorgungen erfolgt meist in Form von Hörbrillen, bei denen das Verbindungskabel vom Mikrophon zum Verstärker in die Bügel und die Brillenfront integriert ist. Doch existieren auch Ausführungen, bei denen zwei HdO-Gehäuse mittels Kabel verbunden sind, das hinter dem Kopf gegebenenfalls unter der Frisur verläuft. Schließlich werden auch CROS-Varianten angeboten, die eine Funkstrecke zwischen zwei HdO-Gehäusen vorsehen, um das Mikrophonsignal von der Aufnahme- zur Wiedergabeseite zu übertragen.

Im Falle beidseits an Taubheit grenzender Hörstörungen bietet die **Power-CROS-**Versorgung als leistungsstarke CROS-Variante mit geschlossener Otoplastik die Möglichkeit, extreme Verstärkungen rückkopplungsfrei ans Ohr zu bringen (Abb. 14.**12**). Bei Hochtonsteilabfällen ist durch räumliche Separation von Mikrophon und Hörer, die beide auf der zu versorgenden Seite plaziert werden, eine offene Anpassung möglich. Derartige Lösungen werden als **IROS-Versorgung** (Ipsilateral Routing of Signals) bezeichnet und bieten hohen Tragekomfort sowie selektive Höhenverstärkung bei Erhalt des natürlichen, direkten Schalleinfalls.

Wie in Abb. 14.**13** dargestellt, sind **BICROS-Versorgungen** (Binaural-CROS) dann indiziert, wenn eines der Ohren unversorgbar ist und auf dem besser hörenden Ohr ebenfalls ein versorgungsbedürftiger Hörverlust vorliegt. Aufgrund dieser häufigen Konstellation ist die BICROS-Versorgung die am weitesten verbreitete Form der Sonderversorgung.

Bei Schalleitungsstörungen, bei denen eine hörverbessernde Operation nicht mög-

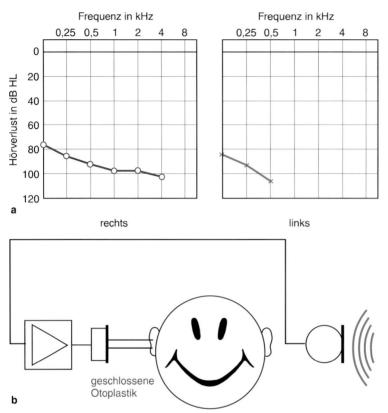

Abb. 14.**12 a** u. **b** Prinzip der Power-CROS-Versorgung (Leistungs-CROS).
a Exemplarisches Tonaudiogramm für die Indikation einer Power-CROS-Versorgung
b Anordnung der Schallwandler und des Verstärkers bei Power-CROS-Versorgung für das dargestellte Beispiel

lich oder nicht indiziert ist und eine gute Gehörgangsbelüftung gewährleistet sein muß, ist die Versorgung mit Knochenleitungshörhilfen in Erwägung zu ziehen. Auch diese Form der Versorgung wird in aller Regel als binaurale Hörbrille ausgeführt, bei der die Brillenbügel mit Knochenleitungshörern ausgestattet sind. Selbstverständlich können Knochenleitungshörer auch mit Hilfe eines Kopfbügels appliziert werden. Aus kosmetischen Gründen sind derartige Lösungen jedoch nur in Ausnahmefällen, z. B. bei Ohrmuscheldysplasien oder bei Kleinkindern, akzeptabel.

Ein Vorzug von Knochenleitungsversorgungen ist der unverschlossene Gehörgang, der eine gute Belüftung des Ohres sicherstellt und kosmetisch attraktiv erscheint. Dem steht der erforderliche Andruck des Brillenbügels gegenüber, der gelegentlich Kopfschmerz verursacht und in manchen Fällen zu Knochenresorption führen kann. Daher sollte man bemüht sein, einen Kompromiß hinsichtlich der erforderlichen Andruck-

kraft und den dadurch ausgelösten Beschwerden zu finden. Auf andere Versorgungsformen, wie z. B. vibrotaktile, knochenverankerte oder implantierbare Hörhilfen, soll hier nicht eingegangen werden, da diese entweder bisher nur geringe Verbreitung gefunden haben oder, wie die Kochlea-Implantate, an anderer Stelle des Buches eingehend beschrieben werden.

Schallkanal und Otoplastik

Insbesondere bei HdO-Geräten, aber auch bei Im-Ohr-Geräten, kann der Frequenzgang durch Modifikationen am akustischen System, bestehend aus Winkelstück (nur bei HdO-Geräten), Schallschlauch und Otoplastik (vgl. Abb. 14.8), gezielt beeinflußt werden (Keller 1982, Voogdt 1993). So können durch Wahl des Materials, der Länge, des Durchmessers und der Wandstärke des Schallschlauchs sowohl verstärkende als auch abschwächende Wirkungen erreicht werden. Auch Dämpfungselemente im akustischen

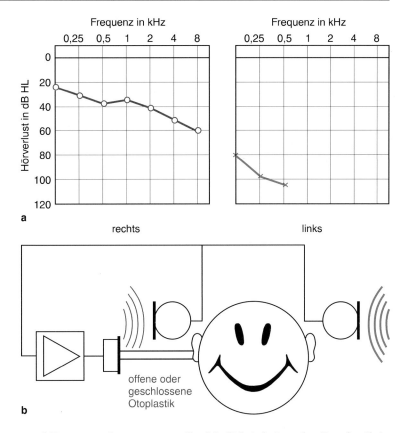

Abb. 14.**13 a** u. **b** Prinzip der BICROS-Versorgung (Binaural CROS).
a Exemplarisches Tonaudiogramm für die Indikation einer BICROS-Versorgung.
b Anordnung der Schallwandler und des Verstärkers bei BICROS-Versorgung für das dargestellte Beispiel

System, Zusatzbohrungen und Resonanzräume in der Otoplastik sowie Modifikationen am Restvolumen zwischen Otoplastik und Trommelfell können genutzt werden, um die gewünschten Effekte bezüglich der Wiedergabe zu erzielen. Unter Dämpfungselementen (= akustische Filter) versteht man Einsätze im Schallkanal, die aufgrund besonderer Formung oder Materialwahl eine selektive Dämpfungswirkung in definierten Frequenzbereichen bewirken.

Eine Beeinflussung des Frequenzgangs im Tieftonbereich unterhalb 1 kHz ist in erster Linie durch *Zusatzbohrungen* in der Otoplastik mit Durchmessern von 0,8–1,8 mm oder im Extremfall durch sog. „offene Anpassungen" mit einer Öffnung von mehr als 2,5 mm Durchmesser möglich. Dabei handelt es sich um Parallelbohrungen zum Schallkanal, die das Restvolumen nach außen eröffnen. Die Verstärkung im Tieftonbereich nimmt mit wachsendem Öffnungsquerschnitt ab, und so gilt der Grundsatz, je „offener angepaßt" wird, desto geringer ist die Verstärkung unterhalb 1 kHz. Selbstverständlich haben auch

ungewollte Undichtigkeiten der Otoplastik in der Tendenz eine vergleichbare Wirkung. Bohrungen mit Durchmessern unter 0,8 mm haben lediglich Belüftungs- und Druckausgleichsfunktion. Im mittleren Frequenzbereich von 1–3 kHz können unerwünschte Resonanzspitzen im Frequenzgang durch *Dämpfungselemente* im akustischen System gezielt reduziert oder beseitigt werden.

Für den Hochtonbereich oberhalb 3 kHz ist der Durchmesser des Schallkanals das entscheidende Kriterium. So bewirken hornförmige Erweiterungen des Schallschlauchs an der Schallaustrittsöffnung eine Höhenanhebung in der Größenordnung von 10–20 dB (Abb. 14.**14**). Dieser Effekt kann durch den Einsatz eines *Hornschlauchs* nach Libby („Libby-Horn") oder eines Hornwinkels nach Bakke („Bakke-Horn") im Hinblick auf die Verbesserung des Konsonantenverstehens genutzt werden. Allerdings sind Otoplastiken nicht grundsätzlich mit Hornschlauch oder -winkel auszustatten, da einerseits nicht in allen Fällen ein erhöhter Bedarf an Höhenverstärkung besteht und andererseits nicht

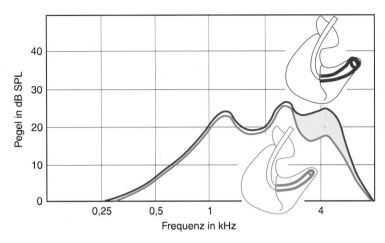

Abb. 14.**14** Otoplastik mit hornförmiger Erweiterung des Schallschlauchs („Hornschlauch", rot) im Vergleich zur herkömmlichen Ausführung mit einem Schallschlauch konstanten Durchmessers (blau) und deren Auswirkungen auf den Frequenzgang des angekoppelten Hörgerätes

immer der erforderliche Raum für den Einbau eines Horns gegeben ist.

Schließlich kann über die Einführungstiefe des Ohrpaßstückes und der damit verbundenen Veränderung des *Restvolumens* die Verstärkung eines Hörgerätes in gewünschter Weise variiert werden. So führt zum Beispiel eine Halbierung des Residualvolumens zu einer Zunahme der Verstärkung und des Ausgangsschalldruckpegels von 6 dB. Auch sind für besondere Versorgungsfälle Spezialausführungen von Otoplastiken bekannt, die durch Hohlraumresonatoren, Stichleitungen oder akustische Nebenschlüsse den Frequenzgang beeinflussen. Zusammenfassend ist dazu festzustellen, daß die Ausführung des akustischen Systems besondere Aufmerksamkeit verdient, da es die Qualität einer Hörgeräteversorgung entscheidend mitbestimmt.

Zusatzausstattung und Kommunikationshilfen

In vielen Fällen kann die Kommunikationsfähigkeit des Hörgeräteträgers durch besondere Ausstattungsmerkmale an den Hörgeräten und durch technische Zusatzeinrichtungen verbessert werden (Laszig 1990). Insbesondere bei der Versorgung von Kindern ist bedarfsweise die Ausstattung mit altersspezifischen Zusatzeinrichtungen und Zubehörartikeln vorzusehen. So werden für Kinderversorgungen z.B. spezielle Kinder-Winkelstücke, Vorrichtungen zur Fixierung des Verstärkungsreglers (Abdeckung, Stellschraube), Hilfsmittel zur sicheren Befestigung der Hörgeräte (zirkumaurale Halterung, Mütze) so-

wie Sicherungen gegen Öffnen des Batteriefachs (Klammer, Stellschraube) angeboten.

Herausragende Bedeutung für die Versorgung im Kindesalter hat die Ausstattung der Hörgeräte mit *Audio-Eingang* zum direkten, galvanischen Anschluß von externen Zusatzeinrichtungen erlangt. Durch die kurze Distanz zwischen Sprecher und Mikrophon („Nahaufsprache" bei Klassenverstärkeranlagen, persönlichen Sender-Empfänger-Systemen und externen Mikrophonen) oder durch selektive Verstärkung des Nutzsignals (Radio-, Fernseh-, HIFI-Geräte, Telefone etc.) wird eine signifikante Verbesserung des Signal-Rausch-Abstands erreicht und damit das Kommunikationsvermögen und die Integration schwerhöriger Kinder gefördert. Aufgrund dieser Erfahrungen müssen Audio-Eingänge heute als unverzichtbarer Bestandteil bei der Versorgung von Kleinkindern, Kindern im Vorschulalter als auch von Schülern in Regel- oder Sonderschulen angesehen werden.

Selbstverständlich leisten Audio-Eingänge auch bei der Versorgung erwachsener Patienten gute Dienste im Hinblick auf die Kommunikationsverbesserung. Das gilt auch für andere Zubehörartikel, wie z.B. Batterietestgeräte, „Stetho-Clips" zum Abhören der Hörgeräte, Trockenbeutel sowie Reinigungssets für die Ohrpaßstücke, die der Funktionsprüfung bzw. der Funktionserhaltung dienen und die für erwachsene Hörgeräteträger ebenso nützlich sind wie für Eltern und Betreuer hörgeräteversorgter Kinder.

Neben den genannten Zusatzeinrichtungen und Zubehörartikeln werden verschiedene Kommunikationshilfen angeboten, die entweder eine Verbesserung des Signal-Rausch-Abstands bewirken oder die Wahrnehmung von akustischen Ruf- und Warnsignalen unterstützen:

➤ Sender-Empfänger-Systeme auf UKW-Funkbasis (FM-Anlagen),
➤ Sender-Empfänger-Systeme auf Infrarotbasis (für Radio, Fernsehen, HiFi, Telefon),
➤ externe Mikrophone (auch als Richtmikrophone),
➤ Induktionsschleifen,
➤ Telefonverstärker (eingebaut/mobil),
➤ Telefaxgeräte, Schreibtelefone,
➤ spezielle Tür- und Telefonklingeln (akustisch, optisch, vibratorisch),
➤ Licht- und Vibrationswecker.

Aus diesem Angebot sollte der Schwerhörige eine individuelle Auswahl derjenigen Hilfsmittel treffen, die ihm persönlich besondere Hilfe leisten können. Falls es die Zusatzeinrichtung möglich macht, sollten diese Hilfsmittel in Verbindung mit den Hörgeräten genutzt werden, um eine gleichbleibende, gehörbezogene Übertragung sicherzustellen.

■■■ Verfahren zur Hörgeräteanpassung im Überblick

Grundlegende Strategie

Für die Hörgeräteauswahl und -anpassung kennt man eine Vielzahl von Arbeitshypothesen und Anpaßstrategien, die hier nicht im Detail beschrieben werden können (Geers u. Mitarb. 1980, Studebaker u. Bess 1982, Berger u. Mitarb. 1988, Jensen 1988, Leijon 1989, Sandlin 1988, Sandlin 1990, Valente 1994). Deshalb soll ein Überblick über die einzelnen methodischen Ansätze gegeben werden, woraus sich die gängigen Anpaßverfahren bausteinartig zusammensetzen.

Dem Hörgeräte-Akustiker stellen sich bei der Auswahl und Anpassung der Geräte drei Grundaufgaben:
1. Bestimmung von Zielvorgaben bezüglich Verstärkung, Frequenzgang und maximalem Ausgangsschalldruckpegel für die betreffende Schwerhörigkeit,
2. Anpassung von Verstärkung, Frequenzgang und Ausgangsschalldruckpegel an die ermittelten Zielvorstellungen unter Berücksichtigung der Restdynamik und

3. Effizienzkontrolle durch vergleichende Quantifizierung des Versorgungserfolges mit einigen individuell angepaßten Hörgeräten.

Dabei stützt sich die Erfassung des Versorgungsgewinns sowohl auf quantifizierende Untersuchungsverfahren, wie z.B. die Sprachaudiometrie mit angepaßten Hörgeräten, als auch auf die subjektive Beurteilung durch den Hörgeräteträger.

Bestimmung von Zielvorgaben

Sämtliche Vorgehensweisen beruhen darauf, daß das mittlere Langzeit-Sprachspektrum mittels Hörgerät frequenzabhängig in den Pegelbereich angenehmen Hörens verlagert werden muß (Skinner u. Mitarb. 1982). Diese Hypothese erscheint plausibel (vgl. Abb. 14.1) und deckt sich gut mit den praktischen Erfahrungen. Allerdings ist der Beweis noch nicht erbracht, ob die Einhaltung dieses Kriteriums zwangsläufig zum bestmöglichen Sprachverstehen in ruhiger wie auch in geräuscherfüllter Situation führt. Insofern ist die Überführung der Sprachdynamik in den Pegelbereich angenehmen Hörens (MCL: Most Comfortable Level) als ein notwendiges, nicht aber als hinreichendes Kriterium für eine gute Sprachverständlichkeit anzusehen.

Verfahren auf der Basis der Hörschwelle

Die elementaren Verfahren zur Bestimmung des frequenzbezogenen Verstärkungsbedarfs gehen von einem funktionalen Zusammenhang zwischen der Hörschwelle (HS) und dem Bereich angenehmen Hörens (MCL: Most Comfortable Level) aus. Daß diese Annahme zwar im statistischen Mittel durchaus zutreffend ist, bestätigen diesbezügliche Untersuchungsergebnisse von Pascoe (1988b), die in Abb. 14.15 graphisch wiedergegeben sind. Allerdings sind die interindividuellen Abweichungen der Maximal- und Minimalwerte (grau unterlegt) von den MCL-Mittelwerten ganz erheblich.

Legt man die Mittelwerte zugrunde, so entspricht bei einem typischen Sprachpegel von 60 dB die erforderliche Verstärkung etwa dem halben Hörverlust. Bei geringen Hörverlusten geht dieser Zusammenhang eher in eine $1/3$-Hörverlust-Formel, bei hochgradigen

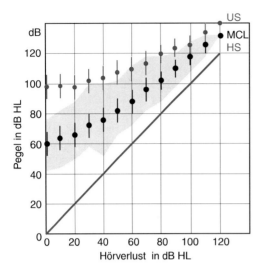

Abb. 14.15 Pegel angenehmen Hörens (MCL, ●) und Unbehaglichkeitsschwelle (US, ●) in Abhängigkeit von der Hörschwelle (HS). Dargestellt sind die Mittelwerte und doppelten Standardabweichungen (|) für ein typisches Kollektiv sensorischer Hörstörungen (Pascoe 1988 b). Der Streubereich zwischen den Maximal- und Minimalwerten für die MCL ist grau unterlegt

Verlusten tendenziell in eine $^2/_3$-Hörverlust-Regel über (Libby 1986). Zudem müssen frequenz- und bauartspezifische Korrekturen angebracht werden. Wie die Abb. 14.15 ebenfalls ausweist, besteht eine solche Korrelation auch zwischen Hörschwelle und Unbehaglichkeitsschwelle (US), woraus sich Hinweise auf eine erforderliche Begrenzung und Dynamikregelung ergeben.

Ausgehend von diesen Zusammenhängen wurden von mehreren Autoren Formeln zur Bestimmung der benötigten Verstärkung und des Frequenzgangs auf der Grundlage der Hörschwelle entwickelt. Die bekanntesten Repräsentanten sind die Formeln nach
➤ Berger u. Mitarb. (1989),
➤ POGO (Prescription of Gain and Output) nach McCandless u. Lyregaard (1983),
➤ NAL (National Acoustics Laboratories) nach Byrne u. Dillon (1986).

Die Berechnung erfolgt meist mit Hilfe von Programmen, die in Anpaßeinheiten oder Sondenmikrophonmeßsystemen integriert sind.

Zum Vergleich dieser Verfahren sind in Abb. 14.16 die Zielfrequenzgänge (= Wiedergabekurven) dargestellt, die sich aus den ge-

nannten Formeln für das Audiogrammbeispiel der Abb. 14.1 ergeben. Es zeigt sich, daß aus allen Berechnungsformeln tendenziell zwar ähnliche Ziel-Wiedergabekurven ermittelt werden, daß sich die Berger-Vorschrift von der NAL-Formel jedoch im Mittel um etwa 15 dB unterscheidet. Damit wird deutlich, daß die Hörschwelle offenbar kein zuverlässiges Kriterium zur Berechnung des individuellen Verstärkungsbedarfs darstellt.

Diese Unschärfe bei der Ermittlung des Verstärkungsbedarfs ist auf eine erhebliche interindividuelle Streuung der MCL-Werte zurückzuführen (vgl. Abb. 14.15). Eine ähnliche Streuung weist nach Pascoe (1988 b) auch die Unbehaglichkeitsschwelle auf. Trotzdem erfreuen sich die Berechnungsregeln auf der Basis der tonaudiometrischen Hörschwelle großer Popularität, da dieses Prozedere in der täglichen Anpaßpraxis einfach umzusetzen ist. Sofern die so gewonnenen Verstärkungswerte lediglich als Startwerte für eine individuelle Feinanpassung verwendet werden, ist nichts dagegen einzuwenden, doch als definitive Zielvorgaben für die endgültige Versorgung sollten die präskriptiv ermittelten Werte keinesfalls verwendet werden.

Überschwellige Verfahren

Eine pauschale Berücksichtigung des überschwelligen Lautheitsanstiegs sieht das von Keller (1988) vorgeschlagene Verfahren auf der Basis des erweiterten *Isophonendifferenzmaßes* vor, das damit einen Schritt weiter als die ausschließlich schwellenorientierten Prozeduren geht. Das Verfahren beruht auf der Annahme, daß die Isophone angenehmen Hörens den Restdynamikbereich des Schwerhörigen im Verhältnis 2:1 teilt (vgl. Abb. 14.1: MCL). Das Isophonendifferenzmaß entspricht dem Abstand der Isophone angenehmen Hörens zur 75 Phonkontur des Normalhörenden. Daraus kann unter Zugrundelegung zusätzlicher Annahmen das erweiterte Isophonendifferenzmaß, und damit der Verstärkungsbedarf frequenzbegrenzt bestimmt werden.

Für das Audiogrammbeispiel der Abb. 14.1 ergibt sich aufgrund dessen eine Zielwiedergabekurve, wie sie in Abb. 14.16 zum Vergleich eingezeichnet ist. In diesem Fall bewegt sich der Verstärkungsbedarf nach Keller im Mittelfeld der gängigen Formeln.

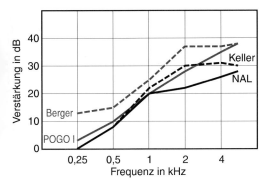

Abb. 14.**16** Frequenzabhängiger Verstärkungsbedarf („Zielfrequenzgang"), wie er sich auf der Basis des tonaudiometrischen Hörverlusts aus den Berechnungsformeln nach Berger, POGO und NAL für das Beispiel der Abb. 14.**1** ergibt. Im Vergleich dazu der prognostizierte Frequenzgang nach Keller auf der Grundlage des Isophonen-Differenzmaßes aufgetragen

Daraus darf jedoch keine allgemeingültige Relation abgeleitet werden, da das Isophonendifferenzmaß anders als die anderen Verfahren von der Lage der Unbehaglichkeitsschwelle mitbestimmt wird.

Im Sinne einer individuellen Berücksichtigung des überschwelligen Lautheitsempfindens für die Hörgeräteanpassung wurde verschiedentlich vorgeschlagen, die MCL und daraus den Verstärkungsbedarf frequenzspezifisch im Einzelfall zu ermitteln. Neben dem Verfahren, die MCL-Kontur im Freifeld mittels Rauschimpulsaudiometrie (Leitner 1978) zu messen, wurde ferner angeregt, den Pegelbereich angenehmen Hörens sowie die Unbehaglichkeitsschwelle mit einem linearverstärkenden Testhörgerät im Freifeld zu bestimmen, während gleichzeitig der aktuelle Pegel mit Hilfe eines Sondenmikrophons im Gehörgang gemessen wird (Kießling 1987 a u. b).

Dieses Verfahren der „In-situ-Audiometrie" kann mit den meisten handelsüblichen Sondenmikrophonmeßsystemen durchgeführt werden und hat den Vorzug, daß Kalibrierungsprobleme, Umrechnung von Kopfhörer- auf Hörgerätedaten und die Berücksichtigung der Hörgerätebauform sowie der Eigenschaften der Otoplastik entfallen. Wie bei allen Formen der direkten MCL-Bestimmung haben die Signalgebung und die Instruktion des Patienten erheblichen Einfluß auf das Ergebnis, was dazu geführt haben mag, daß diese Verfahren bislang noch wenig Verbreitung in der Anpaßpraxis gefunden haben.

Noch differenzierter können die individuellen überschwelligen Gehöreigenschaften durch *Kategorial-Lautheitsskalierung* berücksichtigt werden. Während zur psychoakustischen Bestimmung der Verhältnislautheit der Teststimulus mit einem Referenzschall verglichen wird, werden bei der direkten Lautheitsskalierung frequenzspezifische Reize, meist schmalbandige Rauschimpulse, pegelrandomisiert ohne Vergleichsschall dargeboten. Der Proband skaliert die empfundene Lautheit direkt anhand vorgegebener Lautheitskategorien, was entweder einstufig oder zweistufig (Grob- und Feinskalierung) erfolgen kann.

Das Prinzip der direkten Lautheitsskalierung wurde bereits in den 50er Jahren von Stevens (1956) vorgeschlagen. Später wurde es von Geller u. Margolis (1984), Knight u. Margolis (1984), Margolis (1985) sowie Pascoe (1988 b) aufgegriffen. Auch in der deutschsprachigen Literatur hat die Lautheitsskalierung unter dem Begriff „Hörfeldmessung" ihren Niederschlag gefunden (Heller 1985, Hellbrück u. Moser 1985, Moser 1987, Hellbrück 1993). Inzwischen findet die Kategorial-Lautheitsskalierung zunehmend Eingang in die Arbeit des Hörgeräte-Akustikers, da die Anpassung mehrkanaliger und nichtlinearer Hörgeräte derartige Anpaßverfahren zwingend erfordert.

Untersuchungen zur *klinischen Verwendbarkeit* der direkten Lautheitsskalierung konnten belegen (Kießling u. Mitarb. 1993, 1994), daß das Verfahren bei der Zielgruppe von Patienten, die für eine Hörgeräteversorgung in Frage kommen, mit hinreichender Zuverlässigkeit durchführbar ist. Die Abb. 14.**17** zeigt überschwellige Lautheitsverläufe für schmalbandige Rauschimpulse in Form von Pegel-Lautheitsfunktionen, wie sie sich für sensorische Hörstörungen typischerweise ergeben. Der extrapolierte Schnittpunkt der Pegel-Lautheitsfunktion mit der Pegelachse kennzeichnet die Hörschwelle für den verwendeten Schallreiz, während die Steigung die überschwellige Lautheitsentwicklung beschreibt. Bei gleicher Hörschwelle können die Pegel-Lautheitskennlinien im Einzelfall unterschiedlich steil verlaufen, was die Notwendigkeit der individuellen Lautheitsbestimmung unterstreicht.

Ähnliche Überlegungen lassen sich für alle anderen Verfahren anstellen, die eine Schätzung der individuellen Lautheitsempfindung erlauben. In diesem Zusammenhang sind insbesondere die Ableitung von akustisch evozierten Potentialen und die Regi-

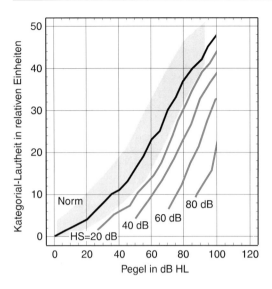

Abb. 14.17 Typische Pegel-Lautheitsfunktionen bei verschiedenen sensorischen Hörverlusten, wie sie mittels Kategorial-Lautheitsskalierung bestimmt werden. Der Normbereich ist grau unterlegt. Bei gleicher Hörschwelle (= extrapolierter Schnittpunkt mit der Pegelachse) können unterschiedliche Steigungen auftreten

strierung des Stapediusreflexes zu nennen. Unter der Annahme, daß die Antwortamplitude ein Maß für die Lautheit darstellt, ermöglichen diese Methoden eine Abschätzung des individuellen Lautheitsanstiegs. Da diese Verfahren ohne die aktive Mitarbeit des Patienten auskommen, können sie insbesondere bei Hörgeräteanpassungen im Kindesalter als *flankierende* Maßnahmen zu den subjektiven Prozeduren eingesetzt werden. Bei der Versorgung von kooperativen Patienten spielen sie bislang keine Rolle.

Mit dem Ziel der Lautheitsnormalisierung stellt sich die Aufgabe des Hörgerätes grundsätzlich so dar, daß der pathologische Pegel-Lautheitsverlauf durch adäquate Verstärkung in den Normbereich überführt oder zumindest an die Norm angenähert werden muß. Die Abb. 14.18 macht deutlich, daß die erforderliche Verstärkung für jeden Eingangspegel aus der Verschiebung (Pfeile) abgeleitet werden kann. Um den eingangspegelabhängigen Zielfrequenzgang zu ermitteln, muß dieses Prozedere für mehrere Frequenzen (z. B. 500, 1000, 2000 und 4000 Hz) angewendet werden. Da das Hörgerät im täglichen Leben nicht mit schmalbandigen, sondern mit breitbandigen Schallereignissen beschallt wird, ist bei exakter Betrachtung zudem die Lautheitsaddition von benachbarten Frequenzbändern unter Berücksichtigung von Verdeckungseffekten zu beachten (Hohmann 1993).

Quantifizierung des Versorgungserfolgs

Nachdem das erforderliche Verstärkungsverhalten des Hörgerätes in Abhängigkeit von der Frequenz und möglichst als Funktion des Eingangspegels mit einem der zuvor beschriebenen Verfahren bestimmt wurde, ist im weiteren zu prüfen, ob die Zielvorgaben von dem betreffenden Hörgerät am Ohr des Hörgeräteträgers erfüllt werden (Valente 1994).

Die verschiedenen Verfahren zur Quantifizierung des Anpassungserfolgs können synoptisch dargestellt werden, indem man sie

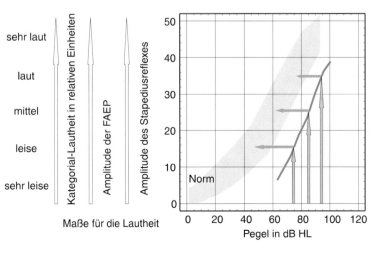

Abb. 14.18 Generalisiertes Konzept der Lautheitskompensation mittels Hörgerät. Durch adäquate, eingangspegelabhängige Verstärkung wird die pathologische Pegel-Lautheitsfunktionswirkung in den Bereich der Norm (grau unterlegt) verschoben

Abb. 14.**19** Synoptische Darstellung der Verfahren zur Anpassung und Kontrolle von Hörgeräten, geordnet entsprechend der aufsteigenden auditorischen Verarbeitung

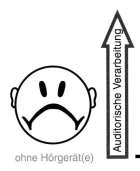

ohne Hörgerät(e)

Auditorische Verarbeitung

- subjektive Beurteilung des Versorgungserfolgs (Frageninventare zur systematischen Befragung)
- Sprachaudiometrie im Störschall
- Richtungshörtest
- Sprachaudiometrie in Ruhe
- Lautheitsskalierung
- Bestimmung von MCL und US
- Hörschwellenbestimmung (Aufblähkurve)
- Hirnstammaudiometrie (BERA)
- Stapediusreflexmessung
- Sondenmikrofonmessung
- Kupplermessung

mit Hörgerät(en)

entsprechend der auditorischen Verarbeitungsebene einordnet, auf der sie wirksam werden. Eine solche Übersicht, wie sie in Abb. 14.**19** wiedergegeben ist, vermittelt eine Vorstellung von der Bedeutung der einzelnen Verfahren für den Versorgungserfolg in der alltäglichen Hörsituation. Während sich die am Eingang des Gehörs (z. B. Sondenmikrophonmessung) bzw. peripher ansetzenden Testprozeduren (z. B. Hörschwellenbestimmung) insbesondere für analytische Zwecke eignen, sind die zentralwärts angreifenden Verfahren (z. B. Sprachaudiometrie, subjektive Beurteilung des Versorgungserfolgs) eher für eine integrale Effizienzkontrolle prädestiniert.

Dementsprechend werden die Verfahren mit analytischem Charakter bevorzugt in der ersten Phase der Hörgeräteanpassung eingesetzt, wohingegen die zentral ansetzenden Methoden im Anschluß daran eine Abschätzung des erzielten Versorgungserfolgs ermöglichen. Mängel im Gesamtergebnis veranlassen den Hörgeräte-Akustiker, auf die analytische Ebene zurückzukehren, um durch iteratives Durchlaufen einer Feinanpassungsschleife den Versorgungserfolg zu steigern. Insofern werden die in Abb. 14.**19** aufgeführten Verfahren in den beiden Anwendungsbereichen „Anpassung" und „Effizienzkontrolle" vom Hörgeräte-Akustiker in eng verflochtener Weise angewendet, während sich der HNO-Arzt bei der Abschlußuntersuchung im allgemeinen auf eine Gesamterfassung und -beurteilung des Versorgungserfolgs beschränken muß. Die Verfahren, die sich für das praktische Vorgehen als am wichtigsten erwiesen haben, sollen im folgenden behandelt werden.

Sondenmikrophonmessung

Am Eingang der auditorischen Verarbeitungskette stellt sich die Frage nach der wirksamen akustischen Verstärkung am Ohr des Hörgeräteträgers. Für die Erfassung der Hörgerätewiedergabe standen in der Vergangenheit ausschließlich Messungen an Kupplern zur Verfügung, d. h. an Ohrsimulatoren mit eingebautem Mikrophon, welche die Ohreigenschaften nur unvollkommen repräsentieren. Insbesondere kann auf diese Weise der Einfluß der individuellen Otoplastik nicht berücksichtigt werden.

Als relevanter für die Hörgeräteanpassung haben sich die Sondenmikrophonmessungen (= In-situ-Messungen) im Gehörgang erwiesen. Seit es möglich ist, Sondenmikrophone mittels Silikonschlauch an das Gehörgangsrestvolumen zwischen Otoplastik und Trommelfell anzukoppeln und damit starre Sondenmikrophone verzichtbar sind, kann die wirksame akustische Verstärkung von Hörgeräten unmittelbar vor dem Trommelfell ohne Verletzungsrisiko bestimmt werden (Ewertsen u. Mitarb. 1957, Lauridsen u. Günthersen 1981, Lauridsen u. Birk Nielsen 1981, Dalsgaard 1988, Tecca 1990, Mueller u. Mitarb. 1992, Tecca 1994). Im Frequenzbereich unterhalb 4–6 kHz vermittelt die Sondenmikrophonmessung ein zuverlässiges Bild von der Hörgerätewiedergabe. Humes u. Mitarb. (1988) konnten zudem nachweisen, daß die Meßergebnisse, die mit Sondenmikrophonmeßsystemen verschiedener Hersteller ermittelt werden, gut übereinstimmen. Mit Hilfe von Sondenmikrophonen können Frequenzgänge bei verschiedenen Eingangspegeln, Eingangs-Ausgangs-Kennlinien sowie Verzerrungsprodukte im Einzelfall gemessen

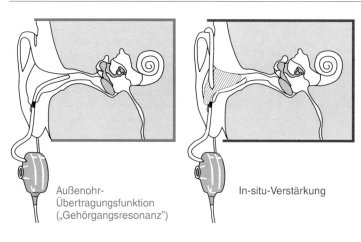

Abb. 14.**20** Messung der wirksamen akustischen Verstärkung von Hörgeräten (= insertion gain) mittels Sondenschlauchmikrophon, die sich bei Subtraktion der Außenohr-Übertragungsfunktion (= resonanzbedingte Verstärkungswirkung des offenen Gehörgangs, links) von der In-situ-Verstärkung des Hörgerätes (rechts) ergibt

Außenohr-Übertragungsfunktion („Gehörgangsresonanz")

In-situ-Verstärkung

und zur Beurteilung der Übertragungsgüte herangezogen werden.

Wie in Abb. 14.**20** (links) dargestellt ist, muß zunächst die *Außenohr-Übertragungsfunktion* (= Verstärkungswirkung des offenen Gehörgangs) zur Erfassung des unversorgten Zustands gemessen werden. Der Verlauf einer typischen Außenohr-Übertragungsfunktion ist in Abb. 14.**21** wiedergegeben. Da die Außenohr-Übertragungsfunktion von Resonanzen im äußeren Gehörgang und in der Koncha bestimmt wird, ist die Verstärkungswirkung des offenen Gehörgangs im wesentlichen von dessen Abmessungen abhängig. Insofern ist die Außenohr-Übertragungsfunktion insbe-

sondere im Kindesalter eine dynamische, wachstumsabhängige Größe.

Im Anschluß daran wird gemäß Abb. 14.**20** (rechts) mit dem Sondenmikrophon die *In-situ-Verstärkung*, d. h. der Frequenzgang des eingesetzten Hörgerätes gemessen (Abb. 14.**21**). Die *wirksame akustische Verstärkung* des Hörgerätes, die man als Nettoverstärkung bezeichnen könnte, ergibt sich aus der Pegeldifferenz des versorgten (In-situ-Verstärkung) und des unversorgten Zustands (Außenohr-Übertragungsfunktion). Auch die wirksame akustische Verstärkung ist in Abb. 14.**21** exemplarisch dargestellt. Die Substraktion der Verstärkungswirkung des unversorgten Ohres ist erforderlich, da die resonanzbedingte Verstärkungswirkung des Außenohres beim Einsetzen des Hörgerätes bzw. der Otoplastik verlorengeht.

Aufgabe des Hörgeräte-Akustikers ist es dann, durch geeignete Auswahl des Hörgerätes und durch schrittweise Feinanpassung die wirksame akustische Verstärkung an den Zielvorgabe anzupassen. In Abb. 14.**21** ist der frequenzbezogene Verstärkungsbedarf für das Beispiel aus Abb. 14.**1**, wie er sich aus der NAL-Regel berechnet, durch Punkte gekennzeichnet.

In diesem Fall ist bis 4 kHz eine gute Approximation der Wiedergabekurve an die Sollwerte gelungen. Doch darf der Wert dieses Vorgehens nicht überschätzt und die gelungene Anpassung der Wiedergabekurve an den Zielfrequenzgang nicht stillschweigend mit der Optimierung des Versorgungserfolgs gleichgesetzt werden. Denn zum einen hängt der Anpaßerfolg davon ab, inwieweit über-

Legende (Diagramm):
- ● Zielverstärkung nach NAL
- - - - Außenohr-Übertragungsfunktion
- - - - In-situ-Verstärkung
- —— wirksame akustische Verstärkung

Pegel in dB SPL / Frequenz in kHz
(0,25 — 0,5 — 1 — 2 — 4)

Abb. 14.**21** Außenohr-Übertragungsfunktion (- - - blau), In-situ-Verstärkung (- - - rot) und wirksame akustische Verstärkung (—— rot) einer Hörgeräteversorgung, die nach NAL (●) an die in Abb. 14.**1** dargestellte Hörstörung angepaßt ist

Abb. 14.**22** „Count-the-Dot"-
Audiogramm nach Pavlovic
(1991) zur Bestimmung des
Artikulationsindex (AI). Das
mittlere Langzeitspektrum von
fließender Sprache ist blau
unterlegt, und die Zahl der
Punkte bei einer bestimmten
Frequenz ist ein Maß für die
Bedeutung des betreffenden
Frequenzbands für die
Sprachverständlichkeit. Die
Anzahl der „hörbaren Punkte"
(Punkte unterhalb der Hörschwelle) dividiert durch 100
entspricht dem AI ohne bzw.
mit Hörgerät. Für das Beispiel
der Abb. 14.**1** errechnet sich
somit ein AI von 0,24 ohne
und 0,69 mit Hörgerät

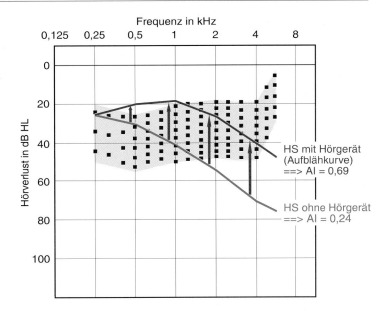

haupt zutreffende Zielvorgaben ermittelt
werden konnten, was bekanntlich mit erheblichen Unsicherheiten behaftet ist (vgl.
Abb. 14.**15**). Zum andern muß die gelungene
Approximation an einen vorgegebenen Zielfrequenzgang keineswegs zwangsläufig zu einem guten Gesamterfolg führen, da es sich
gemäß Abb. 14.**19** bei der Sondenmikrophonmessung lediglich um eine Kontrolle am Eingang des Verarbeitungssystems handelt.
Dementsprechend bleiben Einflüsse von peripheren und zentralen Verarbeitungsstörungen gänzlich unberücksichtigt.

Hörschwellenbestimmung und Lautheits-skalierung

Weniger präzise und zeitaufwendiger als die
Sondenmikrophonmessung ist die Ermittlung
der Hörgerätewiedergabe aus der Hörschwel-
lenverschiebung ohne bzw. mit angepaßtem
Hörgerät („Aufblähkurve"). Doch muß der
aus der Aufblähkurve abgeleiteten Verstärkung, die in der englischsprachigen Literatur
als „functional gain" bezeichnet wird, für die
Beurteilung der Verarbeitungsfähigkeit eine
höhere Bedeutung zugemessen werden, da
sie auf der Wahrnehmung der akustischen
Reize beruht.

Unter diesem Aspekt ist jeweils abzuwägen, welche Prioritäten gesetzt werden sollen: Zuverlässigkeit und geringer Zeitaufwand sprechen für die Sondenmikrophonmessung, die Einbeziehung der Wahrnehmung läßt die Schwellenbestimmung ohne
bzw. mit Hörgerät vorteilhaft erscheinen. Wie
von mehreren Autoren bestätigt werden
konnte (Mason u. Popelka 1986, Tecca u.
Woodford 1987, Humes u. Mitarb. 1988), korreliert die „functional gain" sehr gut mit der
wirksamen akustischen Verstärkung (insertion gain), die mittels Sondenmikrophonmeßsystem gemessen wird. Nach Humes u. Mitarb. (1988) liegt die „functional gain" systematisch, knapp unterhalb der „insertion
gain".

In Fällen, in denen eine sprachaudiometrische Untersuchung ohne bzw. mit Hörgerät
nicht durchführbar ist, muß man sich darauf
beschränken, den potentiellen Zugewinn im
Sprachverstehen anhand der wirksamen akustischen Verstärkung abzuschätzen. Dabei orientiert man sich, ähnlich wie bei der Ermittlung des Zielfrequenzgangs, an der Verlagerung des mittleren Sprachspektrums und an
der Bedeutung der einzelnen Frequenzbänder
für die Sprachverständlichkeit.

Auf diesen Überlegungen beruht die Berechnung
des Artikulationsindex (AI). Da dessen Kalkulation
nach ANSI (1969) relativ komplex ist, hat der Artikulationsindex im Rahmen der Hörgerätekontrolle

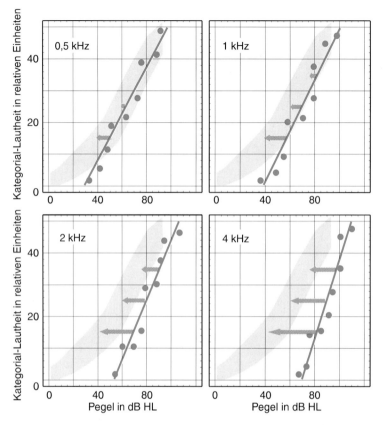

Abb. 14.**23** Normalisierung der Pegel-Lautheitsfunktionen durch geeignet angepaßte Hörgeräteverstärkung. Die „unversorgten" Pegel-Lautheitskennlinien werden in den Frequenzen 0,5, 1, 2 und 4 kHz in idealisierter Weise in den Bereich der Norm (grau unterlegt) verlagert. Durch Kategorial-Lautheitsskalierung mit angepaßtem Hörgerät kann im Einzelfall überprüft werden, inwieweit die Lautheitskorrektur gelungen ist

über viele Jahre kaum Verbreitung gefunden. Um dem abzuhelfen, wurden von verschiedenen Autoren simplifizierte Verfahren zur Ermittlung des AI entwickelt (Mueller u. Killion 1990, Pavlovic 1989, 1991). Besonders leicht zu handhaben ist die graphische Bestimmung des AI auf der Grundlage eines „Count-the-Dot"-Audiogramms (Abb. 14.**22**), das in dieser Form von Pavlovic (1991) vorgeschlagen wurde. Dazu wird ein tonaudiometrisches Formular in der Hörverlustdarstellung verwendet, in dem das mittlere Langzeitspektrum von fließender Sprache (blau) markiert ist und die Gewichtsfaktoren für die Bedeutung der Terzbänder hinsichtlich des Sprachverstehens durch entsprechende Punktdichten gekennzeichnet sind.

In Abb. 14.**22** ist in ein solches Formular die Hörschwelle aus Abb. 14.**1** sowie eine typische Aufblähkurve eingezeichnet. Der AI ergibt sich dann aus der Summe der Punkte, die unterhalb der jeweiligen Hörschwelle liegen. Da insgesamt 100 Punkte vorgesehen sind, ergeben sich je nach Lage der Hörschwelle AI-Werte zwischen 0,0 (kein Punkt unterhalb der Hörschwelle) und 1,0 (alle 100 Punkte unterhalb der Hörschwelle). In diesem Beispiel verbessert sich der AI mittels Hörgerät von

0,24 auf 0,69. So kann der potentielle Verstehensgewinn mit Hörgerät abgeschätzt werden, doch darf dieses Verfahren nicht überfordert werden, da es nichts über die zentrale Verarbeitungsfähigkeit des Hörgeräteträgers aussagt. Insofern liefert der Artikulationsindex ohne bzw. mit Hörgerät lediglich eine Schätzung für den bestmöglichen Fall.

Aussagekräftiger als die Schwellenbetrachtung ist die Skalierung der Lautheit im Restdynamikbereich. Für die Funktionskontrolle von Hörgeräten bedeutet dies die Durchführung der Skalierung mit angepaßtem Hörgerät im Schallfeld. Wie anhand von Abb. 14.18 für die Ermittlung des Verstärkungsbedarfs dargelegt wurde, dient der Vergleich der Pegel-Lautheitsfunktionen mit der Norm für Schmalband-Rauschimpulse als Beurteilungskriterium. So ist in erster Näherung eine Normalisierung der Lautheitsfunktionen anzustreben. In Abb. 14.**23** ist die erwartete Verschiebung der Kennlinien für die Frequenzen 0,5, 1, 2 und 4 kHz für das Beispiel der Abb. 14.**1** in idealisierter Form dargestellt.

Sprachaudiometrie zur Hörgerätekontrolle

Der aufsteigenden auditorischen Verarbeitung folgend stellt die sprachaudiometrische Untersuchung ohne bzw. mit Hörgerät(en) ein wesentliches Element der Quantifizierung des Versorgungserfolgs dar. Gegenwärtig wird die sprachaudiometrische Hörgeräteüberprüfung von Hörgeräte-Akustikern und HNO-Fachärzten in der Regel mit dem *Freiburger Einsilbertest* (vgl. einschlägiges Kapitel des Buches) durchgeführt.

Das Kriterium für die Erfolgsbeurteilung ist der Sprachverständlichkeitsgewinn mit Hörgerät(en), der sich aus der Verschiebung des Bereichs maximalen Sprachverstehens für den unversorgten Zustand in den Pegelbereich der Umgangssprache von etwa 65 dB (Abb. 14.24) ergibt. Erfahrungsgemäß kann mit Hörgerät(en) die erwartete Sprachverständlichkeit mit einer Abweichung von etwa ± 10 % erreicht werden. Insbesondere bei frequenzabhängigen Hörstörungen, wie z. B. bei selektiven Hochton- oder Tieftonverlusten, ist durch geeignete Frequenzkompensation mit Hörgerät(en) vielfach ein besseres Sprachverstehen erreichbar, als mit dem breitbandigen Sprachaudiometer prognostiziert wird.

Zudem soll die Sprachverständlichkeit bei einem Eingangspegel von 80 dB etwa dem Diskriminationswert bei 65 dB entsprechen, also oberhalb 65 dB nicht wesentlich ansteigen oder abfallen. Ein Anstieg der Verständlichkeit deutet auf zu geringe Verstärkung hin, wohingegen ein Diskriminationsabfall auf Mängel in der Dynamikanpassung (Begrenzung, Regelung) schließen läßt.

Einen Eindruck vom Sprachverstehen in der realen Hörsituation vermitteln sprachaudiometrische Prüfungen im *Störschall*, wie sie bisher lediglich für die Überprüfung von beidohrigen Versorgungen vorgeschrieben sind. Zur Verwirklichung einer realitätsnahen Untersuchungssituation ist dringend anzustreben, die sprachaudiometrische Hörgerätekontrolle grundsätzlich mit Sätzen unter Störschalleinfluß durchzuführen. Die Sprachaudiometrie im Störschall wurde bisher in der Regel mit sprachsimulierendem Rauschen mit einem Pegel von 60 dB vorgenommen, wobei Sprache und Störschall von vorn angeboten wurden. Inzwischen existiert eine diesbezügliche Norm (ISO 8253, Teil 3: Sprachaudiometrie), welche die Darbietung des Störschalls (60 dB) aus zwei Lautsprechern unter +45 Grad und −45 Grad vorsieht, während das Sprachsignal von vorn appliziert wird. Sofern davon abgewichen

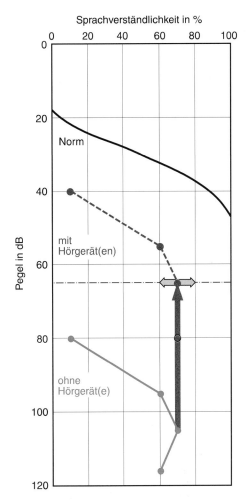

Abb. 14.**24** Verständlichkeitsgewinn durch Hörgeräteversorgung. Verschiebung der maximalen Sprachverständlichkeit ohne Hörgerät in den Pegelbereich von Umgangssprache (ca. 65 dB), ermittelt mit dem Freiburger Einsilbertest

wird, müssen die Darbietungsparameter klar spezifiziert werden.

Die Auswahl geeigneter Störschalltypen, die sich im wesentlichen bezüglich Spektrum und Modulationsgrad unterscheiden, muß in Abhängigkeit von der Fragestellung passend zum verwendeten Sprachtestmaterial erfolgen. Da verschiedene Störschalltypen für diese Zwecke entwickelt wurden, sind Vereinbarungen bezüglich deren Verwendung zu treffen, um eine Vergleichbarkeit der Untersuchungsresultate zu gewährleisten.

Im Hinblick auf eine Verbesserung der sprachaudiometrischen Untersuchungsmethoden ist die Verwendung von Sprachtestmaterialien an-

zustreben, die dem Freiburger Einsilbertest unter folgenden Aspekten überlegen sind:
➤ Realitätsnähe,
➤ phonologische Ausgewogenheit,
➤ Äquivalenz der Testlisten,
➤ Ankündigungscharakter,
➤ Beurteilung von Phonemfehlinterpretationen,
➤ Art und Qualität der Aufsprache.

So sind in den letzten Jahren Sprachtests für unterschiedliche Fragestellungen entwickelt worden, die heutigen Ansprüchen gerecht werden (Kollmeier 1992). Für die sprachaudiometrische Kontrolle des Versorgungserfolgs mit Hörgeräten kommen wegen des Realitätsbezugs in erster Linie *Satztests* in Frage. Aber auch Sprachtests mit geschlossenen Antwortmöglichkeiten *(Reimtests)* sollten in Einzelfällen herangezogen werden, wenn es um die Aufdeckung von typischen Phonemverwechslungen geht.

Subjektive Beurteilung durch den Hörgeräteträger

Schließlich stellt die Befragung des Hörgeräteträgers nach dem subjektiven Höreindruck das letzte Element zur quantitativen Erfassung des Versorgungserfolgs dar. Die Ergebnisse einer solchen Evaluierung spiegeln den persönlichen Hörkomfort und das subjektive Kommunikationsvermögen in der alltäglichen Hörsituation wieder. Erfahrungsgemäß werden auf diese Weise zusätzliche, wichtige Qualitätsfaktoren erfaßt, die mit sprachaudiometrischen Verfahren nicht zugänglich sind. Insofern ist die subjektive Erfassung des Hörerfolgs als unverzichtbarer Bestandteil einer jeden Hörgeräteanpassung anzusehen.

Leider wird die subjektive Quantifizierung des Versorgungserfolgs vielfach vernachlässigt, obwohl deren Notwendigkeit und Bedeutung klar auf der Hand liegt. Erfahrungsgemäß korrelieren die Ergebnisse der meßtechnischen und audiometrischen Verfahren in der ersten Anpaßsitzung und insbesondere bei Nachversorgungen nicht zwangsläufig mit dem subjektiven Versorgungserfolg. Infolgedessen wird die objektiv beste Anpassung in dieser Phase vom Hörgeräteträger nicht immer bevorzugt. Diese häufig beobachtete Diskrepanz ist das Resultat einer jahrelangen Hörentwöhnung, der durch eine systematische, schrittweise Feinanpassung der Hörgeräte entgegengewirkt werden muß.

▬▬ Praktisches Vorgehen zur Hörgeräteanpassung

Bei Erwachsenen

Ein allgemein anerkanntes, einheitliches Vorgehen zur Anpassung von Hörgeräten existiert derzeit nicht. Trotzdem können Empfehlungen bezüglich des praktischen Vorgehens gegeben werden, wie es sich unter dem Aspekt der Praktikabilität und der Validität in der Praxis als zweckmäßig erwiesen hat. So kann für die näherungsweise Bestimmung der Zielvorgaben bezüglich Verstärkung, Frequenzgang und ggf. maximalem Ausgangsschalldruckpegel eine der Berechnungsvorschriften von S. 214 verwendet werden.

Bezüglich des prognostizierten Frequenzgangs sind die Abweichungen der einzelnen Berechnungsformeln zwar erheblich (vgl. Abb. 14.**16**), doch liegt die Streuung in der Größenordnung der individuellen Abweichung vom prognostizierten Verlauf, so daß es eigentlich unerheblich ist, welche Formel als Ausgangsbasis für die Feinanpassung gewählt wird. Da die NAL-Formel (National Acoustics Laboratories) erfahrungsgemäß der vom Patienten bevorzugten Verstärkung in der alltäglichen Hörsituation am nächsten kommt, liegt es nahe, den Frequenzgang nach NAL als erste Näherung zu verwenden.

Auf dieser Grundlage erfolgt unter Berücksichtigung der individuellen Anforderungen des Schwerhörigen eine Vorauswahl von mindestens drei verschiedenen Hörgerätetypen, die geeignet erscheinen. Diese werden im weiteren Verlauf einer vergleichenden Anpassung bezüglich Frequenzgang und Dynamikverhalten unterzogen. Inwieweit mit den vorausgewählten Hörgeräten die Zielvorstellungen erreicht werden, sollte möglichst mit Hilfe eines Sondenmikrophonmeßsystems verifiziert werden. Deutliche Abweichungen sind durch
➤ Austausch der Hörgerätetypen,
➤ Feinanpassung mittels Steller oder Programmiereinheit,
➤ Modifikationen an der Schallführung,
➤ Modifikationen an der Otoplastik

zu korrigieren. Eine akribische Feinanpassung ist zu diesem Zeitpunkt überflüssig, da die Zielvorgaben lediglich orientierenden Charakter haben.

Zur Überprüfung des Dynamikverhaltens eignet sich in besonderer Weise die Lautheitsskalierung mit angepaßtem Hörgerät. Mit Hilfe schmalbandiger Rauschimpulse, z. B. bei 0,5, 1, 2 und 4 kHz, ist der Verlauf der frequenzbezogenen Pegel-Lautheitsfunktionen zu überprüfen und erforderlichenfalls zu korrigieren. Durch Korrekturen an der Wiedergabekurve im linearen Verstärkungsbereich ist eine weitgehende Normalisierung der Lautheitskennlinien im mittleren Pegelbereich anzustreben. Bei höheren Pegeln kann dies durch Anpassung der verfügbaren Regel- und Begrenzungssysteme realisiert werden.

Beim gegenwärtigen Stand der Hörgeräteentwicklung müssen im Einzelfall suboptimale Verläufe der Pegel-Lautheitskennlinien akzeptiert werden. Im Tieftonbereich um 0,5 kHz sollten um 10–15 dB geringere Verstärkungen vorgesehen werden, als zur Normalisierung des Lautheitseindrucks nötig wären, um unerwünschte Effekte der Aufwärtsverdeckung zu vermeiden. Es ist anzuraten, ergänzend dazu die Lautheitsskalierung mit einem sprachsimulierenden Rauschen durchzuführen, um die adäquate Verarbeitung von breitbandigen Schallereignissen sicherzustellen.

Daran schließt sich eine *vergleichende Überprüfung des Versorgungserfolgs* mit den individuell angepaßten Vergleichshörgeräten an. Dieser Prozeß stützt sich sowohl auf *sprachaudiometrische Untersuchungen* mit angepaßten Hörgeräten als auch auf die subjektive Beurteilung durch den Hörgeräteträger. Die sprachaudiometrische Kontrolle wird gegenwärtig mit Hilfe des Freiburger Einsilbertests bei Eingangspegeln von 65 und 80 dB durchgeführt. Die Kriterien, die zur Beurteilung der sprachaudiometrischen Befunde heranzuziehen sind, wurden bereits dargelegt. Grundsätzlich sollte die sprachaudiometrische Hörgerätekontrolle im Störschall (60 dB) durchgeführt werden.

Besondere Bedeutung kommt der *subjektiven Evaluierung des Versorgungserfolgs* zu, die eng verflochten mit der vergleichenden Hörgeräteanpassung vorgenommen wird und die die Auswahl der Geräte und deren Feinanpassung unterstützt. Insofern hat die ständige Kontrolle der subjektiven Bewertung begleitenden Charakter. Die Grundanpassung wird mit einem ausführlichen Abschluß-

gespräch zur Dokumentation des vorläufigen Versorgungserfolgs abgeschlossen. Dessen Ergebnisse sollten im Sinne der Vollständigkeit anhand eines Formblatts protokolliert werden. Flankierend dazu kann eine systematische Befragung unter Verwendung eines Frageninventars bezüglich des Kommunikationsvermögens im Alltag durchgeführt werden (von Wedel u. Mitarb. 1983, Holube u. Kollmeier 1994).

Es wurde bereits auf die *Hörentwöhnung* und die daraus resultierenden Diskrepanzen zwischen sprachaudiometrischen und subjektivem Versorgungserfolg hingewiesen. Im Sinne einer Wiedergewöhnung müssen deshalb anfänglich Kompromisse eingegangen werden, um zunächst eine initiale Akzeptanz der Hörgeräte zu erreichen. Durch eine *gleitende Nachanpassung* in den ersten Wochen und Monaten kann in den meisten Fällen der objektiv beste Versorgungserfolg mit dem Erreichen höchster Akzeptanz in Einklang gebracht werden. Ein typisches Beispiel dafür sind Hochtonhörverluste, die zu einer Hörentwöhnung in dem betreffenden Frequenzbereich geführt haben. In solchen Fällen, kann die Hörstörung im Hochtonbereich meist nicht ab initio komplett kompensiert werden, da die Verstärkung der hochfrequenten Schallanteile vom Hörgeräteträger als störend empfunden wird. Eine schrittweise Anhebung der Verstärkung im Hochtonbereich hat sich als ein probates Vorgehen zur Lösung dieses Konfliktes erwiesen.

Damit wird deutlich, daß die *Hörgeräteanpassung ein dynamischer Prozeß* ist, der individuell geplant und gesteuert werden muß, um die Kommunikationsfähigkeit soweit als möglich zu normalisieren und zudem sicherzustellen, daß die Hörgerätewiedergabe vom Benutzer akzeptiert wird. Wird die Optimierung der *Sprachverständlichkeit* zu einseitig zu Lasten des *subjektiven Hörgeschmacks* betrieben, läuft man Gefahr, daß die Hörgeräte abgelehnt und nicht getragen werden.

Im Kindesalter

Der Ablauf von Hörgeräteanpassungen im Kindesalter orientiert sich an ähnlichen Anpaßstrategien, wie sie bei Erwachsenen angewendet werden, doch sind vielfältige kinderspezifische Besonderheiten zu beachten. So können die hier beschriebenen Verfahren

selbstverständlich nur in dem Umfang eingesetzt werden, wie sie entsprechend dem Alter
und dem Kooperationsvermögen des Kindes
durchführbar sind. Die Hör- und Unbehaglichkeitsschwellen sind, wenn möglich, mit
pädaudiologischen Verfahren auf der Basis
von Verhaltensbeobachtungen zu bestimmen
(Löwe u. Hildmann 1994). Bedarfsweise müssen Hirnstammaudiometrie, Stapediusreflexmessung und die Registrierung otoakustischer
Emissionen hinzugezogen werden (vgl. ein-
schlägige Kapitel des Buches und S. 216). Bei
der Auswahl der Hörgeräte sind die altersspezifischen Anforderungen bezüglich der Abmessungen und der Ausstattung der Geräte
(vgl. S. 212) zu beachten. Zum Anschluß von
zusätzlichen   Kommunikationshilfen   sind
grundsätzlich Hörgeräte mit Audio-Eingang
vorzusehen. In Zweifelsfällen muß zumindest
deren Nachrüstbarkeit gewährleistet sein.

Die Zielvorgaben hinsichtlich des Frequenzgangs, der Verstärkung und des maximalen Ausgangsschalldruckpegels sollten
wenn immer möglich am Ohr des Kindes mittels Sondenmikrophonmeßsystem verifiziert
werden. Die besondere Notwendigkeit dafür
ergibt sich aus den kleinen, individuell sehr
unterschiedlichen Gehörgangsvolumina der
Kinder. Infolgedessen können die Verstärkung
und der Ausgangspegel um 10–20 dB über
den am 2-cm³-Kuppler („künstliches Ohr") gemessenen Werten liegen. Ferner treten wachs-
tumsbedingte Veränderung der Gehörgangs-
geometrie auf, denen durch Nachanpassung
der Hörgeräte und otoplastische Modifikationen Rechnung getragen werden muß.

Wenn sich die Sondenmikrophonmessung wegen mangelnder Kooperation oder
der Abwehr eines Kindes schwierig gestaltet,
müssen erforderlichenfalls mehrere Sitzungen anberaumt werden, um zumindest eine
orientierende Messung der wirksamen akustischen Verstärkung und des maximalen Ausgangspegels zu ermöglichen. Sollte auch das
undurchführbar sein, muß man sich vorübergehend auf Messungen an einem Kinder-
kuppler beschränken, der ein kindertypisches
Gehörgangsvolumen simuliert und insofern
das tatsächliche Verstärkungsverhalten des
Hörgerätes am Ohr des Kindes besser widerspiegelt als der Normkuppler, der mit 2 cm³
ein deutlich zu großes Volumen aufweist.

Auch wenn die Aufblähkurve keine
Hinweise auf die überschwellige Lautheits-

entwicklung liefert, so stellt sie im Rahmen
der Kinderversorgung doch ein wichtiges Kriterium für die Beurteilung der subjektiv
wahrgenommenen Verstärkungswirkung dar.
So äußert sich eine adäquate frequenzbezogene Hörgeräteverstärkung in der Relativdarstellung durch eine möglichst flach verlaufende Aufblähkurve, die einen möglichst großen
Anteil des mittleren Langzeitsprachspek-
trums hörbar macht (vgl. Abb. 14.22). Sofern
es Hinweise auf ein Rekruitment gibt, darf eine geringere Verschiebung, als sie sich aus der
formelmäßigen Berechnung ergibt, als ange-
messen angesehen werden. Bei Schalleitungs-
beteiligungen muß dagegen tendenziell höher
verstärkt werden. In dieser Phase ist eine eng-
maschige Kontrolle unter Einbeziehung der
Beobachtungen von Eltern und Pädagogen erforderlich, um eine schrittweise Annäherung
an die günstigste Verstärkungseinstellung zu
erreichen.

Die Strategien zur Begrenzungseinstel-
lung werden seit geraumer Zeit kontrovers
diskutiert. So muß man sich bei der Wahl des
maximalen Ausgangsschalldruckpegels der
Tatsache bewußt sein, daß die Idealeinstel-
lung einen Kompromiß zwischen ausreichender Beschallung einerseits und Schädigungsrisiko andererseits darstellt (Kollar u. Mitarb.
1992). Eine Abweichung in eine der beiden
Richtungen kann fatale Folgen haben. Ange-
sichts der eingeschränkten Zuverlässigkeit
der Entscheidungskriterien wird die Schwie-
rigkeit dieser Gratwanderung besonders
deutlich. Um das Schädigungsrisiko für das
Innenohr gering zu halten, ist bei Kindern mit
guten Hörresten grundsätzlich eine initiale
Begrenzung des Ausgangspegels auf 125 dB
am Ohr des Kindes anzuraten. Sofern die Reaktionen des Kindes zu schwach ausfallen
und die Sprachentwicklung bei adäquater
Förderung nicht im gewünschten Maße einsetzt, kann die Begrenzung unter sorgfältiger
Kontrolle in 3- bis 5-dB-Schritten erhöht werden, bis sich die erwarteten Reaktionen einstellen. Bei resthörigen Kindern scheint es dagegen nach heutigem Erkenntnissstand zuläs-
sig, effektive Ausgangspegel von mehr als
130 dB zuzulassen. Andernfalls bleiben diese
Kinder in ihrer Entwicklung hinter ihren
Möglichkeiten zurück.

Mit zunehmendem Alter können die
Hör- und Unbehaglichkeitsschwellen ohne
und mit Hörgeräten zuverlässiger bestimmt

werden, so daß die Nachanpassung auf einer sicheren Basis erfolgen kann. Im Kindergarten- und Vorschulalter kann abhängig vom Entwicklungsstand und Hörverlust der Kinder die Sprachaudiometrie zu Kontrollzwecken herangezogen werden. In der Regel wird dazu der *Mainzer Kindersprachtest* (vgl. einschlägiges Kapitel des Buches) verwendet, der bekanntlich Sprachtestmaterial mit unterschiedlichen Schwierigkeitsgraden bietet, so daß eine altersgerechte Auswahl getroffen werden kann. Anders als bei Erwachsenen gibt es im Kindesalter keine Absolutkriterien, an denen der Versorgungserfolg zu messen ist, da die Sprachentwicklung im Einzelfall sehr unterschiedlich verlaufen kann, zumal dieser Prozeß häufig von Zusatzbehinderungen überlagert wird. Somit beschränkt sich die sprachaudiometrische Hörgeräteüberprüfung bei Kindern auf den Vergleich verschiedener Hörgeräte mit dem unversorgten Zustand und auf Verlaufskontrollen, ohne daß ein fester Bezug zu Normkriterien hergestellt werden kann.

An die Stelle der Beurteilung des Versorgungserfolgs durch den Hörgeräteträger tritt bei Kleinkindern die Verhaltensbeobachtung, die im Rahmen engmaschiger Kontrolluntersuchungen auszuwerten sind. Dieser subjektive Faktor verdient höchste Aufmerksamkeit, da er den Verlauf einer Hörgeräteversorgung im Kindesalter in hohem Maße mitbestimmt. Die Hörgeräteanpassung bei Kleinkindern stellt sich also als ein Prozeß dar, der auf einer begrenzten Datenbasis bei eingeschränkter Zuverlässigkeit der Befunde ablaufen muß, der andererseits aber keinen Aufschub erlaubt, da die Kinder nur bei frühzeitiger Versorgung adäquat gefördert werden können.

Indikation und organisatorischer Ablauf

Die Indikation für die Versorgung mit Hörgeräten gründet sich nach heutigem Erkenntnisstand im wesentlichen auf

➤ das Ausmaß der subjektiv empfundenen Kommunikationsstörung,
➤ den tonaudiometrischen Hörverlust,
➤ das Einsilberverstehen ohne Hörgerät(e).

Das erstgenannte Kriterium mag trivial erscheinen, doch ist ein hinreichender An-

spruch des Schwerhörigen an sein Gehör und damit verbunden die Bereitschaft, Hörgeräte konsequent zu tragen, eine elementare Voraussetzung für den Erfolg einer Hörgeräteversorgung.

Sofern der Hörgerätekandidat in der Lage ist, einen Sprachtest zu absolvieren, sollte sich die Hörgeräteindikation erstrangig an der Sprachverständlichkeit ohne Hörgerät orientieren. Werden bei 65 dB Einsilber über Kopfhörer ohne Störschall zu 80 % oder weniger verstanden, so kann eine Hörgeräteversorgung angezeigt sein. Falls eine sprachaudiometrische Untersuchung nicht möglich ist (Kleinkinder, Behinderte, Ausländer), muß die Indikationsstellung auf der Basis des tonaudiometrischen Hörverlusts erfolgen. Und zwar ist eine Versorgung mit Hörgeräten in der Regel dann indiziert, wenn im Frequenzbereich 500–3000 Hz der Hörverlust 30 dB übersteigt. Bei Hörstörungen unterhalb dieser Kriterien werden Hörgeräte vom Schwerhörigen selten akzeptiert und somit ist in solchen Fällen der Mißerfolg meist vorgezeichnet. Da die verfügbaren Untersuchungsverfahren einem gewissen Wandel unterworfen sind, ist jedoch davon auszugehen, daß sich auch die Formulierung der Indikationskriterien wandeln werden.

Die Versorgung von Schwerhörigen mit Hörgeräten geschieht in den deutschsprachigen Ländern im Zusammenwirken von Hals-Nasen-Ohren-Ärzten und Hörgeräte-Akustikern. Dieses Versorgungsmodell sieht eine Aufgabenteilung zwischen beiden Berufsgruppen vor. So liegen die otologische und audiologische Diagnostik sowie die darauf basierende Indikationsstellung für die Hörgeräteversorgung in den Händen von niedergelassenen HNO-Ärzten oder Fachkliniken. Bei der Versorgung von Kindern werden abweichende Vorgehensweisen praktiziert, indem pädaudiologische und pädagogische Institutionen in den Versorgungsgang einbezogen werden.

Die Verordnung der Hörgeräte erfolgt durch den behandelnden HNO-Facharzt unter Verwendung eines Formblatts, in das die indikationsrelevanten Befunde der Ton-, Sprach- und ggf. Impedanzaudiometrie eingetragen werden. Die Hörgeräteverordnung in der kassenärztlichen Versorgung ist in den „Heil- und Hilfsmittelrichtlinien" geregelt. Nach Indikationsstellung und Verordnung durch den HNO-Arzt nimmt der Hörgeräte-Akustiker die Anpassung der Hörgeräte vor, wozu mehrere Sitzungen erforderlich sind. Neben der individuellen Anpassung der Hörgeräte an die Hörstörung gehören die Einweisung des Hörgeräteträgers in die Benutzung der Geräte, Nachbetreuung, Beratung hinsichtlich zusätzlicher Kommunikationshilfen, Service- und Reparaturleistungen zu den Aufgaben des Hörgeräte-Akustikerhandwerks. In den Tätigkeitsbereich des Hörgeräte-Akustikers fällt somit auch die Ohrabdrucknahme und die Ausführung von Modifikationen an der Otoplastik bzw. der Hohlschale. Die Anfertigung der Otoplastik bzw. der Ohrschale nimmt entweder der Hörgeräte-Akustiker selbst oder ein beauftragtes otoplastisches Labor vor.

Im Anschluß an die Hörgeräteanpassung durch den Hörgeräte-Akustiker überzeugt sich der verordnende HNO-Arzt davon, daß mit den angepaßten Hörgeräten eine ausreichende Verbesserung des Kommunikationsvermögens erzielt wird und daß die Hörhilfe zweckmäßig ist. Diese Abschlußuntersuchung stützt sich auf die sprachaudiometrischen Untersuchungen mit Hörgeräten (vgl. S. 221) sowie auf den persönlichen Eindruck des Arztes vom Versorgungserfolg und der Fähigkeit des Patienten, die Hörgeräte zu handhaben. Das beratende Abschlußgespräch sollte auch dazu genutzt werden, dem Hörgeräteträger eine möglichst regelmäßige Trageweise der Hörgeräte zu empfehlen, um die Gewöhnung an deren Klang in den unterschiedlichen akustischen Situationen des täglichen Lebens zu fördern. In dieser Phase ist die aktive Mitwirkung des Patienten gefordert, der sich nicht darauf beschränken darf, passiv den Erfolg der Hörgeräteversorgung abzuwarten. Sofern latente Ressentiments gegenüber der Hörgeräteversorgung erkennbar sind, müssen diese durch individuelle Beratung abgebaut werden, da eine unterschwellige Ablehnung den Gewöhnungs- und Rehabilitationsprozeß erheblich behindert.

Während die weitere Betreuung des Hörgeräteträgers durch den HNO-Facharzt und den Hörgeräte-Akustiker geregelt und gesichert ist, tut sich bezüglich rehabilitativer Maßnahmen eine Lücke auf, die es zu schließen gilt. Zwar dürfen die Förderangebote der pädaudiologischen Beratungsstellen, der Schulen für Hörgeschädigte und anderer pädagogischen Einrichtungen im allgemeinen als ausreichend angesehen werden, doch werden erwachsenen Hörgeräteträgern nur vereinzelt Rehabilitationsmaßnahmen angeboten. Insbesondere existieren in Deutschland keinerlei institutionalisierte Rehabilitationsprogramme, die jedem neuversorgten Hörgeräteträger routinemäßig offeriert werden könnten. Auf diesem Gebiet besteht Nachholbedarf, denn es ist einsichtig, daß die Versorgung mit individuell angepaßten Hörgeräten lediglich den ersten erforderlichen Schritt zur Kommunikationsverbesserung und Integration des Patienten darstellt, der ohne begleitende Rehabilitationsmaßnahmen vielfach ein nur suboptimales Ergebnis zur Folge haben muß.

Literatur

American National Standards Institute (ANSI S 3.5-1969): American National Standard Methods for the Calculation of the Articulation Index. ANSI, New York 1969

Berger, K. W., E. N. Hagberg, R. L. Rane: Prescription of Hearing Aids: Rationale, Procedure and Results, 5th ed. Herald Publishing House Kent, Ohio 1989

de Boer, B.: Übertragungseigenschaften von Hörhilfen aus der vorelektronischen Zeit. Audiol. Akust. 23 (1984) 34–55

Byrne, D., H. Dillon: The National Acoustic Laboratories' (NAL) new procedure for selecting the gain and frequency response of a hearing aid. Ear and Hear. 7 (1986) 257–265

Dalsgaard, S. C.: The theory behind insertion gain measurement. In Jensen, J. H.: Hearing Aid Fitting. Theoretical and Practical Views. 13th Danavox Symposium. Danavox, Copenhagen 1988 (pp. 13–25)

Ewertsen, H. W., J. B. Ipsen, S. Scott Nielsen: On acoustical characteristics of the earmould. Acta Otolaryngol. 47 (1957) 312–317

Geers, V. J., F. Keller, A. Löwe, P. Plath: Technische Hilfe bei der Rehabilitation Hörgeschädigter. Springer, Berlin 1980

Geller, D., R. H. Margolis: Magnitude estimation of loudness I: application to hearing aid selection. J. Speech Res. 27 (1984) 20–27

Güttner, W.: Hörgerätetechnik. Thieme, Stuttgart 1978

Hellbrück, J., L. M. Moser: Hörgeräte-Audiometrie: Ein computerunterstütztes psychologisches Verfahren zur Hörgeräteanpassung. Psychol. Beitr. 27 (1985) 494–508

Hellbrück, J.: Hören – Physiologie, Psychologie und Pathologie. Hogrefe, Göttingen 1993

Heller, O.: Hörfeldaudiometrie mit dem Verfahren der Kategorienunterteilung (KU). Psychol. Beitr. 26 (1985) 478–493

Hohmann, V.: Dynamikkompression für Hörgeräte – Psychoakustische Grundlagen und Algorithmen. Dissertation Göttingen 1993

Holube, I., B. Kollmeier: Modifikation eines Fragebogens zur Erfassung des subjektiven Hörvermögens und dessen Beziehung zur Sprachverständlichkeit in Ruhe und unter Störgeräuschen. Audiol. Akust. 33 (1994) Nr. 4, 22–35

Humes, L. E., N. M. Hipskind, M. G. Block: Insertion gain measured with three probe tube systems. Ear and Hear. 9 (1988) 108–112

Jensen, J. H.: Theoretical and Practical Views, 13th Danavox Symposium. Danavox, Copenhagen 1988

Keller, F.: Akustische Eigenschaften des Ohrpaßstückes. FDH-Forschungsauftrag Nr. 3, Fachverband Deutscher Hörgeräte-Akustiker, Dortmund 1982

Keller, F.: Der Löwensprung bei der Hörgeräteanpassung. Hörakustik (1988) H. 11: 4–11, H. 12: 28–33

Kießling, J.: In situ-kontrollierte MCL-Bestimmung zur frequenzselektiven Verstärkungsanpassung von Hörgeräten. Audiol. Akust. 26 (1987 a) 104–113

Kießling, J.: In situ audiometry (ISA): A new frontier in hearing aid selection. Hear. Instr. 38 (1987 b) No. 1, 28–29

Kießling, J., T. Steffens, I. Wagner: Untersuchungen zur praktischen Anwendbarkeit der Lautheitsskalierung. Audiol. Akust. 32 (1993) 100–115

Kießling, J., M. Schubert, I. Wagner: Lautheitsskalierung – Ein Verfahren zum quantitativen Recruitmentnachweis. HNO 42 (1994) 350–357

Knight, K. K., R. H. Margolis: Magnitude estimation of loudness II: loudness perception in presbyacusis listeners. J. Speech Res. 27 (1984) 28–32

Kollar, A., W. Bleisch, W. Arnold, A. Mathis: Zur Frage der Progredienz der sensorineuralen Schwerhörigkeit bei Kindern. Otorhinolaryngol. Nova 2 (1992) 289–293

Kollmeier, B.: Moderne Verfahren der Sprachaudiometrie. Median, Heidelberg 1992

Kollmeier, B., J. Peissig, V. Hohmann: Binaural noise-reduction hearing aid scheme with real-time processing in the frequency domain. Scand. Audiol. Suppl. 38 (1993) 28–38

Laszig, R.: Kommunikationshilfen für Schwerhörige. Kind-Hörgeräte, Schriftenreihe für den HNO-Arzt, Burgwedel 1990

Lauridsen, O., C. Günthersen: New probe microphone for investigating the acoustics of the ear. J. Acoust. Soc. Amer. 69 (1981) 1496–1498

Lauridsen, O., H. Birk Nielsen: A new computerized method for hearing aid fitting based on measurements at the ear drum. Scand. Audiol. 10 (1981) 109–113

Leijon, A.: Optimization of Hearing-Aid Gain and Frequency Response for Cochlear Hearing Losses. Technical Report No. 189, Chalmers University of Technology, Göteborg 1989

Leitner, H.: Konzept eines Meßplatzes für die Anpaßaudiometrie. Vortrag auf dem 23. Hörgeräte-Akustiker-Kongreß, Travemünde 1978

Libby, E. R.: The $^1/_3$–$^2/_3$ insertion gain hearing aid selection guide. Hear. Instr. 37 (1986) No. 3, 27–28

Löwe, A., A. Hildmann: Hörmessungen bei Kindern, 3. Aufl. Schindele 1994

Margolis, R. H.: Magnitude estimation of loudness III: performance of selected hearing aid users. J. Speech Res. 28 (1985) 411–420

Markides, A.: Binaural Hearing Aids. Academic Press, London 1977

Mason, D., G. R. Popelka: Comparison of hearing aid gain using functional, coupler and probe-tube measurements. J. Speech Res. 29 (1986) 218–226

McCandless, G. A., P. E. Lyregaard: Prescription of gain/output (POGO) for hearing aids. Hear. Instr. 34 (1983) No. 1, 16–21

Moser, L. M.: Das Würzburger Hörfeld, ein Test für prothetische Audiometrie. HNO 35 (1987) 318–321

Mueller, H. G., M. C. Killion: An easy method for calculating the articulation index. Hear. J. 43 (1990) No. 9, 14–17

Mueller, H. G., D. B. Hawkins, J. L. Northern: Probe Microphone Measurements – Hearing Aid Selection and Assessment. Singular, San Diego 1992

Pascoe, D. P.: Functional gain measurements. In Jensen, J. H.: Hearing Aid Fitting. Theoretical and Practical Views, 13th Danavox Symposium, Danavox, Copenhagen 1988 a (pp. 53–65)

Pascoe, D. P.: Clinical measurements of the auditory dynamic range and their relation to the formulas for hearing aid gain. In Jensen, J. H.: Hearing Aid Fitting. Theoretical and Practical Views, 13th Danavox Symposium, Danavox, Copenhagen 1988 b (pp. 129–151)

Pavlovic, C. V.: Speech spectrum considerations and speech intelligibility predictions in hearing aid evaluations. J. Speech Disord. 54 (1989) 3–8

Pavlovic, C. V.: Speech recognition and five articulation indexes. Hear. Instr. 42 (1991) No. 9, 20–23

Peissig, J.: Binaurale Hörgerätestrategien in komplexen Störschallsituationen. Dissertation, Göttingen 1992

Sandlin, R. E.: Handbook of Hearing Aid Amplification. Vol. I: Theoretical and Technical Considerations. College-Hill, Boston 1988

Sandlin, R. E.: Handbook of Hearing Aid Amplification. Vol. II: Clinical Considerations and Fitting Practices. College-Hill, Boston 1990

Skinner, M. W., D. P. Pascoe, J. D. Miller, G. R. Popelka: Measurements to determine the optimal placement of speech energy within the listener's auditory area. A basis for selecting amplification characteristics. In Studebaker, G. A., F. H. Bess: The Vanderbilt Hearing Aid Report. Monographs in Contemporary Audiology. Associated Hearing Instruments, Upper Darby 1982 (pp. 161–169)

Stevens, S. S.: The direct estimation of sensory magnitude – loudness. Amer. J. Psychol. 69 (1956) 1–25

Studebaker, G. A., F. H. Bess: The Vanderbilt Hearing Aid Report. Monographs in Contemporary Audiology. Associated Hearing Instruments, Upper Darby 1982

Tecca, J. E., C. M. Woodford: A comparison of functional gain and insertion gain in clinical practice. Hear. J. 40 (1987) No. 6, 23–26

Tecca, J. E.: Clinical application of real-ear probe tube measurement. In Sandlin, R. E.: Handbook of Hearing Aid Amplification, Vol. II. College-Hill, Boston 1990 (pp. 225–255)

Tecca, J. E.: Use of real-ear measurements to verify hearing aid fittings. In Valente, M.: Strategies for Selecting and Verifying Hearing Aid Fittings. Thieme, New York 1994 (pp. 88–107)

Valente, M.: Strategies for Selecting and Verifying Hearing Aid Fittings. Thieme, New York 1994

Voogdt, U.: Otoplastik – Die individuelle Otoplastik zur Hörgeräteversorgung und als persönlicher Gehörschutz im Lärm. Wissenschaftl. Fachbuchreihe der Akademie für Hörgeräte-Akustik, Bd. 2. Median, Heidelberg 1993

Wedel, H. von, M. Böttinger, W. Tegtmeier: Der „Social Hearing Handicap Index" (SHHI) zur Erfassung und Bewertung des sozialen Hörvermögens. Audio-Technik 33 (1983) 15–22

15. Zentrale Hördiagnostik

E. Lehnhardt

▰▰ Relevante Tests

Störungen der zentralen Hörbahnen sind in solche zu unterteilen, die im Hirnstamm bis herauf zum unteren Vierhügel lokalisiert sind, und solche, die die rindennahen Anteile betreffen. Diese kortikalen Hörstörungen unterscheiden sich von denen der mittleren Neurone, die konventionell-audiometrisch den peripher-neuralen ähneln.

Eine umfassende Übersicht über die Testmethoden zentraler Hörstörungen fand sich bei Arnold (1951). Später haben Greiner u. Conraux (1966) alle derzeitigen audiometrischen Untersuchungsmethoden zusammenfassend dargestellt und jüngst Schorn u. Stecker (1994). Die meisten der dort wiedergegebenen Tests haben für die praktische Audiometrie keine Relevanz. Dem einzelnen Untersucher mangelt es an ausreichender Erfahrung im Umgang mit den jeweiligen Verfahren, zumal sie selbst in der Klinik relativ selten angezeigt sind. Hier seien vornehmlich die Methoden geschildert, die im audiometrischen Alltag verwendet werden und die auch für die Diagnostik zentraler Hörstörungen von Nutzen sein können (Lehnhardt u. Mitarb. 1982). Sie betreffen das Tongehör nur insoweit, als sie auf den Schwellenschwund und das Richtungshören ausgerichtet sind; tonaudiometrische *Hörverluste* allein sind für die Annahme der zentralen Genese einer Schwerhörigkeit nicht zu verwenden. Möglichkeiten *zentraler* Hördiagnostik finden sich außerdem im Kapitel 17 „ERA" aufgezeigt.

Stapediusreflex

Das Ausbleiben der reflektorischen Impedanzänderung ist ein sehr frühes Zeichen neuraler Funktionsstörungen (vgl. Kapitel 10) – allerdings nur soweit sie die peripheren zwei oder drei Neurone betreffen. Sobald die Läsion zentral der akustikofazialen Verschaltungen gelegen ist, bleibt der Reflex unberührt. Damit gibt die Registrierung der reflektorischen Impedanzänderung eine verläßliche Möglichkeit zentraler Topodiagnostik: Prozesse zentral des oberen Olivenkomplexes imponieren als neu-

rale Schwerhörigkeit mit *erhaltenem* Stapediusreflex. Da diese Konstellation – auslösbarer Stapediusreflex trotz Schwerhörigkeit – dem Metz-Rekruitment ähnelt, aber eben mit allen sonstigen Zeichen negativen Rekruitments einhergeht, könnte man sie als Pseudorekruitment nach Metz definieren (Lehnhardt 1975). Mit diesem Begriff sollte jedoch äußerst zurückhaltend umgegangen werden, um nicht eine Aggravation fälschlicherweise als zentrale Schwerhörigkeit einzustufen. Für einen organischen Prozeß spricht ggf. die Einseitigkeit der Hörstörung, und umgekehrt ist bei seitengleichen Befunden eine kritische Beurteilung angebracht.

Hörermüdung

Eine deutliche *Hörermüdung* ist offenbar nur zu beobachten bei Störungen der Nerven*leitung*, nicht dagegen bei degenerativen Veränderungen der *Ganglienzellen*. Innerhalb des Hirnstamms ist es in erster Linie die Encephalitis disseminata, die durch Entmarkung der Nervenfaser die Langzeitbelastbarkeit beeinträchtigt. Unterbrochene Töne oder Kurzzeitgeräusche können passieren, bei Dauertönen dagegen bricht, wahrscheinlich wegen des Defektes in der Myelinscheide, das Potential entlang der Faser zusammen, der eben wahrgenommene Ton wird wieder unhörbar. Insofern ist die Hörermüdung ein sicherer Hinweis auf die *neurale* Genese einer Schwerhörigkeit, jedoch ohne daß sie die Möglichkeit gäbe, lokalisatorisch innerhalb der verschiedenen Neurone zu differenzieren. Die Hörermüdung läßt sich zuverlässig erfassen mit dem frequenzkonstanten Békésy-Test oder mit dem Schwellenschwundtest (vgl. Kapitel 11).

Richtungshören

Für die komplizierte Lokalisation einer Schallquelle werden Zeit-, Intensitäts- und Klangfarbenunterschiede gewertet, die zwischen beiden Ohren auftreten, sobald der Kopf nicht genau zur Schallquelle gewendet ist. Störungen innerhalb der Hörbahn könnten deshalb relativ früh zu einer Beeinträchtigung des Ortens einer Schallquelle führen. In audiometrischen Untersuchungen beschränkt man sich entweder auf das Erkennen von Zeitdifferenzen, oder man versucht die komplexen Gegebenheiten möglichst naturgetreu nachzuahmen.

Ausschließliche *Zeitdifferenzen* ($\leq 0{,}6$ ms) zwischen beiden Ohren entstehen beispielsweise durch einseitige elektroakustische oder elektronische Verzögerung. Die so mit Tönen verschiedener Frequenz erhobenen Befunde kann man als „Richtungsband" notieren, das erkennen läßt, innerhalb welcher Zeitunterschiede – in Abhängigkeit von der Tonfrequenz – Mitteneindruck besteht. Dabei soll der Patient angeben, ab welcher Zeitdifferenz er nicht mehr Mitte, sondern rechts bzw. links empfindet (Matzker u. Ruckes 1957).

Der Hörgesunde signalisiert Mitte innerhalb zeitlicher Unterschiede von $\pm 0{,}05$ ms, das entspricht einer Abweichung von 6 Winkelgraden (unter *natürlichen* Gegebenheiten kann man eine Schallquelle auf 2 Grad genau orten, doch dann bieten sich dem Ohr nicht nur Zeit-, sondern auch Intensitäts- und Klangfarbenunterschiede).

Eine Verbreiterung oder Verlagerung des Mitteneindrucks wurde bei Läsionen des *Schläfenlappens* beobachtet – und zwar zu der dem Herd *entgegengesetzten* Seite; bei Störungen im *Stammhirn* soll das Richtungsband zur *gleichen* Seite verlagert sein. Rindenherde außerhalb des Schläfenlappens bleiben zumeist stumm.

Den natürlichen Bedingungen des Richtungshörens ähnlicher ist es, zwei Mikrophone zu benutzen, die einen unterschiedlichen Abstand von der gemeinsamen Schallquelle haben (≤ 21 cm) und die die so entstandenen Zeit- und Intensitätsdifferenzen beiden Ohren getrennt über Kopfhörer zuleiten (Christian u. Röser 1957). Unberücksichtigt bleiben auch hier die Klangfarbenunterschiede, die normalerweise durch den Schallschatten des Kopfes entstehen. Die Ergebnisse sind als pathologisch zu werten, wenn der Proband Wegdifferenzen von ≥ 2 cm nicht als Abweichung von der Mittellinie erkennt – entsprechend einer Fehlortung ebenfalls von 6 Grad (Meyer zum Gottesberge 1940).

Als möglicherweise am wenigsten aufwendige und doch naturgetreue Methode scheint sich der „Kunstkopf" zu erweisen, entweder mit unmittelbarem Übergang von beiden Mikrophonen auf die Kopfhörer des Patienten oder unter Benutzung eines Magnettonbandes, auf dem die differenten Aufnahmen beider Mikrophone getrenntspurig festgehalten werden (Baschek u. Battmer 1977). Das zuletzt genannte Verfahren würde, wenn standardisierte Bandaufnahmen zur Verfügung stünden, für die eigentliche Prüfung lediglich einen Zwei-Kanal-Tonträger verlangen.

In den Proben mit möglichst *komplexer* Nachbildung des Richtungseindrucks hat sich gezeigt, daß wieder bei Schläfenlappenprozessen Fehlortungen zur gleichen Seite und bei Stammhirnherden zur Gegenseite zu erwarten sind (Steinberg 1967). Viele Patienten mit den genannten Läsionen bleiben jedoch ohne Störung des Richtungsempfindens (Greiner u. Conraux 1966); nur *deutliche* Abweichungen von der Norm – eventuell auch entgegen der genannten Regel – dürfen als pathognomonisch gewertet werden; das *Fehlen einer Störung schließt einen zerebralen Prozeß nicht aus.*

Das Ausmaß der Fehlortung läßt eine nur geringe Altersabhängigkeit erkennen, außerdem sind die inter- und intraindividuellen Streuungen groß (Kruse 1967).

Dem am Richtungshören speziell Interessierten seien die Arbeiten von Blauert (1972, 1985) empfohlen. Das Studium dieser vielseitigen, vorwiegend theoretischen Forschungsergebnisse wäre die Voraussetzung für weitere Untersuchungen mit klinischer Fragestellung.

Zentrales Sprachverstehen

Schon früh hatte man beobachtet, daß zentrale Störungen mit einer Behinderung des Sprachverstehens einhergehen, auch wenn das Tongehör noch gut funktionierte (Siebenmann 1896). Diese Diskrepanz zwischen gutem Tongehör und schlechtem Sprachverstehen gilt erst recht für das *Sprachverstehen unter erschwerten Bedingungen*. In entsprechenden Testanordnungen versucht man, die normalerweise große Redundanz der Sprache auf ein Minimum zu reduzieren, um so an die Leistungsgrenzen der vielfach abgesicherten zentralen Hörbahnen und Schaltstellen zu gelangen.

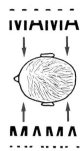
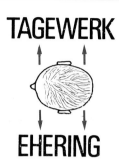
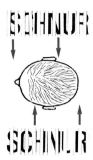

Abb. 15.**1 a–c** Schematische Darstellung des binauralen Summationstests nach Matzker, **(a)**, des dichotischen Tests nach Feldmann **(b)** sowie des alternierenden Tests nach Hennebert **(c)**

Monaural-binaural-Vergleich

Im Monaural-binaural-Vergleich (Groen u. Hellema 1960, Groen 1965) wird die Einsilberverständlichkeit zunächst monaural und anschließend in gleicher Lautstärke binaural registriert: Normalerweise verschiebt sich dabei die binaurale Verständlichkeitskurve parallel um ~ 6 dB zu geringeren Sprachschallpegeln hin. Bei Störungen der Hörbahn *zentral* der Kreuzung im oberen Olivenkomplex zeigt sich angeblich das *normale Verhalten*, während bei Schäden *peripher* davon die *binaurale Kurve steiler* verlaufe als die monaurale Kurve. Der Test eignet sich fast nur für seitengleich Schwerhörige; außerdem kann die Versteilerung der binauralen Kurve nur deutlich werden, wenn die monaurale flach verlief.

Binaural alternierende Sprache

Die *binaural alternierende Sprache* (Hennebert 1955, Bocca 1960, Calearo 1960) leitet den Bruchteil eines Wortes dem einen und den nächsten dem anderen Ohr zu (Abb. 15.**1 c**). Der Hörgesunde kann bei Wechselfrequenzen bis zu 20/s eine 100 %ige Satzverständlichkeit erreichen, selbst wenn man zusätzlich den Kopfhörer einer Seite abschaltet. Der audiometrisch-diagnostische Wert dieses Tests soll darin bestehen, daß *Hirnrindenläsionen* stumm bleiben, *Hirnstammprozesse* dagegen deutliche Verständlichkeitslücken bewirken.

Zum Test wird die anfangs hohe Wechselfrequenz schrittweise gesenkt, bis sich z. B bei 4/s ein Minimum an Verständlichkeit abzeichnet. Bleibt die Verständlichkeit unverändert erhalten, so schaltet man zusätzlich eine Seite ab und kann nun beobachten, daß Hörgesunde (oder Rindengeschädigte) weiterhin verstehen, Patienten mit Hirnstammprozessen aber versagen. Auch dieser Test gibt verläßliche Ergebnisse praktisch nur bei symmetrischem Gehör.

Binaurale Summation

Der *binaurale Summationstest* (Matzker 1960) geht von der Vorstellung aus, daß zwei *monaural* unverständliche Sprachanteile im Hirnstamm binaural interferiert werden können (vgl. Abb. 15.**1 a**). Dabei ist es letztlich gleichgültig, ob diese Unverständlichkeit des monauralen Anteils durch Verzerrung, durch Unterschwelligkeit oder durch Frequenzbeschneidung erreicht wird (Lehnhardt 1961), immer ist eine zentrale Zusammenfügung oder Ergänzung notwendig. Matzker benutzt für das eine Ohr eine Tiefpaß- (500–800 Hz), für das andere Ohr eine Hochpaßsprache (1800–2500 Hz). In der Praxis bereitet der Test manchmal Schwierigkeiten; sind die monauralen Sprachanteile einzeln wirklich unverständlich, dann gelingt es auch binaural kaum, sie zu verstehen. Selbst wenn man – durch weniger steile Filterflanken und größeren Signalrauschabstand – eine Restverständlichkeit beläßt, fallen die Ergebnisse wenig eindeutig aus; außerdem werden sie wesentlich durch die Intelligenz des Probanden bestimmt.

Verringerte Redundanz

Eine *verringerte Redundanz* für zentrale Sprachtests ist auch zu erreichen durch Frequenzbegrenzung im Hochtonbereich, Unterbrechung im Verhältnis 1:1, Silbenvertauschen oder Beschleunigung (Bocca u. Pellegrini 1951) oder durch Verlangsamung der Sprache (Tato u. De Quiros 1960). Einzelheiten der Technik und der Kalibrierung sind ggf. in den Originalarbeiten nachzulesen, standardisierte Testmaterialien fehlen bislang.

▰▰▰ Dichotisches Sprachverstehen

Um das Vermögen oder Unvermögen der zentralen Hörbahnen zur Fortleitung zweier voneinander unabhängiger Schallbilder zu prüfen, bot Bocca (1960) dem einen Ohr ein mehrsilbiges Wort an und gleichzeitig dem anderen einen kurzen Satz. Feldmann (1960, 1963) empfahl mit der gleichen Zielsetzung, beiden Ohren getrennt und möglichst synchron – dich-otisch – je ein mehrsilbiges Wort zuzuleiten (Abb. 15.1 b). Der Normalhörende ist fähig, beide Wörter – das vom rechten *und* das vom linken Ohr her – getrenntohrig zu verstehen bzw. nacheinander nachzusprechen. Patienten mit Temporallappenherden dagegen können sich nur auf eine Seite konzentrieren. Umschriebene *Hirnstammprozesse* sollen sich nachteilig auf die Verständlichkeit der gleichen Seite auswirken, diffuse auf die Diskrimination beider Seiten.

Methodisch sind bestimmte Richtlinien einzuhalten. Man beginnt mit *monauraler* Prüfung in einer Lautstärke, die 100 %ige Verständlichkeit erwarten läßt – orientiert am 70-%- bis 80-%-Einsilberverstehen. Die dreisilbigen Testwörter (Tab. 15.1*) sind besser zu verstehen als Einsilber, aber schlechter als Zahlen! Gegebenenfalls muß man, wenn die ersten 3 Wörter richtig nachgesprochen wurden, die Lautstärke um 5 oder 10 dB steigern und die begonnene Testreihe noch einmal von Anfang an wiederholen. Bleibt die monaurale Verständlichkeit unter 80 %, eventuell auch nur auf einer Seite, so ist der Test nicht durchführbar. Andernfalls wird die nächste Wörterpaargruppe *getrenntohrig* mit derjenigen Lautstärke angeboten, die 100 %ige monaurale Verständlichkeit ergeben hatte. Die Lautstärke für das rechte und linke Ohr kann unterschiedlich sein müssen, wenn nämlich eine Seitendifferenz des (peripheren) Gehörs vorliegt.

Von dieser *dichotischen* Situation ausgehend muß nun ggf. die Lautstärke stufenweise gesteigert werden nach folgender Regel:

- ➤ Solange die Verständlichkeit unter 50 % bleibt, ist die Lautstärke auf der betreffenden Seite um 10 oder gar 15 dB zu erhöhen;
- ➤ werden 50–85 % der Wörter verstanden, steigert man die Lautstärke um 5 dB;

---

* Auf CD, Best.-Nr. 18082290, bei Fa. Westra Electronic, Postfach 1201, D-86635 Wertingen

- ➤ ab einer Verständlichkeit von 90 % wird die bisherige Lautstärke beibehalten oder – soweit beidseitig – der Test beendet (Abb. 15.2 a–c).

Auf mehr als vier dichotische Durchgänge sollte man den Test nicht ausdehnen. Das auf die jeweilige Verständlichkeit abgestimmte Anpassen der Lautstärke ist für die Wertung des Tests von großer Bedeutung, gerade weil das dichotische Sprachverstehen oft seitendifferent beeinträchtigt ist; außerdem kann eine einseitige Störung bei geringen Lautstärken die eine Seite betreffen und bei größeren Lautstärken die andere.

In der Auswertung gilt ein richtig nachgesprochenes Wort gleich 10 %, ein zur Hälfte verstandenes gleich 5 %: z. B. „Garten" statt „Gartenzaun" oder „...bahn" statt „Autobahn": „Gartenbahn" würde dann 5 % für jede Seite ergeben. Das Verstehen nur eines sinnlosen Wortteils wie „Gar..." ist als nicht verstanden zu werten. Im Testprotokoll wird nicht verstanden mit „Ø" notiert, zur Hälfte verstanden mit „/" und voll verstanden mit „X" (vgl. Tab. 15.1).

Die Aufzeichnung der Befunde sollte die Rechts-links-Zuordnung berücksichtigen, wie sie im Audiogramm allgemein üblich ist; sie erlaubt einen schnellen Vergleich mit dem Sprachaudiogramm der zugehörigen Seite und macht den Normbefund als seitengleiches Auseinanderweichen der Meßpunkte kenntlich. Ein- oder beidseitiges „Kleben an der Mittellinie" verdeutlicht die niedrige Verständlichkeitsrate. Ein seitenbezogenes Hin und Her der Meßpunkte entsteht, wenn immer nur Wörter einer Seite verstanden werden, entweder der rechten oder der linken; ggf. muß man den Patienten auffordern, bewußt mehr auf die bislang ungünstige Seite zu achten. Eventuell wird dann die andere Seite überwiegen, die vorher günstigere aber nun vernachlässigt, das dichotische *Gesamtverstehen* käme also nicht über 100 % hinaus (= 10 einzelne Wörter).

In der *Wertung der Ergebnisse* des dichotischen Tests ist es empfehlenswert, streng *einseitige* Ausfälle abzugrenzen von *beidseitigen* Einschränkungen der dichotischen Verständlichkeit. Sicher verwertbar für die klinisch-audiologische Diagnose ist der Test nur bei *deutlich einseitigen Verständlichkeitsstörungen* und auch dies nur bei annähernd seitengleichem

Tabelle 15.**1** Protokoll für die ersten 5 Gruppen des dichotischen Sprachverständlichkeitstests (insgesamt 10 Gruppen) nach Feldmann

Gruppe 1	Rechts	dB			dB	Links
	Das Ofenrohr					Der Lattenzaun
	Der Pinselstrich					Die Eisenbahn
	Der Kühlschrank					Das Patenkind
	Der Bienenkorb					Die Leberwurst
	Das Fensterglas					Der Lippenstift
	Der Feigenbaum					Das Hagelkorn
	Das Lampenlicht					Der Pferdestall
	Der Blumentopf					Das Federbett
	Das Knochenmark					Der Führerschein
	Der Nadelstich					Die Autofahrt
		%			%	
Gruppe II	Rechts	dB			dB	Links
	Das Weizenmehl					Der Backenzahn
	Der Knotenpunkt					Das Zifferblatt
	Der Speisesaal					Die Jahreszeit
	Das Liederbuch					Der Wasserhahn
	Das Segelschiff					Der Traubensaft
	Der Kupferdraht					Die Fahnenflucht
	Der Kohlenstaub					Das Schlüsselloch
	Die Fensterbank					Der Kragenknopf
	Der Nebenfluß					Die Feuerwehr
	Der Lichterglanz					Das Kettenglied
		%			%	
Gruppe III	Rechts	dB			dB	Links
	Das Gruppenbild					Der Fingerhut
	Der Seifenschaum					Das Schieferdach
	Der Wanderstab					Die Kirchenuhr
	Das Spiegelei					Der Rosenkohl
	Der Bundestag					Die Haselnuß
	Die Magermilch					Der Händedruck
	Der Sonnenschirm					Das Wechselgeld
	Das Eisenblech					Die Hühnerfarm
	Das Tagewerk					Der Ehering
	Der Suppentopf					Das Lindenblatt
		%			%	
Gruppe IV	Rechts	dB			dB	Links
	Der Meeresstrand					Das Eichenlaub
	Der Schäferhund					Die Handelsbank
	Das Notenpult					Der Wasserfall
	Die Höhenluft					Der Wüstensand
	Die Wagentür					Das Speiseeis
	Das Hammelfleisch					Der Küchenherd
	Der Lederball					Das Bürgerrecht
	Der Taschendieb					Die Sommerzeit
	Das Steuerrad					Der Regenwurm
	Der Hinterhof					Das Augenlid
		%			%	
Gruppe V	Rechts	dB			dB	Links
	Das Ebenholz					Der Fahnenmast
	Der Messergriff					Das Fischernetz
	Der Straßenschmutz					Die Blindenschrift
	Das Waisenkind					Der Kartengruß
	Der Besenstiel					Das Puppenkleid
	Der Haferschleim					Die Angelschnur
	Das Oberhemd					Der Wasserdampf
	Die Kirchenmaus					Der Schweinespeck
	Der Männerchor					Das Rattengift
	Das Sauerkraut					Der Kuchenteig
		%			%	

richtig verstanden: x   halbverstanden: /   falsch verstanden: Ø

Abb. 15.**2a–c** Drei Beispiele für die zu verwendenden Lautstärken beim dichotischen Verständlichkeitstest

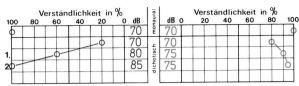

a)
1. Rechts plus 10 dB, weil <50% verstanden

2. Rechts plus 5 dB, weil 60% verstanden

1. Links plus 5 dB, weil zwischen 50 und 85% verstanden

2. Links keine Lautstärkesteigerung, weil 90% verstanden

Dichotisches Sprachverstehen beidseits annähernd 100%

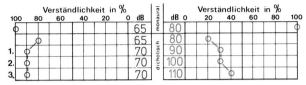

b)
1. Rechts plus 5 dB, weil 80% verstanden
2. Rechts keine Lautstärkesteigerung, weil 90% verstanden
3. Rechts wieder keine Lautstärkesteigerung

1. Links plus 10 dB, weil <50% verstanden
2. Links plus 10 dB, weil <50% verstanden
3. Links plus 10 dB, weil immer noch <50% verstanden

Dichotisches Sprachverstehen rechts 90%, links 40%

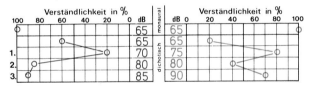

c)
1. Rechts plus 5 dB, weil >50% verstanden
2. Rechts plus 10 dB, weil <50% verstanden
3. Rechts plus 5 dB, weil 85% verstanden

1. Links plus 10 dB, weil <50% verstanden
2. Links plus 5 dB, weil >50% verstanden
3. Links plus 10 dB, weil <50% verstanden

Dichotisches Sprachverstehen rechts 90%, links 70%

monauralen Gehör. Beidseitige Störungen sind um so weniger aussagekräftig, je mehr schon das periphere Sprachverstehen eingeschränkt war.

Generelle Wertung der zentralen Sprachtests

Die zentralen Sprachverständlichkeitstests sind in den letzten Jahren zunehmend kritisch betrachtet worden. Sie sind in ihrer Aussagekraft vor allem dadurch begrenzt, daß sie nicht auf einer Ja- oder Nein-Antwort basieren. Beim Erkennen der Wörter spielen viele Faktoren eine Rolle wie die intellektuellen Fähigkeiten, die Vorbildung und der Wortschatz des Patienten, so daß nicht ausschließlich die neuralen, sondern auch oder überwiegend die geistigen Leistungen gemessen werden. Außerdem muß sich der Audiologe darüber im klaren sein, daß bislang keiner dieser Tests für ein bestimmtes Niveau der Hörbahn spezifisch ist; auch die Seitenzuordnung gelingt keinesfalls immer mit hinreichender Sicherheit.

Die zentralen sprachaudiometrischen Befunde weisen – soweit sie seitenbetont sind und es sich um *kortikale* Veränderungen handelt – im allgemeinen auf die *Gegenseite* hin (Abb. 15.**3**); aber auch homolaterale Störungen sind nicht selten (Abb. 15.**4**). Die homola-

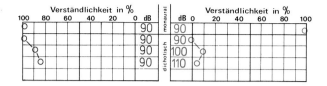

Abb. 15.**3** Dichotischer Verständlichkeitsausfall *links* nach Operation eines *rechtsseitigen* also *kontralateralen* Temporallappenabszesses. Rechts annähernd 100 % Verständlichkeit, links 0 – 10 %; auch durch Lautstärkesteigerung war die Verständlichkeit links nicht zu verbessern. Peripheres Gehör annähernd seitengleich (Ferdinand G., *26. 7. 34; Audiogramm 12. 8. 69)

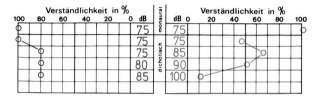

Abb. 15.**4** Dichotische Verständlichkeitsstörung *links* bei *linksseitigem* temporofrontalen Astrozytom – also *ipsilateral*. Peripheres Gehör seitengleich normal. Postoperativ annähernd gleicher Befund (Hans Sch., *30. 4. 31; Audiogramm 30. 11. 72)

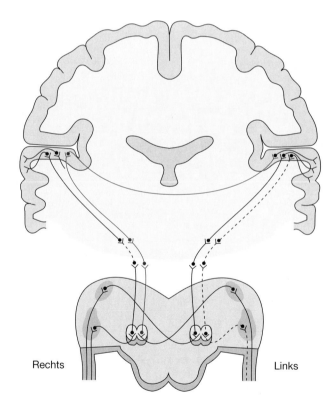

Abb. 15.**5** Versuch, die seitenunterschiedliche kortikale Repräsentation schematisch darzustellen. Die rote Linie gibt den *indirekten*, vermutlich dominierenden Weg vom linken Ohr zum linken Schläfenlappen wieder. Sowohl *rechts-* als auch *linksseitige* Herde könnten danach zur dichotischen Störung links führen, ebenso die Durchtrennung der Kommissurfasern (Sparks u. Geschwind 1968)

terale Lokalisation scheint jedoch nur für linksseitige dichotische Störungen zu gelten – wahrscheinlich weil die linke Hirnhemisphäre in der akustischen Sprachwahrnehmung dominiert. Eine deutliche Beeinträchtigung des Sprachverstehens (nicht nur des dichotischen) soll deshalb überhaupt nur bei Herden der *linken* Hemisphäre anzutreffen sein

(Albert u. Mitarb. 1971, Mazziotta u. Mitarb. 1982).

Eine rechtsseitige dichotische Störung wäre deshalb bei Hirnstammherden auf die gleiche Seite, bei temporalen Veränderungen auf die Gegenseite zu beziehen. *Linksseitiges dichotisches Versagen* könnte durch einen gleichseitigen Hirnstamm- oder durch einen

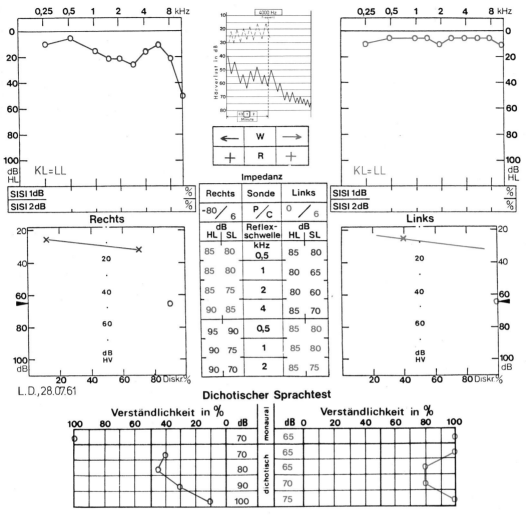

Abb. 15.6 Zustand nach Contusio cerebri mit vierwöchiger Bewußtlosigkeit. Nur geringe Einschränkung des Tongehörs rechts; monaurales Sprachverstehen gut, dichotisch aber rechts deutlich gestört. Im Békésy-Test rechts Separation um > 40 dB, große Amplituden (Audiogramm 11. 3. 83)

gegenseitigen, *aber auch durch einen gleichseitigen Temporalherd* bedingt sein. Bei der Kompliziertheit zentraler Nervenleitungen und der Vielfalt intrakranieller bzw. intrazerebraler Krankheitsbilder wird auch diese Regel nicht ausnahmslos gelten (Abb. 15.**5**–15.**7**).

Ein Sprachtest, der in erster Linie ebenfalls für das Erkennen *zentraler* Störungen des Sprachverstehens entwickelt wurde, ist der *„Baseler Satztest"*, eine deutsche Version des amerikanischen SPIN-Tests = Speech Perception in Noise (Züst u. Tschopp 1993). Das Testmaterial besteht aus 20 Listen à 15 Sätzen mit

jeweils 5–9 Silben. Die Sätze von 10 Listen haben eine hohe Kontextinformation (HP = high predictable), die der restlichen 10 Listen eine niedrige Kontextinformation (LP = low predictable). Beispiele sind in Tab. 15.**2** wiedergegeben. Es geht um das Verstehen lediglich des *Schlußworts.* Die Sätze – gesprochen je zur Hälfte von einer Sprecherin und einem Sprecher – werden mit einem Störgeräusch aus 32facher Überlagerung eines Stimmengewirrs von 60 (–75) dB SPL angeboten. Ermittelt wird adaptiv das *50 %ige Verstehen* getrennt für LP- und HP-Sätze; gleiche Verständlichkeit für

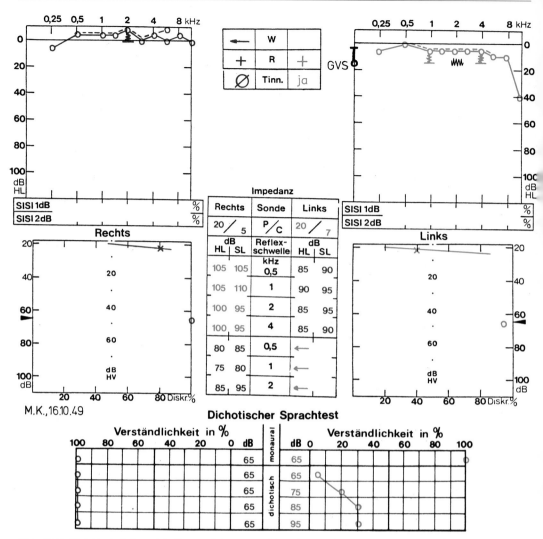

Abb. 15.**7** Kleinhirnbrückenwinkeltumor links, operativ gesichert. Seitengleiches Tongehör und Sprachverstehen, dichotisch deutliches Defizit links. Stapediusreflex *ipsilateral* links ausgefallen (← = akustisch-mechanischer Effekt), kontralaterale Schwelle erhöht. In der ERA (vgl. Kapitel 17) deutliche Latenzverlängerung für J V links (für 80 dB nHL 2,9 ms) und Reizantwortschwelle auf 70 dB nHL angehoben. ⋙ = Ohrgeräusch links (Audiogramm 6. 9. 82)

Tabelle 15.**2** Beispiele von Sätzen des „Baseler Satz-Tests", entsprechend dem amerikanischen SPIN-Test (das vollständige Satzmaterial wird auch auf CD erhältlich sein)

Kontext	Schluß-wort	Voraussagbarkeit
Es war ein langer	Flug	0 %
Alle bewundern dein	Werk	0 %
Beim Unfall verlor sie viel	Blut	96 %
Niemand krümmte ihm ein	Haar	100 %

das *Schlußwort* ist gegeben bei einem für die HP-Sätze um 4,5 dB ungünstigeren Nutz-Störschall-Abstand. Gleiche Verständlichkeit wird gedeutet als Zeichen *zentraler* Verarbeitungsstörung, weil der Proband aus der Kontextinformation offenbar keinen Nutzen für das Verstehen des Schlußworts ziehen kann. Die zentrale Störung des Sprachverstehens betreffe ausschließlich temporoparietale Prozesse, nicht dagegen den Hirnstamm oder den Hörnerven.

Soweit der Baseler Satztest nicht für die Fahndung nach Störungen der *zentralen* Hörbahnanteile eingesetzt wird, genügt es, ausschließlich mit LP-Listen zu prüfen. Sie würden sich eignen für Fragen sowohl der Begutachtung als auch der Hörgeräteanpassung; dazu seien grundsätzlich zwei Listen, also 30 Sätze, zu testen. Die „kritische Differenz" des Nutz-Störschall-Pegels für das 50 %ige Verstehen des Schlußworts läge bei 4,5 dB; d. h., nur wenn z. B. mit Hörgerät das 50-%-Schlußwort-Verstehen trotz $\geq$ 4,5 dB größeren Störschalls gleichgeblieben war, sei ein Verständlichkeitsgewinn seitens des Hörgerätes anzunehmen.

Die breite Anwendung und die detaillierte Anleitung zur Methodik des Tests sowohl in der Diagnostik zentraler Sprachverarbeitungsstörungen als auch in der Begutachtung und Hörgeräteanpassung stehen noch aus*.

In den meisten Fällen zentraler Hördiagnostik sollte man sich mit der Feststellung einer einseitigen Diskriminationsstörung als Hinweis auf eine „Beteiligung der zentralen Hörbahnen" begnügen und sich in der Lokalisation von der vestibulären oder der neurologischen Symptomatik – einschließlich akustikofazialem Stapediusreflex – leiten lassen.

▼ Abschließend sei noch einmal hervorgehoben:
– Man muß bemüht sein, Übung und Erfahrung in *einem Test* zu erlangen. Eine Vielfalt der Untersuchungstechniken kann eher verwirren und erhöht sicher nicht die Verläßlichkeit der Aussage.
– Unbedingt notwendig sind ein konstantes Schema des Vorgehens (Ausgangslautstärken und Lautstärkesteigerungen, ggf. seitenunterschiedlich) und eine übersichtliche, einprägsame Form der Befunddokumentation.
– Eine Ergänzung und Ausweitung erfahren die subjektiven zentralen Sprachtests durch unterschiedliche Befunde seitens des Stapediusreflexes und durch die ERA, bezogen auf verschiedene Ableitebenen (vgl. Kapitel 17).

---

* Zum Synthetic Sentences Identification (SSI)-Test siehe Kap. 13.3

Vielen sonstigen, für die Suche nach zentralen Hörstörungen empfohlenen Verfahren liegen nur psychoakustische Phänomene zugrunde, die als Test angeboten, aber kaum als solcher verwendet werden. Dies gilt z. B. für Tests der Reintonintegration, der Binaural Masking Level Difference (MLD) oder der Musterdiskrimination (Literatur bei Schorn u. Stecker 1994).

Über Störungen des zentralen Sprachverstehens *bei Kindern* s. S. 32 ff.

Literatur

Albert, M. L., M. C. Goldblum, D. F. Benson, H. Hécaen: Mechanism of auditory comprehension. Trans. Amer. neur. Ass. 96 (1971) 132

Arnold, G. E.: Die Untersuchung zentraler Hörstörungen mit neuen Hörprüfungsmethoden. Arch. Ohr.-, Nas.- u. Kehlk.-Heilk. 157 (1951) 521

Baschek, V., R.-D. Battmer: Eine neue Methode zur Prüfung des Richtungshörens mittels Kunstkopf-Technik. HNO (Berl.) 25 (1977) 318–321

Blauert, J.: Räumliches Hören. Hirzel, Stuttgart 1972

Blauert, J.: Räumliches Hören – Nachschrift. Neue Ergebnisse und Trends seit 1972. Hirzel, Stuttgart 1985

Bocca, E.: Valeur topodiagnostique des epreuves vocales sensibilisées dans les lesions du cortex auditif. V. Congr. Int. Soc. Audiol., Bonn 1960 (p. 63)

Bocca, E., C. Calearo: Central hearing processes. In Jerger, J.: Modern Developments in Audiology. Academic Press, New York 1963 (pp. 337–370)

Bocca, E., A. Pellegrini: Studies on the perception of distorted voice. Acta oto-laryng. (Stockh.) 39 (1951) 473

Calearo, C.: Valeur topodiagnostique des epreuves vocales sensibilisées et d'integration mono- et binaurale dans le lesions des voies acoustiques central. V. Congr. Int. Soc. Audiol., Bonn 1960 (p. 67)

Christian, W., D. Röser: Ein Beitrag zum Richtungshören. Z. Laryngol. Rhinol. Otol. 36 (1957) 431

Feldmann, H.: Untersuchungen zur Diskrimination differenter Schallbilder bei simultaner, monauraler und binauraler Darbietung. Arch. Ohr.-, Nas.- u. Kehlk.-Heilk. 176 (1960) 601

Feldmann, H.: Prinzipien der Simulationsproben unter besonderer Berücksichtigung einseitiger Hörstörungen. Z. Laryngol. Rhinol. Otol. 42 (1963) 687

Greiner, G., Cl. Conraux: Neurogene und zentrale Hörstörungen. In Berendes, J., R. Link, F. Zöllner: Hals-Nasen-Ohren-Heilkunde in Praxis und Klinik, Bd. III/3. Thieme Stuttgart 1966 (S. 2113 ff.); 2. Aufl. 1977–1983

Groen, J. J.: Discussion to the third round table. VII. Internat. Congr. Audiol. Copenhagen 1964. Audiology 4 (1965) 76

Groen, J. J., A. C. M. Hellema: Binaural speech audiometry. Acta otolaryngol. (Stockh.) 52 (1960) 397

Hennebert, D.: L'integration de la perception auditive et l'audition alternative. Acta oto-rhino-laryngol. belg. 9 (1955) 344

Kruse, G.: Das Richtungshören in Abhängigkeit vom Lebensalter. Diss., Hamburg 1967

Lehnhardt, E.: Die akustische Korrelation. Arch. Ohr.-, Nas.- u. Kehlk.-Heilk. 178 (1961) 493

Lehnhardt, E.: Hörstörungen bei Multipler Sklerose. HNO 23 (1975) 101

Lehnhardt, E., W. Schmidt, K. D. Franke: Aspects of diagnostics of central neural hearing disorders. Arch. Oto-Rhino-Laryngol. 234 (1982) 73–95

Matzker, J.: Zerebrale audiologische Diagnostik: vocal oder tonal? Proc. 5th int. Congr. Audiol., Bonn 1960 (p. 73)

Matzker, J., J. Ruckes: Die Diagnostik morphologisch nachweisbarer Hirnstammerkrankungen durch einen neuartigen Test. Dtsch. med. Wschr. 82 (1957) 2187

Mazziotta, J. C., M. E. Phelbs, R. E. Carson, D. E. Kuhl: Tomographic mapping of human cerebral metabolism: Auditory stimulation. Neurology 32 (1982) 921–937

Meyer zum Gottesberge, A.: Physiologisch-anatomische Elemente der Schallrichtungsbestimmung. Arch. Ohr.-, Nas.- u. Kehlk.-Heilk. 147 (1940) 219

Schorn, K., M. Stecker: Hörprüfungen. In Naumann, H. H., J. Helms, C. Herberhold, E. Kastenbauer: Oto-Rhino-Laryngologie in Klinik und Praxis. Bd. I: Ohr. Thieme, Stuttgart 1994 (S. 309–368)

Siebenmann, F.: Über die centrale Hörbahn und über ihre Schädigung durch Geschwülste des Mittelhirns, speciell der Vierhügelgegend und der Haube. Z. Ohrenheilk. 29 (1896) 28

Sparks, R., N. Geschwind: Dichotic listening in man after section of neocortical commissures. Cortex 4 (1968) 3

Steinberg, K. D.: Richtungshören bei cerebralen Prozessen. Arch. klin.-exp. Ohr.-, Nas.- u. Kehlk.-Heilk. 188 (1967) 693

Tato, J. M., J. B. de Quiros: Die sensibilisierte Sprachaudiometrie. Acta oto-laryngol. (Stockh.) 51 (1960) 593

Züst, H., K. Tschopp: Influence of context on speech understanding ability using German sentence test materials. Scand. Audiol. 22 (1993) 251–255

16. Aggravation – Simulation – psychogene Hörstörung

E. Lehnhardt

Einleitung

Das Aufdecken nichtorganischer Hörstörungen wird heute zumeist der ERA überlassen – eine Entwicklung, die jedoch kein Grund sein sollte, das diesbezügliche konventionell-audiometrische Rüstzeug zu vernachlässigen. Der Ohrenarzt, der sich eingehend mit Simulationsproben beschäftigt und sie mehrfach angewendet hat, wird feststellen, daß Patienten sehr viel seltener böswillig ihre Schwerhörigkeit übertreiben (aggravieren) oder eine Schwerhörigkeit vortäuschen (simulieren), als von denen angenommen, die nicht die Möglichkeit haben, den Verdacht durch weitergehende eigene Untersuchung zu kontrollieren. Schwierigkeiten allerdings bereitet gelegentlich die Abgrenzung der unbewußten psychogenen Hörstörung von der bewußt aggravierten oder gar simulierten Schwerhörigkeit. *Der Simulant betrügt den Arzt, der psychogen Hörgestörte täuscht sich selbst.* Grundlage *beider* Reaktionsweisen sind Begehrenswünsche, deren Erfüllung dem Betroffenen bislang versagt blieb. In Zweifelsfällen sollte man eher ein psychogenes Geschehen annehmen, als zu Unrecht den Patienten durch den Vorwurf der Täuschung zu verprellen oder zu diskriminieren. Zunächst weniger diskriminierend und „unverfänglicher" ist der angelsächsische, nicht weiter differenzierende Terminus der funktionellen Hörstörung.

Der Untersucher sollte bei Verdacht auf eine nichtorganische Hörstörung den Probanden über den eigenen Eindruck im Unklaren lassen und ihn glauben machen, daß die – bewußte oder unbewußte – Irreführung gelungen sei. Würde nämlich der Patient dauernd Zweifel an seinen Angaben verspüren, so verstärkte sich nur sein Widerstand. Führt man ihm gar seinen Täuschungsversuch vor Augen, dann sieht er sich eventuell gezwungen, seine Lügen konsequent fortzusetzen.

Auf die Möglichkeiten, anhand der ERA oder der OAE die nichtorganische Natur einer Hörstörung zu verifizieren oder gar die wirkliche Hörschwelle zu ermitteln, sei hier nicht eingegangen; Einzelheiten dazu sind in den Kapiteln 8 und 17 nachzulesen.

Relevante Hinweise

Hinweise aus dem allgemeinen Verhalten des Patienten

Eine bewußt inszenierte Täuschung wird in der Regel demonstrativ vorgetragen. Der Simulant ist bemüht, seine Schwerhörigkeit durch offensichtliches Lauschen zu beweisen; er streckt den Kopf vor und wendet ggf. das „bessere" Ohr dem Sprecher zu, runzelt die Stirn, zieht die Augenbrauen zusammen oder kneift ein Auge zu, als strenge ihn das Hinhören an. Er schaut ostentativ auf den Mund des Untersuchers, um zu zeigen, wie sehr er auf Ablesen angewiesen ist. Er betont immer wieder, wie schlecht er verstehe, selbst einfache Aufforderungen befolgt er nicht oder bewußt falsch. Andererseits läßt er sich durch beiläufige Zurufe wie „Ihre Krawatte sitzt schief" oder ähnliches überrumpeln. Die langwierige Hörprüfung sei ihm lästig, schnell gibt er sich erschöpft, nimmt eventuell wiederholt die Hörer vom Kopf, weil sie ihn drückten usw. – kurz, alles Verhaltensweisen, denen man bei Patienten, die tatsächlich schwerhörig sind oder sich wirklich schwerhörig fühlen, nicht in dieser ausgeprägten Form begegnet.

Hinweise aus dem Tonschwellenaudiogramm

Soweit nicht schon der positive Nachweis *otoakustischer Emissionen* (OAE; s. Kapitel 8) den Verdacht auf eine Aggravation oder Simulation weckte, wird er sich aufdrängen, wenn die Tonschwelle nicht in der üblichen Weise einzugabeln ist. In solchen Fällen empfiehlt es sich, die Frequenzen nicht in der gewohnten

Reihenfolge durchzugehen, sondern ohne bestimmte Ordnung immer wieder schon gemessene Schwellenpunkte zu kontrollieren. Steht ein Audiometer mit *kontinuierlicher Frequenzskala* zur Verfügung, so sind die gefundenen Werte zu überprüfen, indem man bei *feststehender Lautstärke die Tonhöhen* über den ganzen Frequenzbereich *variiert* (Niemeyer 1963). Dabei zeigt sich zumeist sehr bald, ob die Angaben stimmen oder nicht.

Beim Suchen nach der Schwelle muß man vermeiden, die Intensität immer im gleichen Zeitmaß heraufzuregeln. Sonst würde der Proband jeweils nur die gleiche Zeitspanne nach Überschreiten seiner wahren Hörschwelle abzuwarten haben, um ziemlich genau eine bestimmte Hörkurve zu produzieren und zu reproduzieren. Durch wiederholte Tonunterbrechungen werden solche Täuschungsversuche erheblich erschwert.

Generell muß man sich bei dem Verdacht auf Aggravation, soweit er bei der Tonschwellenmessung auftaucht, davor hüten, durch hastiges Überfahren der Hörschwelle ihr zeitweiliges Absinken zu provozieren. Diese Gefahr ist insbesondere bei neuraler Schwerhörigkeit mit Hörermüdung gegeben, also bei Patienten, denen es tatsächlich schwerfällt, die Tonschwelle exakt anzugeben. Zeigt nach kurzem Abwarten die Kontrolle einen günstigeren Schwellenwert, dann könnte der anfänglich schlechtere Meßpunkt fälschlicherweise als Täuschungsversuch gedeutet werden.

> Eine behutsame Schwellenbestimmung mit nicht zu schneller und nicht zu langsamer Intensitätssteigerung ist deshalb angebracht. Außerdem ist es ratsam, eventuell mehrfach die Lautstärke auf Null zurückzuregeln und von hier aus wieder die Schwelle aufzusuchen.

Vielfach wird empfohlen, bei Simulationsverdacht an den darauffolgenden Tagen die vorliegenden Befunde zu kontrollieren und aus großen Abweichungen auf Simulation zu schließen. Dieser Schluß ist nicht immer gerechtfertigt, da manche Aggravanten eine bestimmte Schwelle recht konstant reproduzieren können. Andererseits können Änderungen z. B. in der Lautheit eines Ohrgeräusches – insbesondere durch seelische Emotionen – auch bei gut mitarbeitenden Patienten und trotz bester Methodik erhebliche Schwankungen in der Tonschwelle bedingen.

Hinweise aus dem Vergleich von Ton- und Geräuschschwelle und dem Sprachaudiogramm

Tonschwelle

Aus der Tonschwelle kann man ggf. lediglich den Hinweis ableiten, *daß* simuliert oder aggraviert wird. Schwierig wird es, schon während der üblichen Tonschwellenmessung auf die wirkliche Schwelle zu schließen. Gewiegte Simulanten verstehen es, sich im Geiste eine gewisse, ihnen vertraute Lautheit vorzustellen und nur die Töne als gehört anzugeben, die dieser Lautheit ungefähr entsprechen. Bei solchen Patienten kann der Vergleich mit der Geräuschschwelle die Situation klären: Ist die Divergenz groß, liegt also die Geräuschschwelle wesentlich besser als die Tonschwelle, vielleicht sogar im Niveau des Normalen, so bleibt kaum ein Zweifel an einem Täuschungsmanöver.

Im mittleren Frequenzbereich z. B. hat ein 30-dB-Breitbandrauschen für den *Normal*hörenden die gleiche *Lautheit* wie ein entsprechender Ton von etwa 55 dB. Wenn also ein Patient für Ton und Geräusch lediglich aufgrund gleicher Lautheit geantwortet hatte, so wird er die Geräuschschwelle hier um 25 dB zu günstig angeben. Wäre er wirklich schwerhörig und würde er seine wahren *Schwellenwerte* nennen, so hätten das Optimum der Schwellenkurve und die Geräuschschwelle übereingestimmt.

Eine andere Möglichkeit der Simulantenentlarvung ergibt sich anhand *geräusch*audiometrischer Befunde aus folgender Überlegung: Der Patient hat als angebliche Geräuschschwelle einen überschwelligen Wert genannt. Nimmt man nun eine *Geräuschtonschwelle* (Mithörschwelle) auf mit einer geringeren Geräuschlautstärke, also der, die der vermuteten wirklichen Geräusch*schwelle* entspricht, so müßte die Tonschwellenkurve unverändert bleiben – unverändert, weil für den Patienten das gegebene Geräusch nur schwellenhaft laut ist. Wird aber mit der bewußt falsch, also zu schlecht angegebenen Geräuschlautstärke gemessen, so sinkt die Tonschwelle im Geräusch ab, weil das Geräusch in Wahrheit weit überschwellig ist. Allerdings muß man die Möglichkeit berücksichtigen, daß das Divergieren beider Schwellen auch Ausdruck einer zentralen oder neuralen Schwerhörigkeit sein kann, wenn nämlich Töne zu einer stärkeren Hörermüdung führen als das Geräusch oder überhaupt die Erregungsfortleitung der Geräusche besser funktioniert als die der Töne.

Békésy-Audiogramm

Im Békésy-Audiogramm (Kapitel 11) stimmen beim organisch Schwerhörigen Dauer- und Impulstonkurve miteinander überein, oder die Dauertonkurve verläuft ungünstiger, d. h. sie liegt im Audiogramm unter der Impulstonkurve. Würde man Impuls- und Dauertöne nicht nach dem Minimum audibile, sondern nach ihrer subjektiven Lautheit bewerten, dann erschienen die Impulstöne leiser; deshalb auch projiziert der Aggravant die *Impulstonschwelle unter* die für Dauertöne, eben weil er nicht die *Hörschwelle* angibt, sondern einen *willkürlichen* überschwelligen Lautheitseindruck („Békésy-Typ V"; Dieroff 1967). Wenn also im Békésy-Audiogramm die Dauerton- *über* der Impulstonschwelle liegt, so besteht der dringende Verdacht einer Aggravation. Dieses „Absinken" der Impulstonkurve tritt deutlicher hervor und ist wohl auch öfter anzutreffen, wenn das Impuls-Pausen-Verhältnis von ursprünglich 200:200 ms in 200:600 ms geändert wird – ein technisch relativ einfacher Eingriff am Gerät: Die Lautheit der Impulsfolge wird durch die dreifach längeren Pausen noch kleiner im Vergleich zu der des Dauertons (Hattler u. Schuchman 1970; Abb. 16.**1**).

Gelegentlich findet man ein ähnliches Bild, ohne daß Simulationsverdacht besteht; es ist dadurch bedingt, daß die Messung mit der Impulstonkurve begonnen und diese relativ schlecht angegeben wurde, weil der Patient die Untersuchungstechnik noch nicht hinreichend kannte. Bei Wiederholung mit Dauerton ist der Patient inzwischen geübt und schreibt deshalb scheinbar bessere Werte. In diesen Fällen ist das Phänomen jedoch auf die zuerst geprüfte Frequenz und auch hier zumeist nur auf die erste Testminute beschränkt.

Sprachaudiogramm

Auch aus dem Sprachaudiogramm sind eventuell Hinweise auf eine Aggravation abzuleiten: Normalerweise zeigen die mit steigender

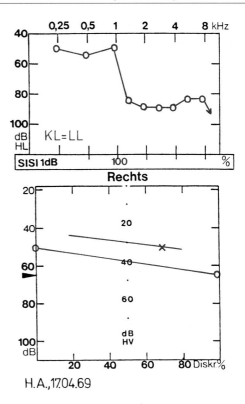

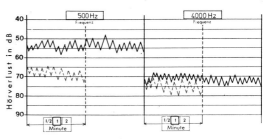

Abb. 16.**1** *Vermeintlicher* Hörsturz bei einem 14jährigen Mädchen. Der Hochtonabfall konnte nicht real sein, da noch 100 % Einsilber bei 65 dB verstanden wurden (Kurve zu steil, von 0 % auf 100 % innerhalb 15 dB). Die Vermutung einer Aggravation wurde durch das Békésy-Audiogramm gestützt: Dauertonkurve besser als Impulstonkurve (Audiogramm 16. 8. 83)

Lautstärke gemessenen Einsilber eine gleichmäßig ansteigende Kurve oder – wenn 100 %ige Verständlichkeit nicht erreicht wird – einen kuppelartigen Verlauf. Fügen sich die Meßpunkte nicht zu einem entsprechend kontinuierlichen Bild zusammen oder liegen einzelne Werte für Einsilber sogar besser als für Zahlen, so liegt es nahe anzunehmen, daß der Patient falsch angegeben hat.

Die Steilheit der *Zahlenkurve* bleibt selbst bei fortgeschrittener Schwerhörigkeit weitgehend konstant. Kurven also, die flach verlaufen und sich über 40–50 dB Lautstärkesteigerung erstrecken, können auf eine Aggravation hinweisen. In anderen Fällen glaubt der Patient, die beim Tonschwellenaudiogramm geübte Ja/Nein-Entscheidung auch auf die Sprachhörprüfung anwenden zu sollen, indem er entweder zunächst keine und dann bei einer bestimmten überschwelligen Lautstärke alle *Zahlen* als verstanden angibt; daraus folgt eventuell innerhalb 5 dB ein Verständlichkeitszuwachs von 0 % auf 100 %, ein Befund, der nicht real sein kann. Auch wenn die *Einsilberverständlichkeit* extrem steil zunimmt – bei entsprechender Vermutung in 5-dB-Stufen (!) zu messen – muß deshalb an Aggravation gedacht werden.

Auf die Notwendigkeit, während der sprachaudiometrischen Prüfung bei Verdacht einer nichtorganischen Hörstörung die Lautstärken nicht schematisch zu wählen, sondern Kontrollen mit deutlich geringeren (mindestens 10 dB) oder wechselnden Lautstärken einzufügen, wurde im Kapitel 13 bereits hingewiesen. Ja, eventuell sollte man erneut mit ganz geringen Sprachschallpegeln beginnen und jeweils wieder nur um 5 dB steigern. Insbesondere bei der psychogenen Hörstörung (s. S. 248 ff.) lassen sich auf diese Weise oft „überraschend gute" Testergebnisse erzielen – im Gegensatz zu denen des Tonaudiogramms.

Offensichtliche Hinweise auf Aggravation können sich aus dem Vergleich des Sprachaudiogramms mit der Tonschwelle ergeben. So sollten Tonschwelle im Bereich 250–1000 Hz und Hörverlust für Zahlen weitgehend übereinstimmen. Liegt letztgenannter um ≥ 10 dB günstiger als die zugehörige Tonschwelle, dann kann diese nicht stimmen, ausgenommen vielleicht bei ausschließlicher Tieftonschwerhörigkeit. Dabei ist zu bedenken, daß während des Sprachtests – im Gegensatz zur Tonhörprüfung – nicht *dissimuliert* werden kann, d. h., daß Zahlen und Wörter nicht wiederholt werden können, die nicht verstanden worden waren. Die sprachaudiometrischen Daten können also zu schlecht liegen, nicht aber zu gut. Tonaudiometrische Schwellenwerte dagegen können sowohl zu schlecht (simuliert) als auch zu gut (dissimuliert) angegeben werden. Beide Fakten sind

im Einzelfall gegeneinander abzuwägen (Abb. 16.**2**). Extrem ungünstige Werte im Sprachaudiogramm, z. B. gänzlich fehlendes Einsilberverstehen bei noch hinreichendem Tongehör, sollten weniger den Verdacht einer Aggravation aufkommen als vielmehr an einen *neuralen* Hörschaden denken lassen.

▨▨▨ Tests bei einseitiger Aggravation oder Simulation

Langenbeck-Überhörversuch

Der sog. Langenbeck-Überhörversuch (1933) dient der Entlarvung *einseitig simulierter Taubheit*. Für das Tonschwellenaudiogramm hatte man – wie üblich – die Hörschwelle in Luft- und Knochenleitung auf dem „guten Ohr" und ohne Vertäubung auch auf dem angeblich tauben Ohr gemessen. Wäre der Patient hier wirklich taub, so würde er *Überhörwerte* angegeben haben, und zwar um ~ 10 dB schlechtere für Knochenleitung und ≥ 50 dB ungünstigere für Luftleitung (vgl. Abb. 9.**1**). Täuscht er jedoch eine Taubheit auf diesem Ohr vor, so wird er bis zu den größten Lautstärken hin jede Hörempfindung leugnen.

> ▸ Das angebliche Fehlen von Überhörwerten ist mit der Annahme einer tatsächlichen einseitigen Taubheit nicht vereinbar.

Der „Versuch" ergibt sich also von selbst bei der Hörschwellenmessung, indem man eben zunächst ohne Vertäubung mißt und den Patienten auffordert, den minimalen Höreindruck zu signalisieren, *ohne* auf die Seite zu achten, auf der der Ton gehört wird. Hört er angeblich nicht über, dann ist der Aggravations- oder Simulationsverdacht gegeben.

Stenger-Versuch

Der Stenger-Versuch (1900) dient ebenfalls der Entdeckung angeblich *einseitiger* Schwerhörigkeit oder Taubheit; er beruht auf der Beobachtung, daß ein Luftleitungston, der auf beiden Ohren einwirkt, nur auf der Seite wahrgenommen wird, auf der die Lautheit größer ist. Ist die Differenz sehr groß, so glaubt man, ausschließlich auf dem stärker erregten Ohr zu hören, d. h. die gleichzeitige

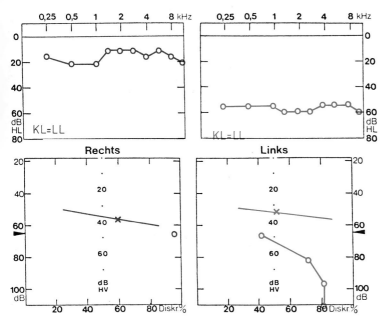

Abb. 16.2 *Rechts:* Hörverlust für Zahlen zu groß im Vergleich zur Tonschwelle. Die Zahlen müssen zu schlecht angegeben worden sein, da das Einsilberverstehen von 95 % bei 65 dB zur Tonschwelle paßt und bei einem sprachaudiometrischen Hörverlust von 35 dB das Einsilberverstehen zu gut wäre.
Links: Die Tonschwelle liegt zu schlecht, weil der Zahlenhörverlust 20 dB geringer ist als die Tonschwelle im Tieftonbereich. Auch das Einsilberverstehen von 40 % bei 65 dB wäre zu gut für diese Tonschwelle um 50 dB. Zahlen- und Einsilberverstehen passen zusammen; sie konnten auch nur dann richtig nachgesprochen werden, wenn sie verstanden wurden

schwächere Erregung des anderen Ohres wird nicht empfunden.

Im einzelnen ist folgendermaßen vorzugehen: Man sucht zunächst für eine bestimmte Frequenz die Hörschwelle des guten Ohres auf (z. B. rechts; Abb. 16.3) und läßt den Ton hier 10 dB überschwellig stehen. Der gleiche Ton wird dann im fraglich tauben Ohr (z. B. links) in 5-dB-Stufen heraufgeregelt. Ist der Patient hier tatsächlich taub, so läßt er erkennen, daß er den Ton weiterhin vom *guten* Ohr her hört – ja, er hört ihn noch lauter, wenn zusätzlich die Überhörschwelle (dB) *überschritten* ist. Der Simulant dagegen gibt ab einer bestimmten Lautstärke an, er höre den Ton vom besseren Ohr (rechts) nicht mehr; dies tut er von dem Moment ab, in dem er in Wahrheit den Ton nun auf dem „schlechteren" (linken) Ohr lauter wahrnimmt, dies aber leugnen will (Abb. 16.4).

Sogleich geht man in 5-dB-Schritten wieder zurück mit der Lautstärke, bis der Patient signalisiert, erneut zu hören – aber auf dem besseren Ohr, weil nun die wahre Hörschwelle auf dem schlechten Ohr (links) *unter-*

schritten wurde. Dieses Vorgehen kann man nach Art des Eingabelns noch einmal wiederholen und findet so den Bereich der wahrscheinlichen Hörschwelle zwischen „höre nicht mehr" und „höre wieder" – jedoch minus die 10 dB, um die der Ton von Anfang an auf dem guten Ohr überschwellig angeboten worden war.

Brauchbare Ergebnisse erhält man allerdings nur, wenn der Proband auf der guten Seite verläßliche Werte angegeben hatte. Die geschilderte Technik beinhaltet das aszendierende und deszendierende Vorgehen.

Eine Variante des Stenger-Versuchs nutzt die Tatsache, daß durch einen lauteren Ton auf einem Ohr die Hörschwelle auch auf dem anderen Ohr entsprechend ansteigt. Bei angeblich einseitiger Taubheit oder hochgradiger Schwerhörigkeit (z. B. links) kann man deshalb diesem Ohr einen Ton mittlerer Lautstärke vorgeben, muß aber beachten, daß nicht übergehört werden kann, die Differenz zur Schwelle des guten Ohres also nicht mehr als 40 dB beträgt (Abb. 16.5). Die Hörschwelle auf dem „guten" (hier also rechten) Ohr stellt sich jetzt schlechter dar, und zwar etwa so schlecht wie der Ton in dem als taub simulierten (linken) Ohr er-

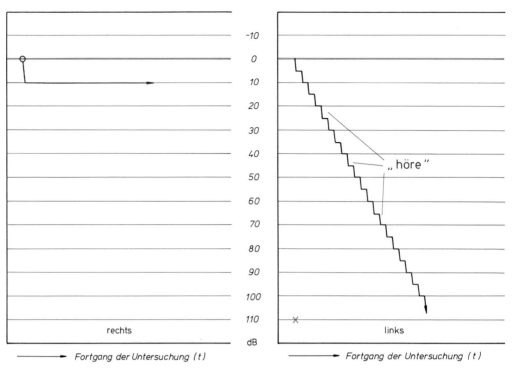

rechts

dB

links

Fortgang der Untersuchung (t)

Fortgang der Untersuchung (t)

Abb. 16.**3** *Stenger-Versuch.* Patient ist *tatsächlich links praktisch taub*, rechts hört er normal. Bei Lautstärke-steigerung links in 5 dB-Stufen wird er wahrheitsgemäß bis zu großen Lautstärken angeben zu hören, näm-lich den 10 dB überschwelligen Ton *rechts*. Angenommen wurde eine beliebige Frequenz mit Hörverlust von links 110 dB, rechts 0 dB

scheint. Um die tatsächliche Hörschwelle auf dem angeblich tauben Ohr zu finden, geht man hier mit der Lautstärke zurück, bis auf dem „guten" Ohr der ursprüngliche Schwellenwert annähernd wie-dergegeben wird. Die hierzu gehörende Lautstärke auf dem angeblich tauben Ohr (–10 dB) entspricht der wirklichen Hörschwelle dieses Ohres. Hätte tatsächlich eine einseitige Taubheit bestanden, dann würde sich die „Vertäubung" dieses Ohres nicht auf die Hörschwelle des „guten" Ohres aus-gewirkt haben – jedoch nur dann nicht, wenn ein Überhören ausgeschlossen ist, die Lautstärkediffe-renz also 40 dB nicht überschreitet.

Für den Stenger-Versuch verwendet man zweckmäßigerweise Impulstöne, um ein Ab-sinken der Hörschwelle durch Adaptation oder Hörermüdung zu vermeiden, sowohl auf dem *simulierten* als auch auf dem *guten Ohr.* Deshalb auch sollte die Lautstärke nicht mehr gesteigert werden, sobald der Patient auf dem schlechten Ohr „höre nicht mehr" an-gibt; sie muß vielmehr möglichst sofort zu-rückgeregelt werden, um eine Hörermüdung durch den nun überschwelligen Ton zu ver-

meiden. Ermüdet oder adaptiert dagegen das gute Ohr, dann kann auch für den einseitig Tauben während der Lautstärkeregelung auf der tauben Seite der Ton unhörbar werden, der Patient signalisiert „höre nicht mehr" und wird fälschlich für einen Simulanten gehalten. Durch Benutzen von Impulstönen lassen sich solche möglichen Fehler umgehen.

Der Stenger-Versuch gehört in die Hän-de einer/s sehr versierten Audiometrieassi-stentin/en oder eines erfahrenen Arztes, ins-besondere wenn auf dem angeblich tauben Ohr tatsächlich eine gewisse Schwerhörigkeit besteht. Wird der Ton auch in der Klangfarbe anders empfunden (Diplakusis), dann ist dem Patienten eventuell die Möglichkeit gegeben, den verzerrten Ton des schlechten Ohres von dem reinen des guten Ohres zu unterscheiden und diesen weiterhin als gehört anzugeben. Bei zunehmenden Lautstärken auf dem schlechten Ohr allerdings wird die Unter-scheidung schwieriger, so daß man dann trotzdem zu einer – wenn auch nur unge-

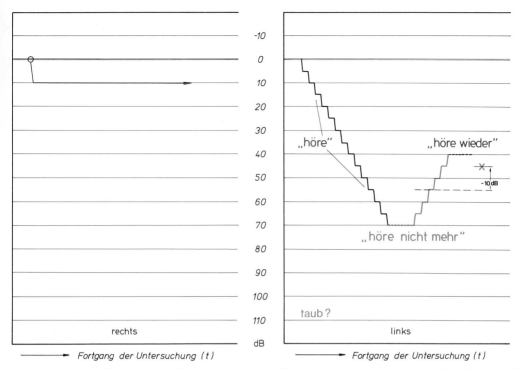

Abb. 16.**4** *Stenger-Versuch. Angebliche Taubheit links.* Für jede Frequenz wird noch einmal die Hörschwelle des guten Ohres (hier rechts) aufgesucht und der Ton 10 dB überschwellig stehengelassen. In der gleichen Frequenz regelt man dann auf der fraglich tauben Seite (hier links) die Lautstärke in 5-dB-Stufen herauf. Der Simulant gibt bei einer bestimmten Lautstärke an, den Ton vom besseren Ohr her (hier rechts) nicht mehr zu hören, weil er in Wahrheit den Ton nun auf dem schlechteren (hier linken) Ohr lauter wahrnimmt, dies aber leugnen will. Wie beim üblichen Aufsuchen der Schwelle geht man mit der Lautstärke in 5-dB-Schritten wieder zurück, bis der Patient signalisiert „höre wieder" – aber auf dem besseren Ohr, weil nun die wahre Hörschwelle auf dem schlechten linken Ohr unterschritten wurde. Dieses Vorgehen kann man nach Art des Eingabelns noch einmal wiederholen und findet so die wahrscheinliche Hörschwelle; sie liegt im Mittelwert zwischen „höre nicht mehr" und „höre wieder" minus 10 dB, um die der Ton rechts überschwellig angeboten wurde. Wäre der Patient links tatsächlich taub, so hätte er erkennen lassen, daß er den Ton weiterhin vom guten Ohr her hört

fähren – Schwelle auch auf dem aggravierten Ohr kommt.

Das Resultat des Stenger-Versuchs fällt eindeutiger aus, wenn man den Ton für das *gute Ohr* um etwa 600 ms verzögert (Becker 1928). Dann erscheint dem Probanden der vorauseilende Ton auf dem angeblich tauben Ohr so eindeutig auf dieses Ohr bezogen (Richtungseffekt), daß er in seiner Annahme bestärkt wird, es werde nur dieses schlechte Ohr geprüft; um so sicherer wird er vorzutäuschen versuchen, den Ton nicht zu hören. Solche Laufzeitdifferenzen lassen sich sowohl beim typischen Stenger-Versuch verwenden als auch bei der Modifikation mit fixierter Lautstärkedifferenz, eventuell in Form der automatischen Békésy-Audiometrie.

Gehörgangsverschluß

Eine Überrumpelung ist bei einseitiger Simulation dadurch möglich, daß man dem Patienten das hörende Ohr verschließt, z. B. mit dem Finger, und der Patient glaubt, nun nicht mehr verstehen zu dürfen. Der auf der Gegenseite tatsächlich Taube wird auf Fragen weiterhin antworten, weil er trotz des Fingerverschlusses weiterhin hören kann, der Simulant wird sich taub stellen (Feldmann 1966; Abb. 16.**6**).

In ähnlicher Anordnung kann man auch den Weber-Versuch zur Überrumpelung nutzen. Dazu muß das angeblich taube Ohr tatsächlich verschlossen werden. Das hörende Ohr wird zusätzlich mit einer *offenen* Po-

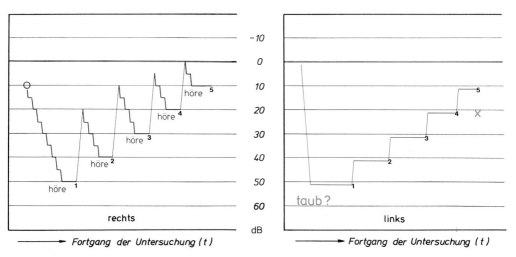

Abb. 16.**5** *Modifikation des Stenger-Versuchs.* Gibt man bei angeblich einseitiger Taubheit oder hochgradiger Schwerhörigkeit (z. B. links) diesem Ohr einen Ton mittlerer Lautstärke vor, so stellt sich die Hörschwelle auf dem „guten" Ohr um etwa den gleichen dB-Wert schlechter dar. Um die tatsächliche Hörschwelle auf dem angeblich tauben Ohr zu finden, geht man hier mit der Lautstärke des vorgegebenen Tones so lange zurück, bis auf dem „guten" Ohr der ursprüngliche Schwellenwert annähernd (etwa +10 dB) wiederangegeben wird. Die hierzu gehörende Lautstärke auf dem angeblich tauben Ohr entspricht der tatsächlichen Hörschwelle dieses Ohres.

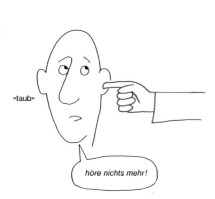

Abb. 16.**6** Verschluß des hörenden Ohres mit dem Finger als Überrumpelungsversuch bei Simulation einseitiger Taubheit

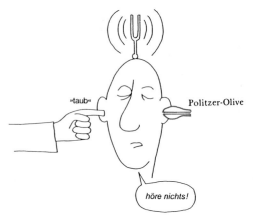

Abb. 16.**7** Stimmgabelprobe als Simulationsnachweis: Bei Gehörgangsverschluß des als taub erklärten Ohres und *scheinbarem* Verschluß (offene Olive) der Gegenseite müßte der Stimmgabelton in das „taube" Ohr lokalisiert werden

litzer-Olive *scheinbar* verschlossen. Der angeblich auf der Gegenseite Taube müßte die Stimmgabel ins „taube" Ohr lateralisieren, wird aber sagen, er höre nichts, eben weil er dieses Ohr als taub simuliert. Der tatsächlich Taube nimmt den Stimmgabelton im hörenden Ohr wahr (Abb. 16.**7**).

Tests bei beidseitiger Aggravation oder Simulation

Lombard-Leseversuch

Der Lombard-Leseversuch (1911) dient dazu, die seltene beidseits simulierte Schwerhörigkeit oder Taubheit zu erkennen. Man läßt den Prüfling einen

Abb. 16.**8** Versuchsanordnung für den Lee-Test. Die Sprache des Patienten wird über das Mikrophon auf Tonband aufgezeichnet und wenige Augenblicke später vom Wiedergabekopf über die Kopfhörer dem Patienten zugeleitet (s). Die Verzögerung ist durch unterschiedliche Bandgeschwindigkeiten stufenweise regelbar (V_{1-3})

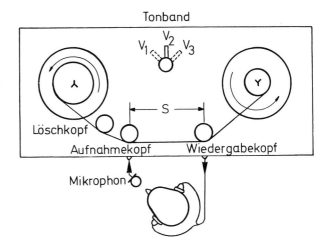

fortlaufenden Text vorlesen und gibt auf die zuvor aufgesetzten Kopfhörer beidseits ein lautes Rauschen. Der Hörende (ggf. auch der nur einseitig Hörende) stockt dann im Vorlesen und hebt seine Stimme an, weil er durch die Vertäubung die akustische Kontrolle über seine Sprache verloren hat. Da dies zum Teil über Knochenleitung geschieht, insbesondere wenn wie hier die Ohren durch Kopfhörer verschlossen sind, muß das Geräusch mindestens 70–80 dB laut sein, um die Wahrnehmung der eigenen Sprache zu verhindern. Wird die Stimme erst bei noch größeren Lautstärken angehoben, so ist der Patient entsprechend schwerhörig. Insofern läßt sich mittels des Lombard-Versuches eine gewisse Aussage über das Ausmaß der Schwerhörigkeit machen. Mißt man die Änderung des Sprachschallpegels oder der Sprechtonhöhe *objektiv*, so kann man schon ab 20 dB oberhalb der Hörschwelle eine leichte Anhebung der Stimme registrieren (Ruppmann u. Tegtmeier 1961, Schultz-Coulon u. Fues 1976). Praktische Bedeutung hat dieses Vorgehen jedoch nicht mehr.

Sprachverzögerungstest

Beim Sprachverzögerungstest (Lee 1950) wird dem Probanden seine eigene Sprache über Kopfhörer wieder zugeleitet, allerdings mit einer zeitlichen Verzögerung von 75–300 ms. Technisch geschieht dies über jeweilige Tonbandaufzeichnung der Sprache und Wiedergabe aus dem gleichen Gerät (Abb. 16.8). Der räumliche Abstand zwischen Aufnahme- und Wiedergabekopf bestimmt die Zeitdifferenz, regelbar im Verhältnis 1:2:4 durch die Laufgeschwindigkeiten von z.B. 19, 9,5 und 4,75 cm/s. Beträgt der Abstand 1,4 cm, so ist die Wiedergabe bei der Bandgeschwindigkeit

von 19 cm/s um ca. 75 ms verzögert, bei einer Geschwindigkeit von 9,5 cm/s um 150 ms und von 4,75 cm/s um 300 ms.

Die verzögert wiedergegebene Stimme irritiert den Sprecher so sehr, daß er anfängt zu stocken; die Stimme wird lauter, Phoneme, Silben und ganze Wörter werden wiederholt, andere falsch nachgesprochen, oder der Proband hört überhaupt auf vorzulesen. Der Effekt ist allerdings individuell sehr unterschiedlich und für den einzelnen auch abhängig von der vorgegebenen Zeitdifferenz. Man sollte deshalb während des Versuchs die Verzögerungszeit durch Umschalten der Bandgeschwindigkeit ändern, um den Patienten zu verunsichern. Der tatsächlich Taube wird durch seine eigene Stimme nicht irritiert, der Schwerhörige erst ab einer bestimmten Lautstärke. Bei manchen Patienten versagt die Methode gänzlich, wahrscheinlich weil sie in der Lage sind, sich akustisch so weit abzuschirmen, daß die Sprache im Kopfhörer sie nicht stört.

Doerfler-Steward-Binauraltest

Nur bei *beidseitiger Aggravation* indiziert ist der Doerfler-Steward-Binauraltest (1946): Über Kopfhörer angebotene Sprache wird in ihrer Lautstärke bis an die Verständlichkeitsschwelle reduziert; in gleicher Weise wird die Hörschwelle für Breitbandrauschen bestimmt. Anschließend werden wiederum Wörter – nun mit 5 dB überschwelliger Lautstärke – gegeben und gleichzeitig wird fortlaufend die Lautstärke des Geräusches erhöht. Normalerweise geht die Verständlichkeit unter diesen Bedingungen erst dann deutlich zurück, wenn das Geräusch 10–15 dB lauter ist als die Wörter.

Der Simulant gibt an, schon in dem Augenblick nichts mehr zu verstehen, in dem die Lautstärke des Geräusches die der Wörter erreicht hat. Der Test versagt naturgemäß bei angeblich vollständiger Taubheit beidseits, eben weil der Patient dann jede Verständlichkeit leugnet. Andernfalls gelingt es eventuell auch, die *Schwelle* für das Sprachverstehen zu bestimmen (Hattler u. Schuchman 1971).

Registrierung des Stapediusreflexes

Die Registrierung des Stapediusreflexes hat nur begrenzten Wert für die Entlarvung von Aggravanten, eignet sich aber sehr gut für das Erkennen *simulierter Taubheit*. Bei sensorischer Innenohrschwerhörigkeit ist es wegen des Metz-Recruitments (vgl. Kapitel 10) unmöglich, Hörverluste bis 50 dB zu erfassen, weil erst bei Höreinschränkungen um mehr als 50 dB, soweit sie im Innenohr entstanden sind, die Reflexschwelle auf abnorm hohe Werte (≥ 90 dB) ansteigt. Bei *angeblicher* Mittelohrschwerhörigkeit müßte die Impedanzänderung überhaupt *fehlen*; wäre sie trotzdem registrierbar, so wäre die Frage einer Simulation zu bejahen (Ausnahmen: Gehörgangskollaps und Steigbügelschenkelfraktur). Bei der im Hörnerven entstandenen Schwerhörigkeit ist der Reflex schon sehr früh nicht mehr nachzuweisen. Umgekehrt kann er – in seltenen Fällen – bei zentral des Reflexbogens entstandener Schwerhörigkeit erhalten sein, auch wenn die Tonschwelle dies schon nicht mehr erwarten läßt. Nur wenn eine *Taubheit* vorgetäuscht wird, der Reflex aber mit annähernd normalen Lautstärken auslösbar ist, darf man eine Simulation oder Aggravation annehmen. Umgekehrt ist das Fehlen des Reflexes nicht zwangsläufig als Beweis gegen eine Täuschung zu werten.

▰▰ Psychogene Hörstörung

Die psychogene Hörstörung ist *keine Schwerhörigkeit*; die Patienten *glauben* nur, schwerhörig zu sein. Die Hörstörung beschränkt sich auf die Hörprüfsituation. Der psychogen Hörgestörte möchte zwar seine „Schwerhörigkeit" z. B. auf die familiäre oder berufliche Situation bezogen wissen, fordert aber keine Rente. Er ist durch seine Hörstörung auch nicht behindert. Selbst Kinder können glau-

ben, schwerhörig zu sein (Lüscher 1955, Lehnhardt 1973), unter Umständen so erheblich, daß man ihnen fälschlicherweise ein Hörgerät verordnet hat, obwohl sie in der Schule nicht als schwerhörig aufgefallen waren.

Die persönliche Begegnung mit einem in dieser Weise „Hörgestörten" ist wahrscheinlich notwendig, um das Krankheitsbild verstehen und erkennen zu können. Der Untersucher ist überrascht von der Bereitwilligkeit, mit der der Patient Auskunft gibt über Anamnese und Hören; vielleicht fragt er einmal nach, ohne damit jedoch bekunden zu wollen, daß er nicht verstanden habe. Man kann sich mit ihm unterhalten auch aus mehreren Metern Entfernung, selbst bei deutlichem Hintergrundgeräusch (z. B. während des Händewaschens); er zieht sich aber sofort in die Vorstellung seiner Schwerhörigkeit zurück, sobald man ihm Kopfhörer aufsetzt oder auch nur mit der Hörweitenprüfung beginnt.

Die tonaudiometrischen Befunde bieten kein eindeutiges Bild, das Sprachaudiogramm erscheint eher relativ gut, die überschwelligen Tets fallen unterschiedlich aus. Die Tonschwellenwerte werden günstiger, wenn man mehrfach erneut bei 0 dB beginnt; auch im Sprachaudiogramm sollte man mit dem Sprachschallpegel wiederholt deutlich zurückgehen.

Die Aggravationstests bringen keine neuen Gesichtspunkte, es sei denn, man ist bereit, die Harmlosigkeit, mit der diese Patienten dem Arzt gegenübertreten, als solche anzuerkennen und sie nicht als gekonntes Spiel der Böswilligkeit zu werten. Natürlich ist, gerade weil das audiometrische Bild in seiner Gesamtheit dem der Aggravation oder der zentral-neuralen Schwerhörigkeit ähneln kann, ein besonders kritisches Abwägen aller Befunde und Beobachtungen notwendig, bevor man sich zur Diagnose „Psychogene Hörstörung" entschließt. Das Vorkommen der unbewußten psychogenen Hörstörung überhaupt zu bestreiten (Kumpf 1974) und damit sich in Zweifelsfällen regelmäßig für die Aggravation oder für ein „Antwortmangelsyndrom" zu entscheiden, ist sicher nicht gerechtfertigt.

Eine Hilfe bei der Abgrenzung der psychogenen Hörstörung von der Aggravation bietet das Békésy-Audiogramm in dem Bild des kongruenten Absinkens von Dauer- *und*

Abb. 16.**9** Békésy-Audiogramm. Absinken von Dauer- und Impulstonkurve. Beschleunigter Schwellenschwund von 70 auf > 110 dB HL: *Psychogene Hörstörung* (Richard D., *16. 8. 20; Audiogramm 28. 4. 77)

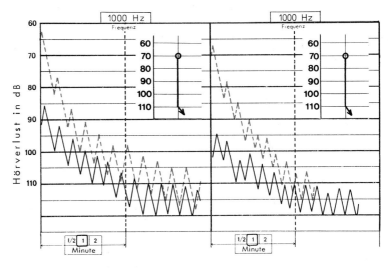

Abb. 16.**10** Frequenzkonstantes Békésy-Audiogramm und Schwellenschwundtest. Die Dauertonkurve liegt *über der Impulstonkurve* (200 ms Ton, 600 ms Pause), beide sinken ab: Der Patient hat nach der subjektiven Lautheit zu urteilen versucht: *Überlagerung von Aggravation und psychogener Hörstörung*. Beschleunigter Schwellenschwund von 70 bzw. 90 dB HL bis zur audiometrischen Meßgrenze (Karl-Heinz B., *9. 10. 20; Audiogramm 25. 11. 76)

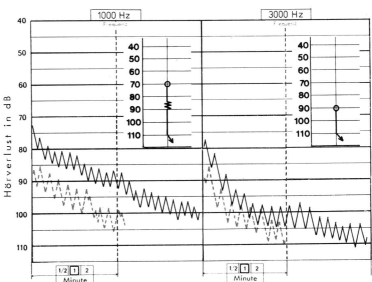

Impulstonkurve. Während die Separation also bei organischer Schwerhörigkeit ausschließlich die Dauertonkurve betrifft und die Impulstonkurve sich weiterhin um das von Anfang an gleiche Niveau bewegt, verschlechtern sich bei der psychogenen Hörstörung die Dauer- *und* die Impulstonkurve (Lehnhardt 1973, 1974). Auch in dieser Beziehung ist es vorteilhaft, mit einem Impuls-Pausen-Verhältnis von 200:600 ms zu arbeiten, weil dann die „Belastung" durch Impulstöne noch geringer ist und damit ein gleichsinniges Absinken *beider* Kurven an spezifisch-diagnostischem Wert gewinnt. Das Absinken der Kur-

ven ist dann freilich nicht Ausdruck einer Hörermüdung, sondern *Zeichen unbewußter Verdrängung des Hörens* – vor dem Hintergrund eines psychischen Fehlverhaltens. Natürlich ist für eine solche Deutung die Gesamtkonstellation aller audiometrischen Befunde zu berücksichtigen, insbesondere ist nach dem oben Gesagten eine Schädigung der zentralen Bahnen mit extremer Hörermüdung auszuschließen (Abb. 16.**9**). Das kongruente Absinken von Dauer- und Impulstonkurve scheint selbst in den Fällen ein sicherer Hinweis für die psychogene Hörstörung zu sein, in denen sie sich aus einer aggravierten

Schwerhörigkeit entwickelt hat und in denen sich deshalb beide Kriterien – Dauerton- *über* Impulstonkurve *und* kongruentes Absinken *beider* Kurven – überlagern (Abb. 16.**10**).

Auch beim psychogenen hörgestörten Patienten gilt – wie für die Aggravanten und die Simulanten – sich im Zweifelsfalle *für den Patienten* zu entscheiden, d. h. eher letztlich unbewiesen eine unbewußte Hörstörung bzw. eine organische Schwerhörigkeit anzunehmen, als dem Patienten vorschnell den Makel der bewußten Täuschung anzuhängen.

Einen wirklich erschöpfenden Überblick über die Möglichkeit, Aggravanten und Simulanten mit den Mitteln der herkömmlichen Audiometrie zu überführen, findet man bei Niemeyer (1984). Das Studium dieses Beitrages ist vor allem dem zu empfehlen, dem die ERA *nicht* zur Verfügung steht und der die Audiometrie mit eigener Hand betreibt.

Literatur

Becker, B. M.: A novel and simple method for the detection of simulation of unilateral deafness. Laryngoscope (St. Louis) 38 (1928) 677

Dieroff, H. G.: Das Hörermüdungsmeßverfahren nach v. Békésy als Simulationstest. Z. Laryngol. Rhinol. Otol. 46 (1967) 936

Doerfler, L., K. Steward: Malingering and psychogenic deafness. J. Speech Dis. 11 (1946) 3

Feldmann, H.: Begutachtung und Simulationsprüfungen. In Berendes, J., R. Link, F. Zöllner Hals-Nasen-Ohren-Heilkunde in Praxis und Klinik, Bd. III/3. Thieme, Stuttgart 1966; 2. Aufl. 1977–1983

Hattler, K. W., G. I. Schuchman: Clinical efficiency of the LOT-Békésy-Test. Arch. Otolaryngol. 92 (1970) 348

Hattler, K. W., G. I. Schuchman: Efficiency of the Stenger, Doerfler-Steward and lengthened offtime Békésy-test. Acta oto-laryngol. (Stockh.) 72 (1971) 262

Kumpf, W.: Zur Differentialdiagnose psychogener Hörstörungen. Z. Laryngol. Rhinol. Otol. 53 (1974) 421

Langenbeck, B.: Was beweist der Stengersche Versuch? Z. Hals-, Nas.- u. Ohr.-Heilk. 34 (1933) 250

Lee, B. S.: Effects of delayed speech feedback. J. acoust. Soc. Amer. 22 (1950) 824

Lehnhardt, E.: Das audiologische Bild der psychogenen Schwerhörigkeit. Arch. Ohr.-, Nas.- u. Kehlk.-Heilk. 205 (1973) 226

Lehnhardt, E.: Zur Abgrenzung der psychogenen Hörstörung von der aggravierten Schwerhörigkeit. HNO (Berl.) 22 (1974) 134

Lombard, E.: Le signe de l'elevation de la voix. Ann. Mal. Oreil. Larynx 37 (1911) 101

Niemeyer, W.: Van Dishoeck's continous audiometry as aggravation test. Int. Audiol. 2 (1963) 148–151

Niemeyer, W.: Aggravationsprüfungen und objektive Audiometrie. In Ganz, H., W. Schätzle: HNO-Praxis Heute, Bd. 4. Springer, Berlin 1984

Ruppmann, E., W. Tegtmeier: Zur quantitativen Messung des Lombardschen Versuches. Z. Laryngol. Rhinol. Otol. 40 (1961) 791

Schultz-Coulon, H.-J., C. P. Fues: Der Lombard-Reflex als Stimmfunktionsprüfung. HNO (Berl.) 24 (1976) 200

Stenger, S.: Ein Versuch zur objektiven Feststellung einseitiger Taubheit bzw. Schwerhörigkeit mittelst Stimmgabeln. Arch. Ohrenheilk. 50 (1900) 197

17. ERA – Electric Response Audiometry

E. Lehnhardt

▰▰▰ Einleitung

Die Electric Response Audiometry oder elektrische Reaktionsaudiometrie (ERA) ist längst zu einem notwendigen Bestandteil der Hörprüfung geworden. Dies kann naturgemäß nicht heißen, daß zu jeder Hörprüfung auch eine ERA gehört, ja daß sie ohne ERA unvollständig sei. Selbstverständlich beschränken sich die objektiven Techniken auf bestimmte Fragestellungen, so auf die Innenohrdiagnostik, auf die Untersuchung nichtkooperativer Patienten (insbesondere Kleinkinder), auf den Tumorverdacht im inneren Gehörgang oder im Kleinhirnbrückenwinkel und auf krankhafte Veränderungen entlang der zentralen Hörbahn.

Berücksichtigt man zugleich, daß die Indikation zur Hörprüfung von Klein- und Kleinstkindern wegen Verdachts auf Schwerhörigkeit oder zu ihrem Ausschluß zunehmend häufiger gestellt wird, dann nimmt schon deshalb die ERA in der klinischen Audiometrie heute einen breiten Raum ein. Entsprechendes gilt für Ausschluß oder Diagnose der neuralen Genese einer Schwerhörigkeit, besonders der einseitigen. Und da sie zumeist irgendwann als „Hörsturz" imponiert, erscheint die Notwendigkeit zur ERA fast bei jeder deutlich *seitendifferenten* Hörstörung gegeben. Diese Forderung ist nicht unbillig, wie die klinische Erfahrung überzeugend erkennen läßt.

Die ERA hat ihre Ursprünge in der Ableitung *weit überschwelliger* auditorisch evozierter Potentiale von der Kopfhaut des Menschen durch Pauline Davis (1939) und Hallowell Davis u. Mitarb. (1939). Damals hatte man im EEG einen On-Effekt 50–500 ms nach Reizbeginn registriert, und zwar insbesondere auf dem Scheitel, deshalb auch Vertexpotential genannt. Klinisch verwertbare Schlüsse aus dieser Beobachtung ließen sich jedoch erst ziehen, als Dawson (1951, 1954) mit der Mittelungstechnik begann und damit den Weg freimachte für die Registrierung auch *schwellennah* ausgelöster Reizantworten und für die Ableitung zugleich aus tieferliegenden Abschnitten der Hörbahn.

Anwendungsbereiche

Inzwischen haben sich in der Klinik neben den Otologen auch Neurologen, Pädiater und Psychiater der ERA angenommen. Je nach ihren speziellen Interessengebieten werden von den Otologen die Ableitungen aus Innenohr und Hirnstamm, von den Neurologen, Audiologen und Pädiatern die aus Hirnstamm und Hirnrinde und von den Psychiatern lediglich die sehr späten Reizantworten des Kortex betont. Für die Selektion bestimmter Potentiale wird zwar eine grundsätzlich gleiche Registriertechnik verwendet, die einzelnen Parameter für den Reiz, die Filtergrenzen, die Aufzeichnung der Reizantworten usw. müssen jedoch sehr unterschiedlich gehalten sein. Daraus erklärt sich auch die Tatsache, daß nicht etwa alle Reaktionen des Hörsystems gleichzeitig und als Antwort auf denselben Reiz registriert werden können. Dies nimmt nicht wunder, wenn man bedenkt, daß das Innenohr mit den Cochlear microphonics und dem Summationspotential ohne jede Verzögerung, also reizsynchron, reagiert, der Hörnerv mit dem Aktionspotential je nach Reizlautstärke innerhalb von 1–5 ms und der Hirnstamm mit einer Latenz von bis zu 10 ms. Der Subkortex und der Kortex folgen erst nach 50–150 ms oder sogar erst nach 300 ms. Gemäß den geringeren oder größeren Latenzen sind auch die Reizantworten kürzer oder länger andauernd. Die Reaktionen z. B. des Hirnstamms entsprechen etwa einer 500-Hz-Halbwelle, die der Hirnrinde annähernd einer 5-Hz-Halbwelle.

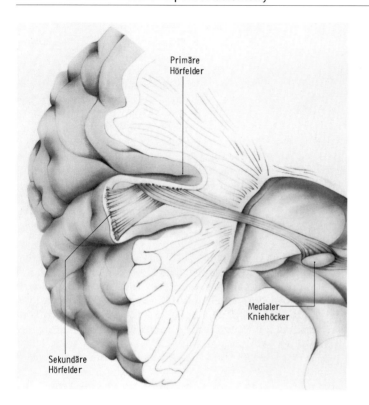

Primäre
Hörfelder

Medialer
Kniehöcker

Sekundäre
Hörfelder

Abb. 17.**1** Zentrale Hörbahn, vom medialen
Kniehöcker zu den
primären Hörfeldern in den
Gyri temporales transversi
und den sekundären Hör-
feldern an der Außenfläche
des Großhirns ziehend,
halbschematisch

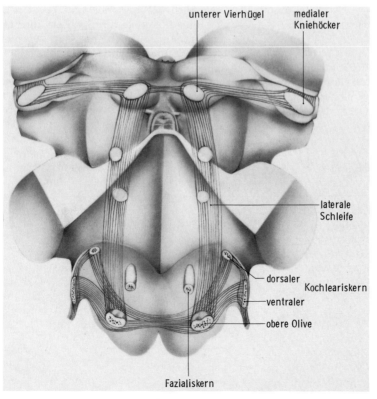

unterer Vierhügel   medialer
Kniehöcker

laterale
Schleife

dorsaler
Kochleariskern
ventraler

obere Olive

Fazialiskern

Abb. 17.**2** zentrale Hörbahn bis zum medialen
Kniehöcker von rostral her
gesehen, halbschematisch

Anatomie der Hörbahnen

Die zentrale Hörbahn ist im Vergleich z. B. zu der des Auges komplex verschaltet, mehrfach kreuzend und parallel verlaufend. Die Neuriten des Spiralganglions enden im kochleären Kernkomplex des Hirnstamms, bestehend aus dorsalem, anterioventralem und posterioventralem Kern. Von hier aus ziehen Verbindungen ungekreuzt und gekreuzt zum oberen Olivenkomplex und durch den Lemniscus lateralis zum zugehörigen Schleifenkern. Wegen der beidohrigen Verschaltung auf der Ebene der oberen Olive verlaufen Fasern auch zum *kontralateralen* Schleifenkern und weiter zum unteren Vierhügel im Mittelhirn (Colliculus inferior) sowie zum medialen Kniehöcker im Thalamus (Corpus geniculatum mediale). Vom unteren Vierhügel kreuzen Querverbindungen wieder zurück zur Ausgangsseite (bezogen auf das 1. Neuron) und ziehen hier zum medialen Kniehöcker (Abb. 17.**2**).

Weiter zentral gelangt die Information über die Hörstrahlung durch die Capsula interna zur Heschl-Querwindung im temporalen Kortex, also zu den primären kortikalen Hörfeldern. Ihnen schließen sich sekundäre Projektionsfelder an der Außenseite des Temporallappens zur weiteren Verarbeitung der auditorischen Erregung an (Abb. 17.**1**). Hinter dieser *afferenten* Hörbahn stehen die vom Paläozerebellum über die Brücke und die obere Olive zum Corti-Organ verlaufenden *efferenten, hemmenden Fasern* für die ERA offenbar an Bedeutung zurück.

▰▰ Unterteilung der verschiedenen Potentiale

Die heutige Meßtechnik erlaubt es, Reizantworten gezielt aus den einzelnen Stationen des Hörsystems abzugreifen, aus dem Hirnstamm, dem Mittelhirn und von der Hirnrinde. Die Versuche, eine klare und fundierte Gliederung der verschiedenen Reizantworten zu schaffen, haben leider zu uneinheitlichen Konzepten geführt; dementsprechend unübersichtlich sind ihre Benennungen und gar verwirrend die dafür verwendeten Abkürzungen (Abb. 17.**3**).

Aus *klinisch-otologischer Sicht* erscheint es sinnvoll, eine Einteilung zu treffen, die die ERA als Überbegriff versteht und die bemüht ist, für die unterschiedlichen Ableitungen sich möglichst streng an die zeitliche Folge der Reizantworten zu halten.

Die Reizantworten des Innenohres werden mittels *otoakustischer Emissionen* (s. Kapitel 8) und *Elektrokochleographie (ECochG)* erfaßt. Aus dem Hörnerven und dem Hirnstamm sind die *frühen* auditorisch evozierten Potentiale *(FAEP)* abzuleiten, deren erstes Potential zugleich dem elektrokochleographischen *Compound action potential (CAP)* entspricht. Innerhalb der BERA (Brainstem electric response audiometry) sind die FAEP die klinisch vorherrschenden Potentiale.

Die *mittleren* auditorisch evozierten Potentiale *(MAEP)* sind zeitlich abzugrenzen von den vorhergehenden frühen und den nachfolgenden späten Reizantworten. Sie stammen mit ihren ersten Anteilen aus dem Lemniscus lateralis, mit nachfolgenden aus den auditorischen Feldern des Thalamus und der primären kortikalen Projektion sowie aus Muskeln des Nackens und der Retroaurikularregion.

Die *späten* auditorisch evozierten Potentiale *(SAEP)* sind Inhalt der Cortical ERA (CERA); als ihr Ursprung gelten vor allem die primäre und sekundäre Hörrinde (vgl. Abb. 17.**3**).

Die *sehr späten* auditorisch evozierten Potentiale *(SSAEP)* werden als Ausdruck generalisierter Hirnrindenfunktion höherer Ordnung gewertet und sind vornehmlich von neurologischem, phoniatrischem und psychiatrischem Interesse, weil sie – „ereigniskorreliert" – vor allem kognitive Prozesse widerspiegeln; eine nennenswerte Bedeutung für die Audiometrie haben sie bislang nicht erlangt.

▰▰ Generelle Hinweise zur Untersuchungstechnik

Der grundsätzliche apparative Aufbau ist in Abb. 17.**4** wiedergegeben. Jedes Einzelteil dieser Anordnung muß von hoher Güte sein, wenn verläßliche und vergleichbare Untersuchungsergebnisse erzielt werden sollen. Dies gilt für die Reizgebung mit Kopfhörern ebenso wie für die Elektroden, die Verstärker und den Mittelungsrechner (Averager), das wichtigste und aufwendigste Glied dieser Kette.

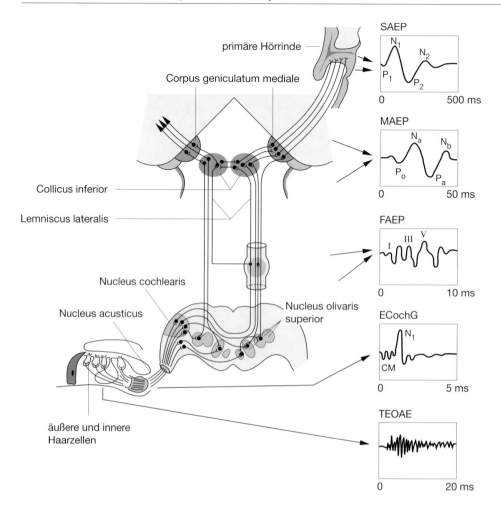

Abb. 17.3 Vereinfachte Darstellung des afferenten auditorischen Systems, Zuordnung der verschiedenen Komponenten auditorisch evozierter Potentiale einschließlich der im Bereich der äußeren Haarzellen generierten otoakustischen Emissionen (TEOAE)

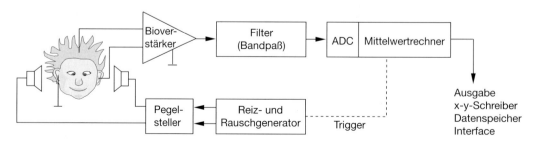

Abb. 17.4 Blockschaltbild einer Anlage zur Registrierung auditorisch evozierter Potentiale, extrem vereinfacht

Doch der größte technische Aufwand bleibt nutzlos, wenn die Grundbedingungen nicht optimal sind: Eindeutig definierte Reizform und Reizapplikation, verläßliche akustische und elektrische Abschirmung, korrekte Elektrodenlage und ausreichende Verstärkung des registrierten Potentials – und nicht zuletzt eine wirksame Artefaktunterdrückung.

Der geschilderte Aufbau ist zumeist in handelsüblichen Geräten zusammengefügt, im einzelnen deshalb kaum noch zu erkennen. Die neurologische Fragestellung ist mancherorts auf die Registrierung nur überschwelliger Reizantworten ausgelegt. Die Schwierigkeiten der ERA betreffen jedoch den in der Hörprüfung oft wichtigen *schwellennahen* Bereich. Für *audiometrische* Zwecke sind deshalb besonders hohe Anforderungen an den technischen Aufwand und an die angeführten „Randbedingungen" der Untersuchung zu stellen (s. Richtlinien der ADANO und der Deutschen Gesellschaft für Hals-Nasen-Ohren-Heilkunde, Kopf- und Hals-Chirurgie am Schluß dieses Kapitels).

Das *Meßprinzip* besteht darin, in regelmäßiger oder unregelmäßiger Folge auditorische Reize zu applizieren und die durch sie ausgelöste Änderung der Hirnaktivität zu registrieren. Um Reizantworten auch auf geringere Reizlautstärken und aus verschiedenen Stationen der Hörbahn erfassen zu können, bedarf es sowohl der häufigen Wiederholung des Reizes als auch einer rechnergestützten Auswertung der registrierten bioelektrischen Hirnaktivität (EEG). Der Computer soll durch Mittelung aus dem „Rauschen" des EEGs heraus die Antwort erkennbar machen. Dafür ist es notwendig, daß ein konstanter zeitlicher Bezug zwischen dem Reiz und dem auszuwertenden EEG-Abschnitt besteht. Dies geschieht durch einen Triggerimpuls, der den auditorischen Reiz auslöst und *synchron dazu* den Rechner in Gang setzt. Der Rechner wertet also jeweils nur die Zeitabschnitte des EEGs aus, die dem Reiz unmittelbar folgen: Sweeps = Durchgänge. Der Vorgang wiederholt sich mit jedem neuen Triggerimpuls (Abb. 17.5). Da im Gegensatz zur Reizantwort die Spontanaktivität des Hirns nicht auf den Trigger und damit nicht auf den Reiz bezogen ist, bleibt der *reizunabhängige* Anteil des EEGs konstant, während sich mit zunehmender Anzahl der Durchgänge die reizsynchronen Abschnitte addieren.

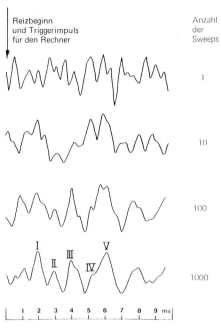

Abb. 17.**5** Auftauchen der Reizantworten des Hirnstamms aus dem EEG nach dem 1., dem 10., dem 100. und nach dem 1000. Durchgang (rechte Zahlenreihe). Die Potentiale Jewett I–V sind nach 10 Sweeps noch nicht zu erkennen, nach 100 schon zu erahnen und nach 1000 Sweeps deutlich. Der Rechner arbeitete immer nur für 10 ms unmittelbar nach Reizbeginn (untere Skala)

Signalerkennung

Theoretisch wäre eine um so weitergehende Verbesserung des Signal-Stör-Abstandes zu erwarten, je größer die Anzahl der Durchgänge ist. Da jedoch das EEG nur *annähernd* einem Rauschen mit über die Zeit gleichmäßiger Verteilung positiver und negativer Spannungsschwankungen entspricht und weil die Reizantwort von Adaptation, Hörermüdung und Habituation beeinflußt wird, ist je nach der Ableitebene eine optimale Mittelungsanzahl zu errechnen. Dies gilt insbesondere für die späten und sehr späten auditorisch evozierten Potentiale (AEP). Hier können durch unterschiedliche Aufmerksamkeit der Patienten und durch Habituation die Latenzschwankungen der Reizantworten so groß sein (> 20 %), daß das evozierte Potential mit zunehmender Mittelungsdauer kleiner wird und im Extremfall im EEG-Hintergrund wieder verschwindet.

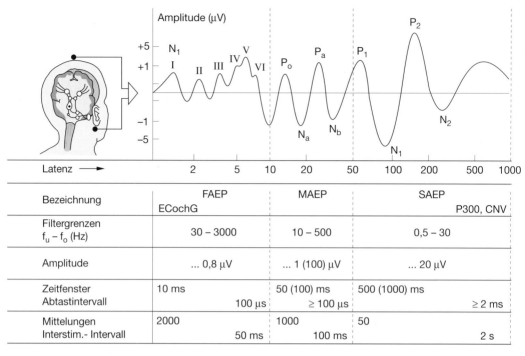

Bezeichnung	ECochG	FAEP	MAEP	SAEP	P300, CNV
Filtergrenzen $f_u - f_o$ (Hz)		30 – 3000	10 – 500	0,5 – 30	
Amplitude		... 0,8 µV	... 1 (100) µV	... 20 µV	
Zeitfenster Abtastintervall	10 ms	100 µs	50 (100) ms ≥ 100 µs	500 (1000) ms	≥ 2 ms
Mittelungen Interstim.- Intervall	2000	50 ms	1000 100 ms	50	2 s

Abb. 17.**6** Schematische Zusammenstellung der verschiedenen AEP mit den zugehörigen Registrierparametern im unteren Bildteil (nach Begall u. v. Specht)

Filterung

Der Signal-Rausch-Abstand läßt sich zusätzlich verbessern, indem dem Eingang des Rechners ein Filter vorgeschaltet wird. Die Grenzfrequenzen des Filters müssen dabei so gewählt sein, daß einerseits zwar das Rauschspektrum möglichst weit beschnitten, daß andererseits aber das Signal nicht unterdrückt wird. Gelingt es, durch Filterung das *Eingangsrauschen* in seiner Intensität um beispielsweise 10 dB zu reduzieren, dann kann man die Anzahl der notwendigen Durchgänge um den Faktor 10 kleiner halten, ohne an Information einzubüßen.

Die *Filterbedingungen* sind abhängig vom Zeitgang des gesuchten Signals und damit unterschiedlich für die Registrierung von Reizantworten aus verschiedenen Abschnitten der Hörbahn (Abb. 17.**6**). Dementsprechend müssen die Filtergrenzen gänzlich andere sein bei der Ableitung z. B. vom Innenohr als bei der kortikalen ERA. Mit dem Hochpaßfilter wird die *untere* Grenzfrequenz, mit dem Tiefpaßfilter die *obere* Grenzfrequenz bestimmt (Abb. 17.**7**).

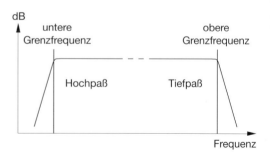

Abb. 17.**7** Das Hochpaßfilter bestimmt die untere Grenzfrequenz, das Tiefpaßfilter die obere Grenzfrequenz des Durchlaßbereichs (= Bandpaß), in dessen Mitte etwa die Frequenz der zu erwartenden Reizantwort liegen sollte

Begrenzungen zum Hochtonbereich hin sollen vor allem das Geräterauschen dämpfen, solche zum Tieftonbereich hin gelten der Dämpfung des EEG-Rauschens und der Gleichsspannungsanteile. Um das häufig störende 50-Hz-Netzbrummen zu unterdrücken, können zusätzlich sog. Bandsperrfilter mit hoher Mittenfrequenzdämpfung eingesetzt werden. Da sie allerdings ihrerseits die

– zeitlich schnell veränderlichen – Biosignale verzerren, sind sie zum mindesten für die Ableitung peripherer Potentiale nur bedingt geeignet. Über den Einsatz sonstiger Filter mit unterschiedlichen Charakteristika sollte der Interessierte in der speziellen technischen Literatur nachlesen.

Artefaktunterdrückung

Die automatische **Unterdrückung störender Artefakte**, also außergewöhnlicher Spannungsschwankungen, die das Signal erheblich übertreffen und so das Ergebnis zu verfälschen drohen, verbessert den Signal-Rausch-Abstand und ist insofern Voraussetzung für das Mittelungsverfahren. Der rechnergesteuerten Artefaktunterdrückung kann schon im EEG-Vorverstärker eine Automatic gain control vorgeschaltet sein, die die variierenden EEG-Amplituden selbstregelnd auf einen definierten Wert justiert. Der Nachteil eines solchen Systems allerdings besteht darin, daß für die exakte Kalibrierung der gemessenen Reizantwort ein zusätzlicher Kalibrierimpuls am Ende jeden Durchgangs notwendig ist; er muß zusammen mit der Reizantwort gemittelt werden, damit so die Amplitude des evozierten Potentials schließlich doch ablesbar bleibt.

Ein eventuell notwendiges und gegebenenfalls auch wirksames Mittel zur Vermeidung von Störungen kann die *medikamentöse Sedierung* sein. Für die Ruhigstellung Erwachsener kommen vor allem Diazepam, Atosil und Dolantin in Betracht. Auf die Dosierung für Klein- und Kleinstkinder wurde im Kapitel 3 – Audiometrie beim Säugling und Kleinkind – eingegangen.

Auditorische Reizformen

Da die Meßbedingungen für die einzelnen Potentiale zum Teil wesentlich voneinander differieren, sind auch sehr unterschiedliche Reizformen zu wählen. Generell muß, um eine synchrone Reizantwort zu erhalten, der auditorische Reiz um so steiler ansteigen, je peripherer man ableiten will. Solche Klicks bestehen aus einem Rechteckimpuls oder einer Sinushalbwelle und dauern deshalb z.B. für einen 2000-Hz-Ton nur $1/4$ ms, für einen 4000-Hz-Ton nur $1/8$ ms. Für den *Rechteckimpuls* hat man eine Plateaudauer von 150–250 µs als

günstig ermittelt. Klicks empfindet das Ohr nicht als Ton; sie haben knackartigen Charakter und sind deshalb zunächst nicht frequenzspezifisch. Der elektrisch gut definierte Verlauf des Klicks wird außerdem im elektroakustischen Wandler insofern verfälscht, als die hohen Frequenzanteile nur im Beginn des Klicks enthalten sind, das Nachschwingen dagegen ein deutlich tieferes Frequenzspektrum aufweist. Diese Tatsache hat man sich für die Filterung der Klicks zu eigen gemacht, um so schließlich doch eine gewisse Frequenzspezifität wieder zu erreichen.

Die Halbwellenform der *Klicks* läßt unterscheiden zwischen solchen, die der Teilchenverdichtung einer auditorischen Sinuswelle entsprechen (condensation) und solchen, die nur den Verlauf der Sinuswelle wiedergeben, in dem sich die Luftteilchen voneinander entfernen (rarefaction). Man spricht von Druck- und Sog-Klicks. Obwohl man weiß, daß das Corti-Organ vornehmlich auf Sogimpulse reagiert, also auf Reize, die die Basilarmembran zur Scala vestibuli hin auslenken, ist es für bestimmte Aufgaben notwendig, mit beiden Reizformen zu arbeiten, eventuell in alternierender Folge (Abb. 17.8 oben).

Weniger kurz sind *Tonepips* und *Tonebursts*. Unter Pips verstehen die einen solche Schallereignisse, die lediglich aus einer ansteigenden und einer absteigenden Flanke ohne Plateau bestehen, während Bursts zusätzlich ein Plateau zwischen Anstiegs- und Abstiegsflanke enthalten. Andere Autoren sehen den Unterschied nur in der Länge des Plateaus, d.h. Tonepips haben ein kurzes, eventuell sehr kurzes Plateau, Tonebursts ein längeres, ohne daß eine exakte Grenze definiert ist. Die Umhüllende beider Reize ist so gehalten, daß sie vom Kopfhörer ohne wesentliche Verzerrung wiedergegeben wird: z.B. Gauß-Hüllkurve. Sie werden subjektiv auch als *tonähnlich* empfunden mit nur geringen knackartigen Beimengungen.

Vertäubung

Ein Überhören ist sicher auszuschließen bei Ableitungen vom Innenohr und von Nucleus cochlearis. Selbst bis zum Vierhügelgebiet scheint sich der Einfluß möglichen Überhörens in engen Grenzen zu halten – allerdings nur dann, wenn die positive Elektrode

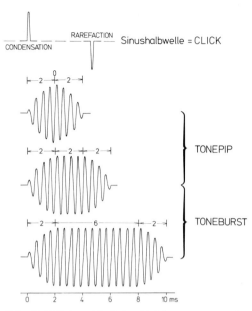

Abb. 17.8 Unterschiedliche Reizformen, von den extrem kurzen Klicks über Tonepips und Tonebursts zu den Tonimpulsen. *Elektrische* Konfiguration. Die Zahlen entsprechen beispielhaft gewählten An- und Abstiegsflanken und dem Plateau in der Anzahl der Wellenzüge

nicht auf dem Scheitel, sondern auf der gegenseitigen Stirn plaziert ist (Battmer u. Lehnhardt 1979; s. Abb. 17.**12**). Bei Ableitung der FAEP vom *Scheitel* sollte man das Gegenohr mit ~ 50 dB Geräusch vertäuben, vorausgesetzt, daß eine deutliche Seitendifferenz im Hören vorliegt oder zu vermuten ist. Nachteilige Auswirkungen auf die kontralateral ausgelösten Reizantworten des Hirnstamms sind dann nicht zu erwarten (Reid u. Thornton 1983). Bei der Registrierung mittlerer und späterer Reizantworten sowie bei Applikation von *Knochenleitungsstimuli* ist generell von gleichen Gegebenheiten auszugehen wie in der subjektiven Audiometrie, vgl. Kapitel 9.

Reizapplikation

In der Mehrzahl der ERA-Techniken werden Kopfhörer verwendet, lediglich in der ECochG auch Lautsprecher oder für die FAEP bei Kleinkindern Schlauchzuleitungen für die Reizapplikation (vgl. Kapitel 3); unter den speziellen Bedingungen im Operationssaal und für die Untersuchung Frühgeborener ist auch die Verwendung kleiner Einsteckhörer angezeigt; vgl. Kapitel 3.

Bei den elektrodynamischen Systemen muß eine zuverlässige elektrische und magnetische Abschirmung gewährleistet sein; dies gilt insbesondere für die Ableitung der Cochlear microphonics (CM, s. S. 262). Knochenleitungshörer sind für Kurzreize schwierig zu eichen und kaum verläßlich zu fixieren; sie sind nur selten indiziert, z. B. bei beidseitiger Gehörgangsatresie zur Ermittlung der Innenohrfunktion – und auch dies nur bei Kleinkindern.

Lautstärke-Eichung

Die Pulstöne für die Ableitung *kortikaler* Reizantworten werden in gleicher Weise geeicht wie die der Tonaudiometer, d. h. 0 dB SPL = 20 µ Pa (vgl. Kapitel 1); dies gilt für solche von ≥ 200 ms Dauer. Kürzere Tonebursts (Tonepips) und Klicks können subjektiv geeicht werden, zumal internationale Standards für die meßtechnische Eichung von Kurzzeitstimuli noch fehlen.

Die subjektive „biologische" Eichung erfolgt im schallisolierten Raum an mindestens 10 normalhörenden Jugendlichen, bezogen auf die jeweilige *Pulsform* und die jeweils verwendete *Pulsrate* (!). Die so erhobenen und gemittelten Werte werden als dB normal Hearing Level (dB nHL) verwendet, eine für die Klinik brauchbare Lösung. Regelmäßige Kontrollen sind jedoch notwendig; insofern ist das Vorgehen aufwendig.

Zuverlässiger ist die „physikalische" Bestimmung des Schalldruckpegels (SPL). Da aber sehr kurze Stimuli verwendet werden, kann dies nur in dB *Peak equivalent* (dB p. e.) Schalldruckpegel erfolgen. Die Messung geschieht über ein künstliches Ohr (z. B. Brüel & Kjaer 4152), in Verbindung mit einem Schallpegelmesser (z. B. Brüel & Kjaer 2203), an dessen elektrischen Ausgang zum Vergleich der Amplitude des Dauertones mit der des Klicks ein Oszilloskop angeschlossen ist. Am Schallpegelmesser sind dann die dB p. e. SPL für Clicks ablesbar: Die Peak-to-peak-Spannung für den Klick ist äquivalent zu der des Vergleichstones (Abb. 17.**9**).

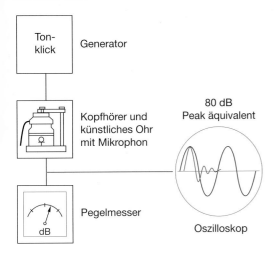

Abb. 17.**9** Eichung der Reizlautstärke für die ERA (vgl. Abb. 1.**8**)

Reizfolgefrequenz

Sie wird um so niedriger gehalten, je weiter zentral abgeleitet wird, entsprechend der zur Hirnrinde zunehmenden Refraktärzeit. Das Mindest-Interstimulusintervall (ISI) wird man jedoch nicht ausnützen, da dann die Amplituden für die Reizantworten rückläufig ausfallen würden. Bei der ECochG andererseits sind für bestimmte Fragen Folgefrequenzen von 100/s notwendig, also IS von ~ 10 ms; zur Verwendung außergewöhnlich hoher Reizfolgeraten s. S. 272).

Elektroden

Einen wichtigen Teil apparativer Voraussetzungen bilden die **Ableitelektroden**, unter denen zwischen Oberflächen- oder Hautelektroden und Nadelelektroden zu unterscheiden ist.

Oberflächenelektroden

Die für die ERA geeigneten nichtinvasiven Oberflächenelektroden entsprechen den in der Elektroenzephalographie (EEG) verwendeten, heute zumeist als Fertigelektroden.

Um den Wirkungsfaktor der Oberflächenelektroden zu erhöhen, ist die Haut zuvor sorgfältig zu reinigen und zu entfetten (mit Äther oder Azeton). Am Mastoid bietet sich der haarfreie Teil als Sitz für die ohrnahe

Elektrode an, oder man entscheidet sich – auch generell – für die Klemmelektrode am Ohrläppchen.

Nadelelektroden

Nadelelektroden werden in der Audiometrie ausschließlich für die Ableitung vom Innenohr verwendet, sonst auch zum Monitoring in der Intensivmedizin und in der Neurochirurgie. Die Übergangswiderstände dieser Elektroden sind wesentlich höher als die von Oberflächenelektroden. Ein Vorteil dagegen ist ihre kleinere Kapazität – insbesondere bei der Registrierung schneller Reizantworten.

Die für die ECochG verwendeten Nadelelektroden sind bis auf die äußerste Spitze teflonisiert und eventuell zusätzlich durch eine Metallhülle abgeschirmt. Das Trommelfell wird an einem Punkt durchstochen, der zwischen Umbo und hinterem unteren Rand gelegen ist. Von hier aus erreicht die Nadelspitze das Promontorium auf kürzestem Wege (Abb. 17.**10**). Wichtig ist es, die Nadel anschließend für den eigentlichen Meßvorgang hinreichend fixiert zu haben. Dies gelingt z. B. mit Hilfe eines elastischen Fadenkreuzes, das über einen Dichtungsring um die Ohrmuschel gespannt ist; auf diesem wird dann – soweit man nicht mit Lautsprecher arbeitet – der Kopfhörer aufgelegt und dort magnetisch gehalten (Modell der Fa. Amplaid, Mailand). So wird verhindert, daß auch die Elektrode durch den Schallreiz unmittelbar oder auf dem Umweg über das Trommelfell an der Perforationsstelle in Schwingungen gerät und auf diese Weise eine Sinusspannung abgibt, die als Mikrophonpotential fehlgedeutet werden könnte.

Die von Schwaber u. Hall (1990) beschriebene, wesentlich kleinere *Tymptrode* (vgl. Abb. 17.**10**) ist mit einem feinen Zängelchen einzusetzen und wird mit einem Schaumstoffstöpsel fixiert. Hall (1990) berichtet über sehr günstige Erfahrungen.

Die Gefahr entzündlicher Komplikationen oder eines bleibenden Trommelfelldefekts ist bei sachgemäßem Einführen der Nadel äußerst gering. Zur Plazierung reicht zumeist eine Oberflächenanästhesie des Trommelfells mit 1 %igem Cocain-Menthol aus, um den Schmerz in engen Grenzen zu halten. Andernfalls wird $^1/_2$ cm 2 % Xylocain in die hintere Gehörgangswand injiziert. Bei Kindern ist

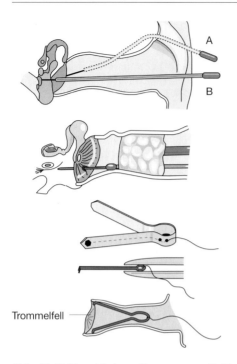

Trommelfell

Abb. 17.**10** Verschiedene Formen von Elektroden für die ECochG. Obere Bildhäfte: Ableitung transtympanal bzw. trommelfellnah von retroaurikulär her und die Tymptrode-Elektrode in situ. Untere Bildhälfte: intrameatale Elektrode

eine Narkose kaum zu umgehen, ein wesentlicher organisatorischer Nachteil.

Um das transtympanale Vorgehen zu vermeiden, werden vielfach *Gehörgangselektroden* verwendet; sie sind möglichst nahe an das Trommelfell zu legen, entweder als Nadelelektrode von retroaurikulär her (vgl. Abb. 17.**10**) oder atraumatisch lediglich in den äußeren Gehörgang hinein. Die von hier abzuleitenden Potentiale sind allerdings kleiner, so daß ggf. wesentlich höhere Mittelungszahlen notwendig werden.

Im Gehörgang liegt auch die Tiptrode, bestehend aus einem Schaumgummistöpsel, von einer Goldfolie umgeben. Die Elektrodenform und -position dient der simultanen Ableitung des CAP und der FAEP. Die relativ große Oberfläche bedingt eine niedrige elektrische Impedanz, zumeist weniger als 5 kOhm. Durch den Schaumgummi hindurch wird außerdem über einen Schlauch der auditorische Stimulus zugeleitet (vgl. Abb. 3.**6**).

Generell stellen die Elektroden neben den Verstärkern eine unerwünschte Quelle störenden Rauschens dar; in beiden Fällen handelt es sich um thermisches Rauschen, im Verstärker zusätzlich um ein Stromverteilungsrauschen. Die Störung seitens der Elektroden kann in praxi nur reduziert werden durch Senkung des Übergangswiderstandes, und zwar unter den Wert von 5 kOhm, möglichst auf 1 kOhm. Dabei sollte der Widerstand aller Elektroden gleich sein, um einen negativen Einfluß auf die Gleichtaktunterdrückung zu vermeiden, es sei denn, man entscheidet sich für einen hochohmigen Eingang am Verstärker. Mit den erwähnten Ag/AgCl-Elektroden beugt man Ladungsverschiebungen und damit der Bildung von Gleichspannungen vor, die zur Übersteuerung des Verstärkers und so zur Verzerrung des Signals führen würden. Die Größe elektrodenbedingter Gleichspannung liegt jedenfalls weit über der der auditorisch evozierten Potentiale. In ihrer Auswirkung auf das Meßergebnis kann sie wesentlich reduziert werden durch so weitgehende Hochpaßfilterung, also Begrenzung im Tieftonbereich, wie es die zu registrierende Reizantwort nur zuläßt.

Elektrodenposition

Die Position der Oberflächenelektroden ist unbhängig von der Ableitung des interessierenden Potentials annähernd einheitlich. Grundsätzlich sollten die Elektroden nicht zu nah beeinander liegen, es sei denn, man tendiert gezielt zur Registrierung z. B. der Reizantworten des Hörnervs mit Hilfe von Oberflächenelektroden: äußerer Gehörgang oder Promontorium gegen Ohrläppchen. Für alle mehr zentral entstehenden Potentiale ist ein weites Auseinanderliegen der Elektroden ratsam, z. B. Vertex (C_z) gegen Mastoid (A_1 bzw. A_2) nach dem 10–20 Elektrodensystem der Internationalen EEG-Föderation. Bei der Ableitung vom Ohrläppchen sind im Vergleich zum Mastoid für Welle I höheramplitudige Reizantworten zu erwarten; die Ohrläppchenableitung hat sich deshalb vielerorts gegen die Vertex-Mastoid-Plazierung durchgesetzt.

Verstärkung

Für die Verstärkung der zu erwartenden Reizantworten werden allgemein *Differenz-*

verstärker benutzt, vor allem um kapazitiv und induktiv eingestreute Störungen aus elektrischen bzw. magnetischen Feldern in der Nähe der Elektroden möglichst klein zu halten. Um den gleichen Effekt auch an den Verbindungskabeln zwischen Elektroden und Vorverstärker zu reduzieren, sollten die Wege kurz sein. Die Verstärkung der *Spannungsdifferenz* zwischen zwei Elektroden macht den Bezug auf eine dritte Elektrode notwendig; diese *indifferente* sollte zwischen den beiden differenten Elektroden liegen. Eine solche Anordnung hat den Vorteil, daß Störspannungen auf beide Differenzelektroden symmetrisch einwirken und deshalb die Differenzverstärkung kaum nachteilig beeinflussen (*Gleichtaktunterdrückung*).

Sicherheit

Aus Sicherheitsgründen für den Patienten ist die Zwischenschaltung eines Isolationsverstärkers oder das Verwenden eines schutzisolierten Netztrafos notwendig, eine Forderung, die in allen handelsüblichen ERA-Anlagen schon entsprechend MedGV erfüllt sein muß.

Während des *Meßvorgangs* sollte die Möglichkeit bestehen, die abgeleitete bioelektrische Aktivität (EEG) zu überwachen, um so außergewöhnliche Störungen, Bewegungen des Patienten oder Vigilanzänderungen rechtzeitig zu erkennen.

Steuereinheit und MIttelwertbildung

Die *Steuereinheit* dient der Einhaltung eines genauen zeitlichen Bezugs von Reizgebung, Artefaktunterdrückung, Datenaufnahme, Mittelwertbildung und Dokumentation. Die dabei notwendige Flexibilität wird entweder hardwaremäßig mit diversen Einstellmöglichkeiten bewerkstelligt oder als Software mit Dialogbedienung; die letztgenannte Lösung erlaubt einen fehlerfreien Ablauf des Meßvorgangs und jederzeit eine Anpassung an zukünftige Entwicklungen.

Die *Mittelwertbildung* (Averaging) hat sich gegen andere Wege der statistischen Auswertung wie die Korrelations- oder Frequenzanalyse (Salomon 1974, Leitner 1975) durchgesetzt – neuerdings eventuell mit Berechnung des Korrelationskoeffizienten aus zwei

quasi-simultan abgeleiteten Teilmittelwertkurven (Hoth 1991).

Über eine On-line-Betrachtung des jeweiligen *Zwischenresultats* läßt sich der Fortgang der Mittelung unmittelbar visuell kontrollieren und auch das Erreichen eines genügenden oder gar optimalen Signal-Stör-Abstandes. Amplituden und Latenzen sind dann am Ende der Untersuchung mit Hilfe eines Markers und digitaler Anzeige der gewünschten Größen unmittelbar abzulesen. Das Endergebnis wird auf xy-Schreiber, Graphikdrucker oder auf CD-Laufwerk dokumentiert. Eine zweikanalige Ausrüstung ist zu empfehlen.

Trotz aller technischen und rechnerischen Raffinessen können bioelektrische Störspannungen, ohne pathologisch zu sein, das Auffinden der Reizantwort ganz wesentlich erschweren, so vor allem durch Muskelpotentiale, Rhythmen oder Paroxysmen. Auch eine vermehrte Schweißbildung an den Elektroden beeinträchtigt das Erkennen der Reizantwort ggf. erheblich.

Aufsuchen der Reizantwortschwelle

Auf der Suche nach der **Reizantwortschwelle** geht man mit der *Reizlautstärke* „von oben nach unten"; man versucht also zunächst z. B. mit 90 dB eine sichere Reizantwort zu erhalten. Meint man, eine Reizantwort registriert zu haben, reduziert man die Lautstärke zunächst in 10-dB-Schritten, wird allerdings auch einmal um 15 oder 20 dB wieder erhöhen müssen, um schließlich so zur *Reizantwortschwelle* zu finden.

Zeitsparend ist eine quasi-simultane Reizgebung und -registrierung evozierter Potentiale mit verschiedenen Intensitäten in einer einzigen Messung. Das Vorgehen macht die Registrierung der SAEP weitgehend unabhängig von der Vigilanz des Patienten, da sich die Kurven gleichzeitig aufbauen und so die Reizantwortschwelle und die Zuordnung der Peaks einfacher zu beurteilen ist (α-Sim-System, Westra / Wertingen).

■■■ Elektrokochleographie (ECochG)

Die ECochG sei hier ausführlich besprochen, gerade weil sie in der klinischen Praxis mancherorts relativ wenig verwendet wird und es deshalb dem einzelnen Untersucher an Erfahrungen mangelt. Dabei wurde nicht übersehen, daß man sich nicht selten scheut, das – kranke – Innenohr mit großen Lautstärken zu belasten, abgesehen von der notwendigen Plazierung der Elektrode am Promontorium. In diesem Sinne ist das hier Beschriebene als Orientierungshilfe zu verstehen.

Die Besonderheiten der Elektrokochleographie gegenüber den Reizantworten aus der Hörbahn bestehen darin, daß

➤ elektrokochleographisch nur über Nadel- oder Gehörgangselektroden abgeleitet werden kann und

➤ drei verschiedene Potentiale unterschiedlichen Ursprungs zu registrieren sind:
  – die präsynaptischen Mikrophonpotentiale (CM),
  – das Summationspotential (SP),
  – das postsynaptische Summenaktionspotential oder Compound action potential (CAP).

Für die Auslösung dieser Potentiale sind unterschiedliche Reizformen und für ihre Registrierung unterschiedliche Parameter notwendig.

Methodik der Stimulation und Ableitung

Die Untersuchung muß bei Kleinkindern in Narkose, bei älteren Kindern kann sie in Sedierung erfolgen. Durch die Narkose werden die Potentiale nicht beeinträchtigt, das Signal-Rausch-Verhältnis wird verbessert.

Als auditorische Reize dienen Tonebursts oder Klicks. Mittels Tonebursts werden die CM und eventuell das SP registriert, mittels Klicks das CAP und das SP.

Die Potentiale werden mit Nadelelektrode vom Promontorium, also transtympanal, oder aus dem äußeren Gehörgang abgeleitet. Beides sind *Nahfeldregistriertechniken*, bei denen die Position der Gegenelektrode unkritisch ist, z. B. auf der gleichseitigen Wange oder am Ohrläppchen.

Der Hörschwelle nahe Reizantworten sind relativ konstant bei transtympanaler Ableitung zu erhalten, wenngleich – zwar weniger konstant – eine ähnlich große Empfindlichkeit mit einer Nadelelektrode am Anulus oder einer NaCl-Watte-Elektrode am Trommelfell zu erreichen sein soll (Eggermont u.

Mitarb. 1976, Simmons 1976, Ryerson u. Beagley 1981).

Große Sorgfalt ist bei der ECochG auf den Ausschluß von elektrischen oder mechanischen Artefakten zu verwenden. So ist es ratsam, nicht mit Kopfhörer, sondern mit Lautsprecher oder Schlauchleitung zu arbeiten, um so eine deutliche Zeitdifferenz einzuschalten zwischen dem Start des elektrischen Stimulus und dem Beginn der biologischen Antwort, bei 1 m Abstand des Lautsprechers etwa 3 ms. Zusätzlich sollte der Schallgeber elektromagnetisch abgeschirmt sein. Artefakte treten um so eher auf, je größer die applizierten Lautstärken sind.*

Registrierung der Mikrophonpotentiale (CM)

Die CM entsprechen in ihrer Form ganz der des gegebenen Reizes (Tonebursts); sie erscheinen ohne Latenz zum Stimulus, halten über die Dauer des Reizes an (sustained potential) und verschwinden mit Reizende.

Um ausschließlich die CM zu registrieren, nicht überlagert von SP und CAP, werden die Tonebursts *alternierend* mit der Sog- oder der Druckphase beginnend appliziert, oder es werden die soggestarteten und die druckgestarteten Antworten *getrennt* registriert. Durch *Subtraktion* der Druck- von der Sogphase eliminieren sich SP und CAP, es bleiben nur die CM (Abb. 17.11 a u. b).

Die klinisch faßbaren CM stammen aus der unteren Schneckenwindung. Die hier angeordneten Haarzellen generieren diese Potentiale nicht nur auf frequenzentsprechende Reize (zumeist 2000 Hz), sondern auch auf tieffrequente Reize hin während deren Passage durch die Basalwindung, aber immer in der Frequenz des Tonreizes. Mit zunehmender Entfernung von der Elektrode werden die Antworten um ~3 dB/mm kleiner, bedingt auch durch die zugleich wirksam werdenden

---

* Einen Ansatz zu internationaler Standardisierung erarbeiteten Höhmann, D. H., W. P. R. Gibson, I. Kaufman Arenberg, R. Dauman u. H. K. H. Bohlen mit „International standards of transtympanic electrocochleography recordings". In: Surgery of the Inner Ear (pp. 249–252). Proc. Third Internat. Symp. and Workshop on the Surgery of the Inner Ear, Snowmass, CO/USA, Juli 29–August 4, 1990, ed. by I. Kaufmann Arenberg. Kugler Publications, Amsterdam 1991

Abb. 17.**11 a** u. **b** Cochlear Microphonics (CM), ausgelöst durch
90-dB-Tonebursts 2000 Hz mit je
2 ms An- und Abstiegsflanke sowie 2 ms Plateau. Reizfolge 20/s,
Filtergrenzen 100–2000 Hz.
Samplerate 250 Punkte, 80 µs pro
Punkt, 500 Mittelungen
a mit Druckphase beginnend:
condensation
b mit Sogphase beginnend:
rarefaction

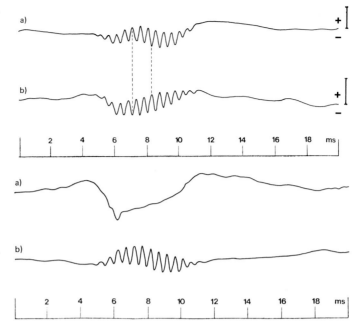

Abb. 17.**12 a** u. **b** Summationspotential (SP) und CM, Reiz- und
Registierparameter wie in
Abb. 17.**11 a** u. **b**.
a Addition der mit Sog- und der
mit Druckphase beginnenden Kurven: die CM heben sich auf, das
SP tritt deutlich hervor.
b Subtraktion der Druck- von der
Sogkurve: das SP hebt sich auf,
die CM treten hervor

Phasendifferenzen, da die Amplitude der CM nicht eine additive, sondern eine vektorielle Größe ist. Aussagen anhand der CM über die Funktion vor allem der äußeren Haarzellen sind deshalb beschränkt auf die Basalwindung. Nur wenn die Haarzellen hier schon weitgehend ausgefallen sind, antworten eventuell diejenigen der höher gelegenen Schneckenwindung: *remote CM*. Die Schwelle der Registrierbarkeit von CM liegt bei ~ 50 dB nHL. Ihre Amplitude mißt bei 95 dB nHL im Mittel 10,9 µV mit einer Standardabweichung von 7,4 µV (Aran u. Charlet de Sauvage 1976).

Registrierung des Summationspotentials (SP)

Bei üblicher Registrierung der CM ist das SP nur als leichtes negatives Ausweichen am Beginn der CM-Kurve zu erkennen, und auch dies nur, wenn der Tonreiz mit der Sogphase begann (vgl. Abb. 17.**11 a** u. **b**). Das SP überlagert sich hier also mit den CM und hält wie diese für die Dauer des Reizes an. Die Latenz auch des SP ist zu vernachlässigen, beim Hörgesunden ist sie annähernd gleich Null. Eine geeignete Möglichkeit, das SP deutlicher hervorzuheben, ist die Speicherung und spätere *Addition* der soggestarteten *plus* druckgestar-

teten CM; die beiden CM-Kurven löschen sich wegen ihrer Phasengegensätzlichkeit gegeneinander aus. Bei *Subtraktion* der Druck- von der Sogkurve dagegen treten die CM deutlicher hervor, das SP aber verschwindet (Abb. 17.**12 a** u. **b**). Oder es wird eine *Klickfolge* verwendet; läßt man dabei die Druck-(condensation-)klicks mit Sog-(rarefaction-)klicks alternieren, heben sich die CM ebenfalls auf, das SP wird identifizierbar – allerdings nur innerhalb des Aktionspotentials (Abb. 17.**13 a** u. **b**).

Die Entstehung des SP erklärt sich wahrscheinlich aus nichtlinearen Schwingungen der Basilarmembran mit daraus resultierender Verlagerung der isoelektrischen Linie während der Stimulation; sie tritt nur bei großen Reizintensitäten auf (Whitefield u. Ross 1965). Demgemäß ist die Amplitude nicht phasenbestimmt, sondern proportional der Auslenkung der Basilarmembran.

Am gesunden Ohr hat das SP eine negative Polarität, entsteht nahe dem runden Fenster und damit am aufsteigenden Schenkel der Wanderwelle. Fehlen jedoch die Haarzellen im fensternahen Teil der Basilarmembran, dann kann in seltenen Fällen das SP vom absteigenden Abschnitt der Wanderwelle stammen und positiver Polarität sein. Beim *Endo-*

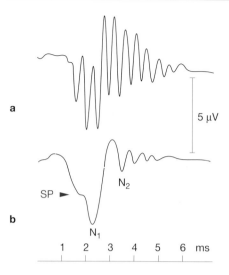

a

5 µV

b

SP ►

N₂

N₁

1   2   3   4   5   6   ms

Abb. 17.**13** a u. **b** ECochG. Reiz: 4 kHz Halbwelle 100 dB nHL, Reizfolge 20/s, Filter hier 10–3000 Hz. **a** Uniphas registriert: CM und Summenaktionspotential (CAP) überlagern einander, das Summationspotential (SP) ist nicht zu erkennen. **b** Alternierend registriert: CM heben sich auf, CAP und SP treten deutlich hervor

lymphhydrops ist die zur Scala tympani gerichtete Auslenkung der Basilarmembran begrenzt, weil sie in diese Richtung „vorgespannt" ist und weil so die schon normalerweise zur Scala vestibuli gerichtete Asymmetrie gesteigert wird. Die Folge ist eine *abnorm große Amplitude* des negativen SP.

Klinisch werden Tonebursts zur Darstellung des SP nur selten verwendet. Bei Klickreizung erscheint das SP zumeist erst oberhalb 80 dB nHL, und zwar lediglich als Stufe im abfallenden Schenkel des CAP. Seine Amplitude beträgt normalerweise ~30 % des CAP mit einer Standardabweichung von ±14 % (Gibson u. Mitarb. 1983). Da das SP durch hohe Reizfolgeraten nicht beeinträchtigt wird, wohl aber das CAP, ändert sich das Amplitudenverhältnis von SP zu CAP mit steigender Klickfolgefrequenz (s. S. 271 f.).

Registrierung des (Summen-) Compoundaktionspotentials (CAP)

Das CAP repräsentiert die synchronisierte Antwort vieler Neurone des Hörnervs, ausgelöst durch breitbandige Klicks. Von seinem negativen Doppelpeak N_1 and N_2 ist der zweite wesentlich kleiner ausgebildet als der erste; das CAP hält nur für wenige Millisekunden an (transient potential) (Abb. 17.**14**).

Entstehung des CAP

Das CAP beginnt zu entstehen mit dem Übertritt des Transmitters aus der Haarzelle in die afferenten Endigungen des Nervs. Daraus resultieren eine Permeabilitätsänderung der Dendriten und eine Depolarsation mit Bildung des Generatorpotentials. Dieses erstreckt sich entlang dem marklosen Nervensegment und löst eine Alles-oder-Nichts-Entladung der jeweiligen Faser aus. Ab der Habenula perforata wird die Information in den dann *myelinisierten* Fasern als Serie von Potentialen weitergeleitet. Von hier ab erst läßt sich das CAP elektrokochleographisch erfassen und nur als *Summe* vieler entlang der Basilarmembran ausgelöster Potentialfolgen.

Das CAP ist deshalb zunächst nicht als frequenzspezifisch zu werten, schon nicht, weil es nicht durch *Tonimpulse*, sondern lediglich durch Klicks oder Bursts ausgelöst werden kann, die die Haarzellen im zugehörigen Abschnitt der Basilarmembran *gleichzeitig* erregen. Demgemäß ist die Amplitude des CAP abhängig von der Anzahl *synchron* feuernder Nervenfasern – ausgelöst entweder durch synchrone Reizung eines möglichst breiten Frequenzbereichs oder durch größere Reizlautstärke.

Versuche, trotz dieser Gegebenheiten eine gewisse Frequenzspezifität zu erreichen, gehen auf Teas, Eldredge u. Davis (1962), Elberling (1976) sowie Eggermont u. Mitarb. (1976) zurück. Dabei werden durch definierte Schmalbandgeräusche gezielt bestimmte Abschnitte der Basilarmembran maskiert, so daß die Reizantwort nur von nichtmaskierten Abschnitten stammen kann. Dieses Vorgehen hat jedoch dadurch Grenzen, daß der Hauptanteil klickevozierter CAP – wie die CM – lediglich aus der Basalwindung der Schnecke stammt (Teas, Eldredge u. Davis 1962). Dies muß so sein, weil die Wanderwelle entlang der Basilarmembran zunehmend gedämpft wird (Zwicker u. Fastl 1972) und weil ihre Geschwindigkeit apexwärts deutlich abnimmt. Aus dem ersten dieser beiden Faktoren folgt eine geringere Auslenkung, aus dem zweiten eine abnehmende Zahl synchron erregter Haarzellen bzw. Nervenfasern. Ein meßtechnischer Fortschritt scheint mit der von Stürzebecher (1991) inaugurierten Methode erreicht zu sein; vgl. Kap. 3.

Eine gewisse Frequenzspezifität ist durch die Reizung mit Tonebursts insofern gegeben, als

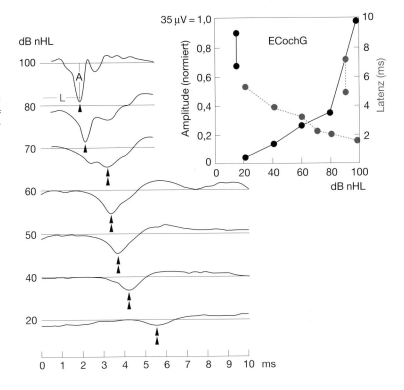

Abb. 17.**14** ECochG. Registrierung des Summenaktionspotentials (CAP) in Abhängigkeit von der Reizlautstärke. 4-kHz-Halbwelle, Reizfolge 20/s, Referenz für 100 dB nHL = 24 µV, für 80–20 dB nHL = 12 µV. L = Latenz, A = Amplitude. Rechts oben: Latenz- und Amplitudenfunktion

die Antwort auf tieffrequente Reize aus den *oberen* Schneckenabschnitten verzögert ist entsprechend dem Zeitbedarf der Wanderwelle. Die Zeitdifferenz zwischen 4 kHz und 1 kHz beträgt dann etwa 1 ms. Allerdings fällt nach dem oben Gesagten die Reizantwort um so weniger deutlich aus und die Amplitude um so kleiner, je tieffrequenter die Tonebursts gewählt wurden. Mit Tonebursts < 500 Hz ist ein CAP nicht mehr auslösbar (Abb. 17.**15**).

Form und Latenz des CAP

Auch *Latenz und Form des CAP* sind abhängig von der Lautstärke des Reizes. Bei großen Lautstärken sind zwei bis drei negative (nach unten gerichtete) Peaks zu erkennen, von denen der erste am deutlichsten und monophasisch ausgebildet ist: N_1 (vgl. Abb. 17.**13**). Seine Latenz liegt bei 100 dB nHL für Klicks oder hochfrequente Tonebursts um 1,8 ms. Die Kennlinie aus Reizlautstärke und Latenz von N_1 bildet um 50–60 dB HL ein Plateau, aus dem heraus mit abnehmender Reizlautstärke eine 2. Welle deutlich längerer Latenz hervorgeht. Nahe der subjektiven Schwelle verschwindet dann auch diese als N_2 bezeichnete Reizantwort.

Die *Form des CAP* erklärt sich aus einer komplexen Integration der Erregung entlang der Basilarmembran. Da die neuralen Elemente der *Basalwindung* mit der größeren Synchronisation feuern, gibt N_1 die Aktivität dieses Schneckenabschnitts wieder. Demgegenüber werden die neuralen Elemente der mittleren und oberen Schneckenwindung weniger synchron erregt und mit größerer Latenz; möglicherweise bilden sie deshalb den späteren Anteil des CAP: N_2.

Der charakteristische Verlauf des CAP erlaubt eine genaue *Bestimmung der Latenz* für N_1, nämlich aus Zeitdifferenz zwischen Reizbeginn und Maximum der negativen Potentialschwankung; die Amplitude ergibt sich aus dem Abstand des Maximums von der Nullinie (vgl. L bzw. A in Abb. 17.**14**). Die Stufe innerhalb des ersten negativen Potentialanstiegs verdeutlicht das SP, dessen Amplitude in Prozent der Gesamtamplitude von N_1 gemessen wird. Schwieriger zu definieren ist die Weite (W) des CAP-Komplexes; man mißt sie in der Höhe des anfänglichen SP als Zeit in Millisekunden bis zur Rückkehr des N_1 zur Nullinie (vgl. Abb. 17.**15**).

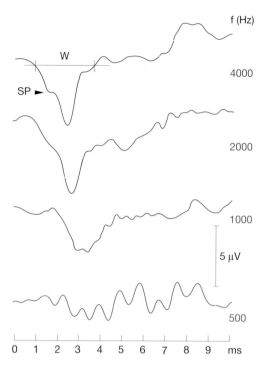

Abb. 17.**15** ECochG. Reiz: 90-dB-Tonebursts 2-2-2 ms unterschiedlicher Frequenz, alternierende Stimulation. Filter 10–2000 Hz, 40 µs/Punkt, 250 Punkte, 500 Mittelungen. Mit abnehmender *Tonfrequenz* (rechte Reihe) wird der CAP/SP-Komplex weniger deutlich. W = Weite des SP/CAP-Komplexes

Die Lautstärke-*Latenz*-Funktion verhält sich annähernd spiegelbildlich zur Lautstärke-*Amplituden*-Funktion. Die Latenz läßt bei einem Patienten bei 50–60 dB HL einen Sprung erkennen, um dann zu den schwellennahen Werten hin wieder kontinuierlich zuzunehmen (vgl. Abb. 17.**14**). Die Amplituden werden in µV gemessen; für das Erstellen der Kennlinie wird der Wert bei 100 dB nHL als maximale Amplitude = 1,0 gewertet und die Skala in 0,1- oder 0,2-Schritte unterteilt. Die Amplitudenkurve verläuft dann im Bereich geringer Reizlautstärken wesentlich flacher als oberhalb 60 dB. Sie spiegelt damit einen H- (high-) und einen L-(low-)Anteil wider (Yoshie 1968). Der Schwellenwert selbst wird vorwiegend vom Hintergrundrauschen bestimmt. Amplitude, Latenz und Wellenform bleiben konstant, auch während Messungen an verschiedenen Tagen.

Reizfolgefrequenz

In der Beurteilung ihrer Effekte geht man vom Interstimulusintervall (ISI) aus, das bei konstanter Reizfolgefrequenz von der Länge des Reizes abhängig ist. ISI ist die Zeit vom Ende des Reizes bis zum Beginn des nächsten. Nach Eggermont u. Spoor (1973) bleibt die CAP-Amplitude auf ihrem maximalen Wert bei bis zu 7 Reizen/s entsprechend einem ISI von 140 ms und nimmt kontinuierlich ab, sobald 14 oder mehr Reize/s appliziert werden. Die *Latenz* nimmt zu mit Verkürzung des ISI, wie auch die Weite des CAP-Komplexes.

Bewertung pathologischer Befunde

Der klinisch-diagnostische Wert der ECochG liegt zum einen in den Aussagen der Latenz- und Amplituden-Lautstärkefunktion, zum anderen in der Form des SP-CAP-Komplexes.

Die *Latenz- und Amplitudenkurven* lassen bei nur leichter Höreinschränkung lediglich die Werte für geringe Reizlautstärken vermissen, das Plateau innerhalb der Latenz und der Knick in der Amplitudenkurve bleiben erhalten (Abb. 17.**16**). Die subjektive Hörschwelle für hohe Töne wird annähernd erreicht. Die verschiedenen Formen der Innenohrschwerhörigkeit stellen sich im Kurvenbild nicht unterschiedlich dar. Lediglich der maximale Amplitudenwert ist von Bedeutung; da er aber gleich 1,0 gesetzt wird, geht er in den *Verlauf* der Kurve nicht ein. Bei fortgeschrittener Innenohrschwerhörigkeit verläuft der noch verbleibende Kurventeil im Bereich großer Reizlautstärken steiler als normal.

Bei neuraler Schwerhörigkeit sind – soweit das CAP noch zu erfassen – beide Kurven abgeflacht; die Latenz ist nur wenig verlängert, die Amplitude aber deutlich reduziert.

Die *Form des CAP-Komplexes* ist differentialdiagnostisch vielseitig verwertbar. So verkleinert sich die Amplitude von N_1 mit steigender Reizfolgerate, weil die Refraktärzeit der afferenten Synapsen an den Haarzellen zunehmend unterschritten wird. Der Zeitgang dieses CAP-Rückgangs wird bestimmt vom Adaptationsverhalten des Innenohres oder der Hörermüdung des Hörnervs; ein pathologisches Bild ist vor allem bei neuraler Schwerhörigkeit zu erwarten.

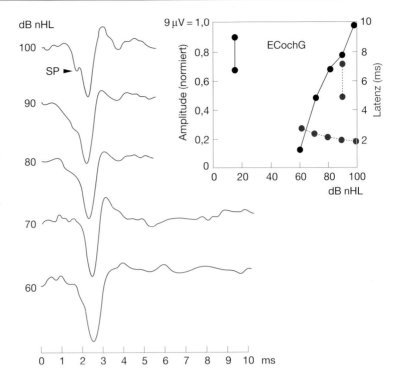

Abb. 17.**16** ECochG. Beispiel einer rekruitmentpositiven Innenohrschwerhörigkeit. CAP bis 60 dB nHL registrierbar, SP ist nur bei sehr großen Lautstärken zu erkennen, bei 100 dB nHL aber mit einem Q = 0,5: Endolymphhydrops? Rechts oben sind Amplitude und Latenz über die Lautstärke aufgetragen. Dabei ist die Amplitude auf den bei 100 dB nHL ermittelten Wert bezogen (gem. 30. 9. 83)

Von praktischer Bedeutung für eine differenzierende Innenohrdiagnostik ist die Relation des SP zum N_1. Diese Beziehung ist auf Reizlautstärken von ≥ 80 dB beschränkt, weil erst dann das SP als Stufe im abfallenden Schenkel von N_1 zu erkennen ist. Normalerweise überschreitet der Quotient $SP:N_1$ – selbst bei 100 dB nHL – nicht 30 %. Stellt sich das SP deutlicher dar, z. B. mit 50 % von N_1, dann kann dies auf einen Endolymphhydrops hinweisen. Dies erklärt sich aus der hydropischen Belastung der Basilarmembran und der daraus folgenden zusätzlichen Nichtlinearität ihrer Auslenkungen.

Bei der Bewertung der SP:CAP-Relation allerdings sollte man abwägen, ob tatsächlich das SP vergrößert (= Endolymphhydrops; Abb. 17.**17**) oder ob das CAP verkleinert ist (= sehr hohe Reizfolgerate oder neurale Schwerhörigkeit). Einen entsprechenden Befund gibt die Abb. 17.**18** wieder; danach kann das SP sich eventuell sogar deutlicher darstellen als das N_1, d. h. der Quotient könnte > 1,0 werden.

Im Extremfall kann N_1 sogar fehlen, das SP sich aber weiterhin darstellen. Dann muß man sich an der deutlich geringeren „Latenz" orientieren, weil das SP gleichsam mit dem

Reiz beginnt. Außerdem ist nur die Amplitude des SP von der Reizlautstärke abhängig, nicht aber die „Latenz". Abb. 17.**19 a** u. **b** zeigt zugleich, daß die CM hier voll erhalten waren: ohne CM kann das SP nicht entstehen. Das Fehlen des N_1 war hier die Folge einer neuralen Schwerhörigkeit.

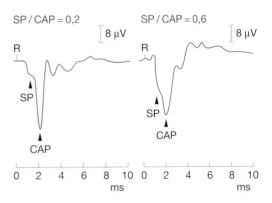

Abb. 17.**17** ECochG. SP/CAP-Komplex, links normale Konfiguration, Quotient = 0,2; rechts abnorm großes SP, Quotient = 0,6, Endolymphhydrops. Folgerate 20/s, 90 dB nHL. Transtympanale Ableitung, Mittelung von 500 Klicks. R = Reizartefakt

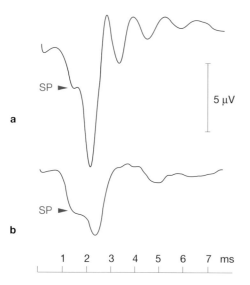

a

SP ►

5 µV

b

SP ►

1 2 3 4 5 6 7 ms

Abb. 17.**18a** u. **b** Parameter wie in Abb. 17.**13a** u. **b**, jedoch Klick (4 kHz-Halbwelle), 90 dB nHL unterschiedliche Reizfolgeraten:
a 5/s: CAP > SP,
b 107/s: CAP-Amplitude deutlich kleiner, Komplex aufgeweitet, SP-Quotient *scheinbar* > 0,5

Beim Akustikusneurinom oder Kleinhirnbrückenwinkeltumor stellt sich der SP-CAP-Komplex – solange das N_1 noch registrierbar ist – aufgeweitet dar, auch die CM sind eventuell noch nachweisbar. Dann fällt auch die Reizantwortschwelle für den SP-CAP-Komplex evtl. günstiger aus als die subjektive Hörschwelle.

Eine „Aufweitung" des SP-CAP-Komplexes kann allein durch Verwendung von Tonebursts anstelle von Klicks vorgetäuscht sein; der SP-Anteil überdauert dann das CAP, jedenfalls beim Hörgesunden. Bei Ménière-Patienten ist ein gleiches Bild

auch durch Klicks auslösbar, ist hier also als pathologischer Befund zu verstehen (Moffat 1979). Solche hydropsbedingten Aufweitungen können sich nach Glyzerolgabe vorübergehend zurückbilden und damit die Annahme eines Endolymphhydrops untermauern (Moffat u. Mitarb. 1978).

Einen ganz anderen Weg der elektrokochleographischen Endolymphdiagnostik sind Höhmann u. Georgi (1990, 1994) gegangen; sie haben Befunde von Morizono u. Sikora (1984) für einen entsprechenden Test verwendet. Die Autoren hatten bei Tieren mit experimentellem Endolymphhydrops beobachtet, daß die im gesunden Ohr vorhandene Abhängigkeit der Verdeckung einer Toneburstsfolge von der Phasenbeziehung zu dem maskierenden Tiefton ausblieb. Für eine solche Testanordnung haben Höhmann u. Georgi eine klinisch einsetzbare Apparatur entwickelt und damit im Tierversuch auch die kochleäre Mikromechanik unterschiedlicher erzeugter Krankheitsbilder überprüfen können (Höhmann 1992) – auch S. 278 ff.

Die *Indikation* der ECochG zusammenfassend, wird man sich in der Praxis mit folgenden Fragen begnügen:
➤ Sind toneburstsevozierte CM nachweisbar, ab welcher Reizlautstärke und mit welcher Amplitude, mindestens 0,2 µV?
➤ Ist das klickevozierte CAP nachweisbar, ab welcher Lautstärke und mit welcher Latenz?
➤ Welche Form bietet – bei Klicklautstärken von ≥80 dB nHL der SP/CAP-Komplex, wie groß ist
  – der SP/CAP-Quotient,
  – die CAP-Latenz,
  – die SP/CAP-Weite?

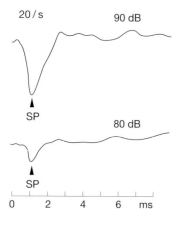

20/s   90 dB

SP

80 dB

SP

0   2   4   6   ms

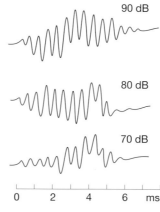

90 dB

80 dB

70 dB

0   2   4   6   ms

Abb. 17.**19a** u. **b** ECochG. **a** Das negative Potential spiegelt nicht das CAP wider, zumal es schon innerhalb der 1 ms erscheint; **b** es ist vielmehr das SP entsprechend dem deutlichen CM: neurale Schwerhörigkeit, das CAP fehlt

Da das CAP nur bei funktionstüchtigen CM generiert wird, tritt die Frage nach den CMs zurück, wenn das CAP nachweisbar ist. Insofern hat die Ableitung des CAP den Vorrang. Eine Ausnahme bildet hier lediglich die Cochlear-Implant-Voruntersuchung tauber Kinder.

Für das CAP sollten in jedem Fall eine Intensitäts-*Latenz*-Funktion aufgestellt werden (die Intensitäts-*Amplituden*-Funktion ist weniger wichtig), zugleich sollte der SP/CAP-Komplex nach den genannten Kriterien ausgemessen werden.

■■■ Frühe auditorisch evozierte Potentiale (FAEP)

Die FAEP beginnen mit dem CAP, das in der ECochG vom Promontorium oder vom äußeren Gehörgang her abgeleitet wird. Insofern ist der Übergang von der ECochG zu den FAEP fließend. Während aber in der ECochG die Konfiguration des CAP ein wesentliches Kriterium darstellt und sein Latenz- und Amplitudenverhalten als Funktion der Reizlautstärke bewertet wird, beschränkt sich die Hirnstamm-ERA ausschließlich auf die Latenz- und Amplitudenrelation zu den *nachfolgenden* Wellen. War also die ECochG gezielt auf die Registrierung des CAP mit größtmöglicher Empfindlichkeit ausgerichtet, so tritt bei den FAEP dieser Gesichtspunkt zugunsten der nachfolgenden Reizantworten zurück. Das CAP erscheint innerhalb der FAEP als I. Welle (Jewett I). Sie ist nur bei relativ großen Reizlautstärken zu erfassen, auch weil für die Registrierung der schnellen Hirnstammpotentiale mit Hautklebeelektroden gearbeitet wird, die fernab vom Innenohr plaziert sind. Je näher allerdings die ohrnahe Elektrode vom Warzenfortsatz in Richtung auf das Innenohr, also z. B. zum Ohrläppchen oder in den äußeren Gehörgang verlegt wird, um so deutlicher tritt unter den schnellen Hirnstammreizantworten die I. Welle, d. h. das CAP, hervor. Innerhalb der I. Welle ist hier eine weitere Differenzierung in N_1 und N_2 nicht möglich (Abb. 17.**20**).

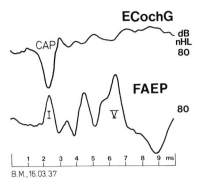

Abb. 17.**20** ECochG und FAEP des Hirnstamms: CAP und Jewett I stellen sich mit identischer Latenz dar, Polarität unterschiedlich, weil bei der ECochG positiv gegen das Promontorium abgeleitet wird. Reiz = 4-kHz-Halbwelle, alternierend. Folgerate 20/s (CAP) und 5/s (FAEP)

Brainstem Response Audiometry (BERA)

Die *Erstbeschreibung* der FAEP verdanken wir Sohmer u. Feinmesser (1967) sowie Jewett (1970). Seit ihre klinisch-audiometrische und -neurologische Validität feststeht, ist ihre Registrierung zu einem integrierten Rüstzeug in beiden Fächern geworden. Genauigkeit, Zuverlässigkeit und Reproduzierbarkeit der Methode sind überzeugend – sowohl für die Topodiagnostik anhand der Wellen I–V als auch für die Schwellenbestimmung im Hochtonbereich.

Die Registrierung der schnellen Reizantworten des Hirnstamms ist heute die am weitesten verbreitete Methode „objektiver" Audiometrie. Ja, viele setzen die „BERA" dem übergeordneten Begriff der ERA gleich, zumal manche Geräte vornehmlich auf diese Methode ausgerichtet sind. Die Befunde sind relativ einfach auszuwerten, die Versuchsbedingungen weniger eingreifend.

In der *Definition* hat sich die Bezeichnung der Wellen mit römischen Zahlen durchgesetzt, entweder als Wellen (Peaks) I–VII oder als Jewett (J) I–VII. Auch das Auftragen der positiven Polarität nach oben ist inzwischen zur Regel geworden, bewertet werden nur die positiven Peaks (vgl. Abb. 17.**6**).

Die einzelnen Peaks werden anatomisch differenten Generatoren zugeordnet. J I stammt vom distalen Anteil des Hörnervs (Buchwald u. Huang 1975), J II von proxima-

Tabelle 17.**1** Indikationen für die einzelnen ERA-Tests

	ECochG	FAEP	MAEP SN_{10}	MAEP 40 HzPot	MAEP SAEP
IO-Diagnostik – Rekruitment, Hydrops	++	+			
Hörschwelle					
– Hochton					
Erwachsene und Kinder	+	++			+
– Tiefton			+	+	+
– Mittelton					
Erwachsene			+	+	+
Kinder			+		
Hörnerv und Hirnstamm	+	++			(+)
– Diagnostik					
CI-Voruntersuchung					
Erwachsene		+	(+)		(+)
Kinder	++	+	+		
funktionelle Hörstörungen		+			+

len Anteilen des Hörnervs und vom Nucleus cochlearis (Hashimoto u. Mitarb. 1980).

Weniger eindeutig lassen sich die folgenden Peaks auf bestimmte Formationen beziehen. J III entsteht wahrscheinlich im Abschnitt Nucleus cochlearis zum oberen Olivenkomplex der Gegenseite und der J-IV- bis -V-Komplex im Lemniscus lateralis beider Seiten (Scherg u. v. Cramon 1985).

Die *Indikation zur Registrierung* der schnellen Hirnstammpotentiale erstreckt sich auf
➤ die Hörprüfung von Säuglingen, Kleinstkindern und nicht kooperativen Erwachsenen (Gutachten),
➤ die Differenzierung zwischen sensorischer und neuraler oder zentraler Schwerhörigkeit,
➤ die Fahndung nach Tumoren im inneren Gehörgang, im Kleinhirnbrückenwinkel und in der hinteren Schädelgrube sowie
➤ die Lokalisation intrazerebraler Störungen der Hörbahn (Tab. 17.**1**).

Spezielle Meßtechnik

Die *Reize zur Auslösung* der schnellen wie aller nachfolgenden Potentiale werden in aller Regel über Kopfhörer appliziert, sie müssen eine möglichst nachschwingarme Übertragung auch sehr steiler Impulse gewährleisten, weil nur von eindeutig definierten Reizen verläßliche Antworten zu erwarten sind.

Allgemein werden als Reiz Klicks verwendet, entweder als Halbwelle eines hohen Tons (zumeist 4000 oder 2000 Hz) oder als Rechteckimpuls mit z. B. 100-μs-Plateau. Tonebursts unterschiedlicher Trägerfrequenz und Anstiegszeit eignen sich nur für wissenschaftliche Fragen.

Bezüglich der für die Registrierung schneller Hirnstammreizantworten geeigneten *Filtergrenzen* sei auf Abb. 17.**6** verwiesen. Das Heraufsetzen der unteren Grenzfrequenz oder Herabsetzen der oberen Grenzfrequenz führt zwangsläufig zu Verformungen der tief- bzw. hochfrequenten Anteile und eventuell zu längeren absoluten Latenzen; die IPI bleiben annähernd gleich.

Die *Reizfolge* sollte zwischen 10/s und 30/s liegen; zur Bestimmung der Hörschwelle kann die Reizfolge höher, für neurologische Fragestellungen wird sie geringer gehalten sein. Mit zunehmender Reizfolgerate (> 50/s) verlängern sich die Latenzen der Reizantwort (Stockard u. Mitarb. 1978), insbesondere die der V. Welle. Zugleich sinkt die Amplitude von J I, während die des VI/V-Komplexes konstant bleibt (Pratt u. Sohmer 1976). Diese Abhängigkeit ist innerhalb der genannten Grenzen und für das *normale* Gehör allerdings weitgehend zu vernachlässigen. Bei schwer-

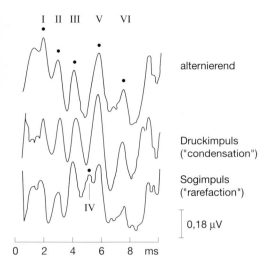

I II III   V   VI

alternierend

Druckimpuls
("condensation")

Sogimpuls
("rarefaction")

IV

0,18 µV

0   2   4   6   8 ms

Abb. 17.21 Einfluß der Reizpolarität auf Latenz, Amplitude und Ausprägung der einzelnen Potentiale. Auffälligstes Phänomen ist die häufige Aufspaltung des IV-V-Komplexes in einzelne Peaks bei Sogimpulsreizung. Wird nicht alternierend gereizt, dann können die größeren Reizartefakte stören sowohl bei ausschließlichen Sog- als auch bei Druckimpulsen (nach Buettner)

hörigen Patienten jedoch oder solchen, deren Höhrbahn gestört ist – ggf. auch ohne nennenswerte Schwerhörigkeit – sind mit hohen Reizfolgeraten eventuell zusätzliche Erkenntnisse zu erhalten, z. B. bei der MS. Dabei ist es vor allem die V. Welle, die auf die dichtere Reizfolge reagiert. Umgekehrt lassen geringere Reizfolgeraten ein insgesamt deutlicheres Wellenbild erwarten.

Wird ausschließlich mit Sogimpulsen gearbeitet (rarefaction), dann tritt die I. Welle deutlicher hervor, ihre Latenz ist vergleichsweise etwas kürzer. Andererseits ist bei Druckimpulsen (condensation) die Amplitude der V. Welle etwas größer – ein für die Audiometrie interessanter Gesichtspunkt. Die Interpeakintervalle (IPI) bleiben in beiden Fällen gleich. Je größer der Stimulusartefakt, um so mehr ist alternierende Klickpolarität ratsam (Abb. 17.21).

Mit *abnehmender Reizlautstärke* verlängert sich die Latenz der I. Welle deutlich – wie die des CAP. Diese Latenzverlängerung bleibt jedoch wenig auffällig, weil schon ab mittleren Reizlautstärken (< 50 dB nHL) die Amplitude der I. Welle kaum noch zu identifizieren ist. Dementsprechend sind auch die Amplitudenvergleiche V:I und die Abmessung des IPI I–V nur bei größeren Lautstärken möglich. Die *absolute* Latenz der V. Welle erreicht an der Hörschwelle (0 dB nHL) ~9,5 ms (Tab. 17.2).

Die Ableitung der FAEP nimmt selbst für klinische Zwecke etwa 40–60 min in Anspruch. Dieser Zeitaufwand betrifft die Registrierung allein der *schnellen* Hirnstammpotentiale. In der Regel untersucht man beide Ohren, es sei denn, ein Ohr ist erwiesenermaßen taub. Für audiologische Zwecke ist es sicher nicht ausreichend, sich auf nur eine (weit überschwellige) Reizlautstärke – z. B. 80 dB – zu beschränken, vielmehr ist grundsätzlich die Lautstärken-Latenz-Funktion darzustellen; dabei ist einmal mit Sog- und einmal mit Druckimpulsen (eventuell auch noch alternierend) zu arbeiten, jeweils über 1000 Mittelungen (Lowitzsch u. Mitarb. 1983). Gelegentlich wird zusätzlich eine Kontrolle mit beidohriger *Reizung* oder mit simultaner beidseitiger *Ableitung* angeschlossen.

In der Hoffnung, die Untersuchungsdauer abkürzen zu können, wird mit außergewöhnlich hohen Folgeraten zu stimulieren versucht. Folgeraten bis zu 100 sweeps pro Sekunde sind mit herkömmlichen Geräten realisierbar. Für die Ableitung früher Hirnstammpotentiale ergibt sich in der Routine eine Grenze insofern, als die Reizantwort erst nach 6–9 ms aufhört, so daß für den einzelnen Durchgang 10 ms benötigt werden.

Tabelle 17.2 Mittelwerte x und Standardabweichungen (in ms) der Latenzen von J I, III und V normalhörender Probanden verschiedener Labors

	I		III		V	
Ainslie u. Boston (1980)	1,79	(0,16)	3,86	(0,19)	5,77	(0,24)
Ebner u. Mitarb. (1980)	1,7	(0,17)	3,6	(0,2)	5,6	(0,21)
Maurer u. Mitarb. (1980)	1,55	(0,08)	3,75	(0,15)	5,6	(0,13)
Buettner (1982)	1,5	(0,12)	3,6	(0,15)	5,5	(0,18)
v. Specht u. Kraak (1989)	1,7	(0,1)	3,97	(0,18)	5,75	(0,2)

Finkenzeller (1993, 1994) erreicht mit dem „schnellen Stufenreiz" Folgeraten bis zu 400/s; dann allerdings war nur noch J V zu identifizieren. Bei 200/s ließ sich auch J III erkennen, bei 100/s J I, III und IV.

Mit Hilfe der Maximum-Length-Sequence-(MLS-)Analyse ist es sogar möglich, bis zu 1000 Klickstimuli zu applizieren *und die Reizantworten zu registrieren.* Dann reduziert sich die Amplitude auf 8 % derjenigen bei üblicher Folgerate. Bis zu 200 Klicks/s aber überwiegt der Zeitgewinn über den nur unwesentlichen Rückgang der Amplitude. Kommerzielle Geräte für die MLS-Analyse sind jetzt verfügbar; sie arbeiten nach dem mathematischen Modell einer quasi-randomisierten binären Folge (Thornton u. Slaven 1993).

Das Vorgehen wird vor allem für das Screening Neugeborener diskutiert, zumal sich gerade bei ihnen J V überraschend deutlich darstellte, sogar bei Frühgeborenen (Weber u. Roush 1993, Finkenzeller 1994). Noch allerdings scheint die Abgrenzung von den FFR (s. S. 281) nicht eindeutig geklärt und die Technik nicht allseits überzeugend zu sein (Lasky u. Mitarb. 1992, Marsh 1992).

Während der Ableitung der FAEP müssen die Patienten entspannt liegen oder bequem sitzen, um myogene Artefakte zu vermeiden. Über Zweck und zeitlichen Ablauf der Untersuchung sollten die Patienten zuvor aufgeklärt werden. Für Erwachsene eignet sich eine halbliegende Position mit Abstützung des Kopfes. Sie werden angewiesen, den Kopf mit vollem Gewicht auf die Unterlage aufzulegen und die Schultern hängen zu lassen, die Augen geschlossen zu halten, die Zähne möglichst nicht aufeinanderzubeißen und zu versuchen, nur während des Umschaltens auf andere Lautstärken zu schlucken. Kleinkinder müssen medikamentös ruhiggestellt werden, und auch bei Erwachsenen kann dies angezeigt sein, wenn es um die *Hörschwellenbestimmung* geht. Eine Verfälschung der Reizantworten ist dadurch nicht zu erwarten, eher ein günstigeres Signal-Stör-Verhältnis und damit eine Identifizierbarkeit der Reizantworten bis an die subjektive Hörschwelle heran.

Bei großen Lautstärken > 70 dB nHL stellen sich die schnellen Reizantworten des Hirnstamms als eine relativ *konstante Folge* von Wellen dar. Sie laufen innerhalb von 9–10 ms ab und sind bei normalem Gehör mit den einzelnen Peaks gut definierbar

(Tab. 17.**1**). An der Hörschwelle jedoch ist zumeist nur noch die V. Welle erkennbar. Ähnlich verhalten sich die II., die IV. sowie die VI. und VII. Welle, während die III. eventuell auch nahe der Hörschwelle noch zu registrieren ist (Abb. 17.**22**).

Am ehesten variiert – selbst bei normalem Gehör – der sog. IV/V-Komplex; zumeist ist der IV. Gipfel innerhalb des aufsteigenden V-Schenkels enthalten. So gut auch bei gegebener Methodik das Wellenbild reproduzierbar und identifizierbar ist, so grundsätzlich kann es sich selbst ändern beim Wechsel auf eine andere Reiz- und/oder Ableitform. Dies gilt sowohl für das Amplitudenverhältnis der einzelnen Peaks zueinander als auch für die Interpeakintervalle (IPI).

Zusätzliche Informationen ergeben sich aus dem Seitenvergleich der jeweils monaural gewonnenen Ableitung, zumal wenn sich für jede Seite das Wellenbild bei der Kontrollmessung reproduzieren ließ. Als signifikant verlängert gilt J V bei einer Seitendifferenz von > 0,5 ms oder für das IPI J I–V von > 0,3 ms (Hoth 1991). Bei Hörgesunden sind auch die interauralen und die interindividuellen Streuungen gering. Unter den IPI interessieren vor allem I–V ~ 4,0 ms, I–III ~ 2,1 ms und III–V ~ 1,9 ms (Abb. 17.**23**).

Normales Kurvenbild

Da **die einzelnen Peaks** den obengenannten funktionellen Strukturen entlang der Hörbahn im Hirnstamm zuzuschreiben sind (Sohmer u. Mitarb. 1974), liegt es nahe,

➤ am IPI I–II die Intaktheit des VIII. Hirnnervs zu messen,
➤ am IPI I–III die intrazerebrale auditive Fortleitung bis zum oberen Olivenkomplex,
➤ am IPI I–V diejenige bis zur lateralen Schleife.

Die I. und II. Welle werden also von ungekreuzten, gleichseitigen Strukturen generiert, während die späteren Peaks auch von gekreuzten Anteilen der Hörbahn stammen. Diese ursprünglich hypothetische und durch Tierexperimente gestützte Zuordnung hat sich anhand klinischer Befunde vielfach bestätigen lassen, allerdings mit der Einschränkung, daß auch J III schon von Anteilen des Nucleus cochlearis generiert werde (Møller u. Janetta 1983), also ebenfalls noch ungekreuzt.

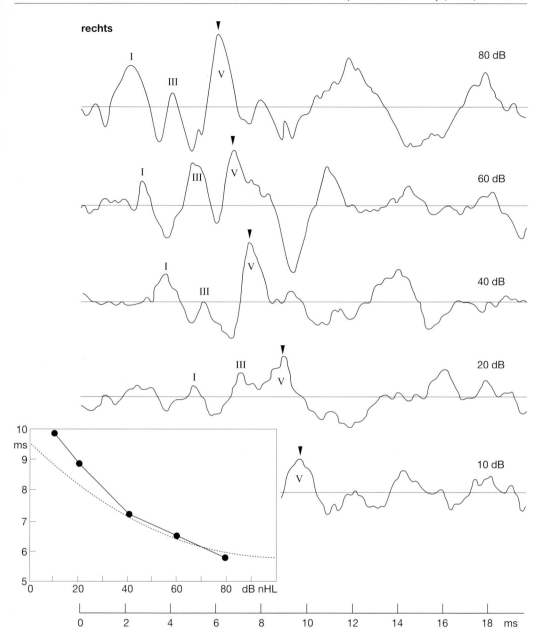

Abb. 17.22 FAEP J I–V mit abnehmender Lautstärke registriert. Die absolute Latenz von J V ist über die Reizstärke aufgetragen (links unten, punktiert unsere Normkurve). Das IPI J I–V scheint mit abnehmender Reizlautstärke gleichzubleiben

Die Wellen VI und VII werden der Aktivität des medialen Kniehöckers bzw. der thalamokortikalen Hörstrahlung zugeordnet; ihre klinisch-diagnostische Bewertung ist jedoch zu vage, als daß sich anböte, auch ihre Latenzen oder Amplituden zu messen.

Unter den *Amplituden* interessieren nur die der I. Welle und des IV/V-Komplexes, da die übrigen zu sehr schwanken und auch für die genannten Wellen weniger die absolute Größe als ihr Verhältnis zueinander eine bestimmte Aussage erlaubt. Gemessen werden

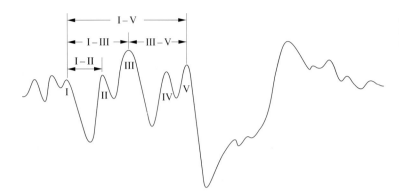

die Amplituden als Höhe des jeweiligen positiven bis zum nachfolgenden negativen Gipfel.

Für die Beurteilung der Befunde von Kleinkindern ist wichtig zu wissen, daß auch postnatal noch die axonale Myelinisation und die dendritische Arborisation zunehmen (Javel 1980). Entsprechend ist das IPI I–V, also die Überleitungszeit innerhalb des Hirnstamms, beim Säugling gegenüber dem Erwachsenen verlängert, auch wenn das Mittelohr inzwischen belüftet ist und die Latenz der I. Welle also schon der Norm entspricht: Von ~ 4,6 ms 3 Monate post partum reduziert sie sich auf ~ 4,1 ms beim einjährigen Kind (und ~ 4,0 ms beim Erwachsenen). Die Latenzverlängerung geht dabei mehr auf Kosten der Zeitdifferenz II–V als auf die von I–II: Beim *Frühgeborenen* können sich IPI für I–V von bis zu 7 ms ergeben, beim *Neugeborenen* von bis zu 5 ms (Hecox u. Galambos 1974, Starr u. Mitarb. 1977). Ab Beginn des 3. Lebensjahres

darf die Reifung der Hörbahn als abgeschlossen gelten (vgl. Kapitel 3).

Verläßliche Rückschlüsse auf den Reifungsgrad der unteren Hörbahnanteile erlaubt das Amplitudenverhältnis V:I, für den Erwachsenen ergibt sich ein Quotient von mindestens 2 (2,53 bei 100 Normalhörenden nach Stockard u. Mitarb. (1978) (Abb. 17.24).

Die I. Welle spiegelt die auch schon beim Säugling weitgehend ausgereifte Funktion der Schnecke und des Ganglion spirale wider mit einer der Norm angeglichenen Amplitude, während der Lemniscus lateralis noch relativ unreif ist und eine deutlich reduzierte Amplitude der V. Welle erwarten läßt. Deshalb liegt der Quotient V:I für den Säugling bei < 1, für das ein Jahr alte Kind bei < 2. Für die Bewertung der Reizantworten des Säuglings und Kleinkindes sind also besondere Gesichtspunkte zu beachten. Doch nur das Zusammentreffen von verlängertem IPI *und* einer kleinen V-Amplitude *in Relation zum Lebensalter* wird man als Ausdruck einer Reifungsverzögerung deuten dürfen (Miller u. Mitarb. 1984). Außerdem kann eine *relative* Reduktion der V-Amplitude durch eine besonders deutliche I. Welle vorgetäuscht sein, wie sie sich eventuell bei mastoidektomierten Kindern darstellt. Dann nämlich könnte sich ein kürzerer Weg zum Innenohr und damit zum Ganglion spirale amplitudenerhöhend auf die I. Welle auswirken, ähnlich den Gegebenheiten bei der Elektrode am Ohrläppchen oder im Gehörgang (Jacobsen u. Mitarb. 1982).

Verzögerungen der auditiven Reizleitung bis zur lateralen Schleife allein *aufgrund höheren Lebensalters* halten sich in engen Grenzen: ≤ 0,3 ms (Rowe 1978). Auch die ge-

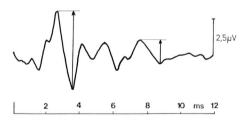

Abb. 17.**24** Bestimmung der Amplituden (A I und A V) innerhalb der schnellen Hirnstamm-Reizantworten. FAEP eines 14 Monate alten Kindes mit spastischer Tetraparese bei Mikrozephalie unklarer Genese. Das I-V-IPI war mit 5,0 ms beidseits verlängert, die Welle V war beidseits ab 40 dB nHL nachweisbar. Der Amplitudenquotient V:I lag mit 0,36 weit unter der Norm eines gesunden Einjährigen

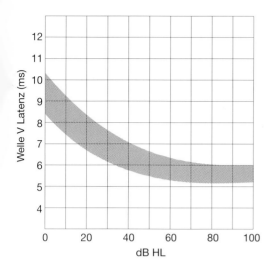

Abb. 17.**25** Normwerte der Jewett-V-Lautstärke-Latenzfunktion (nach Hall)

schlechtsabhängigen Unterschiede sind gering, bedingt wahrscheinlich nur durch die kleineren Schädeldimensionen der Frau (Stockard u. Mitarb. 1979).

Ein *Kollaps* des äußeren Gehörganges durch den Kopfhörer – oft vor allem bei Säuglingen – bewirkt eine Verschiebung des Wellenkomplexes zu größeren Latenzen hin, eventuell um bis zu 2 ms. Deshalb darf man sich nicht lediglich an den – normalen – Zeiträumen orientieren, sondern muß den Vergleich suchen z. B. mit den Befunden der anderen Seite oder – vor allem für audiometrische Fragen – an dem Gesamtbild der mit absteigender Reizlautstärke registrierten Kurven. Dies ist eine nicht oft genug zu betonende Grundsatzforderung: Die *Einzelkurve* ist mit *größter Zurückhaltung zu werten*; nur *eine Folge von Kurven*, aufgenommen mit absteigender Reizlautstärke, erlaubt eine verbindliche Beurteilung anhand der zunehmenden absoluten Latenz für J V: Lautstärke-Latenz-Funktion.

Wenn die I. Welle bei fortgeschrittener Schwerhörigkeit fehlt, muß entweder das Ausmessen des IPI entfallen, oder man geht vom CAP der ECochG aus.

Die Wellen II und III sind für audiometrische Fragen nur selten von Bedeutung; ggf. sollte man sie anhand des Seitenvergleichs oder nach binauraler Reizgebung zu identifizieren versuchen.

Die *V. Welle* ist das für audiometrische Zwecke entscheidende Kriterium unter den Hirnstammreizantworten. Für J V bietet es sich deshalb auch an, die Abhängigkeit der Latenz von der Reizlautstärke aufzuzeichnen. Sie muß dann *absolut*, d. h. ab Reizbeginn gemessen werden, zumal die I. Welle als Bezugspunkt in den schwellennahen Lautstärken fehlt. Die Wertung der absoluten *Amplitude* von J V hat sich nicht durchgesetzt (Abb. 17.**25**).

Aus *neurologischer Sicht* stellt sich die Wertung der frühen AEP anders dar als aus otologischer. So dient z. B. die auch beidohrig gleichzeitige Reizapplikation vorwiegend neurologischen Fragen bei Systemkrankheiten, Ischämien, komatösen Zuständen und der Überwachung während neurochirurgischer Operationen. Oder man orientiert sich vorwiegend am Seitenvergleich der erhobenen Befunde. Die Auswertung bezieht sich auf die Latenz, die Amplitude und die Form der einzelnen Peaks. Als Nullpunkt für die Latenz dient den Neurologen ausschließlich die erste Welle.

Der Otologe jedoch baut vorrangig auf den Befunden der konventionellen Audiometrie auf und geht damit von der subjektiven *Hörschwelle* aus. Dies bedeutet zugleich, daß die Wertung der FAEP sich auf den *Reizbeginn* beziehen muß, daß also die Latenz auch schon der I. Welle zu berücksichtigen ist, eventuell sogar wieder anhand des elektrokochleographischen CAP.

Diese Deduktion sollte nicht dazu verleiten, die Latenzbeziehungen *innerhalb* der Hirnstammpotentiale zu vernachlässigen, vielmehr ist das Interpeakintervall I–V bedeutsam für die Beurteilung der auditiven Reizleitung im Hirnstamm. Solange sie der Norm entspricht (~ 4 ms), wird auch *innerhalb* dieses Intervalls eine Latenzverschiebung fehlen, d. h. das IPI I–III und III–V werden ebenfalls nicht wesentlich von der Norm abweichen. Fällt das IPI I–V jedoch verlängert aus, dann bleibt zu klären, ob die Beeinträchtigung der Hörbahn im Abschnitt zwischen Hörnerv und oberer Olive gelegen ist oder zwischen oberer Olive und lateraler Schleife. Diese Frage kann auch den Otologen interessieren, zumal ihm mit der Stapediusreflexschwelle ein zusätzliches Indiz für die Funktion des *unteren* Hirnstamms zur Verfügung steht. Störungen zwischen III. und V. Welle werden den Reflex unbeeinträchtigt lassen, während solche peripher der oberen

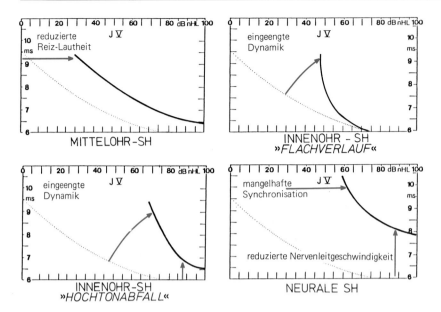

Abb. 17.**26** Vier Typen pathologischer Reizlautstärke-Latenzfunktion für J V: unsere Normkurve ist punktiert gezeichnet. Mittelohrschwerhörigkeit: Kurve zu größeren Lautstärken hin verlagert.
Innenohrschwerhörigkeit, Flachverlauf: Schwellenwert heraufgesetzt, rasches überschwelliges Einmünden der Kurve in die Norm.
Innenohrschwerhörigkeit, Hochtonabfall: Schwellenwert angehoben, überschwelliges Zustreben der Kurve zur Norm, ohne sie zu erreichen.
Neurale Schwerhörigkeit: Reizantwortschwelle durch mangelnde Synchronisation heraufgesetzt, auch überschwellig wird die Norm wegen reduzierter Nervenleitgeschwindigkeit nicht erreicht

Olive, also bis zur III. Welle, zumeist auch den Stapediusreflex behindern, kontra- und ipsilateral.

Im Interesse einer sinnvollen und nicht zu zeitaufwendigen Befundwertung ist es deshalb angebracht, sich für otologische Fragen auf folgende Daten zu beschränken:

➤ absolute Latenz der V. Welle, gemessen ab Reizbeginn,
➤ relative Latenz der V. Welle, gleich IPI I–V, ggf. auch
➤ IPI I–III und III–V

sowie bei Kleinkindern evtl.
➤ Amplitudenverhältnis V/I.

Das Aufzeichnen der Lautstärke-Latenz-Funktion bietet darüber hinaus die Möglichkeit, aus ihrem Verlauf Rückschlüsse zu ziehen auf den Sitz der Hörstörung, also ob in der neuralen Reizleitung entstanden, in der sensorischen Schallperzeption oder sogar schon im Mittelohr (Abb. 17.**26**).

Die langen absoluten Latenzen der V. Welle an der Hörschwelle ergeben sich nicht aus einer verzögerten neuralen bzw. intrazerebralen Reizleitung, sondern aus der an der Schwelle deutlich verlängerten Latenz der I. Welle, entsprechend dem CAP: Sie beträgt ausweislich des elektrokochleographischen CAP an der Schwelle ~5 ms. Wenn also das IPI sich konstant verhält und die Latenzzunahme der V. Welle mit abnehmender Reizlautstärke ausschließlich im Innenohr bzw. im Ganglion spirale entsteht, dann kann ein J-V-Potential, das nach einer kürzeren Latenz als 8,5 ms registrierbar ist, nicht wirklich schwellhaft sein. Tatsächlich wird die subjektive, annähernd normale Schwelle wohl auch nur bei sehr ruhigen Probanden und bei medikamentös tief sedierten Kindern erreicht sowie bei pankochleärer rekruitmentpositiver Innenohrschwerhörigkeit.

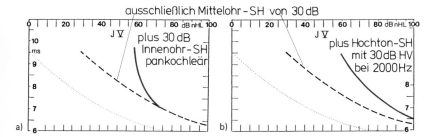

Abb. 17.**27 a** u. **b** Reizlautstärke-Latenz-Funktion bei ausschließlicher Mittelohrschwerhörigkeit (----) und kombinierter Mittelohr-Innenohrschwerhörigkeit, pankochleär **(a)** und Hochtonabfall **(b)**

Klinische Befunde

Mittelohrschwerhörigkeiten werden kaum Gegenstand einer Untersuchung mittels der schnellen Hirnstammpotentiale sein. Eine Mittelohrkomponente kann aber die Befunde scheinbar verfälschen, z. B. nach der Operation eines Akustikusneurinoms, wenn das pneumatische System eröffnet wurde und Liquor sich auch im Mittelohr angesammelt hat.

Auch in der Kinderaudiometrie können sich frühkindliche Innenohrschwerhörigkeit und passagere Mittelohrschwerhörigkeit überlagern. Daß ein Mittelohranteil besteht, wird vielleicht schon vom Tympanogramm her bekannt sein, allerdings nicht sein Ausmaß. Der Untersucher wird dann auf einen entsprechenden FAEP-Befund vorbereitet sein.

Bei Behinderung der Schalleitung mündet die Lautstärke-Latenz-Kurve auch während großer Reizlautstärken nicht in die Normkurve ein. Selbst wenn zusätzlich eine Innenohrschwerhörigkeit besteht, bleibt das Einmünden aus, d. h. sie ist der Mittelohrkomponente gemäß zu höheren Reizlautstärken verschoben. Dies gilt jedoch nur für eine flachverlaufende Hörschwelle; beim Hochtonabfall fehlt das Einmünden schon wegen der Innenohrkomponente und wird darüber hinaus zusätzlich durch den Mittelohranteil der Schwerhörigkeit verstärkt (Abb. 17.**27 a** u. **b**).

Eine Mittelohrschwerhörigkeit allein wegen *obturierenden* Zerumens wird der Otologe vor der Hirnstamm-ERA ausgeschlossen haben. Eher irreführend kann der Gehörgangskollaps durch die Kopfhörer (s. oben) sein. Er wirkt sich vorwiegend auf die höheren Frequenzen aus und kann deshalb eine deutliche Latenzverlängerung für die I. Welle bedingen.

Innenohrschwerhörigkeit

Im Bereich *überschwelliger* Reizlautstärken zeigt sich das übliche Wellenbild mit normalen Latenzen und Amplituden für alle fünf Wellen. Das typische Rekruitmentverhalten gilt also auch für die schnellen Hirnstammpotentiale: angehobene Reizantwortschwelle und Normalverhalten weit überschwellig. Der Übergang von den schwellennahen Reizantworten mit *„schwellenentsprechender Latenz"* zu den überschwelligen Reizantworten normaler Latenz erfolgt unterschiedlich abrupt, unterschiedlich steil.

Die Reizantwortschwelle stimmt wegen ihrer Steilheit und dem gut ausgebildeten Wellenbild zumeist sehr gut mit dem subjektiven Minimum audibile überein. Dies ist vor allem zu beobachten bei pankochleären Innenohrschwerhörigkeiten, beim Hochtonabfall entspricht die Reizantwortschwelle etwa der Hörschwelle bei 2000 oder 1500 Hz. Das überschwellige Einmünden der Latenzkurve in die Norm fällt beim Hochtonabfall weniger eindeutig aus als bei der flachverlaufenden Hörschwelle – oder es bleibt überhaupt aus. Unter Berücksichtigung beider Faktoren ergibt sich deshalb das typische Rekruitment nur für die pankochleäre Schwerhörigkeit, während der Hochtonabfall *scheinbar* ein Übergangsbild zur neuralen Schwerhörigkeit zeigt, auch wenn er ausschließlich sensorischer Genese ist. Die normalen IPI und die – überschwellig – der Norm *zustrebenden* Latenzen der Wellen I–V lassen dann die Entscheidung im Sinne einer Innenohrschwerhörigkeit fallen.

Das Nichteinmünden der Lautstärke-Latenz-Funktion in die Normkurve bei der Hochtonschwerhörigkeit erklärt sich mit dem Ausfall basaler Anteile auf der Basilarmembran und dementsprechend mit dem Fehlen synchronisierter Aktionspotentiale kurzer Latenz. Statt dessen überwiegt bei der Hochtonschwerhörigkeit die Erregung von Sinnes- und Ganglienzellen der mittleren Schneckenwindung; sie haben wegen der intrakochleären Laufzeit eine größere Latenz (vgl. Abb. 17.**26**).

Verschiedentlich hat man versucht, den Einfluß des Tonschwellenverlaufs genauer abzuschätzen (Döring 1984, Gerull u. Mitarb. 1985), ohne jedoch zu allgemein verläßlichen Werten gekommen zu sein. Inzwischen haben Mathe u. Mitarb. (1991) sowie Hellriegel u. Mitarb. (1992) durch Vergleich hochtonmaskierter Klickspektren mit dem Tonschwellenverlauf die Erfahrung bestätigt gefunden, daß bei *Hochtonsenken* die erhaltenen Hörinseln im Höchsttonbereich das Latenzverhalten der FAEP bestimmen, bei überschwelligen Reizpegeln also eine Latenzverlängerung für J I und damit für alle folgenden Wellen ausbleibt.

Bei pankochleärer Schwerhörigkeit ist dieses Phänomen, solange überhaupt noch eine hinreichende Anzahl von Sinneszellen erregbar ist, nicht gegeben, hier entsteht die synchrone Erregung in der Basalwindung und deshalb mit kürzerer Latenz. Das beschriebene Latenzverhalten wird bestimmt von der I. Welle; da sie in Schwellennähe jedoch nicht registrierbar ist, orientiert man sich an J V, zumal das IPI wie bei allen Innenohrschwerhörigkeiten so auch bei der Hochtonschwerhörigkeit normal ist.

Eine weitergehende Unterscheidung in Mittel- oder Tieftonschwerhörigkeit allein anhand der FAEP ist wegen der weitgehenden Frequenzunspezifität der Reize unter klinischen Bedingungen nicht möglich. Dieser Nachteil läßt sich auch durch Verwendung schmalbandiger Reize nur begrenzt ausgleichen.

Ein interessanter Ansatz, die V. Welle zur Diagnostik des *Endolymphhydrops* zu verwenden, stammt von Gerull u. Mitarb. (1991) (vgl. Abschnitt „Überschwellige Tests und Elektrokochleographie"). Ausgangspunkt waren die Beobachtungen, daß die *maximale* Verdeckung von Tonebursts durch einen Tiefton in 90-Grad- und 270-Grad-Phasendifferenz erfolgt.

In einem entsprechenden Test dienen zur Maskierung ein Dauerton von 30 dB/115 dB SPL und als Testton Klicks von 30 oder 40 dB nHL. Der Kopfhörer muß in einem geschlossenen System so hergerichtet sein, daß die akustische Wellenform von einem Mikrophon kontrolliert wird (Gerull u. Mitarb. 1991). Während laufender Phasenverschiebung läßt sich dann erkennen, daß die Amplitude der Reizantwort auf den Klick im 90-Grad- und 270-Grad-Durchgang deutlich kleiner oder die Reizantwort vollständig unterdrückt wird. Dies gelte für das gesunde Ohr, nicht aber für Innenohrschwerhörige mit Endolymphhydrops, die mit einer phasen*un*abhängigen Klickschwelle reagieren.

Dieses Phänomen wird damit erklärt, daß im Endolymphhydrops der Kontakt der inneren Haarzellen mit der Deckmembran schon „gelockert" und während der Druck- und Sogmaxima (90 Grad und 270 Grad) aufgehoben sei, so daß die Maskierung hier nicht wirksam werde. Das Vorgehen wurde zwar einschließlich aller Randbedingungen sorgfältig bearbeitet, bedarf aber noch breiter klinischer Bestätigung (Abb. 17.**28**).

Neurale Schwerhörigkeit

Bei der *neuralen Schwerhörigkeit*, also der Funktionsstörung des Hörnervs, lassen die FAEP entweder eine Latenzverlängerung erst ab II. Welle erkennen, einhergehend mit kleineren Amplituden (Typ B nach Maurer), oder es wird auch die I. Welle schon kleinamplitudig und verzögert ausfallen (Typ C nach Maurer). Das erstgenannte Bild kann also sowohl Frühsymptom des Akustikneurinoms sein als auch Ausdruck einer mehr zentralen Entstehung der Geschwulst, deretwegen das Ganglion spirale noch intakt blieb.

Die schnellen Reizantworten sind, wenn Hörnerv und/oder Hirnstamm funktionsbeeinträchtigt sind, eventuell abhängig von der Reizfolgefrequenz, und zwar in Bereichen, die beim Hörgesunden kaum Einfluß auf die Ausbildung der einzelnen Wellen haben. So kann ein Rückgang auf 10 Reize/s ggf. zu deutlicheren Reizantworten und eine Steigerung auf 30 Reize/s zu kleineren Amplituden und zu größeren Latenzen führen.

Beim Vergleich des Wellenbildes beider Seiten ist gelegentlich eine kleinere und verzögerte V. Welle auch *auf der gesunden Seite* zu erkennen, während die Wellen I–IV *dort* normal ausgebildet sind. Dieses kontralaterale Merkmal tritt aber nur auf bei großen Tumo-

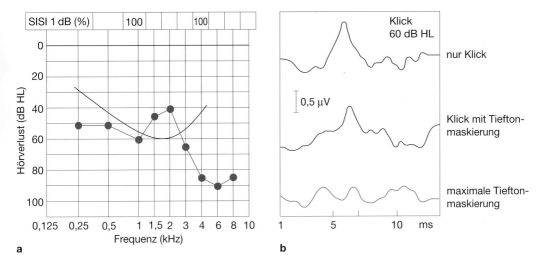

Abb. 17.**28 a** u. **b** Objektives Phasenaudiogramm. **a** Tonschwelle des Patienten und Frequenzgang der verwendeten Klicks. **b** Ableitung von Jewett V zunächst ohne, dann *mit* Tieftonmaskierung (30 Hz/115 dB) im Nulldurchgang (Mitte) und in Phase 270 Grad (unten); das hier deutliche Ausbleiben der Phasenabhängigkeit wird als Zeichen eines Endolymphhydrops gedeutet (nach Gerull u. Mitarb.)

ren des Kleinhirnbrückenwinkels, die zu einer Hirnstammkompression mit intrakranieller Drucksteigerung geführt haben (Lehnhardt u. Samii, 1982).

Zusätzliche Informationen bietet die Lautstärke-Latenz-Funktion. Sie bestätigt die Verzögerung der V. Welle als Ausdruck reduzierter Nervenleitgeschwindigkeit und zeigt darüber hinaus eine *gegenüber der subjektiven Schwelle angehobene Reizantwortschwelle*, eventuell schon, wenn die Tonschwelle noch normal verläuft.

Dieses „**Defizit der Reizantwortschwelle**" gegenüber der subjektiven Tonschwelle ist auf die Reizantworten des Hirnstamms beschränkt, tritt also bei der Ableitung z. B. der kortikalen Potentiale nicht hervor. Es ist deshalb als Ausdruck eingeschränkter Synchronisationsfähigkeit in der neuralen Reizleitung zu werten. Die *Desynchronisation* ist nicht ein Spezifikum des Tumordrucks, sondern in ähnlicher Ausbildung auch bei posttraumatischen oder vaskulären Störungen im Hirnstamm sowie bei Demyelinisierungsherden anzutreffen. Ihre drei Kriterien innerhalb der FAEP sind also:

➤ Latenzverlängerung ab Welle II (auf der Gegenseite evtl. der Welle V),
➤ kleine Amplitude der Welle V (Spreng 1983) und
➤ angehobene Reizantwortschwelle.

Das letztgenannte Phänomen ist wieder nur aufzudecken, wenn die *Lautstärke-Latenz-Funktion* registriert wurde. Sie läßt – wegen der Konstanz gerade der Welle V – eindeutige Aussagen auch in den Fällen erwarten, in denen diffuse infratentorielle Drucksteigerungen das ursprüngliche Wellenbild schon weitgehend verändert haben.

Tumoren *im Hirnstamm* geben sich in einer Verlängerung vor allem des IPI III–V zu erkennen, verbunden mit Verkleinerung der Amplituden oder völligem Erlöschen dieser Peaks. Oft sind die Reizantworten *beidseits* gestört, wenn auch in unterschiedlichem Ausmaß. So können pontine Tumoren Latenzverlängerungen schon ab II. Welle bedingen und *kontralaterale* Verzögerungen ab III. Welle. Eine isolierte Amplitudenminderung der V. Welle *beidseits* bei sonst normalem Wellenbild deutet auf einen Tumor des kaudalen Thalamus hin; dann kann unter Umständen allein der *Amplitudenvergleich* V:I das pathologische Geschehen aufdecken.

Im Patientengut mit **multipler Sklerose** (MS) sieht der Otologe vornehmlich Patienten, die wegen einer Schwerhörigkeit aufgefallen sind – entweder bei schon bekannter MS oder noch unbekannter Grundkrankheit. Dieser Differenzierung entsprechend erscheint es nicht sinnvoll, hier mit der Gründlichkeit auf das spezifische Wellenbild bei der

MS einzugehen, wie sie für den Neurologen geboten ist. Außerdem sei betont, daß die Schwerhörigkeit im Verlauf einer MS auch in der konventionellen Audiometrie so charakteristische Befundkonstellationen bietet, daß die FAEP zumeist nur die Ätiologie bestätigen (Lehnhardt 1975).

Im Gegensatz zu den Wellen II–V (Drulovic u. Mitarb. 1994) ist bei der MS die I. Welle nur selten mitbetroffen, obwohl Maurer u. Mitarb. (1980) glauben, daß auch der periphere Anteil des Hörnervs von der Demyelinisation nicht grundsätzlich ausgeschlossen ist.

In den *absoluten* Amplituden der I. und der V. Welle sind – wohl wegen der großen interindividuellen Streuungen (Chiappa u. Mitarb. 1979) – bei der MS keine wesentlichen Abweichungen von der Norm aufgefallen. Die *Relation* zwischen den Amplituden der I. und der V. Welle aber ist oft verändert, eben weil die der V. häufiger verringert ist als die der I. Welle.

Eventuell deckt erst der Vergleich der FAEP nach Sog- oder Druckstimulation verwertbare Unterschiede auf. Oder man appliziert zusätzlich zum 60-dB nHL-Stimulus ein *ipsilaterales* Breitbandrauschen, das gleichlaut oder 10 bzw. 20 dB lauter als das Signal ist. Antonelli u. Mitarb. (1984) glauben auf diese Weise zusätzliche MS-Befunde aufgedeckt zu haben. Das Verfahren entspricht dem, was wir – gleichsam als *objektives* Langenbeck-Geräuschaudiogramm – für die Differentialdiagnose der neuralen Schwerhörigkeit unabhängig von ihrer Genese angegeben hatten (Lehnhardt u. Battmer 1979).

Die – ohne entsprechende subjektive Beschwerden oder audiometrische Befunde – bei der MS eventuell zu findenden Veränderungen der FAEP erklären sich wahrscheinlich in der Weise, daß unkomplizierte Hörempfindungen durch redundante Bahnen abgesichert sind und daß nur unter der unnatürlichen Belastung einer schnellen Klickfolge Unregelmäßigkeiten in den FAEP auftreten.

Aufschlußreich ist die Tatsache, daß *solche* Befunde in den *späten* Reizantworten nicht mehr zu erkennen sind, entweder weil die „periphere" Desynchronisation sich bei der Reizauslösung mit Tonimpulsen dort nicht störend auswirkt oder weil innerhalb des Hirnstamms die Hörbahn gekreuzt *und* ungekreuzt verläuft, so daß bei unilateraler Läsion die Gesamtfunktion des Hörens erhalten

bleibt. Andererseits können Herde *oberhalb der lateralen Schleife* in den schnellen Hirnstammpotentialen stumm bleiben, in den kortikalen Reizantworten aber in Erscheinung treten (s. Abschnitt SAEP).

Gefäßbedingte Hörstörungen

Gefäßbedingte Störungen in der hinteren Schädelgrube sind für die FAEP insoweit von untergeordneter Bedeutung, als sie zumeist die *Innenohrfunktion* alterieren und damit in der konventionellen Audiometrie eine *sensorische* Schwerhörigkeit und in der BERA normale IPI zeigen.

Bei Mangeldurchblutungen im Versorgungsbereich der A. cerebelli inferior posterior, also beim Wallenberg-Syndrom, sind Läsionen der Kochleariskerne nur passager im Initialstadium zu erfassen (Maurer 1983). Auch an der vertebrobasilären Insuffizienz ist die Hörbahn offensichtlich nur ausnahmsweise beteiligt, vielleicht weil sie – gemessen am Gesamtquerschnitt des Hirnstamms – in den einzelnen Etagen nur einen geringfügigen Raum einnimmt. Ebenso geht ein ischämischer Insult des Hirnstamms nicht notwendigerweise mit Veränderungen der FAEP einher, selbst wenn er sonst zu motorischen oder sensiblen Ausfällen geführt hat.

Eine Sonderform gefäßbedingter Störungen in der hinteren Schädelgrube sind die durch den Druck abnorm verlaufender oder elongierter Gefäße ausgelösten Trigeminusneuralgien, Fazialisspasmen oder auch Schwerhörigkeiten mit Tinnitus. Aber selbst wenn in solchen Fällen für die Hörstörung keine andere Ursache sich anbietet und wenn die FAEP „deutlich schlechter ausgeprägt" sind (Stöhr u. Mitarb. 1982), sollte man mit der Annahme eines kausalen Zusammenhangs zurückhaltend sein.

Eine außergewöhnliche Indikation zur Ableitung der FAEP kann bei *postmeningitischen oder -meningoenzephalitischen Patienten* gegeben sein. Die Beurteilung der Ergebnisse ist schwierig, weil der Anteil einer *peripheren* Hörstörung zumeist unbekannt ist. Ist er erheblich, dann können Reizantworten gänzlich fehlen oder nicht mehr auswertbar sein. In anderen Fällen läßt die Latenz schon der I. Welle Rückschlüsse zu auf eine Läsion auch des Innenohres und ein zusätzlich verlängertes IPI auf eine Beteiligung der zentralen Hörbahn. Nur wenn die I. Welle noch deutlich ausgebildet ist, die nachfolgenden aber mehr oder we-

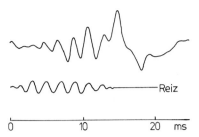

Abb. 17.**29** FFR (obere Kurve) eines Normalhörenden, ausgelöst durch kurze Tonebursts von 500 Hz,
10 ms Dauer, 3 ms Anstiegszeit, 60 dB nHL Reizlautstärke. Der Beginn der FFR ist wenig eindeutig
(nach Davis)

niger erloschen sind, wird man eine ausschließlich zentrale Schädigung der Hörbahn
annehmen dürfen.

Frequenzfolgepotentiale (Frequency Following Responses, FFR)

Wenn als Reiz ein tieffrequenter Ton appliziert
wird, antwortet der Hirnstamm in einer Frequenz, die der des Reizes entspricht. Dieses
schon 1963 von Rupert u. Mitarb. entdeckte
Phänomen tritt besonders deutlich hervor bei
Tonebursts von 500 Hz, $\geq$ 60 dB, 10 ms Dauer,
und einer Anstiegszeit von 3 ms (Abb. 17.**29**).
Statt Tonebursts kann man auch einen Dauerton applizieren, muß dann aber den Sweep jeweils in der gleichen Phase beginnen lassen
(steady state evoked potentials). Die Filtergrenzen sollten bei 200 und 3000 Hz liegen.
Die Schwelle dieser FFR$_{500}$ liegt für den Hörgesunden bei 40 dB HL. Die Elektroden sind
am Vertex und am Ohrläppchen bzw. am Mastoid plaziert (Moushegian 1977). Die Latenz
der Reizantwort ist schwer zu bestimmen, sie
beträgt ~ 6 ms.

Man hatte gehofft, mit Hilfe der FFR die
Funktion der *apikalen* Schneckenwindung zu
erfassen, d. h. die apikale Windung der
Schnecke wäre Ursprungsort der FFR (Hou u.
Limpscomb 1979, Yamada u. Mitarb. 1977).
Eingesetzt wurden die FFR für die Bewertung
einer Hörgeräteversorgung bei Kleinkindern
(Kießling 1982), vor allem wegen der größeren Stimulusdauer im Vergleich zu der für die
schnellen Reizantworten J I–V. Breitere Erfahrungen liegen auch für diesen Anwendungs-
bereich bislang nicht vor.

Inzwischen hat Janssen (1991) überzeugend nachweisen können, daß die FFR Über-
lagerungen von *Hirnstammpotentialen* widerspiegeln. Er erklärt dies mit der Tatsache, daß
tiefe Töne zwar die größten Amplituden im
apikalen Teil der Schnecke bewirken, die Basilarmembran aber auch in den basalen Anteilen auslenken. Da hier die Geschwindigkeit
der Wanderwelle sehr hoch ist, ist hier auch
die Synchronisation der Nervenfaserentla-
dungen am höchsten. Auf diese Weise trägt
hauptsächlich der basale Sinneszellbereich
zur Bildung der Frequenzfolgepotentiale bei.
Die bezüglich einer frequenzspezifischen
Meßtechnik gehegten Erwartungen müssen
deshalb als widerlegt gelten.

Langsame negative Hirnstamm-potentiale (SN$_{10}$)

Zu den im Hirnstamm generierten Potentialen wurde auch die *SN$_{10}$-Reizantwort* (slow
negative ten) gezählt. Im Vergleich zu den
schnellen Wellen J I–V (oder VII) stellt sich
SN$_{10}$ relativ langsam dar. Es sollte nicht aus
den neuronalen Fasern, sondern aus den *syn-
aptischen Zellverbindungen* (Davis u. Hirsh
1979) stammen und insofern ggf. eine differenzierende Aussage über die *Genese* einer
zentralen Hörstörung erlauben. Außerdem
schien SN$_{10}$ zur Bestimmung der Hörschwelle
im Mittel- und Tieftonbereich geeignet zu sein
und dies insbesondere bei Kleinkindern (Battmer u. Lehnhardt 1981; vgl. Kapitel 3).

Die von Davis u. Mitarb. (1985) für die
Reizgebung favorisierten Tonebursts bestehen aus zwei ansteigenden, einem Plateau
und zwei abfallenden Wellenzügen: 2-1-2-
Tonebursts mit einer Reizfolgerate von 27/s.
Die Filtergrenzen sollten bei 50 und 1700 Hz
liegen. Eine typische Antwort ist in Abb. 17.**30**
aufgezeigt.

Als Meßmethode hat sich die Registrierung von SN$_{10}$ mancherorts bewährt, die Frage aber, ob SN$_{10}$ eine eigenständige Reizantwort noch des Hirnstamms oder doch schon
N$_0$ der MAEP widerspiegelt, ist noch nicht
entschieden.

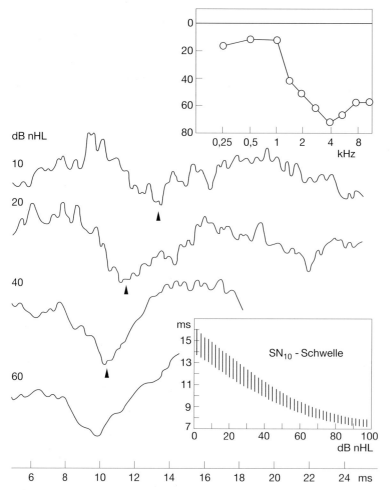

Abb. 17.**30** SN₁₀-Antwort eines Patienten mit Innenohrschwerhörigkeit. Tonaudiometrisch deutlicher Hochtonverlust oberhalb 1000 Hz. Die SN₁₀-Reizantwort, ermittelt mit 1000-Hz-Tonepips (2 ms An- und Abstiegsflanke, 2 ms Plateau) stimmt mit dem subjektiven Hörverlust in dieser Frequenz überein. Unten rechts im Bild unsere durchschnittliche Lautstärke-Latenzfunktion für SN₁₀

Mittlere auditorisch evozierte Potentiale, MAEP (Middle Latency Potentials)

Die MAEP sind teils *myogenen*, teils *neurogenen* Ursprungs.

Myogene mittlere Potentiale

Die höheramplitudigen *myogenen* (Davis 1965) oder sonomotorischen Reizantworten (Bickford u. Mitarb. 1963) treten beim Normalhörenden schon 8–9 ms nach Reizbeginn hervor, fallen also eigentlich noch in den Zeitbereich der *frühen* Potentiale des Hirnstamms. Sie sind letztlich auch nur als Artefakt zu bewerten bei Patienten, deren Nackenmuskulatur während der Untersuchung zu wenig entspannt war. Für die Hörprüfung sind sie ohne Bedeutung geblieben, weil sie keine audiometrischen Rückschlüsse erlauben, weder auf die Hörschwelle noch auf den Sitz eines eventuellen Hörschadens.

Lediglich die sog. Crossed acoustic response (CAR) könnte audiometrisch relevant sein, da sie ipsi- und kontralateral noch nahe der subjektiven Hörschwelle auslösbar ist (Gibson 1974). Die Reizantwort ist schon nach wenigen 100 Mittelungen hinreichend gut zu erkennen. Als Stimulus werden Klicks in einer Folgerate von 10/s empfohlen, als Filtergrenzen 25 Hz und 175 Hz (Mendel 1974). Sie zeigt sich als steile Potentialschwankung (vertexpositiv gegen Mastoid) mit einer Latenz von 12–15 ms. Am myogenen Ursprung dieser CAR besteht kein Zweifel, nachdem sie bei kurarisierten Patienten oder nach lokal-

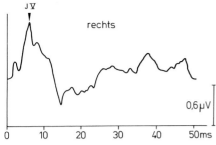
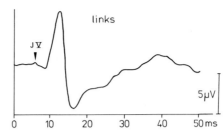

Abb. 17.**31** Ableitung der CAR: Rechts deutliches J V, keine Reizantworten der Retroaurikularmuskeln, weil hier Fazialisparese. Links kleines J V, aber deutliche CAR. Monaurale Sog-Klick-Stimulation 70 dB nHL (nach Stöhr u. Mitarb.)

anästhetischer Blockade des zugehörigen Fazialisastes fehlt (Abb. 17.**31**).

Genutzt wird diese Meßtechnik – allerdings mit *elektrischer* Stimulation – in der Voruntersuchung von Kindern zur Frage der Cochlear-Implant-Versorgung, s. Kapitel 18. Hier geben die von der Rundfensternische her kontralateral elektrisch evozierten Reizantworten (CER) Auskunft über die Funktion des Hörnervs; ihre *Latenzzeit* ist gemäß der *elektrischen* Auslösung kürzer; etwa 8–12 ms.

Neurogene mittlere Potentiale

Die *neurogenen MAEP* wurden vornehmlich den auditiven Feldern des Thalamus zugeschrieben (Picton u. Mitarb. 1974, Davis 1976). Der erste Anteil dieses Wellenkomplexes allerdings könnte schon Jewett V entsprechen, und ebenso könnte die letzte Welle identisch sein mit dem P_1-Peak der kortikalen Reizantworten. Die neurogenen Reizantworten des *Erwachsenen* sind auch im Schlaf oder in leichter Sedierung geeignet zur frequenzbezogenen Hörprüfung, *nicht jedoch bei Kindern oder gar Säuglingen.*

Als Reiz für die neurogenen MAEP werden üblicherweise 500-, 1000- und 2000-Hz-, eventuell auch 3000-Hz-Tonebursts verwendet, zumeist von 4–20 ms Dauer, mit 2–4 ms Anstiegs- und 2 ms Abstiegsflanke. Die Stimulusrate beträgt 6–12/s, die Analysezeit mindestens 50 ms, die Mittelungszahl 500–1000. Die untere Filtergrenze soll bis auf 10 Hz herabgesetzt sein. Als obere Grenzfrequenz wird zumeist 500 Hz empfohlen. Andere geben den Durchlaßbereich mit 20–300 Hz (Gerull u. Mitarb. 1981) oder 30–250 Hz an (Brusis u. Bockisch 1985). Je tiefer die obere Grenzfrequenz gewählt wurde, um so länger werden die Latenzen sein. Die Elektrodenlage stimmt mit der für die FAEP überein.

Die Reizantwort stellt sich als Wellenfolge von N_o/P_o bis N_a/P_aN_b dar, zumeist vertexpositiv nach unten. Die größere Konstanz kommt den Wellen P_o und P_a zu. Von beiden Wellen eignet sich P_a am besten zur Schwellen- und Latenzbestimmung, da sie auch bei geringen Lautstärken deutlich konfiguriert erscheint (Abb. 17.**32**). Die subjektive Hörschwelle ist annähernd erreichbar.

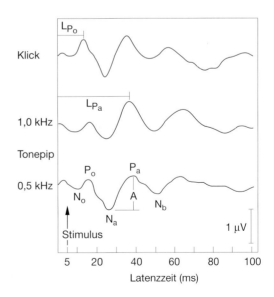

Abb. 17.**32** Neurogene Reizantworten mittlerer Latenz. Normaler Kurvenverlauf. Mittelwerte aus Messungen an 20 Probanden. Reizlautstärke 60 dB HL (nach Maurizi u. Mitarb.)

Tabelle 17.**3** Latenzen der MAEP auf Reize mittlerer Lautstärke

	N_o	P_o	N_a	P_a	N_b
Picton u. Mitarb. (1974)	8,9	12	16	25	36
Streletz u. Mitarb. (1977)	8–12	10–14	16–22	26–36	32–42
Gerull u. Mitarb. (1981)	13	12–18	20–24	28–33	33–46

Die Latenzzeiten der MAEP schwanken erheblich: Für P_a 20–35 ms; mit abnehmender Reizlautstärke nimmt die Latenz nur wenig zu, bis zur Schwelle um ~7 ms (Tab. 17.**3**).

Ins einzelne gehende Latenz- und auch Amplitudenwerte mit Standardabweichungen, gesondert für Klicks sowie für 1000- und 500-Hz-Tonebursts finden sich bei Gerull u. Mitarb. (1981) sowie bei Maurizi u. Mitarb. (1984). Die Amplitude N_a-P_a liegt zwischen 0,1 und 1,0 μV; sie sollte nur im Vergleich beider Ohren beurteilt werden.

Die Wellenkonfiguration der neurogenen MAEP ist im Erwachsenenalter relativ konstant und ändert sich auch mit der Tonfrequenz des Reizes nur wenig. Je mehr der Patient entspannt und schläfrig ist, um so eindeutiger treten N_o/P_o hervor; umgekehrt sind N_a/P_a/N_b um so deutlicher zu erkennen, je wacher der Proband ist.

Dementsprechend gelingt die Schwellenbestimmung ausweislich P_o um so besser, je ruhiger, und ausweislich P_a, je aufmerksamer der Patient ist. Für audiometrische Fragen orientiert man sich anhand der Latenz von P_a, neurologischerseits interessierten vor allem seine mehrgipfeligen Deformitäten.

40-Hz-Potential

Zur Auslösung dieses Potentials dienen zumeist Tonebursts von 2 ms An- und Abstiegsflanke sowie 2 ms Plateau (Davis 1976, Galambos u. Mitarb. 1981). Wenn dieser Reiz mit einer Folgerate von 40/s gegeben wird, läßt sich eine Folge von 3–4 Wellen auslösen, deren erste mit einer Latenz von ~6 ms wahrscheinlich J V und deren nachfolgende einer Reihe neurogener MAEP P_o/P_a-Wellen entspricht (Abb. 17.**33**). Insofern stellt auch das 40-Hz-Potential einen Übergang von den FAEP zu den MAEP dar. Der Bezug zu den Hirnstammreizantworten ist durch die V. Welle der FAEP gegeben, der zu den MAEP durch die Einbeziehung der Welle P_o/N_a und ihrer Wiederholungen.

Da den Wellen dieser Reizantwort schon ein 40 Hz ähnlicher Zeitgang eigen ist, läßt sich die Wellenfolge offenbar durch eine entsprechende Reizwiederholungsrate provozieren. Die besten Ergebnisse sind zu erzielen, wenn die Tonebursts eine Trägerfrequenz von 250 oder 500 Hz haben, höhere Trägerfrequenzen zeigen eine deutlich kleinere Amplitude.

Die Elektroden zur Registrierung dieses Potentials werden ebenfalls am Warzenfortsatz oder am Ohrläppchen (positiv) und an der Stirn (negativ) plaziert, die Verstärkung soll 10^5 betragen, die Filtergrenzen sollen bei 10 Hz und 100 Hz liegen (Galambos u. Mitarb. 1981).

Ein Einzeldurchgang dauert 100 ms, entsprechend ~4 Wellen von jeweils 25 ms. Die notwendige Samplerate wird mit 3000 angegeben. Gemessen wird die Amplitude, die unmittelbar oberhalb der subjektiven Hör-

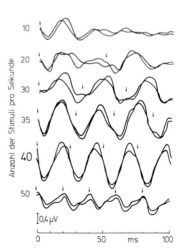

Abb. 17.**33** 40-Hz-Potential. Gemittelte Reizantworten eines Erwachsenen bei verschiedenen Wiederholungsraten des Klickreizes (10–50/s). Stirnelektrode negativ nach oben aufgetragen. Die Pfeile geben den jeweiligen Reizbeginn wieder. Bei der Wiederholungsrate von 40 Hz sind die Wellenzüge am regelmäßigsten geformt (nach Suzuki u. Kobayashi)

schwelle zunächst steil, dann aber nur noch wenig zunimmt – ein für die MAEP angeblich typisches Verhalten.

Die Erfahrungen der einzelnen Autoren über den Einfluß der Vigilanz sind unterschiedlich. Einmütig scheint aber die Aussage in dem Sinne zu sein, daß für *Kinder* dieses Verfahren sich *nicht* eignet (Suzuki u. Kobayashi 1984, Szyfter u. Mitarb. 1984, Kankkunen u. Rosenhall 1985). Offensichtlich besteht auch hier bezüglich Schlaf und Sedierung ein Unterschied für Kinder einerseits und Erwachsene andererseits. In *Narkose* erlischt das 40-Hz-Potential in jedem Falle, ein Faktum, das eine Beteiligung der Formatio reticularis wahrscheinlich macht.

Beim *wachen Erwachsenen* sollen Reizantworten bis nahe der subjektiven Schwelle zu erhalten sein – vergleichsweise besser als mit den sonstigen mittellatenten Reizantworten (Döring 1983). An Schwerhörigen wurde die Methode bislang nur vereinzelt erprobt (Kankkunen u. Rosenhall 1985, Stürzebecher u. Mitarb. 1985, Lenarz u. Mitarb. 1986). Die Domäne ihrer Anwendbarkeit wäre die Bestimmung der Hörschwelle im *Tieftonbereich* – aber, wie gesagt, nur bei *kooperativen* Patienten; die Indikation dazu ergibt sich in der Klinik kaum.

Zur Composite Early Middle Latency Response (CEMLR) s. Kap. 3.

Späte auditorisch evozierte Potentiale (SAEP)

Als Generator dieser Potentiale gelten die primären und sekundären kortikalen Hörfelder, möglicherweise unter Beteiligung benachbarter Assoziationszentren und der Formatio reticularis. Ihr Input sind der Lemniscus lateralis und der mediale Kniehöcker (Davis 1976). Nur im Schlaf werden die genannten Felder extralemniskal aktiviert, dann aber stellen sich die SAEP gänzlich anders dar und sind für die Hörprüfung ohne Bedeutung.

Zur *Auslösung der SAEP* werden *gepulste* Töne verwendet, denen im EEG ein On- und ein Off-Effekt folgt. Um eine Überlagerung beider Effekte zu vermeiden, muß der jeweilige Tonreiz länger sein als das durch den On-Effekt ausgelöste Potential. Da sich dieses mit zwei positiven (P_1, P_2) und zwei negativen (N_1, N_2) Peaks über einen Zeitbereich von 30–300 ms verteilt, sollte der Tonreiz mindestens 300 ms anhalten; 400-ms-Impulsdauer ist deshalb zu empfehlen.

Bei den späten AEP werden anders als bei den FAEP positive Potentialschwankungen nach unten, negative nach oben aufgetragen. Dies entspricht den Gepflogenheiten in der Physiologie.

Um eine *Frequenzspezifität* zu sichern, müssen An- und Abstiegsflanke der Tonimpulse ≥10 ms betragen. Die deutlichsten Reizantworten sind bei 1000 Hz zu erhalten (Keidel u. Spreng 1965), während die Amplituden zu höheren Frequenzen hin und bei sehr tiefen Frequenzen kleiner werden.

Die *Folgefrequenz* sollte etwa 0,5 Hz betragen – ein Kompromiß aus der Erkenntnis, daß die größten Amplituden zwar erst bei einem ISI von 7 s auftraten (Davis 1976), daß dann aber die Untersuchungsdauer klinisch nicht mehr realisierbar wäre; im allgemeinen beschränkt man sich auf 20–50 Durchgänge pro Lautstärke und Frequenz, abhängig wieder von der Reizintensität.

Manche Untersucher vertäuben das Gegenohr indiskriminiert immer mit einem Rauschen 20–30 dB unter der Reizlautstärke. Aus audiologischer Sicht notwendig ist die Vertäubung nur bei entsprechend seitendifferenter Hörschwelle und dann nach den Regeln der subjektiven Hörprüfung.

Der *Potentialabgriff* erfolgt wie für die frühen und mittleren Potentiale mit Oberflächenelektroden vom Vertex gegen Mastoid oder Ohrläppchen. Am Vertex ergeben sich die größten Amplituden, wahrscheinlich weil hier die bioelektrische Aktivität beider Temporallappen eingefangen wird. Bei Ableitung von der Schläfe sind die Amplituden deutlich kleiner. Trotzdem, also unter bewußtem Verzicht auf optimale Amplituden, ist auch hier anstelle des Scheitels die gegenseitige Stirn zu empfehlen. So kann man mit Kleberingelektroden arbeiten, die gleichseitige Stirnelektrode als Masse und beim Seitenwechsel der Reizung dann als positive Elektrode verwenden.

Die Filtergrenzen sollten zwischen 0,5 Hz und 30 Hz liegen. Die notwendige Verstärkung beträgt mindestens das 20000fache, die Analysezeit etwa 1 s.

Unter den *Latenzen* interessiert vornehmlich die von N_1. Ihre Abhängigkeit von der Reizlautstärke ist in Abb. 17.**34** wiedergegeben; die absoluten Werte schwanken ent-

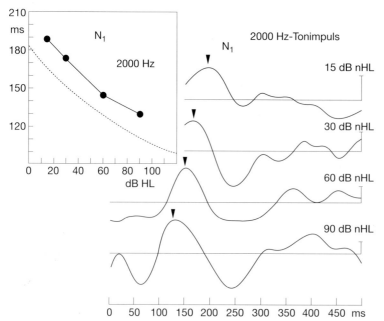

Abb. 17.**34** SAEP auf 400-ms-2000-Hz-Tonimpulse. Zeitausschnitt 500 ms. Referenzspannung 5 µV, Filter 1–15 Hz. Die Latenzen von N_1 sind als Funktion der Reizlautstärke aufgetragen. Punktierte Linie = Normallatenz in unserem Labor

sprechend den Reiz- und Filterbedingungen in den verschiedenen Labors.

Die Hörschwelle ist zumeist nicht zu erreichen, insbesondere bei Kindern und Kleinkindern, weil die SAEP wesentlich von der Aufmerksamkeit und der Vigilanz des Patienten bestimmt werden; sie auf gleichem Niveau zu halten, gelingt zumeist schon nicht wegen der großen Dauer der Untersuchung (~ 1 Stunde).

Die Auswertung der erhaltenen Reizantworten betrifft die Latenz von N_1 und eventuell auch die Amplitude N_1-P_2. Reizintensität und Latenz korrelieren eng miteinander, weniger deutlich trifft dies für die Amplituden zu. Der Versuch, die Fläche unter dem Antwortmuster zu bewerten und sie der Erregungsgröße gleichzusetzen (Keidel u. Spreng 1965), bleibt auf Fragen der Physiologie beschränkt. Die Amplituden sind auch kein Maß für die subjektive Lautheit des Stimulus; dies wird allein schon aus der Amplitudenreduktion mit zunehmender Reizfolgefrequenz deutlich, während dabei die subjektive Lautheit gleichbleibt oder ansteigt.

Als Testfrequenzen werden zumeist 500 Hz, 1000 Hz, eventuell auch 2000 Hz gewählt. Ausschließlich mit 2000-Hz-Tönen wird geprüft, wenn es um den Vergleich mit den FAEP geht, wenn also Art oder Sitz der

Hörstörung zur Debatte stehen, nicht jedoch die Hörschwelle zu bestimmen ist; sie ist für 2000 Hz verläßlicher ausweislich der *Hirnstammpotentiale* zu erfassen.

Bei Kindern und nichtkooperativen Erwachsenen könnte eine Ruhigstellung dienlich sein, solange sie nicht in Schlaf übergeht. Grundsätzlich aber führen schon Schläfrigkeit und erst recht medikamentöser oder natürlicher Schlaf zu einer kaum noch beurteilbaren Verfälschung der SAEP. Einen Ausweg hat man im chloralhydratinduzierten Schlaf gesucht; dann ist die Amplitude der späten Potentialanteile P_2N_2 und N_2P_3 vor allem in den Schlafstadien 2 und 3 *erhöht*, während zugleich die der frühen Anteile $P_1N_1P_2$ erniedrigt waren. Unter Toneburst-Stimulation waren die Latenzen aller Gipfel verlängert. Für die objektive Bestimmung der Hörschwelle wäre dann neben der jeweiligen Schlaftiefe auch die ZNS-*Reifung* des Kindes zu berücksichtigen (Kevanishivili u. Mitarb. 1985) und dies zusätzlich nach dem Mittelungsverfahren unter Einbeziehung quadratischer Mittelwerte (v. Specht u. Kvanishivili 1985).

In Schwerhörigkeitsgutachten leisten die SAEP für die Kontrolle der Hörschwelle im Tief- und Mitteltonbereich gute Dienste. Auch wenn dabei die subjektive Hörschwelle nicht gänzlich erreicht wird, so kann die Ten-

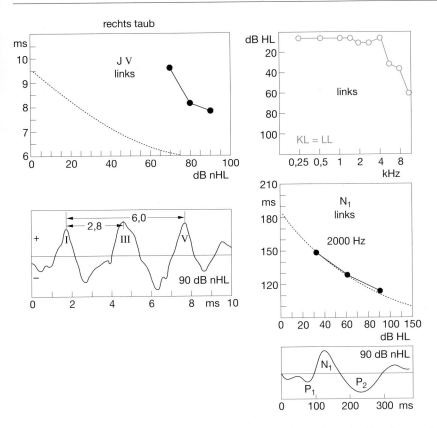

Abb. 17.35 Beispiel einer fortgeschrittenen Synchronisationsstörung im Hirnstamm, aber erhaltener Funktionen im Kortex, zugleich ein Beispiel eines Defizits der objektiven Reizantwortschwelle. Rechts taub durch Kleinhirnbrückenwinkeltumor. Links sind trotz noch normaler Tonschwelle die schnellen Reizantworten des Hirnstamms extrem verlängert, IPI I–V 6,0 ms, Reizantwortschwelle bei 70 dB nHL (!, subjektiv für 4000 Hz bei 5 dB, für 6000 Hz bei 30 dB HL). Kortikale Reizantwortschwelle nicht verzögert (Audiogramm und ERA März 1984)

denz zu normalen Latenzen bei überschwelligen Lautstärken ggf. einen zusätzlichen Hinweis auf das Rekruitment geben. Als objektive *frequenzbezogene* Hörprüfung bei Erwachsenen – ohne Sedierung – ist die kortikale ERA deshalb immer noch die relativ einfachste und gebräuchlichste Untersuchungstechnik.

In der Diagnostik des *Akustikusneurinoms* bzw. *Kleinhirnbrückenwinkeltumors* bringen die SAEP unmittelbar keine zusätzlichen Erkenntnisse, weil sie – gute Ableitbedingungen vorausgesetzt – Befunde entsprechend der subjektiven Hörschwelle ergeben und weil diese einfacher durch das konventionelle Tonaudiogramm zu erhalten sind. Auch sind die Latenzen der SAEP bei den Tumoren der hinteren Schädelgrube so lange nicht wesentlich verlängert, als das Gehör noch einiger-

maßen funktioniert. Insofern verhalten sie sich geradezu gegensätzlich zu den Hirn-*stamm*potentialen, die schon reduziert sein können, wenn eine nennenswerte Schwerhörigkeit noch fehlt (Abb. 17.35). Natürlich spiegelt diese Konstellation nicht eine weitgehende oder gar vollständige Blockade der Hörbahn im Hirnstamm wider, sondern lediglich ein *meßtechnisches* Phänomen insofern, als die tumorbedingte Irritation des Hirnstamms die synchrone Fortleitung der extrem kurzen und schnell aufeinanderfolgenden Klicks der FAEP behindert, nicht aber die relativ langen Tonimpulse zur Auslösung der SAEP.

Die Registrierung der kortikalen Reizantworten hat in diesen Fällen also in erster Linie einen demonstrativen Charakter, indem sie das Ergebnis der subjektiven Hörschwelle bestätigt: Was bei der konventionellen Audiometrie gehört wurde, muß auch kortikal präsent sein. Lediglich bei *kortikalen* Prozessen sind die SAEP eventuell reduziert selbst bei noch normaler Tonhörschwelle (vgl. Abb. 17.**52** und 17.**53**).

Die Aussicht, mit Hilfe der kortikalen SAEP zwischen *bewußter Aggravation* und *unbewußter psychogener Hörstörung* differenzieren zu können, hat sich bislang nicht bestätigt. So kann bei Aggravation die N_1-Reizantworten nachweisbar sein und bei psychogener Störung nicht. Doch auch umgekehrte Resultate lassen zur Zurückhaltung in dieser Aussage raten, jedenfalls bis größere diesbezügliche Erfahrungen vorliegen (Schmidt u. Mitarb. 1982; Abb. 17.**49** und 17.**50**).

Bei der – zumeist einseitigen – *Multiple-Sklerose-(MS-)spezifischen* Schwerhörigkeit imponiert das Mißverhältnis zwischen den der subjektiven Schwelle entsprechenden SAEP und dem (fast) vollständigen Ausbleiben von Reizantworten im Hirnstamm; dies jedoch nur, wenn die Beeinträchtigung der Hörbahn in den ersten drei Neuronen gelegen ist. Bei zentral der lateralen Schleife zu vermutender Lokalisation können die FAEP noch gut auslösbar, die SAEP jedoch verzögert und der subjektiven Schwelle entsprechend amplitudenreduziert sein (Abb. 17.**51**).

Allgemein wird der klinisch-otologische Wert der SAEP heute als begrenzt angesehen. Bei Kindern ist – auch im Wachzustand – eine typische Antwort kaum zu erhalten; je kleiner das Kind, um so größer die Schwankungsbreite. Erst ab 7. oder 8. Lebensjahr ist das gleiche Antwortmuster zu erwarten wie bei Erwachsenen (Salmivalli 1982).

Sehr späte auditorisch evozierte Potentiale (SSAEP)

Sie seien hier nur der Vollständigkeit halber und zur Information für den Interessierten angefügt. Ihre Registrierung fällt kaum in den Aufgabenbereich des HNO-Arztes. Zu ihnen gehören

➤ die Erwartungswelle (Contingent Negative Variation, CNV) und
➤ das Verarbeitungspotential mit 300-ms-Latenz (P_3).

Contingent Negative Variation (CNV)

Die Erwartungswelle stellt sich als negative Gleichspannungsänderung nach einem Ankündigungszeichen während des Wartens auf ein zweites Signal dar, das der Proband mit einer motorischen Reaktion beantworten muß (Walter u. Mitarb. 1964, Kornhuber u. Deecke 1965). Die CNV ist unabhängig von der sensorischen Modalität und ist am deutlichsten zu registrieren über dem Stirnhirn, also ventral der sensorisch-motorischen Rindenareale (Abb. 17.**36**).

Der vorangehende Tonreiz hat eine konditionierende, die nachfolgende Blitzserie eine imperative Eigenschaft; der Patient ist zur Beendigung der Blitzserie durch Drücken der Taste aufgefordert. Dem konditionierenden Reiz folgt eine langsam zunehmende Negativität, die erst nach der motorischen Reaktion aufhört oder in eine gering positive Gleichspannung übergeht.

Da zur Ausbildung der Erwartungswelle nicht die motorische Reaktion, sondern die gedankliche Entscheidung wesentlich ist, lag es nahe, sie auch als objektiven Sprachdiskriminationstest einzusetzen (Burian u. Mitarb. 1969). Als vorausgehendes Signal wird dabei anstelle des Tones ein Wort verwendet, und der Lichtreiz folgt nur, wenn das jeweilige Wort zu einer bestimmten Begriffsgruppe gehört, also beispielsweise zu Farben, Zahlen oder Tiernamen. Wurde das Wort vom Probanden verstanden, dann wird er den Lichtreiz nur erwarten, wenn das Wort zu der vereinbarten Gruppe gehört.

Die Mittelung geschieht getrennt für Durchgänge, die mit einem Lichtreiz einhergehen, und für solche ohne Lichtreiz. Die CNV bildet sich aus, wenn der Proband das Wort der jeweiligen Gruppe zuordnete, sie kann aber auch entstehen, wenn der Wortinhalt nicht verstanden wurde und der Proband deshalb vergeblich auf das anschließende Aufleuchten der Lampe wartete.

Für die Hörprüfung ist es von Vorteil, daß die CNV schon direkt über der Schwelle deutlich zu erkennen sind, da hier eine größere Konzentration notwendig ist (Rebert u. Mitarb. 1967, Preveć u. Mitarb. 1974).

Trotzdem hat sich die Methode in der audiometrischen Diagnostik nicht eingebürgert, wohl weil sie gute Motivation und den Willen zur Konzentration voraussetzt. Des-

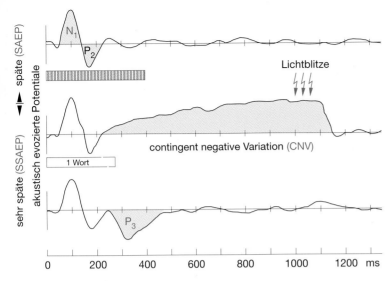

Abb. 17.36 a–c Zusammenstellung der späten (SAEP, **a**) und der sehr späten Reizantworten (SSAEP, **b** und **c**. Dem späten Komplex aus N₁-P₂ können eine Erwartungswelle (CVN) oder das Erwartungspotential (P₃) folgen – jeweils bestimmte, im Text beschriebene Versuchsanordnungen vorausgesetzt

halb auch bietet sich dieses Vorgehen nicht an für die Kinderaudiometrie oder bei Aggravanten. Der speziell Interessierte sei auf Barber (1980) verwiesen.

Verarbeitungspotentiale P (= P 300)

Dieses positive Event related potential (ERP) mit einer Latenz von ~ 300 ms wurde zuerst von Walter (1965) sowie Sutton u. Mitarb. (1965) beschrieben. Methodisch definiert wurde die Untersuchung von Squires u. Mitarb. (1980). Als Reize dienen *binaurale* Tonimpulse mittlerer Lautstärke von 50 ms Dauer und mit einer Folgefrequenz von 1,5/s. Bei einem Verhältnis von z. B. 15 % 2000-Hz-Reizen und 85 % 1000-Hz-Reizen ist der Patient aufgefordert, nur die selteneren Töne zu beachten und ihr zufällig verteiltes Vorkommen zu zählen. Die Reizantworten auf 1000-Hz- und 2000-Hz-Töne werden separat in zwei verschiedenen Speichern aufsummiert, Anzahl der Sweeps ~ 200. Von den häufigeren 1000-Hz-Tönen ist lediglich das übliche N₁-P₂-Vertexpotential zu erwarten, von den – selteneren – 2000-Hz-Tönen zusätzlich das positive Verarbeitungspotential nach ~ 300 ms (Abb. 17.**36**).

In grundsätzlich gleicher Methodik hat man in fortlaufender Sprache semantische Unkorrektheiten eingestreut und das ERP über 7 Elektroden abgeleitet. Danach folgen linguistischen Fehlern unterschiedlicher Kategorien auch unterschiedliche Potentialmuster im Zeitbereich 300–600 ms (Friederici u. Mitarb. 1993).

Zu den integrierten Instrumenten audiometrischer Diagnostik gehört die Registrierung von P₃₀₀ nicht, eher könnte sie z. B. in der phoniatrischen Aphasikerdiagnostik von Interesse sein.

▬ Anhang: Klinische Beispiele

Als Abschluß des Kapitels ERA sei eine Folge audiometrisch kennzeichnender Befundkonstellationen angefügt. Dabei wurde versucht, die Befunde in einer Synopsis möglichst vollständig und einheitlich wiederzugeben. Die Legenden mußten sich auf das Wesentliche beschränken, nicht zuletzt in der Absicht, sie mit dem jeweiligen Bild auf der gleichen Seite wiederzugeben.

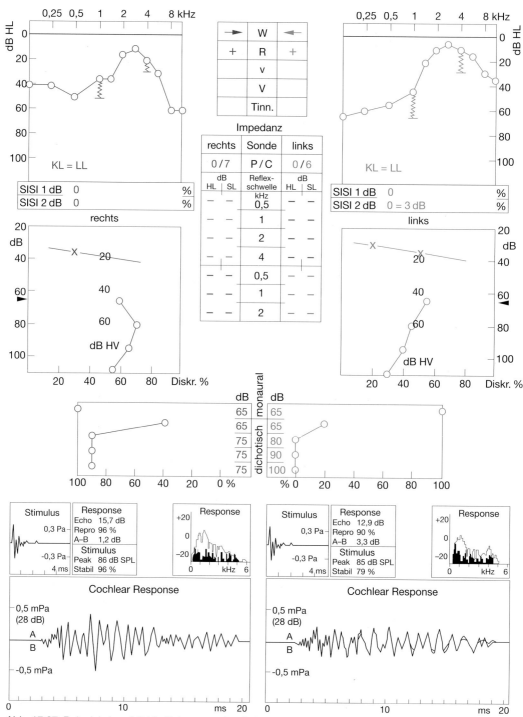

Abb. 17.37 Beispiel einer frühkindlichen neuralen Schwerhörigkeit, audiometrisch aufgefallen, weil Hörgeräte keinerlei Verständlichkeitsgewinn brachten. Tonaudiometrisch „Tieftonschwerhörigkeit", SISI 0 %, Stapediusreflex beidseits ∅. Sprachaudiogramm: Links Einsilberverständlichkeit bei 65 dB 55 %, aber bei 95 dB nur 40 %. CM links deutlich ausgebildet, OAE 1989 beidseits deutlich positiv. CAP links ∅. J I–V beidseits nicht ableitbar, kortikales N₁ links ab 75 dB registrierbar, rechts ∅ (Ulf, S.-A., *2. 1. 76, gem. Juni 1981)

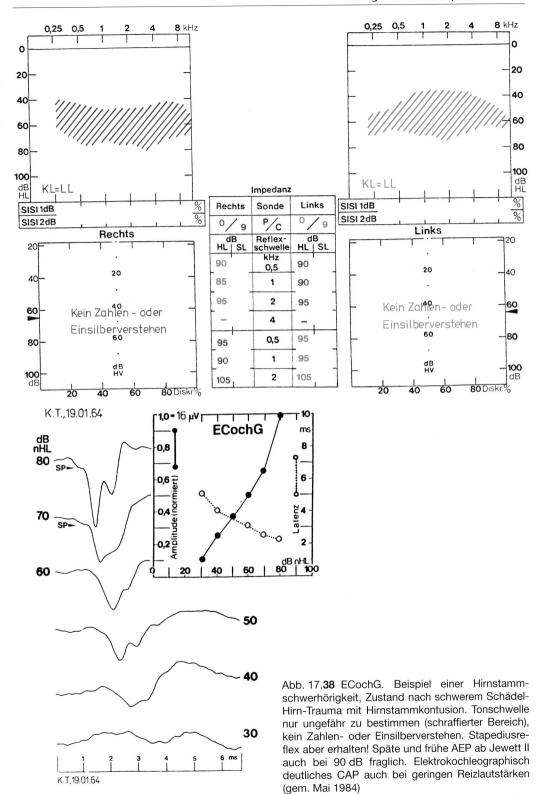

Abb. 17.**38** ECochG. Beispiel einer Hirnstamm-schwerhörigkeit, Zustand nach schwerem Schädel-Hirn-Trauma mit Hirnstammkontusion. Tonschwelle nur ungefähr zu bestimmen (schraffierter Bereich), kein Zahlen- oder Einsilberverstehen. Stapediusreflex aber erhalten! Späte und frühe AEP ab Jewett II auch bei 90 dB fraglich. Elektrokochleographisch deutliches CAP auch bei geringen Reizlautstärken (gem. Mai 1984)

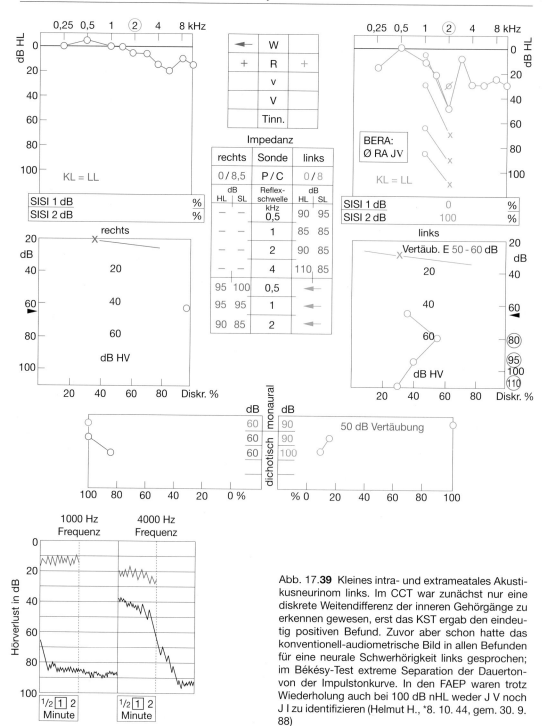

Abb. 17.**39** Kleines intra- und extrameatales Akusti-kusneurinom links. Im CCT war zunächst nur eine diskrete Weitendifferenz der inneren Gehörgänge zu erkennen gewesen, erst das KST ergab den eindeu-tig positiven Befund. Zuvor aber schon hatte das konventionell-audiometrische Bild in allen Befunden für eine neurale Schwerhörigkeit links gesprochen; im Békésy-Test extreme Separation der Dauerton-von der Impulstonkurve. In den FAEP waren trotz Wiederholung auch bei 100 dB nHL weder J V noch J I zu identifizieren (Helmut H., *8. 10. 44, gem. 30. 9. 88)

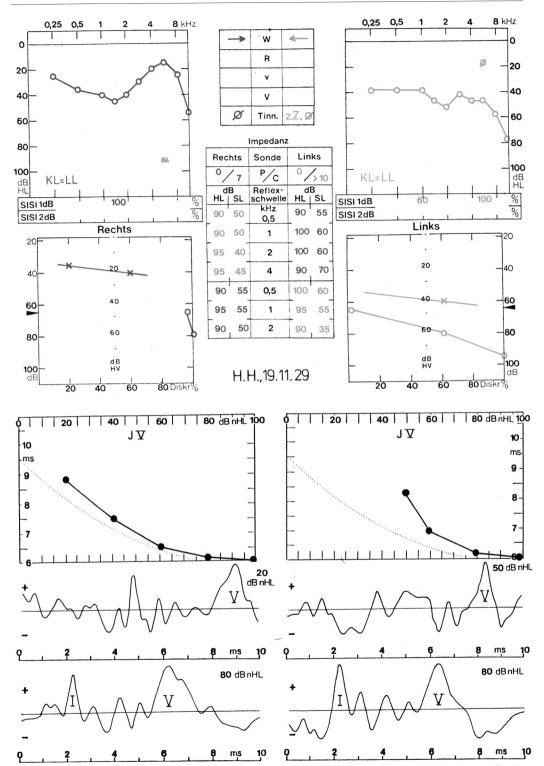

Abb. 17.**40** Beispiel für *innenohr*typisches Verhalten der schnellen Reizantworten des Hirnstamms. Rechts ist J V auch bei 20 dB nHL noch registrierbar entsprechend der noch guten Hörschwelle bei 6000 Hz. Links objektive Reizantwortschwelle bei 50 dB nHL entsprechend der pankochleären Schwerhörigkeit um 40–50 dB, bei 60 dB nHL erreicht die Latenz schon fast die Norm (gem. 13. 12. 84)

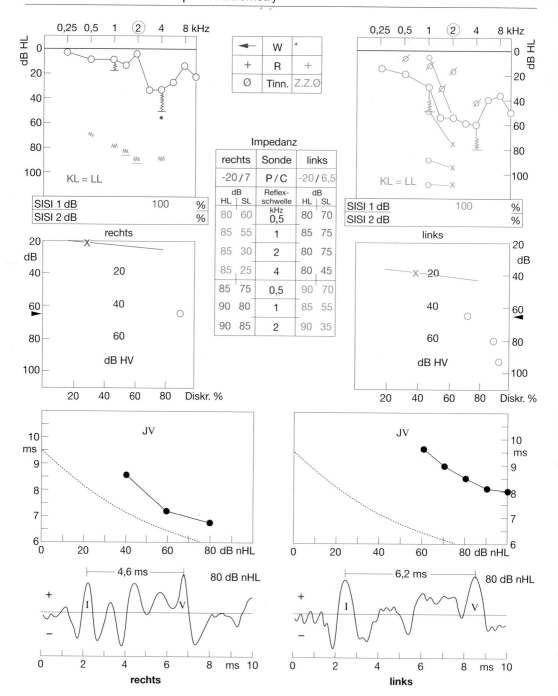

Abb. 17.**41** Befunde eines später gesicherten Akustikusneurinoms links. Rekruitmenttests, Békésy-Test und Stapediusreflexschwellen hatten keinen entsprechenden Hinweis ergeben. Sprachaudiogramm unauffällig. IPI J I–V aber links deutlich verlängert und auch rechts außerhalb der Norm. Kein Nystagmus. Vestibulär annähernd seitengleich erregbar (Sch. K., *30. 09. 48, gem. August 1983)

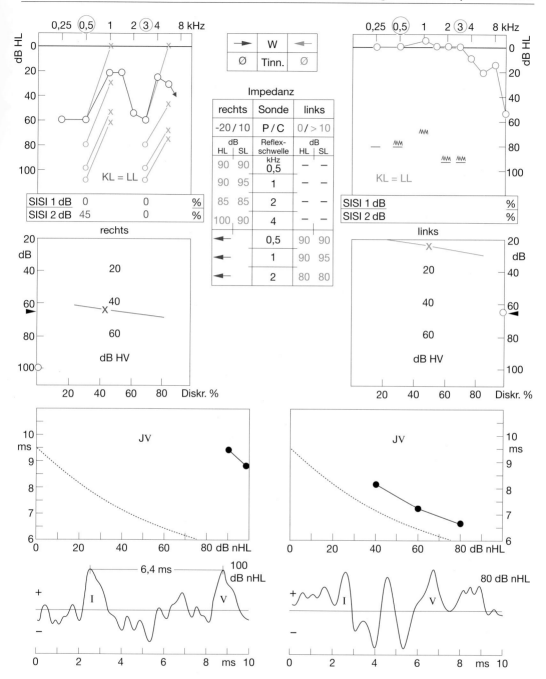

Abb. 17.42 Konventionell-audiometrisch typische Befunde eines Akustikusneurinoms rechts: Rekruitment negativ, deutliche Hörermüdung im Békésy-Test, Stapediusreflex nicht auslösbar. Einsilberverstehen rechts aufgehoben. Ausweislich der schnellen Reizantworten des Hirnstamms bestätigt: IPI J I–V rechts = 6,4 ms, links 4,1 ms (B. H. *09. 05. 53, gem. September 1984)

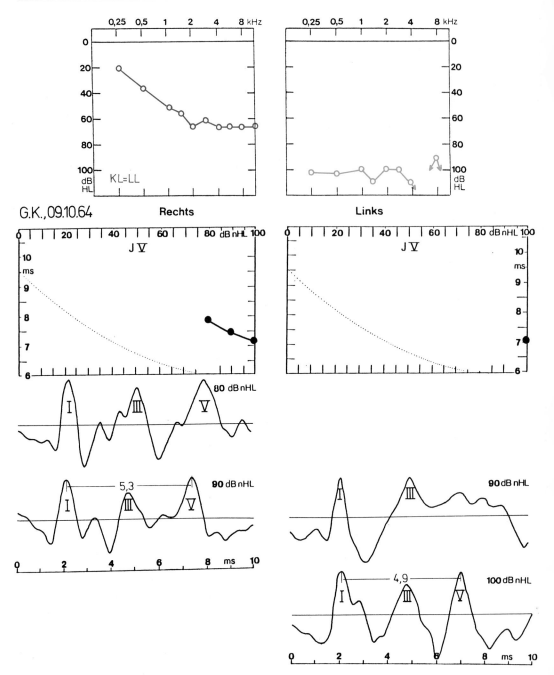

Abb. 17.43 Neurologisch „raumfordernder Prozeß in der hinteren Schädelgrube". Links fast taub, rechts schwerhörig mit erheblicher Hörermüdung im Békésy-Test. SISI 0 %. Stapediusreflexschwelle rechts ipsilateral erhöht. IPI J I–V beidseits deutlich verlängert. J V rechts ab 80 dB nHL, links erst ab 100 dB nHL registrierbar; bei 80 dB nHL stellt sich J V nur angedeutet dar. Rechts ist die IPI J I–V für 80 dB nHL größer als für 90 dB nHL, und auch die J-I-III-Differenz rechts wird mit abnehmender Reizlautstärke größer (gem. April 1984)

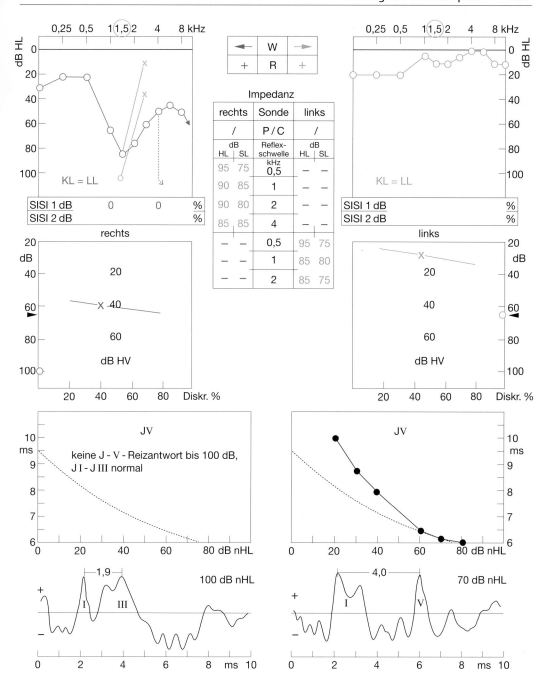

Abb. 17.**44** Rasche Hörverschlechterung rechts bei multipler Sklerose. Rekruitment in allen Tests negativ. Einsilberverstehen rechts gänzlich aufgehoben. Stapediusreflexschwelle rechts nicht auslösbar. FAEP rechts J I–III 1,90 ms, J V aber auch bei 100 dB nHL nicht registrierbar, links J V bei 20 dB nHL noch nachweisbar (Gisela B., *28. 2. 40; gem. Januar 1985)

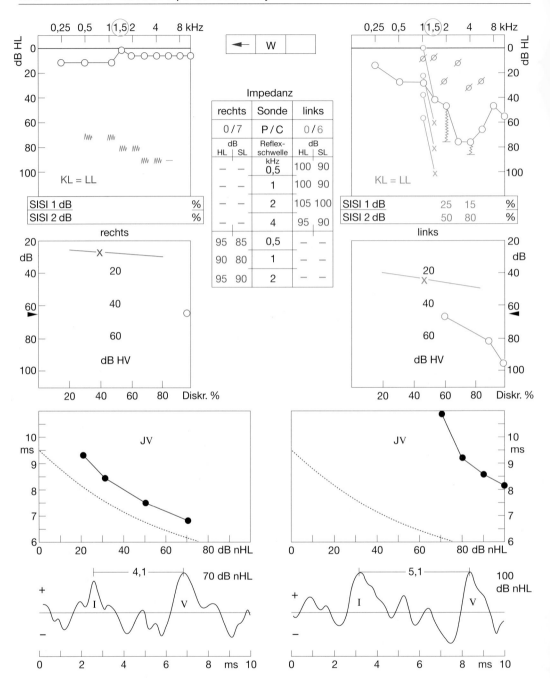

Abb. 17.45 Beispiel einer rekruitmentnegativen Hochtonsenke links. Stapediusreflex von links her nicht aus-lösbar. Einsilberverstehen entsprechend der Tonschwelle. J V links auch überschwellig um > 2 ms verzögert, IPI J I–V = 5,1 ms. Rechts noch normale Reizantworten. Ursächlich neuraler oder ganglionärer virusbedingter Hörschaden? Ein Tumor war bei mehrfachen Kontrollen mit hinreichender Sicherheit auszuschließen gewe-sen (Anne H., *14. 12. 70; gem. Mai 1980)

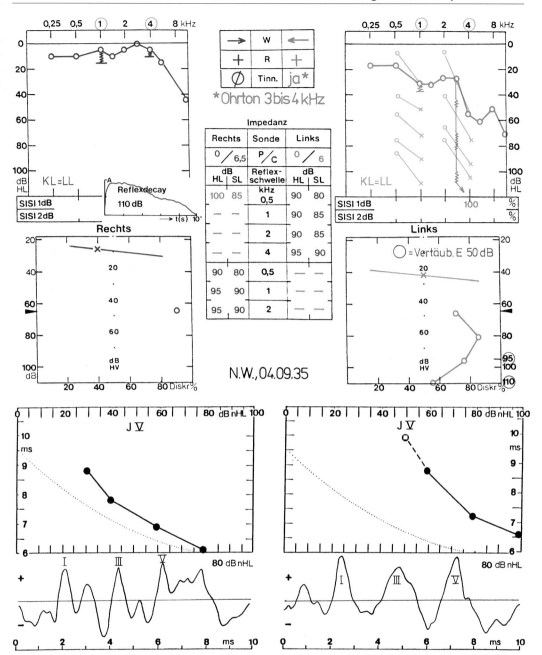

N.W., 04.09.35

Abb. 17.**46** Neurale Schwerhörigkeit bei Akustikusneurinom links. Seit 5 Jahren Tinnitus, seit 3–4 Jahren links schwerhörig. Stapediusreflex von links her weitgehend ausgefallen, deutlicher Reflexdecay bei 500 Hz kontralateral. Fowler-Rekruitment links negativ, extremer Schwellenschwund bei 3000 Hz, Rückgang der Einsilberverständlichkeit oberhalb 80 dB. IPI J I–V links 4,8 ms. Die Reizantwortschwelle *links* liegt deutlich schlechter (50 dB nHL) als die Tonschwelle für 2000 und 3000 Hz (25 dB), ohne Sedierung gemessen (gem. 9. 2. 83)

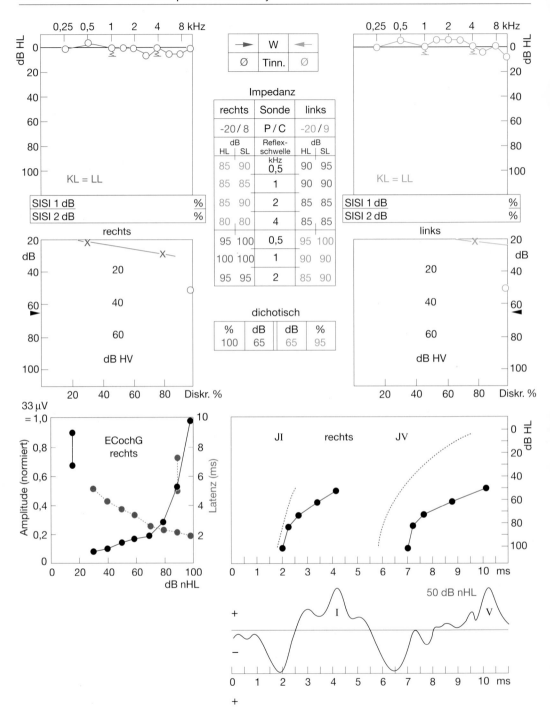

Abb. 17.47 Beispiel eines Kleinhirnbrückenwinkeltumors rechts mit Normalbefunden in der konventionellen Audiometrie. Innenohr – ausweislich auch des ECochG – o. B. J I ab 50 dB nachweisbar, IPI J I–V bei 50 dB nHL 6,1 ms gegenüber 5,0 ms bei 80 dB nHL (P. G., *04. 07. 40, gem. 3. 2. 83). Die OAE würden ein der ECochG entsprechend normales Bild gezeigt haben

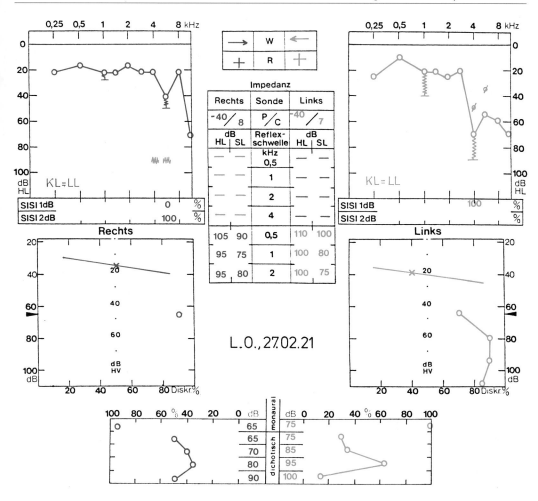

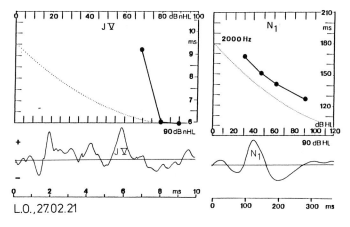

Abb. 17.**48** Audiometrische Befunde eines Patienten mit olivopontozerebellärer axonaler Atrophie. Rechts noch normalhörig, links Hochtonsenke (SISI = 100 %). Sprachaudiogramm entsprechend der Tonschwelle. Stapediusreflex beidseits ipsilateral auslösbar, aber nicht kontralateral: horizontales Ausfallmuster. Dichotische Verständlichkeit beidseits herabgesetzt. Reizantwortschwelle für J V bei 70 dB nHL; für N$_1$ bei 30 dB: Deutliches Defizit also der objektiven Reizantwortschwelle gegenüber der subjektiven Hörschwelle (gem. Mai 1980)

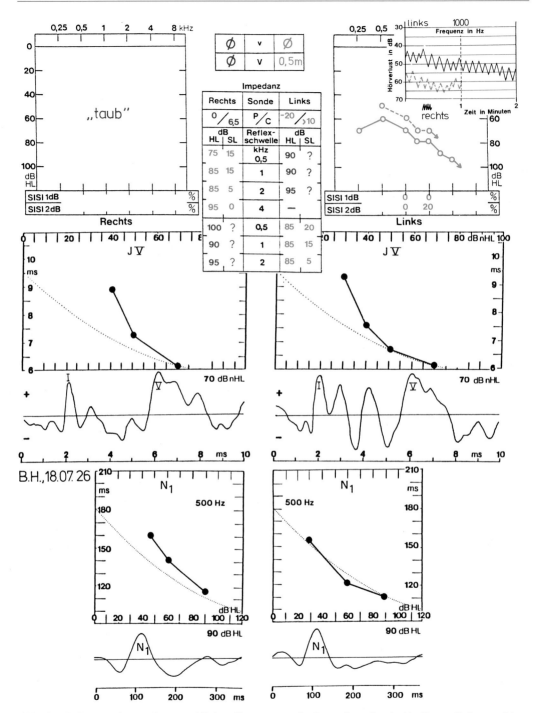

Abb. 17.**49** Aggravation, rechts angeblich vollkommen taub. Stapediusreflex beidseits auslösbar, rechts > links. Laut FAEP geringe Schwerhörigkeit, rechts > links, laut SAEP (500 Hz) ebenfalls rechts schlechter als links, aber sicher beidseits nicht taub (gem. Februar 1980)

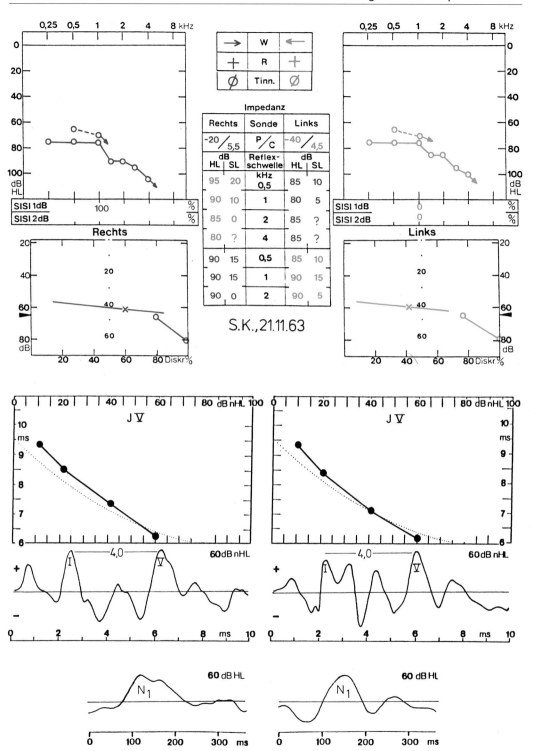

Abb. 17.**50** Beispiel einer psychogenen Hörstörung mit normalen Reizantworten im Hirnstamm *und* im Kortex. Sprachaudiometrische Befunde besser als die der Tonschwelle. Stapediusreflexschwelle normal. J V beidseits ab 10 dB nHL nachweisbar und auch kortikales N₁ beidseits ab 30 dB (gem. Januar 1982)

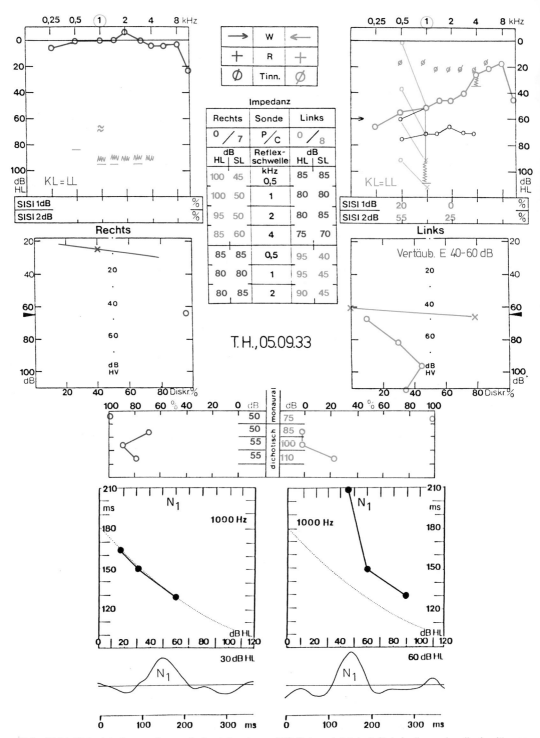

Abb. 17.51 Beispiel einer weiter zentral entstandenen MS-Schwerhörigkeit (links), die weder die Auslösung des Stapediusreflexes von links her noch die Reizantworten im Hirnstamm beeinträchtigt hat. Alle Rekruitmenttests links negativ! FAEP entsprechend der Tonschwelle auslösbar, die kortikalen Reizantworten aber sind links deutlich verzögert, rechts dagegen ab 15 dB HL mit normaler Latenz registrierbar (gem. Juni 1982)

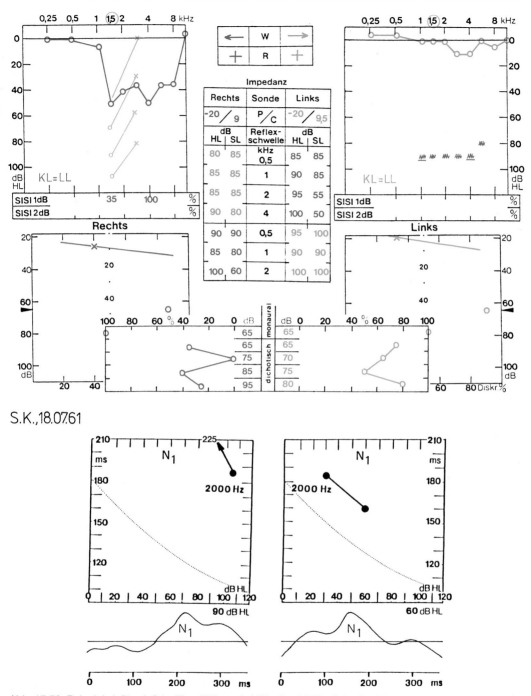

S.K., 18.07.61

Abb. 17.**52** Beispiel dafür, daß in Einzelfällen mit Hilfe der FAEP allein das Wesen der Krankheit nicht zu klären ist. Das dichotische Diskriminationsdefizit rechts *und* die nahezu fehlenden Reizantworten des Kortex rechts (bei normalem Befund links) wiesen die breite Hochtonsenke rechts als Folge einer metachromatischen Leukodystrophie aus, also einer kortikalen Funktionsstörung rechts (gem. September 1982)

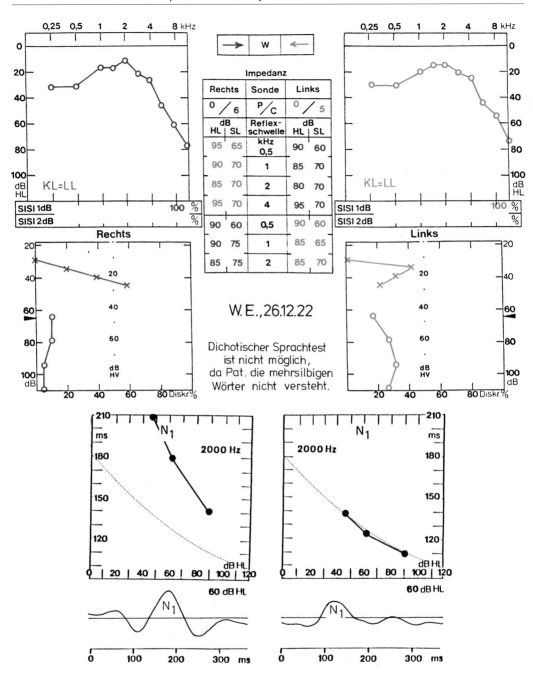

Abb. 17.53 Kortikale Funktionsstörung nur rechts bei normalem Verhalten im Hirnstamm beidseits. Erste Hirnembolie 1977, vollständige Rückbildung. Jetzt wieder Hirnembolie nach Herzoperation. Tonschwelle: leichter Hochtonabfall beidseits. Einsilberverstehen weitgehend aufgehoben, rechts > links. Stapediusreflexschwelle aber beidseits normal! J V beidseits ab 20 dB nHL nachweisbar. Kortikale Reizantwort N₁ rechts deutlich verzögert, links normal (gem. Januar 1985)

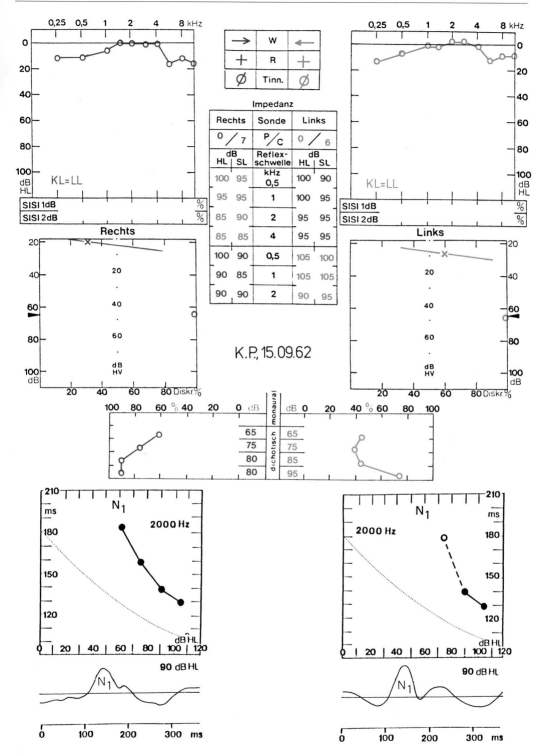

K.P., 15.09.62

Abb. 17.**54** Schläfenlappentumor links. Ton- und Sprachaudiometrie ohne Besonderheiten, auch postoperativ. Wohl aber dichotische Diskriminationsstörung links. FAEP beidseits normal, in den SAEP die N_1-Schwelle beidseits deutlich angehoben, links schlecht reproduzierbar (gem. Februar 1985)

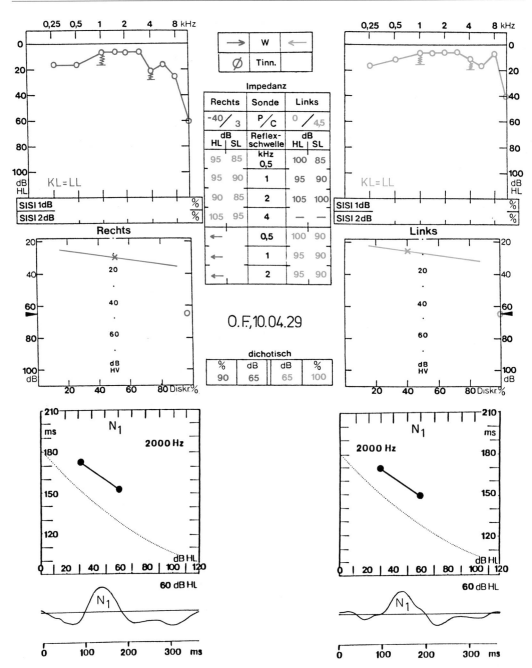

Abb. 17.55 Beispiel für den diagnostischen Wert der Stapediusreflexschwelle. Die Auswirkungen des Tentoriummeningeoms waren dort am deutlichsten, nur wenig in der Latenzverzögerung von J V und gar nicht bei den SAEP zu erkennen. Auch nur leichtes dichotisches Defizit rechts (gem. Mai 1983)

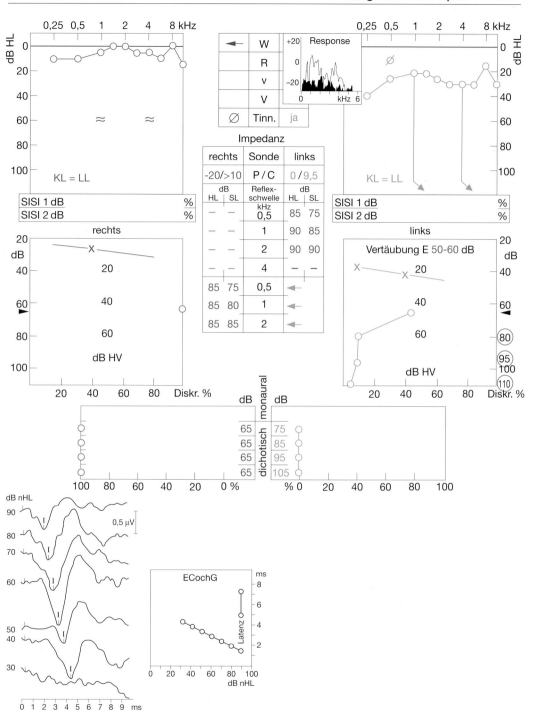

Abb. 17.**56** Tentoriumtumor. Nur leichte Tonschwerhörigkeit links, extremer Schwellenschwund. Sprach-audiogramm bei Vertäubung rechts: links extrem rückläufiges Verstehen, dichotisch links ∅. Stapediusreflex von links nicht auslösbar. OAE beidseits normal. CM links normal. CAP links ab 40 dB +. Jewett I–V links fehlten. Kortikales N₁ – rechts vertäubt – links ab 75 dB registrierbar (S. Ch., *6. 10. 46, gem. 08. 02. 92)

Literatur

Ainslie, P. J., J. T. Boston: Comparisons of auditory evoked potentials for monaural and binaural stimuli. Electroenceph. clin. Neurophysiol. 49 (1980) 291–302

Antonelli, A., J. L. Collette, R. Bellotto, G. Felisati, M. Pavani, P. Ceasro, J. D. Degos, R. Peynegre: Le masking ipsilatéral des potentiels évoqués auditifs: un moyen d'exploration de la sclérose en plaques. Ann. Oto-laryngol. (Paris) 191 (1984) 637–641

Aran, J. M., R. Charlet de Sauvage: Clinical value of cochlear microphonic recordings. In Ruben, R. J., C. Elberling, G. Salomon: Electrocochleography. University Park Press, Baltimore 1976

Barber, C.: Evoked Potentials. MTP Press, Lancester 1980

Battmer, R.-D., E. Lehnhardt: Registrierung und Erkennung von Hirnstamm- und Cortex-Antworten auf übergehörte Click- und Tonreize. Arch. Oto-Rhino-Laryngol. 223 (1979) 288–291

Battmer, R.-D., Lehnhardt, E.: The brain stem response SN_{10}, its frequency selectivity, and its value in classifying neural hearing lesions. Arch. Oto-Rhino-Laryngol. 230 (1981) 37–47

Begall, K., H. v. Specht: Elektrophysiologische Hörprüfmethoden im Kindesalter – eine kritische Betrachtung. Europ. Arch. Oto-Rhino-Laryngol., Suppl. 1 (1994), 129–148

Bickford, R. G., R. F. Galbraith, J. L. Jacobson: The nature of averaged potentials recorded from the human scalp. Electroenceph. clin. Neurophysiol. 15 (1963) 720

Brusis, T., A. Bockisch: Die Eignung des mittleren akustisch evozierten Potentials P 35 für frequenzspezifische Messungen. Laryngol. Rhinol. Otol. 64 (1985) 631–637

Buettner, U. W.: Akustisch evozierte Potentiale. In Stöhr, M., J. Dichgans, H. C. Diener, U. W. Buettner: Evozierte Potentiale. Springer, Berlin 1982

Burian, K., G. F. Gestring, M. Haider: EEG-Computer-Analyse sinnloser und sinnvoller akustischer Reize. Acta oto-laryngol. (Stockh.) 67 (1969) 333–340

Chiappa, K. H., K. J. Gladstone, R. R. Young: Brainstem auditory evoked responses: Studies of wave form variations in 50 normal human subjects. Arch. Neurol. 36 (1979) 81–87

Davis, H.: Sonomotor reflexes: Myogenic evoked potentials. In Davis, H.: The Young Deaf Child: Identification and Management. Acta oto-laryngol. (Stockh.) Suppl. 206 (1965) 122–124

Davis, H.: Principles of electric response audiometry. Ann. Otol. (St. Louis), Suppl. 28 (1976) 85

Davis, H., S. K. Hirsh: The audiometric utility of brain stem responses to low-frequency sounds. Audiology 15 (1976) 181–195

Davis, H., A. Derbyshire, M. H. Lurie, L. J. Saul: The electric response of the cochlea. Amer. J. Physiol. 107 (1934) 311–332

Davis, H., S. K. Hirsh, L. L. Turpin, P. E. Peacock: Threshold sensitivity and frequency specifity in auditory brainstem response audiometry. Audiology 24 (1985) 54–70

Davis, H., P. A. Davis, A. L. Loomis, E. N. Harvey, G. Hobart: Electrical reactions of the human brain to auditory stimulation. J. Neurophysiol. 2 (1939) 500–514

Davis, P. A.: Effects of acoustic stimuli in waking human brain. J. Neurophysiol. 2 (1949) 494–499

Dawson, G. D.: A summation technique for detecting small signals in a large irregular background. J. Physiol. 115 (1951) 2

Dawson, G. D.: A summation technique for the detection of small evoked potentials. Electroenceph. clin. Neurophysiol. 6 (1954) 65–84

Döring, W. H.: Untersuchungen zur Abschätzung frequenzabhängiger Hörverluste aus der Messung akustisch evozierter Hirnstammpotentiale. Arch. Oto-Rhino-Laryngol. 235 (1982) 547–550

Döring, W. H.: Die Eignung überlagerter Potentiale mittlerer Latenz (SMLR) zur Hörschwellenbestimmung um 500 Hz. Arch. Oto-Rhino-Laryngol., Suppl. 1 (1983) 240–251

Drulović, B., K. Ribaric-Jankes, V. Kostić, N. Sternić: Multiple sclerosis as a cause of sudden ,pontine' deafness. Audiology 33 (1994) 195–201

Ebner, A., M. Scherg, H. Dietl: Das akustisch evozierte Hirnstammpotential in der klinisch neurologischen Anwendung. EEG/EMG 121 (1980) 205–210

Eggermont, J. J., A. Spoor: Cochlear adaptation in guinea pigs (a quantitative description). Audiology 12 (1973) 193–220

Eggermont, J. J., D. W. Odenthal, P. H. Schmidt, A. Spoor: Electrocochleography: Basic principles and clinical application. Acta oto-laryngol. (Stockh.), Suppl. 316 (1974) 5–84

Elberling, C.: Stimulation of cochlear action potentials recorded from the ear canal in man. In Ruben, R. J., C. Elberling, G. Salomon: Electrocochleography. University Park Press, Baltimore 1976 a (pp. 161–168)

Finkenzeller, P.: „Zeitgang-BERA" zur Bestimmung des Adaptationszeitgangs des Ohres. Europ. Arch., Suppl. 2 (1993) 51–52

Finkenzeller, P.: Zeitgang-BERA: Der schnelle Stufenreiz zur Schwellenbestimmung. Aktuelle phoniatrisch-pädaudiologische Aspekte. rgv-Verlag, Berlin 1995

Friederici, A. D., E. Pfeifer, A. Hahne: Event-related brain potentials during natural speech processing: effects of semantic, morphologic and syntactic violations. Brain Res. Cogn. Brain Res. 1 (1993) 183–192

Galambos, R., S. Makeig, P. J. Talmachoff: A 40-Hz auditory eyoked potential recorded from the scalp of humans. Proc. nat. Acad. Scie. 78 (1981) 2643

Gerull, G., D. Mrowinski, K. Nubel: Low-frequency masking of brainstem potentials. Scand. Audiol. 20 (1991) 227–234

Gerull, G., M. Giesen, R. Knüpling, D. Mrowinski: Hörbahnuntersuchungen mit akustisch evozierten Hirnpotentialen mittlerer Latenz. Laryng. Rhinol. 60 (1981) 135–138

Gibson, W. P. R.: Investigations of the Post-Auricular Myogenic Responses. Thesis, University of London 1974

Gibson, W. P. R., D. K. Prasher: Electrocochleography and its role in the diagnosis and understanding of Menière's disease. Otolaryngol. Clin. N. Amer. 16 (1983) 59–68

Hall, J. W. III: Handbook of Auditory Evoked Responses. Allyn & Bacon, Boston 1992

Hashimoto, I., Y. Ishiyama, G. Tozuka, H. Mitzutani: Monitoring brainstem function during posterior fossa surgery with brainstem auditory evoked potentials. In Barber, C.: Proceedings of an International Evoked Potentials Meeting Held in Nottingham, England. MTP Press, Lancaster 1980 (pp. 377–390)

Hexoc, K., R. Galambos: Brain stem auditory evoked responses in human infants and adults. Arch. Otolaryngol. 99 (1974) 30–33

Heltriegel, V., F. Mathe, G. Gerull, D. Mrowinski: Der Einfluß von Hochtonsenken und -abfällen auf die Latenz der akustisch evozierten Hirnstammreaktion. Laryngo-Rhino-Otol. 71 (1992) 407–411

Höhmann, D.: Diagnostik des Endolymphhydrops. HNO 42 (1994) 204–206

Höhmann, D., K. H. Georgi: The hydropsfinder: An electronic device for the diagnosis of endolymphatic hydrops. Med. Progr. Technol. 1 (1990) 219–224

Hoth, S.: Zeitlich differentielle Analyse des Korrelationskoeffizienten: eine Bereicherung bei der Auswertung von akustisch evozierten Potentialen. Audiol. Akust. 30 (1991) 214

Hou, S. M., D. M. Lipscomp: An investigation of the auditory frequency-following-responses as compared to cochlear potentials. Arch. Oto-Rhino-Laryngol. 222 (1979) 235–240

Janssen, Th., H. J. Steinhoff, F. Böhnke: Zum Entstehungsmechanismus der Frequenzfolgepotentiale. Otorhinolaryngol. Nova 1 (1991) 16–25

Jacobson, J. T., C. R. Morehouse, M. J. Jacobson: Electrophysiologic techniques in audiology and otology. Strategies for infant auditory brainstem response assessment. Ear and Hear. 3 (1982) 263

Javel, E.: Neurophysiological correlates of auditory maturation. Ann. Otol. (St. Louis), Supp. 74 (1980) 103

Jewett, D. L.: Volumen conducted potentials in response to auditory stimuli as detected by averaging in the cat. Electroenceph. clin. Neurophysiol. 28 (1970) 609–618

Kankkunen, A., U. Rosenhall: Comparison between threshold obtained with pure-tone audiometry and the 40-Hz middle latency response. Scand. Audiol. 14 (1985) 99–104

Keidel, W. D., M. Spreng: Elektronisch gemittelte langsame Rinden potentiale des Menschen bei akustischer Reizung. Acta oto-laryngol. (Stockh.) 56 (1963) 318

Kevanishvili, Z. S., H. v. Specht, B. Freigang: Probleme der objektiven Hörschwellenbestimmung mittels später akustisch evozierter Potentiale während des Schlafs. HNO Prax. (Leipz.) 10 (1985) 267–273

Kornhuber, H. H., L. Deecke: Hirnpotentialänderungen bei Willkürbewegungen und passiven Bewegungen des Menschen: Bereitschaftspotential und reafferente Potentiale. Pflügers Arch. ges. Physiol. 283 (1965) 1–17

Lasky, R. E., J. Perlman, K. Hecox: Maximum length sequence auditory evoked responses in human newborns and adults. J. Amer. Acad. Audiol. 3 (1992) 383–389

Lehnhardt, E.: Hörstörungen bei Multipler Sklerose. HNO (Berl.) 23 (1975 a) 101

Lehnhardt, E., R.-D. Battmer: Latenzverhalten der schnellen Hirnstamm-Reizantwort P_6 im Rauschen, eine „objektive Geräuschaudiometrie". Laryng. Rhinol. 58 (1976) 822–826

Lehnhardt, E., R.-D. Battmer: Simultaneous recording of fast and slow auditory evoked potentials (Slow-fast-simultaneous ERA, SFS-ERA). Arch. Oto-Rhino-Laryngol. 222 (1979) 153–160

Lehnhardt, E., M. Samii: Neurootologische Diagnostik bei Tumoren der hinteren Schädelgrube – verzögerte akustisch evozierte Potentiale auch auf der Gegenseite. Laryngol. Rhinol. Otol. 61 (1982) 501–504

Leitner, H.: Ein neues Verfahren zur automatischen Auswertung der ERA mit Hilfe der stochoastischergodischen Konversion (SEC). Laryngol. Rhinol. Otol. 54 (1975) 677–681

Lenarz, Th., J. Gülzow, M. Grözinger, S. Hoth: Clinical evaluation of 40-Hz middle latency responses in adults: frequency specific threshold estimation and superthreshold amplitude characteristics. ORL 48 (1986) 24–32

Lowitzsch, K., K. Maurer, H. Ch. Hopf: Evozierte Potentiale in der klinischen Diagnostik. Thieme, Stuttgart 1983

Marsh, R. R.: Signals to noise constraints on maximum length sequence auditory brain stem responses. Ear and Hear. 13 (1992) 396–400

Mathe, F., G. Gerull, D. Mrowinski: Latenzverlängerung der Hirnstammreaktion bei Hochtonschwerhörigkeit. Audiol. Akust. 30 (1991) 156–164

Maurer, K.: Akustisch evozierte Potentiale. In Lowitsch, K., K. Maurer, H. Ch. Hopf: Evozierte Potentiale in der klinischen Diagnostik. Thieme, Stuttgart 1983

Maurer, K., E. Schäfer, H. C. Hopf, H. Leitner: The effects of varying stimulus polarity (rarefaction vs. condensation) on early auditory evoked potentials (EAEPs). Electroenceph. clin. Neurophysiol. 50 (1980) 332–334

Maurizi, M., F. Ottoviani, G. Paludetti, M. Rosignoli, G. Almadori, A. Tassoni: Middle-latency auditory components in response to clicks and low- and middle-frequency tone pips (0,5–1 kHz). Audiology 23 (1984) 569–580

Mendel, M. I.: Influence of stimulus level and sleep stage on the early components of the averaged electroencephalic response to clicks during all-night sleep. J. Speech Res. 17 (1974) 5–17

Miller, K., F. B. Simmons: A retrospective and an update on the Crib-O-Gramm neonatal hearing screening audiometer. Semin. Hear. 5 (1984) 49–56

Moffat, D. A., W. P. R. Gibson, R. T. Ramsden, A. W. Morrison, J. B. Booth: Transtympanic electrocochleography during glycerol dehydration. Acta oto-laryngol. (Stockh.) 85 (1978) 158–166

Møller, A. R., P. J. Janetta: Auditory evoked potentials recorded from the cochlear nucleus and its vicinity in man. J. Neurosurg. 59 (1983) 1013–1018

Morizona, T., M. A. Sikora: Neurophysiological assessment of endolymphatic hydrops. Ann. Otol. Rhinol. Laryngol. 93 (1984) 225–228

Moushegian, G.: The frequency-following potential in man. Progr. clin. Neurophysiol. 2 (1977) 20–29

Picton, T. W., S. A. Hillyard, R. Galambos: Habituation and attention in the auditory system. In Keidel, W. D., W. D. Neff: Handbook of Sensory Physiology, vol. V/3. Springer, Berlin 1976 (pp. 343–389)

Pratt, H., H. Sohmer: Intensity and rate function of cochlear and brainstem evoked responses to click stimuli in man. Arch. Oto-Rhino-Laryngol. 212 (1976) 85–92

Prevec, T. S., J. Lokar, S. Cernelc: The use of CVN in audiometry. Audiology 13 (1974) 447–457

Rebert, C. S., D. W. McAdam, J. R. Knotte, D. A. Irwin: Slow potential change in human brain related to level to motivation. J. comp. Physiol. Psychol. 63 (1967) 20–23

Reid, A., A. R. D. Thornton: The effect of contralateral masking upon brainstem electric responses. Brit. J. Audiol. 17 (1983) 155–162

Rowe, M. J.: Normal variability of brainstem auditory evoked response in young and old adult subjects. Electroenceph. clin. Neurophysiol. 44 (1978) 459–470

Rupert, A., G. Moushegian, R. Galambos: Unit responses to sound from auditory nerve of the cat. J. Neurophys. 26 (1963) 449–465

Ryerson, S. G., H. A. Beagley: Brainstem electric response and electrocochleography: A comparison of threshold sensitivities in children. Brit. J. Audiol. 15 (1981) 41–48

Salmivalli, A.: Electric response audiometry. Cortical responses. Acta oto-laryngol. (Stockh.), Suppl. 386 (1978) 14–19

Salmivalli, A.: Electric response audiometry. Cortical responses. Acta oto-laryngol. (Stockh.), Suppl. 368 (1982) 14–19

Salomon, G.: Electric Response Audiometry (ERA) based on rank correlation. Audiology 13 (1974) 181

Scherg, M., D. v. Cramon: An new interpretation of the generators of BAEP waves I–V: Results of a spatio-temporal dipole model. Electroenceph. clin. Neurophysiol. 62 (1985) 290–299

Schmidt, W., K. Dahlem, R.-D. Battmer: Befunde der subjektiven und objektiven Audiometrie bei Patienten mit Kleinhirnbrückenwinkeltumoren. Arch. Oto-Rhino-Laryngol. 235 (1982) 597–600

Schwaber, M. K., J. W. Hall, III: A simplified approach for transtympanic electrocochleography. Amer. J. Otol. 11 (1990) 260–265

Simmons, F. B.: Clinical evaluation of hearing loss. In Ruben, R., C. Elberling, G. Salomon: Electrocochleography. University Park Press, Baltimore/Md. 1976 (pp. 89–93)

Sohmer, H., M. Feinmesser: Cochlear action potentials recorded from the external ear in man. Ann. Otol. (St. Louis) 76 (1967) 427

Sohmer, H., M. Feinmesser, G. Szabo: Sources of electrographic responses as studied in patients with brain damage. Electroenceph. clin. Neurophysiol. 37 (1974) 663–669

Specht, H. v., Z. Kevanishvili: Erweiterung des Mittelungsverfahrens zur Registrierung akustisch evozierter Potentiale durch Einbeziehung quadratischer Mittelwerte. HNO Prax. (Leipz.) 10 (1985) 275–278

Specht, H. v., W. Kraak: Akustisch evozierte Potentiale. Angew. Akust. 5 (1989) 76–101

Spreng, N.: Hörvermögen und evozierte Stammhirn/Rindenpotentiale. In Biesalski, P.: Pädaudiologie aktuell. Krach, Mainz 1984 (S. 42–51)

Squires, K. C., E. Donchin, R. Herning, G. McCarthy: On the influence of task relevance and stimulus probability on event-related potential components. Electroenceph. clin. Neurophysiol. 42 (1977) 1–14

Starr, A., R. N. Ainslie, W. H. Martin, S. Sanders: Development of auditory function in newborn infants revealed by auditory brainstem potentials. Pediatrics 60 (1977) 831–842

Stockard, J. J., J. E. Stockard, F. W. Sharbrough: Non-pathologic factors influencing brainstem auditorx evoked potentials. Amer. J. EEG Technol. 18 (1978) 177–209

Stöhr, M., J. Dichgans, H. J. Diener, U. W. Buettner: Evozierte Potentiale. Springer, Berlin 1982

Streletz, L. J., L. Katz, M. Hohenberger, R. Q. Cracco: Scalp recorded auditory evoked potentials and sonomotor responses – An evaluation of components and recording techniques. Electroenceph. clin. Neurophysiol. 43 (1977) 192–206

Stürzebecher, E., W. Kühne, H. Berndt: Detectibility of the acoustically evoked composite response (40 Hz potential) near threshold. Scand. Audiol. 14 (1985) 23–25

Stürzebecher, E., H. Wagner, M. Cebulla, S. Heine, P. Jerzynski: Rationelle objektive Hörschwellenbestimmung mittels Tonpuls-ERA mit Notched-Noise-Maskierung. Audiol. Akust. 32 (1993) 164–176

Sutton, S., M. Braren, J. Zübin, E. R. John: Evoked potential correlates of stimulus uncertainty. Science 150 (1965) 1187–1288

Suzuki, T., K. Kobayashi: An evaluation of 40-Hz event-related potentials in young children. Audiology 23 (1984) 599–604

Szyfter, W., R. Daumann, R. Charlet de Sauvage: 40 Hz middle latency responses to low frequency tone pips in normally hearing adults. J. Otolaryngol. 13 (1984) 275–280

Teas, D. C., D. H. Eldredge, H. Davis: Cochlear responses to acoustic transients: an interpretation of whole nerve action potentials. J. acoust. Soc. Amer. 31 (1962) 1438–1489

Thornton, A. R. D., A. Slaven: Auditory brainstem responses recorded at fast stimulation rates using maximum length sequences. Brit. J. Audiol. 27 (1993) 205–210

Walter, W. G.: Slow potential waves in the human brain associated with expectancy, attention and decision. Arch. Psychiat. 206 (1965) 309–322

Walter, W. G., R. Cooper, V. J. Aldridge u. Mitarb.: Contingent negative variation: an electric sign of sensorimotor association and expectancy in the human brain. Nature (Lond.) 201 (1964) 380

Weber, B. A., P. A. Roush: Application of maximum length sequence analysis to auditory brainstem response testing of premature newborns. J. Amer. Acad. Audiol. 4 (1993) 157–162

Whitefield, I. C., H. F. Ross.: Cochlear microphonic and summating potentials and the output of individual haircell generators. J. acoust. Soc. Amer. 38 (1965) 121–131

Yamada, O., K. Kodera, R. F. Hink, J.-I. Suzuki: Cochlear distribution of frequency-following response: a study of patients with sensorineural hearing loss. Audiology 17 (1978) 489–499

Yoshie, N.: Auditory nerve action potential responses to clicks in man. Laryngoscope 78 (1968) 198–215

Zwicker, E.: Masker-period patterns produced by very low-frequency maskers and their possible relation to basal membrane displacement. J. acoust. Soc. Amer. 61 (1977) 1031–1040

Zwicker, E., H. Fastl: On the development of the critical band. J. acoust. Soc. Amer. 52 (1972) 599–702

▰▰▰ Technischer Ausblick

Empfehlungen der Arbeitsgemeinschaft Deutschsprachiger Audiologen und Neurootologen (ADANO) zur Durchführung der Elektrischen Reaktions-Audiometrie *

Verabschiedet auf der Geschäftsitzung der ADANO am 19. 3. 1994

Ausgearbeitet von der Arbeitsgruppe ERA (AGERA), insbesondere:
Dipl.-Ing. G. Clemens, Marburg, Dr.-Ing. W. H. Döring, Aachen, Dr. rer. nat. S. Hoth, Heidelberg, Priv.-Doz. Dr. med. R. G. Matschke, Recklinghausen, Doz. Dr.-Ing. G. Tietze, Erfurt

Elektrische Reaktions-Audiometrie (ERA) ist der Oberbegriff für die Verfahren zur Untersuchung von Gehöreigenschaften mit Hilfe der Registrierung elektrischer Spannungen physiologischen Ursprungs, die durch einen akustischen oder elektrischen Reiz ausgelöst werden können und üblicherweise als akustisch evozierte Potentiale (AEP) bezeichnet werden. In den folgenden Empfehlungen werden die Bedingungen festgelegt, die bei der Durchführung der ERA als Teil der audiologischen Diagnostik eingehalten werden sollten. Sie berühren nicht die elektrische Sicherheit, den Schutz vor gehörschädigenden Schalldruckpegeln, die elektromagnetische Verträglichkeit und die technische Dokumentation, soweit hierfür gesetzliche Vorschriften (Medizingeräteverordnung bzw. Medizinproduktegesetz) bestehen.

In Abschnitt 1 werden die verbindlichen Mindestanforderungen formuliert, denen ein Gerät zur Durchführung der ERA genügen muß. In Abschnitt 2 werden zusätzliche Anforderungen ausgesprochen, die über die Mindestanforderungen hinausgehen und eine technische Zusatzausstattung, die Handhabung des Gerätes sowie die Möglichkeiten der Auswertung betreffen. Nur Geräte, die neben den Mindestanforderungen auch den zusätzlichen Anforderungen in allen Punkten gerecht werden, können als vollwertige ERA-Meßplätze für klinische Audiometrie und Pädaudiologie anerkannt werden. Abschnitt 3

enthält Anforderungen an die fachliche Qualifikation der Anwender.

1. Technische Mindestanforderungen an ein System zur Messung akustisch evozierter Potentiale

Die in diesem Abschnitt beschriebenen Komponenten sind notwendige Bestandteile eines ERA-Meßplatzes. Sie müssen die jeweils genannten Anforderungen erfüllen.

1.1 Akustische Reizgeber

1.1.1. In Abhängigkeit vom Untersuchungsverfahren müssen die in die Tabelle 1.11 aufgezählten Schallsignale verfügbar sein.

1.1.2. Schallpegelbereich für die CERA wie in der Reintonaudiometrie, für alle anderen Verfahren 0 bis mindestens 100 dB HL. Die Pegelangaben in dB müssen hinsichtlich der zugrundeliegenden Bezugsgröße eindeutig sein. Zumindest wahlweise müssen die Angaben in einer auf psychoakustischer Kalibrierung an Normalhörenden beruhenden Skala erfolgen.

1.1.3. Die vom Gerät bei Beginn einer Messung vorgegebenen Reizpegel dürfen nicht über 80 dB liegen, die Anwendung höherer Reizpegel darf nur nach zusätzlicher Bestätigung möglich sein.

1.1.4. Bei Kurzzeitreizen (nach IEC-Norm 645-3) muß die Reizpolarität als initiale Sogphase, initiale Druckphase oder alternierende Polaritätsfolge einstellbar sein.

1.1.5. Inter-Stimulus-Intervall (ISI = Kehrwert der Reizrate) in Abhängigkeit vom Untersuchungsverfahren innerhalb der in Tabelle 1.11 angegebenen Grenzen.

1.1.6. Möglichkeit zur Vertäubung des Gegenohres mit Breitband- oder Terzbandrauschen.

1.1.7. Vorrichtung zur Dämpfung der elektromagnetischen Signaleinstreuung des elektroakustischen Wandlers auf Elektroden und Anschlußleitungen.

1.2. Elektroden und Anschlußleitungen

1.2.1. Oberflächenelektroden mit geringem Elektrodenpotential und geringer Polarisierbarkeit – z.B. Edelmetallelektrode, deren Oberfläche mit einem unlöslichen Salz dessel-

---

* aus HNO-Mitteilungen H. 3, Mai 1994

ben Materials bedeckt ist – kombiniert mit geeigneter Elektrolytpaste. Nadelelektroden nur für Spezialuntersuchungen (z. B. ECochG, intraoperatives Monitoring).

1.2.2. Die Übergangsimpedanz (s. 1.7.1 und 1.13.1) zwischen Verstärkereingang und Körpergewebe muß bei Verwendung von Flächenelektroden unter normalen Bedingungen Werte unterhalb 5 kΩ erreichen können: $|Z| \leq 5$ kΩ.

1.3. Biosignalverstärker

1.3.1. Erfüllung der allgemeinen Vorschriften zur Sicherheit elektromedizinischer Geräte nach DIN VDE 0750 Teil 1 (identisch mit IEC 601-1).

1.3.2. Maximal ± 0.1 % Abweichung von linearer Verstärkungscharakteristik. Bei größerer Nichtlinearität: anschließende Signalverarbeitung zur Erzielung eines innerhalb der angegebenen Toleranz linearen Übertragungsverhaltens.

1.3.3. Frequenzbandbegrenzung des Biosignals mit Analogfiltern. Tiefpaß mit phasenlinearer Übertragung (konstante Gruppenlaufzeit) unterhalb der Grenzfrequenz. Hochpaß einer maximalen Flankensteilheit von 6 dB/Oktave. Grenzfrequenzen in Abhängigkeit vom Untersuchungsverfahren gemäß Tabelle in Abschnitt 1.11.

1.4. Signalverarbeitungssystem

1.4.1. Größe des Meßzeitfensters in Abhängigkeit vom Untersuchungsverfahren mindestens gleich den in Tabelle 1.11 angegebenen Werten.

1.4.2. Die zeitliche Beziehung zwischen dem Zeitnullpunkt (0 ms-Angabe) und dem im künstlichen Ohr (nach IEC 318) mit akustischem Kuppler (nach IEC 303) gemessenen akustischen Schalldruckverlauf muß für alle zum Lieferumfang gehörenden Reize und Wandler eindeutig dokumentiert sein.

1.4.3. Zeitauflösung in Abhängigkeit vom Untersuchungsverfahren besser oder gleich den in Tabelle 1.11 angegebenen Minimalwerten, jedoch auf obere Grenzfrequenz und Flankensteilheit des Biosignalverstärkers derart abgestimmt, daß die Aliasing-Fehler unterhalb der Auflösung des Analog/Digital-Wandlers liegen.

1.4.4. Dargestellter Amplitudenbereich variabel einstellbar innerhalb der in Tabelle 1.11 angegebenen Grenzen.

1.4.5. Amplitudenauflösung ≤ 1 % des gemäß 1.4.4 eingestellten Meßbereiches.

1.4.6. Vorrichtung zur automatischen Artefaktunterdrückung (s. 1.13.4) mit variabler Artefakterkennungsschwelle.

1.4.7. Störbefreiungsgewinn in Abhängigkeit vom Untersuchungsverfahren gemäß Tabelle in Abschnitt 1.11.

1.4.8. Bei Verwendung von Kurzzeitreizen (vgl. 1.1.4): Möglichkeit zur getrennten Summation der Antworten auf Druck- und Sogreize in verschiedene Speicherbereiche und zur Bildung von Summen- und Differenzkurven.

1.5. Einrichtungen zur visuellen Kontrolle der Signale

1.5.1. Möglichkeit zur Sichtkontrolle des Biosignals (s. 1.13.7) vor und während der Messung.

1.5.2. Möglichkeit zur Sichtkontrolle des verarbeiteten Signals während der Messung.

1.6. Dokumentationseinrichtungen

1.6.1. Möglichkeit zur graphischen Ausgabe der Potentialkurven auf Papier mit einer Auflösung von 1 % bis 2 % des genutzten Meßbereiches pro mm für die Zeitachse und 2 % bis 4 % des genutzten Meßbereiches pro mm für die Amplitude. Die Zeit- und Amplitudenkalibrierung muß auf jeder graphischen Ausgabe angegeben werden.

1.6.2. Nur bei FAEP: automatische Erstellung eines Kennliniendiagramms (Darstellung der Latenzen von J I, J III und J V und der Amplitude von J V in Abhängigkeit vom Reizpegel) zur Dokumentation einer vom Auswerter vorgenommenen Potentialzuordnung. Das Kennliniendiagramm muß die für die verwendete Apparatur gültigen Normalkurven enthalten.

1.6.3. Möglichkeit zur alphanumerischen Ausgabe von Patientendaten, Reizparametern sowie Meß- und Auswertungsergebnissen.

1.6.4. Zwischen der graphischen und alphanumerischen Ausgabe muß eine eindeutige Zuordnung möglich sein.

1.7. Test- und Kalibriereinrichtungen

1.7.1. Messung der Elektrodenimpedanzen (s. 1.13.1) bei 80 Hz.

1.7.2. Möglichkeit zur Sichtkontrolle der Aussteuerung des Biosignalverstärkers.

1.7.3. Vorrichtung zur Überprüfung der Störeinflüsse unter normalen Ableitbedingungen gemäß Abschnitt 1.12.2 mit einem passiven Netzwerk nach Abschnitt 1.8.1.

1.7.4. Vorrichtung zur Überprüfung der Zeit- und Amplitudenkalibrierung gemäß Abschnitt 1.12.3 mit einem Patientensimulator nach Abschnitt 1.8.2.

1.8. Meßobjekte für Testmessungen

Für die Durchführung der in 1.12 beschriebenen Kontrollen und Funktionsprüfungen werden die im folgenden beschriebenen Meßobjekte an den für die Elektrodenleitungen vorgesehenen Klemmen an den Eingang des Biosignalverstärkers angeschlossen.

1.8.1. Für die Prüfung des Einflusses von Störfeldern und der Wirksamkeit von Abschirmungsmaßnahmen: ebenes Netzwerk aus Widerständen und Kondensatoren zur möglichst realistischen Nachbildung des frequenzabhängigen komplexen Wechselstromwiderstandes (Impedanz Z) von Elektroden und Gewebe.

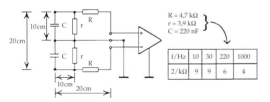

1.8.2. Für einen Funktionstest des gesamten Gerätes sowie für die Überprüfung von Zeit- und Amplitudenkalibrierung: aktiver, akustisch getriggerter Patientensimulator, der an den Elektrodenklemmen an das ERA-Gerät angeschlossen wird. Eine für die FAEP mögliche technische Realisierung hierfür ist im Anhang (Abschnitt 4) dieser Empfehlungen beschrieben.

1.9. Meßraum

1.9.1. Störschallpegel ≤ 40 dB (A), falls ausschließlich über Kopfhörer gereizt wird und

nur Messungen im Reizpegelbereich oberhalb 50 dB HL durchgeführt werden. Für Hörschwellenbestimmungen sowie bei Reizung über freies Schallfeld oder Knochenleitung müssen die Anforderungen nach ISO 6189 erfüllt werden.

1.9.2. Möglichkeit zur Beobachtung des Patienten während der Messung.

1.9.3. Möglichkeit zu entspannter Lagerung des Patienten.

1.9.4. Abschirmung gegen elektromagnetische Störfelder, falls dies für die Einhaltung der in Abschnitt 1.12 definierten Grenzwerte erforderlich ist.

1.10. Bedienungsanleitung und Begleitinformation

1.10.1. Ausführliche Gerätebeschreibung mit technischen Kennwerten und Gebrauchsanweisung in deutscher Sprache.

1.10.2. Musterableitungen und Kalibrierkurven (Messungen mit Testobjekt nach 1.8.1 und Simulator nach 1.8.2), Spezifikation von Zeitverlauf und Frequenzspektrum der verfügbaren Reize unter Verwendung des zugehörigen Wandlers, akustisch gemessen im künstlichen Ohr (nach IEC 318) mit akustischem Kuppler (nach IEC 303).

1.10.3. Angabe von Referenzwerten für die wichtigsten Meßgrößen (z. B. Latenzen der FAEP in Abhängigkeit vom Reizpegel).

1.10.4. Angabe von Name und Anschrift des Herstellers sowie einer Telefonnummer für Wartung, Service und Reparatur.

1.11. Grenzwerte für die Meßparameter

Die in der Tab. 17.**4** angegebenen Werte für die einzelnen Parameter müssen, wenn nicht Bereichsgrenzen explizit angegeben sind, mit einer Toleranz von maximal ± 10 % eingehalten werden. Soweit ein Intervall eingetragen ist, muß die Einstellung zumindest eines Wertes innerhalb der angegebenen Grenzen möglich sein.

1.12. Grenzwerte für den Einfluß von Störgrößen

Bei Messungen nach den in den Abschnitten 1.12.1 und 1.12.2 gezeigten Anordnungen dürfen unter Berücksichtigung der Parameter

Tabelle 17.**4**

Parameter		Untersuchungsverfahren			
Bezeichnung	Bezugs abschnitt	ECochG (SFAEP)	BERA (FAEP)	MLRA (MAEP)	CERA (SAEP)
Erforderliche Schallsignale:	1.1.1; 1.13.8; 1.13.9	Klick; Tonimpulse	Klick	Klick; Tonimpulse	Tonimpulse
Interstimulusintervall ISI/ms:	1.1.5	40–200	25–100	25–300	1 000–5 000
Untere Grenzfrequenz f_{gu}/Hz:	1.3.3; 1.13.2	3 und 30 (umschaltbar)	30 und 100 (umschaltbar)	3 und 15 (umschaltbar)	1
Obere Grenzfrequenz f_{go}/Hz:	1.3.3; 1.13.2	5000	1 500 und 3 000 (umschaltbar)	100 und 300 (umschaltbar)	30
Größe des Meßzeitfensters t_F/ms:	1.4.1	8–15	10–30	60–100	500–1 000
Zeitauflösung Δt/ms (Minimalwert):	1.4.3	0,1	0,1	1	2
Amplitudenbereich A_F/µV:	1.4.4	± 5... ± 10	± 3... ± 1,0	± 0.5... ± 5.0	± 10... ± 20
Minimaler Störbefreiungsgewinn G/dB:	1.4.7; 1.13.5	30	36	30	20

gemäß der Tabelle in Abschnitt 1.11 entsprechend dem anzuwendenden Untersuchungsverfahren bei eingeschaltetem Schallreizgeber in den folgenden Abschnitten angegebenen Grenzwerte nicht überschritten werden. Die Messungen müssen ohne Hardware- oder Software-Änderungen durchgeführt werden können.

Die unten definierten Spannungen u_0, u_1 und u_2 werden gleichspannungsfrei gemessen als Effektivwerte (RMS) für das jeweils verwendete Zeitfenster. Die aus den Meßvorschriften der folgenden zwei Abschnitte resultierenden Grenzwerte von u_1 und u_2 sind vom Hersteller an den Anwender mit einem einfach zu handhabenden Kontrollverfahren weiterzugeben.

1.12.1. Prüfung des Biosignalverstärkers
Messung nach folgender Anordnung:

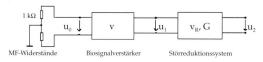

Zur Begrenzung des Einflusses von Störungen, die durch das Eigenrauschen des Verstärkers entstehen, muß das quadratische Mittel des verstärkten Signals (u_1) des mit zwei rauscharmen Metallfilmwiderständen beschalteten Eingangsdifferenzverstärkers mindestens den 1,4fachen Wert des bei kurz-

geschlossenen Eingangsklemmen vorliegenden Signals betragen (näherungsweise Ermittlung des Rauschfaktors nach 1.13.10).

1.12.2. Prüfung des Störreduktionssystems
Messung nach folgender Anordnung mit Testobjekt nach 1.8.1.:

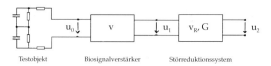

Zur Begrenzung des Einflusses reizkorrelierter Störungen (z. B. Triggersignal, Stimulusartefakt) darf das Verhältnis der Ausgangsspannung u_2 zur Eingangsspannung u_1 des Störreduktionssystems um maximal 3 dB oberhalb des für reines (d. h. von reizkorrelierten Störungen freies) Rauschen zu erwartenden Idealverstärkungsfaktors v_R liegen:
$$20 \cdot \log (u_2/u_1) - 20 \cdot \log v_R \leq 3;$$

Dies ist genau dann der Fall, wenn das Verhältnis der Varianzen von Ausgangsspannung u_2 und Eingangspannung u_1 weniger als das Doppelte der für reines Rauschen zu erwartenden Varianzzunahme ausmacht:
$$\mathrm{Var}(u_2)/\mathrm{Var}(u_1) \leq 2 \cdot v_R^2.$$

Bei Anwendung der reizsynchronen linearen Mittelwertbildung (averaging) mit n Mittelungsschritten gilt $v_R = 1/\sqrt{n}$ (siehe Abschnitt 1.13.5). Zur Simulation des Stimulusartefaktes ist der Kopfhörer auf das Testobjekt zu legen und für die Messung ein Klickreiz mit einem Pegel von 80 dB HL einzuschalten. Das Prüfprotokoll dieser vom Hersteller durchgeführten Messung (Zeitverlauf von u_1 und u_2, jeweils gemessen mit Reizpegeln von 0 dB HL und 80 dB HL) ist dem Gerät beizufügen.

1.12.3. Überprüfung von Zeit- und Amplitudenkalibrierung

Messung nach folgender Anordnung mit Patientensimulator nach 1.8.2:

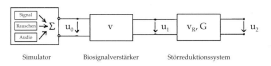

Simulator   Biosignalverstärker   Störreduktionssystem

Das Ausgangssignal des Patientensimulators wird mit den für die AEP-Messung am Patienten verwendeten Standardparametern registriert. Toleranzgrenzen für Abweichungen: 0,5 % (Zeitachse), 5 % (Amplitudenachse).

1.13. Definitionen

ECochG: Elektrocochleographie
SFAEP: Sehr Frühe Akustisch Evozierte Potentiale
BERA: Brainstem Electric Response Audiometry
FAEP: Frühe Akustisch Evozierte Potentiale
MLRA: Middle Latency Response Audiometry
MAEP: Mittlere Akustisch Evozierte Potentiale
CERA: Cortical Electric Response Audiometry
SAEP: Späte Akustisch Evozierte Potentiale

1.13.1 Übergangsimpedanz der Elektroden

Betrag der elektrischen Impedanz zwischen zwei Elektroden in der anzuwendenden Elektrodenposition ($[IZI] = \Omega$).

1.13.2. Ableitfrequenzbereich

Durchlaßbereich des für das Biosignal wirksamen Frequenzbegrenzungsfilters mit den Grenzfrequenzen f_{gu} (untere Grenzfrequenz [−3 dB], Hochpaß) und f_{go} (obere Grenzfrequenz (−3 dB), Tiefpaß).

1.13.3. Phasenlineares Filter

Filter mit linearer Phasenverschiebung (bzw. frequenzunabhängiger Zeitverschiebung) im Durchlaßbereich.

1.13.4. Artefaktunterdrückung

Automatische Erkennung und Eliminierung von Signalabschnitten, die charakteristische Merkmale für technisch oder physiologisch bedingte Störungen aufweisen.

1.13.5. Störbefreiungsgewinn

Verhältnis (SNR) der Leistung (Varianz, vgl. 1.13.6) des Signals zur Leistung des Rauschens, ausgedrückt als logarithmisches Verhältnis der Messungen vor (SNR_1) und nach (SNR_2) Anwendung des Störreduktionsprozesses:

$$G/dB = 10 \cdot \log (SNR_2/SNR_1).$$

Bei Anwendung der linearen Signalmittelung (n Mittelungsschritte) gilt:

$$G/dB = 10 \cdot \log n$$

1.13.6. Varianz

Über einen Zeitbereich T gemittelte quadratische Abweichung einer zeitabhängigen Spannung u(t) von ihrem zeitlichen Mittelwert <u>:

$$Var(u) = \frac{1}{T} \int_0^T (u(t) - <u>)^2 \, dt$$

1.13.7. Biosignal

Am Biosignalverstärkereingang wirksam werdende Spannung, die von den Elektroden zugeführt wird.

1.13.8. Klick

Transienter breitbandiger akustischer Reiz, dessen Eigenschaften und Parameter in der IEC-Norm 645-3 definiert sind.

1.13.9. Tonimpulse

Begrenzte Folge von elektrischen Sinusschwingungen konstanter Frequenz am Wandlereingang mit definierten Werten für Anstiegs- und Abfallzeit sowie Plateaudauer.

1.13.10. Rauschfaktor und Rauschzahl

Der Rauschfaktor eines Verstärkers ist gleich dem Faktor, um den die eingangsbezogene Rauschleistung des beschalteten Verstärkers größer ist als die minimale, von den Quellwiderständen bestimmte Rauschleistung. Der Rauschfaktor ist vom Quellwiderstand und der Bandbreite des Verstärkers abhängig. Der ideale, rauschfreie Verstärker hätte den kleinstmöglichen Rauschfaktor F* = 1. Die Rauschzahl ist der zehnfache dekadische Logarithmus des Rauschfaktors.

2. Zusätzliche Anforderungen an ein System zur Messung akustisch evozierter Potentiale

2.1. Apparative Komponenten

2.1.1. Möglichkeiten zur Reizung über Knochenhörer.

2.1.2. Möglichkeit zur Randomisierung oder Pseudo-Randomisierung des Inter-Stimulus-Intervalls (vgl. ISI in 1.1.5).

2.1.3. Zwei- oder mehrkanalige Verstärkung und Verarbeitung des EEG-Signals.

2.1.4. Möglichkeit zur Einspeisung des akustischen Kopfhörersignals (mit Hilfe eines Kupplers und eines Meßmikrophons) in das Signalverarbeitungssystem zur Kontrolle des Reizverlaufs und der effektiven relativen Verstärkung reizkorrelierter Signale.

2.1.5. Programmgesteuerte und wahlweise vor jeder ERA-Messung automatisch durchgeführte Messung der Elektrodenimpedanz. Warnsignal bei unzulässig hohen Werten.

2.2. Signalverarbeitung

2.2.1. Signalmittelung in zwei Speicherbereichen zur quasi-simultanen Gewinnung zweier Teilmittelwertkurven für alle verfügbaren Reizsignale.

2.2.2. Möglichkeit zur Veränderung der für die Artefaktunterdrückung (s. 1.13.4) maßgebenden Amplitudenschranken während des Meßvorgangs.

2.2.3. Statistische Verarbeitung des Biosignals (wie z. B. Amplitudenhistogramm des EEG, Vorzeichenmittelung, Stochastisch-ergodische Konversion, Phasenspektrenanalyse, Abschätzung des Restrauschens, Bereitstellung von Abbruchkriterien) als Option.

2.2.4. Verfügbarkeit eines steilflankigen Digitalfilters ohne Phasenverschiebung mit wählbaren Grenzfrequenzen zur nachträglichen Filterung der gemittelten Reizantworten ohne Verlust der Originaldaten.

2.3. Auswertung

2.3.1. Sortierte Darstellung der registrierten Kurven in der Reihenfolge abnehmender oder zunehmender Reizpegel.

2.3.2. Möglichkeit zur Vertikalverschiebung, Vergrößerung, Verkleinerung, Addition und Subtraktion von Meßkurven für die graphische Darstellung.

2.3.3. Vergrößerte Darstellung einer Kurve für die Bewertung der Potentiale. Möglichkeit zur Einblendung von Normwerten bei der Latenzauswertung.

2.3.4. Erstellung einer Tabelle mit den Zahlenwerten von Reizpegel, Latenzen, Amplituden und Latenzdifferenzen zur Dokumentation einer vom Auswerter vorgenommenen Potentialzuordnung (nur bei FAEP).

2.3.5. Tabellarische und graphische Ausgabe der Seitendifferenzen der Latenz von Potential J V in Abhängigkeit vom Reizpegel (nur bei FAEP).

2.3.6. Berechnung und Angabe eines Standardfehlers bei Latenz- und Amplitudenwerten. Mittelwertbildung (gewichtet), falls mehrere Messungen unter denselben Reiz- und Ableitbedingungen durchgeführt werden.

2.3.7. Verfügbarkeit der gemessenen Daten über eine genormte Standardschnittstelle.

2.4. Bedienung des Gerätes

2.4.1. Die Gebrauchsanweisung sollte Hinweise zur Erkennung technischer Störungen und deren Beseitigung enthalten.

2.4.2. Bedienungshilfen ohne Abbruch des Meßprogramms am Bildschirm aufrufbar.

2.4.3. Standard-Operationen (z. B. Darstellung und Speicherung der Ergebnisse nach Beendigung einer Messung) sollten ohne gesonderte Befehlseingabe ablaufen.

2.4.4. Gespeicherte Parameterpakete (die der Nutzer gestalten und ändern kann) für spezielle Untersuchungsverfahren.

2.5. Dokumentation

2.5.1. Die Ergebnisse der Untersuchung eines Patienten sollen in übersichtlicher Form auf einem Blatt Papier (möglichst DIN A 4) ausgegeben werden.

2.5.2. Möglichkeit zur Ein- und Ausgabe von Text (z. B. für Befund und Kommentare).

2.5.3. Die auf der Dokumentation befindliche Kennzeichnung muß ein eindeutiges Auffinden der auf Datenträger gespeicherten Meßergebnisse zulassen.

2.5.4. Die Datenstruktur der gespeicherten Daten soll in einer Form beschrieben sein, die es dem spezialisierten Anwender prinzipiell ermöglicht, mit eigenen Programmen auf die Daten zuzugreifen.

3. Empfehlungen zur fachlichen Qualifikation der Anwender

3.1. *Durchführung der Messungen*

3.1.1. Das Gerät darf der Medizingeräteverordnung (MedGV) zufolge nur von Personen angewendet werden, die aufgrund ihrer Ausbildung oder ihrer Kenntnisse und praktischen Erfahrungen die Gewähr für eine sachgerechte Handhabung bieten (§ 6 MedGV). Der/die Anwender/in muß von fachkundigen Personen unter Berücksichtigung der Gebrauchsanweisung in die sachgerechte Handhabung eingewiesen worden sein (§ 10 MedGV).

3.1.2. Der/die Anwender/in muß über audiologische Grundkenntnisse verfügen.

3.2. *Auswertung und Befundung der Meßergebnisse*

3.2.1. Zur Auswertung und Beurteilung der Potentialkurven sind nur Personen berechtigt, die mit den Grundlagen der Audiometrie und Akustik vertraut sind und umfangreiche audiometrische Erfahrung, insbesondere auch mit der ERA, nachweisen können. Soweit die Ausbildungsordnung der entsprechenden Anwender eine Weiterbildung in den Belangen der ERA nicht vorschreibt oder eine solche Weiterbildung nicht stattgefunden hat, sind während einer mindestens dreimonatigen ständigen oder mindestens einjährigen begleitenden Tätigkeit unter Anleitung eines in der ERA qualifizierten Anwenders Nachweise darüber zu erbringen, daß eine Mindestzahl von 100 Untersuchungen und deren Befundung einschließlich der Dokumentation stattgefunden hat.

3.2.2. Unbeeinflußt hiervon werden die Fachgesellschaften der an der ERA beteiligten Anwender aufgefordert, Richtlinien für die fachlichen Voraussetzungen zur Anwendung der ERA zu erarbeiten und in Kraft zu setzen. Diese berühren nicht die vorausgehenden Empfehlungen, sofern sie nicht einen Teil der Richtlinien darstellen.

4. Anhang

Patientensimulator und Calibrator
(nach M. Ziese, H. von Specht und S. Hoth)*

Der im folgenden beschriebene ERA-Calibrator ermöglicht die Überprüfung von Zeit- und Amplitudenkalibrierung, Störreduktionssystem und Reizpolarität. Sein Ausgang bildet die Impedanzen von Elektroden und Gewebe nach und wird an die Eingangsklemmen des Biosignalverstärkers angeschlossen. Zur Triggerung des Calibrators wird der auf 80 dB HL eingestellte akustische Reiz des Meßplatzes benutzt. Er wird über ein Mikrophon aufgenommen und verstärkt. Nach der Verstärkung bildet eine Schaltung aus Inverter, Schmitt-Triggern und sich gegenseitig verriegelnden Monoflops ein System zur Erkennung der Reizpolarität. Abhängig davon, ob der Kopfhörer mit initialer Druck- oder Sogphase betrieben wird, gibt der Simulator einen oder zwei Rechteckimpulse ab. Das Signal wird dann über eine optische Trennung auf die Impedanznachbildung geschaltet, um ein Einkoppeln des Reizartefaktes über gemeinsame Massen zu verhindern. Die Amplitude am Ausgang beträgt 500 nV, die Impulsdauer 1 ms, und die erste Flanke nach der Reizanstiegsflanke erscheint nach 1 ms. Zur Simulation des EEG-Signals läßt sich über ein Summationsglied ein gefiltertes (Bandmaß 100 Hz/600 Hz mit 12 dB/Oktave) weißes Rauschen mit einer Amplitude von 20 µV dazuschalten. Der Calibrator ist batteriebetrieben.

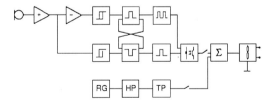

18. Audiometrie und Cochlear Implant

E. Lehnhardt

Mit der Entwicklung des Cochlear Implants und der zunehmenden Zahl von Cochlear-Implant-Patienten hat auch die Audiologie einen weiteren Aufgabenanteil übernommen. Um dies zu dokumentieren und um Audiologen, die in diese neue Aufgabe erst hineinwachsen, das notwendige Wissen zu vermitteln, sei hier ein entsprechendes Kapitel eingefügt.

Für die Versorgung mit dem Cochlear Implant gelten als audiometrische Voraussetzungen
➤ Taubheit beidseits und
➤ erhaltene Hörnervenfunktion.

Bei Kleinkindern ist das Cochlear Implant indiziert, wenn die auditive Sprach*perzeption* trotz Versorgung mit zwei leistungsstarken Hörgeräten und mehrmonatigem intensivem Hör-Sprech-Training ausbleibt.

Die konventionellen audiometrischen Tests zur Diagnostik der Taubheit sind in den entsprechenden Kapiteln nachzulesen; hier seien nur die Cochlear-Implant-relevanten Fakten beschrieben.

▀▀▀ Komponenten des Cochlear Implants

Cochlear Implants bestehen – unabhängig vom Modell – aus
➤ dem Mikrophon,
➤ dem Sprachprozessor,
➤ der Sendespule,
➤ der Empfängerspule,
➤ dem Empfänger-Stimulator und
➤ den Elektroden (Abb. 18.1).

Keine nennenswerte Bedeutung mehr haben heute die Geräte mit *perkutaner* Steckverbindung, solche mit *extrakochleären* Elektroden und wohl auch die *ein*kanaligen Geräte. Das heißt, moderne Cochlear Implants arbeiten *transkutan, mehrkanalig* und mit *intrakochleären* Elektroden.

Der – extrakorporale – Sprachprozessor wird in der Hemd- oder Blusentasche getra-

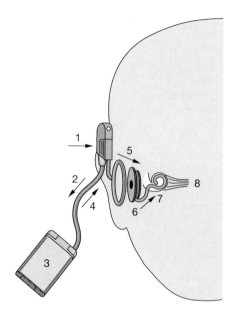

Abb. 18.1 Prinzipielle Arbeitsweise eines Cochlear Implants: Das Mikrophon (1) nimmt den Schall auf und führt ihn über ein Kabel (2) dem Sprachprozessor (3) zu. Dort werden die Sprachsignale entsprechend den gespeicherten Patientendaten auf ein Radiosignal aufmoduliert und über das Kabel (4) zur Sendespule (5) geleitet. Das Signal gelangt über Induktion drahtlos zum Implantat (6), das die Information als elektrische Stimuli auf die Elektroden (7) weitergibt und so über den Hörnerv (8) den Höreindruck auslöst

gen. Ein Hinter-dem-Ohr-Sprachprozessor steht bislang nur für ein einkanaliges Gerät zur Verfügung, ist aber auch für mehrkanalige Cochlear Implants zu erwarten.

Das Mikrophon ist an der Ohrmuschel, die Sendespule – magnetgehalten – hinter dem Ohr angeordnet. An korrespondierender Stelle zur Sendespule liegen subkutan die Empfängerspule und in unmittelbarem Kontakt dazu der Mikroprozessor, eingebettet in eine knöcherne Vertiefung. Von hier zieht das Elektrodenbündel durch Warzenfortsatz und

Abb. 18.**2 a** u. **b**
SPEAK-Codierungs-
strategie des Spectra-
Sprachprozessors.
Berücksichtigt werden
nur die jeweils am mei-
sten Information tragen-
den Bandpässe, **a** bei-
spielsweise entspre-
chend den 6, **b** entsprechend den 7 farbigen
Säulen

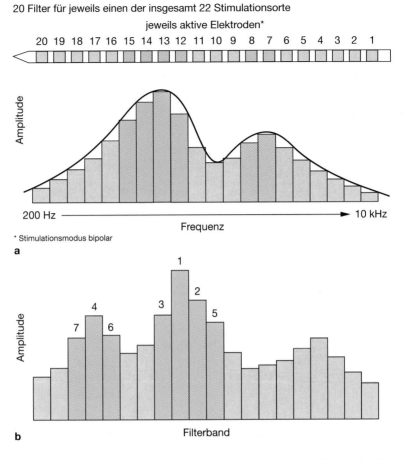

Mittelohr in die Kochlea hinein. Dort verteilen sich die Elektroden innerhalb der Scala tympani auf die untere und eventuell auch auf Teile der mittleren Windung; sie kommen so in relativ engen Kontakt zu den Spiralganglienzellen des Hörnervs.

▨▨▨ Funktion des Cochlear Implants

Das Mikrophon leitet die akustische Information zum Sprachprozessor, der sie in elektrische, für den Hörnerv verwertbare Stimuli aufbereitet. Sie werden – auf eine Radiofrequenz aufmoduliert – über die Induktionsspulen transkutan dem Implantat zugeleitet. Der Empfängerstimulator wandelt die elektrische Information in analoge Impulse und gibt diese mit der jeweils entsprechenden Pulsfrequenz und Stromstärke an die Elektroden weiter. Die Tonhöheninformation ist auch durch die Anordnung der Elektroden entlang

der Basilarmembran gegeben: solche nahe der Schneckenbasis vermitteln einen hochfrequenten, solche mehr zur Schneckenspitze hin einen tieffrequenten Höreindruck.

Die einzelnen Cochlear-Implant-Typen unterscheiden sich vor allem hinsichtlich der Sprachverarbeitungsstrategie. Für mehrkanalige Geräte wurde anfangs die analoge Vocoder-Technik („compressed analog") bevorzugt; sie war – mehrkanalig – nur über eine perkutane Steckerverbindung zu realisieren. Drahtlos, aber transkutan und digital (pulsatil) arbeitete die Feature extraction, die sich auf die vermeintlich wichtigen Komponenten der Sprache stützte, nämlich die Grundfrequenz (F_0, und die jeweiligen Amplitudenmaxima des I. und II. Formanten ($F_1 + F_2$). Inzwischen wird allseits die pulsatile Stimulationsform bevorzugt mit zunehmend höherer Pulsfrequenz. An die Stelle der Feature extraction ist wieder eine Aufteilung in Frequenzbänder getreten (bis zu 20), von denen entweder –

a Sprachsignal mit Hochtonanhebung

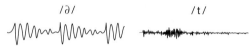

b kontinuierliche zeitversetzte Abtastung

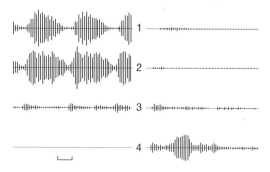

c zeitgedehnte CIS-Kurvenform

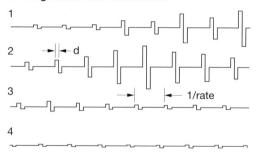

Abb. 18.**3a–c** Wellenform für einen Vierkanal-CIS-Prozessor (nach Wilson)
a Sprachsignal am Eingang, unterhalb 1,2 kHz um 60 dB/Oktave gedämpft, links stimmhafter Sprachlaut (‚aw‘), rechts stimmloses ‚t‘.
b Wellenform des Stimulus in den einzelnen Kanälen: 1 = apikal, 4 = basal. Die Impulsamplituden reflektieren die Umhüllende des jeweiligen Bandpaßausgangs.
c Zeitlich gestreckte Wiedergabe der CIS-Wellenform entsprechend dem gekennzeichneten Abschnitt in **b**. Die Dauer der Pulsfolgen ist 25,4 ms in **a** und **b**, 3,3 ms in **c**

auch um die Pulsrate zu steigern – selektiv nur jeweils die berücksichtigt werden, die als besonders informationstragend herausragen: SPEAK-Strategie (Abb. 18.**2a** u. **b**). Oder es werden kontinuierlich alle Elektroden nacheinander angesteuert entsprechend der gleichgerichteten Umhüllenden des jeweiligen Bandpaß-Ausgangs: CIS-Strategie (Abb.

18.3 a–c). Die zumeist übliche serielle Ansteuerung vermeidet Überlappungen (Channel interaction) der einzelnen Kanäle. Die Pulsrate beträgt derzeit bis zu tausend/Sekunde/Kanal.

Der Sprachverarbeitung gehen voraus eine automatische Verstärkungsregelung und eine automatische Empfindlichkeitsregelung. Zusätzlich wird beispielsweise der Pegel des Hintergrundgeräusches kontinuierlich mit einer Zeitkonstanten von 10 Sekunden gemessen und dieser von der Amplitude des Sprachsignals abgezogen. Diese „Geräusch-Stillschaltung" wirkt zwar bei konstanten Hintergrundgeräuschen wie im Auto, versagt aber weitgehend in den unterschiedlichen Sprechlautstärken vieler Menschen einer Cocktailparty.

Audiometrische Voruntersuchung zum Cochlear Implant

Zu den zusätzlichen audiometrischen Tests vor der Indikation zum Cochlear Implant gehören
➤ bei Erwachsenen und älteren Kindern der
  – subjektive – Promontoriumstest und
➤ bei Kleinkindern die Elektrokochleographie sowie eventuell ein objektiver Promontoriumstest.

Subjektiver Promontoriumstest

Der – subjektive – Promontoriumstest (PT) soll Auskunft geben über die Lokalisation der Taubheit: Im Innenohr oder im Hörnerv? Zu diesem Zweck erfolgt eine probatorische einkanalige extrakochleäre Elektrostimulation.

Als Elektrode dienen entweder eine transtympanal am Promontorium plazierte Nadel, eine Kugel in der Rundfensternische (nach Probetympanotomie) oder eine Gehörgangselektrode mit feuchtem Wattebausch. Die Gegenelektrode wird auf die Wange geklebt. Als Stimuli werden ladungsausgeglichene Rechteckpulse in den Frequenzen 50–400 Hz oder 800 und auch 1600 Hz angeboten als Bursts von 0,5 Sekunden Dauer und 0,5 Sekunden Pause in Stromstärken bis maximal 500 μA (Abb. 18.4).

Der Patient muß ausführlich angewiesen worden sein, seine Hörempfindungen nach Art des Höreindrucks (Zischen, Zirpen,

Rauschen, Druck oder gar Schmerz) und nach der Lautheit zu beschreiben. Dies geschieht günstigerweise anhand von Tafeln, vor allem um mittels einer Hörfeldskala verwertbare Auskünfte über die Schwelle der Hörempfindung (threshold, T-level) und über deren maximale Behaglichkeit (most comfortable level, C-level) zu erhalten. In ein Diagramm aus Pulsfrequenz und Reizstromstärke eingetragen, ergibt sich so ein Dynamikbereich zwischen beiden Werten in Abhängigkeit von der Pulsfrequenz. Empfehlenswert ist es, sich dabei an Normwerten zu orientieren, die man möglichst selbst erarbeitet hat, zumal sie auch von der Elektrodenform und der Lokalisation der Elektrode (Promontorium, Rundfensternische oder Gehörgang) bestimmt werden (Abb. 18.**5 a** u. **b**).

Weiter sollten gemessen werden
➤ die Temporal difference limen (TDL),
➤ die Gap detection und
➤ die Ermüdbarkeit der Hörempfindung.

Für die Bestimmung der *TDL* wird – bei für den Probanden angenehmer Lautheit – die Dauer der Bursts, ausgehend von 250 ms, zunehmend verkürzt; der Patient sollte auch Bursts von < 100 ms noch als kürzer im Vergleich zu solchen von 100 ms erkennen können (Burian 1988). Der Test wird nur dann verwertbare Resultate bringen, wenn abwechselnd – möglichst automatisch – ein längerer und ein kürzerer Stimulus angeboten werden können.

Zur *Gap detection* wird unter sonst gleichen Bedingungen die Pause zwischen zwei Bursts zunehmend verringert, bis der Patient einen Dauer-Höreindruck angibt. Unter erneuter und wiederholter Verlängerung und Kürzung der Pausen wird man so den kritischen Wert (~ 10 ms) erfassen können, der vom Patienten gerade noch als Unterbrechung des Dauer-Höreindrucks empfunden wird (vgl. Abb. 18.4).

Eine Vorstellung von der *Ermüdbarkeit* des Hörnervs oder der Hörbahn erhält man, indem man zunächst bei einem Lautheitseindruck dicht unter dem C-level das Bursts-Intervall wieder so kurz gestaltet, daß der Patient einen Dauer-„Ton" angibt; dieser bleibt 60 Sekunden stehen, es sei denn, der Patient signalisiert schon früher ein Leiserwerden oder gar Verschwinden des „Tones". Dieser Testteil sollte nur in *einer* Frequenz erfolgen,

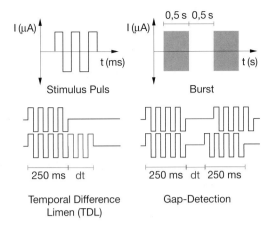

Abb. 18.**4** Reizparameter für den Promontoriumstest: Biphasischer Rechteckimpuls von 500 ms, Interstimulusintervall ebenfalls 500 ms. Untere Reihe: Anordnung für den TDL- und Gap-Detection-Test. Die Abbildung verdanke ich Herrn Dr. Steffen, Regensburg

z. B. 100 Hz, um den Patienten nicht über Gebühr zu belasten.

Bewertung der Befunde des subjektiven Promontoriumstests

Dem völligen Verzicht auf den Promontoriumstest im House Ear Institute (Berliner 1985) steht die Aussage einer Unverzichtbarkeit gegenüber z. B. seitens der Wiener Gruppe (Burian 1988). Zumeist wird über Erfahrungen in dem Sinne berichtet, daß ein positives Ergebnis des Promontoriumstests resultiert aus
➤ niedrigem T-level,
➤ deutlich ausgebildeter Dynamik,
➤ gutem Pulsfrequenzunterscheidungsvermögen,
➤ einer TDL von < 100 ms,
➤ einer Gap detection von ~ 10 ms und
➤ fehlender Hörermüdung.

Für solche Patienten sei ein mindestens durchschnittlicher Gewinn vom Cochlear Implant zu erwarten. Weniger positiv ausgefallene Befunde lassen jedoch nicht eine negative Prognose zu. Der Promontoriumstest erlaubt auf keinen Fall eine *quantitative* Aussage über den zahlenmäßigen Funktionserhalt an Hörnervenfasern; er schafft ein *qualitatives* Resultat, d. h. er besagt, daß der Hörnerv noch funktioniert, nicht aber, ob noch alle etwa 30 000 Fasern erhalten sind oder vielleicht nur ein Bruchteil von ihnen.

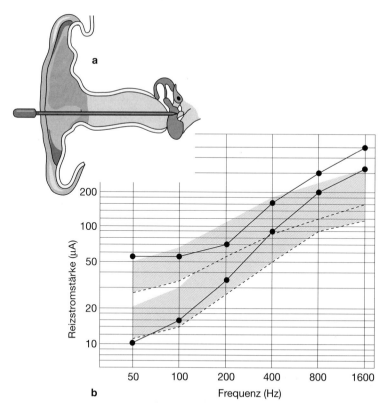

Abb. 18.**5 a** u. **b** Subjektiver Promontoriumstest.
a Position der Reizelektrode am Promontorium. Die Nadel ist 60 mm lang, 1 mm dick und silikonisoliert.
b Testdiagramm aus Reizstromstärke (µA) und Puls-Frequenz (Hz). Schraffiert der Streubereich für die Schwelle (T-level) und die maximale angenehme Lautheit (C-level), jeweils die untere Grenze gestrichelt (n = 134 Ohren). Die durchgehenden Kurven geben die Werte für den hier gemessenen Patienten wieder

Objektiver Promontoriumstest

Als objektiver Promontoriumstest sind die Bemühungen zu werten, die auf eine Registrierung von *elektrisch evozierten Reizantworten* abzielen, ausgehend wieder von einem Stimulus am Promontorium oder in der Rundfensternische. Dann stellen sich zwei unterschiedliche Aufgaben: Entweder möchte man jetzt eine *quantitative* Aussage erhalten über die Funktion des Hörnervs oder man möchte – qualitativ – die diagnostische Lücke schließen, die insofern gegeben ist, als der *subjektive* Promontoriumstest die Mitarbeit des Patienten voraussetzt, er bei Kleinkindern also nicht möglich ist.

Quantitativer objektiver Promontoriumstest

Zum quantitativen *objektiven* Promontoriumstest müßte man bemüht sein, das *elektrisch evozierte Compound Action Potential (CAP)* des Ganglion spirale zu erfassen. Seine akustische Latenz liegt um 1,8 ms, seine Latenz bei elektrischer Stimulation nahe Null, das CAP tritt also annähernd zeitgleich mit dem elektrischen Stimulus auf.

Die Trennung von elektrischem Reiz (artefakt) und CAP-Antwort hat sich selbst im Tierexperiment als schwierig erwiesen (Pfennigsdorff u. Mitarb. 1994); über *präoperative* Befunde an Patienten liegen Mitteilungen im Schrifttum u. W. bislang nicht vor. Für eine quantitative Aussage würde es auch nicht ausreichen, die Reizantworten lediglich zu erfassen, vielmehr müßte die *quantitative* Wertung wahrscheinlich anhand der Amplitude oder der Refraktärzeit des CAP erfolgen.

Qualitativer objektiver Promontoriumstest

Für den qualitativen objektiven Promontoriumstest versucht man, sich an den elektrisch ausgelösten *neurogenen Reizantworten des Hirnstamms* zu orientieren. Dies kann entweder in Form der Elektro-BERA (EABR) erfolgen oder mittels Registrierung *myogener* Reizantworten. Die Indikation zu solchen Tests wird sich nur für Kleinkinder stellen, zumal die subjektive Aussage erwachsener Ertaubter mit geringerem Aufwand zu erhalten

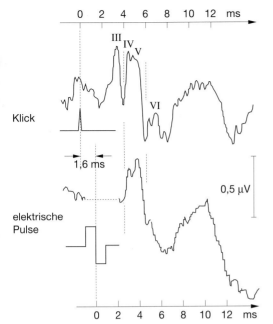

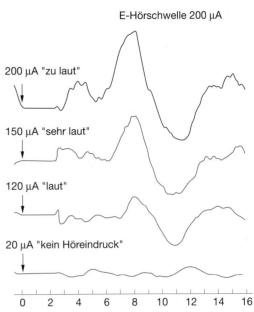

Abb. 18.6 Beispiel kontralateral registrierter Hirnstammpotentiale nach extrakochleärer Klickreizung (80 dB nHL) vom Normalhörenden (oben) und elektrischer Pulsreizung (160 µA) vom Gehörlosen (unten). Die Zeitskala für den elektrischen Reiz wurde um 1,6 ms im Vergleich zur akustischen verschoben (nach Fellner u. Finkenzeller)

Abb. 18.7 Myogene Reizantworten, elektrisch ausgelöst über eine extrakochleäre Elektrode, abgeleitet von der kontralateralen Retroaurikularregion. Deutliche Abhängigkeit der Amplitude von der Reizstärke und korrelierend mit der subjektiven Lautheit

und auch zuverlässiger ist. Da der Test präoperativ erfolgt, können nur *extrakochleäre* Elektroden verwendet werden.

Die Registrierung der elektrisch evozierten *neurogenen* Reizantworten des Hirnstamms geschieht in Allgemeinnarkose. Entsprechende Befunde – allerdings von *wachen Erwachsenen* – legten Fellner u. Finkenzeller (1986) vor (Abb. 18.6). Die so erhaltene Antwort wird als Jewett-V-analog gewertet; sie sei hinsichtlich Amplitude und Latenz reizintensitätsabhängig – mit jedoch sehr geringer Dynamik – und sie stimmt auch insofern mit den subjektiven Empfindungen wacher erwachsener Patienten überein. Als Stimulus dienten biphasische Strompulse ≤2 ms mit alternierender Polarität. Zur Artefaktunterdrückung wurden EEG-Abschnitte mit inverser Reizform addiert. Die Ableitelektroden waren am *kontralateralen* Mastoid und auf der Stirnmitte plaziert.

Dieses Vorgehen mit extrakochleärer Elektrode ist klinisch *präoperativ* trotzdem kaum verwendet worden, wahrscheinlich weil die in Narkose erhobenen Befunde subjektiv nicht abzusichern und insofern vom elektrischen Stimulusartefakt kaum abzugrenzen sind. Kleinkinder müßten auf jeden Fall in Narkose untersucht werden, und gerade ihre Befunde sollten eindeutig sein, da auf ihnen die Indikation für oder gegen eine Operation lastet.

Präoperativ extrakochleär evozierte myogene Potentiale

Die elektrisch evozierten *myogenen* Potentiale werden am Gegenohr registriert, ausgelöst über eine Kugelelektrode in der Rundfensternische des Testohres (Marangos 1992). Die Reizantworten stammen von den kontralateralen Retroaurikularmuskeln, vermutlich auch vom M. stapedius des Gegenohres (Ura u. Noda, pers. Mitteilung 1994). Als Reize dienen biphasische alternierende Rechteckimpulse von 1 ms Dauer und einer Folgerate von

10 Hz. Abgeleitet wird über eine Klebeelektrode am kontralateralen Warzenfortsatz, die Gegenelektroden sind an der gleichseitigen Wange und an der Stirnmitte plaziert. Gemittelt werden 300 Sweeps über ein Zeitfenster von 20 ms, Hochpaßfilter 0,3 Hz. Die Reizantworten sind mit einer Latenz von 8–10 ms registrierbar (vgl. S. 283).

Ein Beispiel der myogenen Reizantworten gibt Abb. 18.7 wieder; den unterschiedlichen Reizstromstärken und Amplituden sind bei Ableitung am wachen tauben Erwachsenen die subjektiven Lautheiten zugeordnet. Die Reizantworten sind nur nachweisbar, solange die Myorelaxation als Teil der Narkose 50 % nicht überschreitet. Außerdem sollten keine volatilen Narkotika (z. B. Isofluran) verwendet werden, sondern intravenös zu applizierendes Mitazolam (Dormicum) oder Propofol (Brevimetal); dann liegen die Schwellen am niedrigsten und stimmen intra- und postoperativ gut miteinander überein (Gnadeberg u. Mitarb. 1994). Die Abhängigkeit vom Relaxationsgrad hat den Vorteil, daß die Reizantwort eindeutig als *biologischen* Ursprungs erkennbar und von Artefakten abzugrenzen ist: bei Vertiefung der Relaxation verschwindet die Reizantwort, bei erneutem Abflachen erscheint sie wieder.

Amplitude und Latenz der elektrisch evozierten retroaurikulären Reizantworten sind zwar abhängig von der Reizstärke, doch auch sie sind nicht für eine *quantitative* Beurteilung der Hörnervenfunktion zu verwenden.

Präoperativ intrakochleär evozierte neurogene Potentiale

Ein noch als *präoperativ* deklarierter *objektiver Hörnerven-Funktionstest* ist der nach Montandon u. Mitarb. (1993). Hierzu wird probatorisch bei Erwachsenen in Lokalanästhesie, bei Kindern in zusätzlicher Sedierung die Schnecke eröffnet, um eine Kugelelektrode bis zu 25 mm tief in die Scala tympani vorzuschieben. Über diese *intrakochleäre* Elektrode werden monopolar die elektrisch evozierten auditorischen *Hirnstammpotentiale* ausgelöst (EABR, Kasper u. Mitarb. 1992). Die Patienten mit minimaler oder gar fehlender Reizantwort hätten auch nur begrenzten Gewinn vom Cochlear Implant zu erwarten.

Herausragende Erkenntnis dieser Testanordnung ist, daß eindeutig verwertbare Befunde nur zu erhalten waren, wenn die Elektrode weit genug (> 20 mm) in die Scala tympani vorgeschoben wurde. Je fensternäher die Elektrode gelegen war, um so kleiner war die Amplitude und um so weniger war auch die Wellenfolge der Reizantwort ausgebildet; von einer *extra*kochleären Elektrode in Höhe der Rundfenstermembran konnten bei dieser Versuchsanordnung keine erkennbaren Reizantworten abgeleitet werden – ein weiterer Hinweis auf die grundsätzlichen Schwierigkeiten *präoperativ* abzuleitender elektrisch evozierter Reizantworten.

Nach einer Einarbeitungszeit scheinen die Autoren dazu übergegangen zu sein, die Insertion des Elektrodenträgers unmittelbar anzuschließen, den Test also letztlich *intraoperativ* durchzuführen. Diese zeitliche Umgestaltung ergab sich auch aus der Erfahrung, daß aus dem Testergebnis offenbar nie eine Kontraindikation zum Cochlear Implant folgte (Vischer, pers. Mitteilung 1994).

Präoperative Elektrokochleographie

Alle bislang geschilderten Bemühungen sind also darauf ausgerichtet, noch *vor* der Indikation zum Cochlear Implant auch bei nicht kooperativen Patienten – also insbesondere bei Kleinkindern – Auskunft über die Funktion des Hörnervs zu erhalten. Da für sie der subjektive Promontoriumstest nicht in Frage kommt, gilt es, jedenfalls den Ausfall der *Innenohrfunktion* mittels Elektrokochleographie nachzuweisen; damit aber ist ein Ausfall *auch der Hörnervenfunktion* noch nicht ausgeschlossen. Aus negativen Elektrokochleographiebefunden (vgl. S. 268) erfahren wir also nur, daß die Taubheit im Innenohr entstanden ist; wir hoffen, daß der Hörnerv noch funktioniert.

In den extrem seltenen Fällen jedoch, in denen das Kind audiometrisch taub ist, sich in der Elektrokochleographie aber noch weitgehend erhaltene Cochlear microphonics (CM) und vielleicht sogar ein Summationspotential (SP) darstellen (Abb. 18.8), ist eine periphere, also sensorische Genese der Taubheit auszuschließen, der Hörschaden ist wahrscheinlich neuralen Ursprungs. Dann ist ein objektiver Promontoriumstest – mittels EABR oder über die myogenen Potentiale – notwendig. Man muß sich dann wieder mit dem *qualitativen* Nachweis einer Hörnervenfunktion begnü-

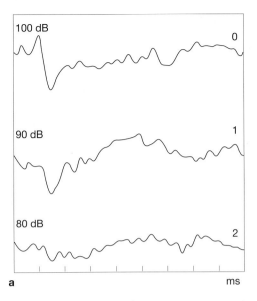 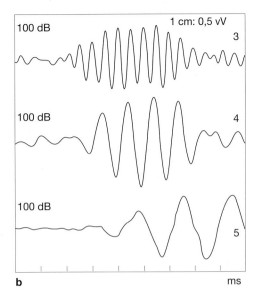

Abb. 18.**8** Dreijähriger Junge, offensichtlich taub. Summationspotential **a** und Cochlear microphonics **b** deutlich ausgebildet (3–5 kHz). Summen*aktions*potential aber fehlte: Neurale Taubheit, Kontraindikation zum Cochlear Implant. (Dominik F., *26. 8. 86; ECochG v. 1. 9. 89)

gen, um die endgültige Diagnose soweit wie möglich abgesichert zu haben.

Intra- und postoperative audiometrische Tests

Die *intra- oder post-operativen audiometrischen Tests* arbeiten ausschließlich mit *intrakochleären* Elektroden. Intraoperativ stehen sowohl die *Ableitung der elektrisch evozierten Reizantworten* als auch die *visuelle Registrierung des Stapediusreflexes* zur Verfügung. Die intra- oder postoperative Registrierung der *elektrisch* ausgelösten Reizantworten unterscheidet sich nicht grundsätzlich von der Registrierung *akustisch* ausgelöster Reizantworten. Die Latenzen der elektrischen Reizantworten sind kürzer als die der akustischen und ihre Dynamik extrem klein, so daß man sich bezüglich der Schwelle besser an der Amplitude orientiert (Müller-Deile u. Mitarb. 1994). Zu den bei Cochlear-Implant-Patienten *perkutan* abgeleiteten Reizantworten gehörten zunächst nur die schnellen des Hirnstamms (EABR; Stypulkowski u. van den Honert 1984, Myamoto u. Brown 1987) und die Middle latency responses (EMLR; Kileny u. Kemink 1987). Einen Vergleich der Latenzen gibt Tab. 18.**1** wieder.

Tabelle 18.**1** Vergleich der gemittelten Latenzen und Amplituden für akustisch einerseits und elektrisch andererseits evozierte Hirnstamm-Reizantworten und solche mittlere Latenz (nach Hall)

	Stimulation	
	akustisch	elektrisch
ABR: Latenz (ms)		
I	1,72	0,83
II	2,89	1,20
III	3,84	2,10
IV		3,29
V	5,63	4,09
AMLR		
Pa (Latenz [ms])	35,0	30,8
Pa (Amplitude [µV])	0,70	1,02

Als Stimuli für die EABR werden biphasische elektrische Rechteckimpulse mit einer Pulsrate von z. B. 20–25/s, einer Pulsdauer von 100–200 µs wechselnder Polarität und einer Intensität bis zu 15 dB über dem SL für den verwendeten Stimulus eingesetzt sowie für die EMLR mit einer Rate von 10–16/s, einer Pulsdauer von 250–500 µs und einer Intensität von 20–50 µA.

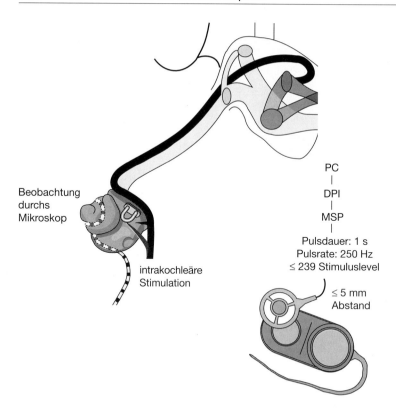

Abb. 18.**9** Schema des intraoperativen Stapedius-reflextests, elektrisch ausgelöst über den intra-kochleären Elektroden-träger

Beobachtung durchs Mikroskop

intrakochleäre Stimulation

PC
|
DPI
|
MSP
|
Pulsdauer: 1 s
Pulsrate: 250 Hz
≤ 239 Stimuluslevel

≤ 5 mm Abstand

Ableitung elektrisch evozierter Reizantworten

Die elektrisch evozierten Reizantworten dienen *intraoperativ* zur Bestätigung der *Hörbahnfunktion*, insbesondere bei Kleinkindern, bei denen ein entsprechender präoperativer Befund fehlt, sowie der Funktion des *Implantats*. Auch *postoperativ* wird man gelegentlich veranlaßt sein, sich bezüglich der Hörbahnfunktion durch den Nachweis der EABR oder EMLR abzusichern (Müller-Deile u. Mitarb. 1994), nämlich dann, wenn Kinder offensichtlich oder scheinbar auditiv nicht reagieren. Doch wenn man anfangs geglaubt hat, *routinemäßig jedes Kind* so aufwendig untersuchen oder sogar den Sprachprozessor nach dem Ergebnis der elektrischen Reizantworten programmieren zu müssen, so hat sich dies als nicht notwendig erwiesen. Mit fachpädagogischem Geschick gelingt selbst bei Kleinstkindern die Anpassung des Sprachprozessors auch ohne den erneuten *objektiven* Nachweis auditiver Reaktion (Bertram 1991).

Inzwischen wurde *intra-* und *postoperativ* auch das elektrisch evozierte *Compound ac-*

tion potential des Hörnervs registriert (Brown u. Mitarb. 1990), Gantz u. Mitarb. 1994) – zunächst perkutan und jetzt selbst transkutan (Brown u. Mitarb. 1994).

Dieses elektrisch evozierte Potential des *Hörnervs* (EAP) ist wegen der extrem kurzen Latenzzeit (~ 0,7 ms) nur durch komplizierte Artefaktauslöschung zu erfassen. Aus dem gleichen Grund werden nicht die Intensitäts-Latenz- oder -Amplitudenfunktion gemessen, sondern die der Reizantwort folgende Refraktärzeit, d. h. der Zeitgang der Erholung; sie läßt eine konkrete Korrelation zum Sprachverstehen des jeweiligen Patienten erkennen (Brown u. Mitarb. 1990, Gantz u. Mitarb. 1994).

Da die unterschiedlich reduzierte Zahl funktionstüchtiger Hörnervenfasern wahrscheinlich der entscheidende Faktor für den unterschiedlichen Benefit der einzelnen Patienten ist, wird diese Form des intraoperativen Monitorings oder postoperativer Kontrolle zunehmendes Interesse finden.

Intraoperative Beobachtung des Stapediusreflexes

Die intraoperative Beobachtung des Stapediusreflexes unter dem Operationsmikroskop ist wesentlich weniger aufwendig und weniger störanfällig; sie erfolgt während der Stimulation des Hörnervs über das Implantat (Abb. 18.**9**). Nach Insertion der Elektroden und Einlegen des Empfängerstimulators in das Knochenbett wird die steril eingehüllte Sendespule auf die mit einer feuchten Kompresse abgedeckte Empfängerspule aufgelegt. Über den Sprachprozessor wird in den jeweiligen Kanälen mit 1-s-Pulsen stimuliert und die Muskelreaktion anhand einer Lichtreflexänderung auf der Stapediussehne kontrolliert.

Die Reflexschwelle – z. B. bei 100–150 Stimuluseinheiten – ist wie bei der präoperativen kontralateralen Registrierung retroaurikulärer Muskelpotentiale (vgl. S. 325) abhängig von der Relaxationswirkung der Narkose. Beim Commonground-Stimulus-Modus wird die Schwelle für die erste und die letzte Elektrode am niedrigsten liegen, bei den mittleren am höchsten. Der Test nimmt bei einem eingespielten Team nur wenige Minuten in Anspruch, das Ergebnis bildet eine verläßliche Grundlage für die erste Stimulation bei Kleinkindern insofern, als es dem Pädagogen und dem Audiologen die Sicherheit gibt, daß das Implantat und der Hörnerv funktionstüchtig sind. Außerdem hat sich gezeigt, daß die intraoperative Stapediusreflexschwelle etwa am Übergang vom mittleren zum oberen Drittel des späteren Dynamikbereichs liegt (Battmer u. Mitarb. 1990): Mit einem Stimulus entsprechend der Reflex*schwelle* wird also kaum eine Lautheit erreicht, die das Kind verschrecken würde; trotzdem wird man sich beim ersten Tune-up nur sehr behutsam an solche Werte herantasten.

Vorteile der Stapediusreflexbeobachtung gegenüber der EABR oder EMLR sind, daß eine elektrische Abschirmung im Operationssaal nicht notwendig ist und daß keine Artefakte stören. Der sichere Reflexcharakter der Muskelkontraktion läßt sich anhand paralleler Impedanzänderung im kontralateralen Ohr belegen; eine direkte elektrische Stimulation des Muskels etwa durch die Radiofrequenz des Implantats ist so auszuschließen. Sollte der Stapediusreflex einmal ausbleiben,

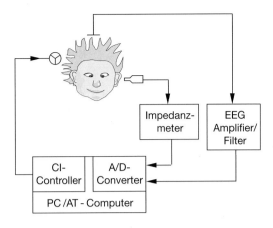

Abb. 18.**10** Blockdiagramm des Meßaufbaus zur Mittelung der elektrisch ausgelösten kontralateralen Impedanzänderung oder des von der Haut abgeleiteten elektrischen Potentials. Für die Stimulation wurde eine speziell entworfene PC-Karte entwickelt (nach Battmer u. Mitarb.)

dann ist, um einen eventuellen Fehler im Implantat zu entdecken, das Stimulogramm (s. S. 330) indiziert.

Intraoperative Impedanzkontrolle im Gegenohr

Die intraoperativ nur ausnahmsweise notwendige Impedanzkontrolle im Gegenohr läßt sich *postoperativ* zur Anpassung des Sprachprozessors bei Kleinstkindern verwenden – angezeigt allerdings nur in Einzelfällen zur Funktionskontrolle des Gerätes oder zur Kontrolle des zu bestimmenden C-levels. Über entsprechende Geräteanordnungen haben Battmer u. Mitarb. (1994) und Harris u. Mitarb. (1993) berichtet (Abb. 18.**10**)*. Die erhobenen Reflexschwellenwerte sind weitgehend abhängig von der Dauer des elektrischen Stimulus; sie differieren zwischen 50 und 500 ms Stimulusdauer um 2–4 dB gegenüber 6 dB bei akustischer Reizung. Deshalb könnte – was zu vermeiden ist – bei Elektrostimulation die Reflexschwelle über dem C-level liegen, wenn die Reizdauer *zu kurz* gewählt wurde, z. B. mit 30 ms. Der Stimulusmode hat keinen Einfluß auf die elektrisch

---

* Die hierfür notwendige PC-Karte ist zu beziehen vom Institut für Nachrichtengeräte und Datenverarbeitung, RWTH, Aachen, Deutschland

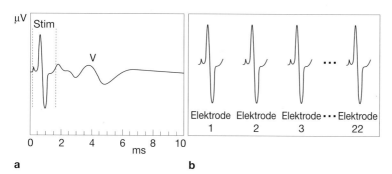

Abb. 18.**11 a** u. **b** **a** Registrierung des Stimulusimpulses, gefolgt von einer J-V-Antwort. Das 2,5-MHz-Radiosignal wurde durch Tiefpaßfilterung im Vorverstärker unterdrückt. **b** Stimulusimpuls der einzelnen Elektrode in Reihenfolge (nach Almqvist u. Mitarb.)

ausgelöste Reflexschwelle, und in den Abhängigkeiten der Reflexschwelle von der Stimulusintensität oder Stimulusdauer bestehen keine grundsätzlichen Unterschiede zwischen elektrischer oder akustischer Auslösung (Stephan u. Müller-Welzl 1994). Für die postoperativen Beziehungen der impedanzaudiometrischen Reflexschwelle zum C-level gilt weitgehend das für die intraoperative Beobachtung des Reflexes Gesagte (Jerger 1988, Stephan u. Mitarb. 1988, 1991).

Integritätstests

Sollten nach der Implantation Schwierigkeiten bei der Anpassung einzelner Elektroden auftreten, so ist diesen beim Erwachsenen einfacher zu begegnen als beim Kleinkind. Der Erwachsene kann die Mißempfindung schildern, das Kleinkind reagiert nur mit Abwehrreaktionen oder Verweigerung; die dann schuldige(n) Elektrode(n) ist/sind ohne technische Hilfsmittel eventuell nur schwer auszumachen. Entsprechendes gilt naturgemäß für den technischen Totalausfall des Implantats.

Stimulogramm

In dieser Situation kann das *„Stimulogramm"* (Almqvist u. Mitarb. 1994) eine Hilfe sein. Das Verfahren gibt in einer Graphik Auskunft über die biphasische Averaged Electrode Voltage (AEV) getrennt für alle Elektroden und deckt so Abweichungen einzelner Elektroden vom Muster der anderen auf (Abb. 18.**11 a** u. **b**). Das Stimulogramm ist intra- und postoperativ zur Kontrolle aller Kanäle des Implantats gedacht und ist in gleicher Weise geeignet auch für spätere Integritätstests. Es gibt jedoch keine Auskunft über die Funktion des Hörnervs oder über den Lautheitseindruck

beim Patienten, da es nur den elektrischen Stimulus, nicht aber die biologische Antwort erfaßt.

Der verwendete Vorverstärker ist mit einem Radiofilter (Game u. Mitarb. 1990), einem sehr schnell arbeitenden Verstärker und einem Analogfilter 100–5000 Hz ausgerüstet. Die Software stimuliert alle Elektroden in einer kontinuierlichen Meßfolge und ggf. in 5 verschiedenen Modes. Das Zeitfenster beträgt 1 ms, Stimuluslevel 60–100 Einheiten, Stimulusrate 31 Hz. Gemittelt wird über 100 Sweeps und gesamplet mit 25 kHz. Elektroden am Vertex positiv, am Mastoid negativ, Referenzelektrode an der Stirn.

Intraoperativ wird schon unmittelbar *vor der Insertion* der Elektrodenträger in die Mastoidhöhle gelegt und mit einer feuchten Kompresse abgedeckt. Zwischen die Sendespule – steril umhüllt – und den Empfängerstimulator kommt eine zweite Kompresse zur Simulation der Haut und des entsprechenden Abstandes. Es folgt das „Pre-insertions"-Stimulogramm und unmittelbar nach der Insertion des Elektrodenträgers ein zweites. Der Test dauert etwa 1 Minute per Mode. Elektrodenfehler sind leicht zu erkennen an zu geringer oder zu hoher Amplitude oder falscher Phase (Abb. 18.**12**). Den von ihnen ausgelösten subjektiven Mißempfindungen kann man durch Abschalten der jeweiligen Elektrode begegnen. Die Häufigkeit *primärer* Elektrodenfehler liegt z. B. für das Nucleus Mini 22 bei ~ 1,7 % (Almqvist u. Mitarb. 1994).

Kontrolle des Übertragungsframes

Dem biphasischen Stimuluspuls geht voran der Frame am Ausgang des Sprachprozessors, also abgegeben von der *Sendespule*. Lassen sich von der Kopfhaut nur Potentiale ableiten, die lediglich dem Muster des Frames entspre-

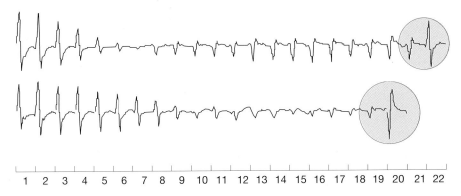

| | | | | | | | | | | | | | | | | | | | | | |
1 2 3 4 5 6 7 8 9 10 11 12 13 14 15 16 17 18 19 20 21 22

Abb. 18.**12** Stimulogramm mit einem Fehler in Elektrode 20 (nach Almqvist u. Mitarb.)

chen (Abb. 18.**13** unten), nicht aber dem des biphasischen Stimuluspulses, dann kann der Ausfall sich auf eine oder mehrere Elektroden beschränken oder es ist das Gesamtimplantat betroffen, wenn beispielsweise die Verbindung von der *Empfängerspule* zum Mikroprozessor des Implantats unterbrochen ist. Oder

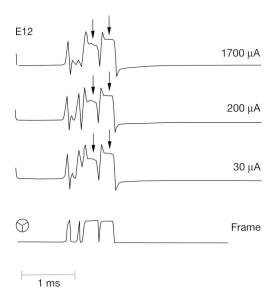

Abb. 18.**13** Elektrisches Potential, abgeleitet von der Haut über Mastoid und Stirn des Patienten. (Auf eine HF-Filterung wurde hier verzichtet, um auch den Frame der Trägerfrequenz darzustellen [unterste Kurve]; die Stimuli erscheinen deshalb fälschlicherweise als *monophasisch*.) Mit steigender Stromstärke (30, 200 und 1700 µA) sollte das Stimulusmuster deutlicher hervortreten. Dies ist hier nicht geschehen, die Stimulusintensität wurde also nicht kodiert (nach Battmer u. Mitarb.)

es stellt sich zwar eine Überlagerung des Frames mit dem biphasischen Stimuluspuls dar, dieser tritt aber trotz zunehmender Stimulusintensität nicht deutlicher hervor. Dies wäre eine Erklärung dafür, daß das Implantat zwar die Elektrode(n) stimuliert, nicht aber die jeweilige Information seitens des Sprachprozessors dekodieren kann. Der Fehler ist dann in der elektrischen Kontrolle des Empfängerstimulators zu vermuten (Abb. 18.**13** oberer Teil).

Die Fehlersuche sollte sich schließlich nicht nur auf technische, sondern auch auf mögliche organisch-neurologische und *psychologische Funktionsstörungen* erstrecken. So wäre ein zunehmender Ausfall des Hörnervs wohl nur am Fehlen auch schon der ersten Wellen bei der EABR zu erkennen. Doch sie *elektrisch* evoziert darzustellen, ist bisher nur ausnahmsweise gelungen (Brown u. Mitarb. 1994; vgl. S.327); ihr Ausbleiben ist deshalb kaum zu verwerten. Zumeist wird man sich mit dem Versuch der Jewett-V-Registrierung zufriedengeben, d.h. den Hirnstamm in die Differentialdiagnose des Funktionsausfalls einbeziehen müssen.

Glaubt man sicher zu sein, daß das Implantat regelrecht funktioniert, und hat auch die Ableitung selbst der EMLR keine Hinweise auf eine neurologische Störung ergeben, dann können auch psychogene Gründe Ursache der Hörverweigerung sein.

▰ Anpassen des Sprachprozessors bei Erwachsenen

Die Anpassung bezieht sich weitgehend produktunabhängig auf die Ermittlung der Hörschwelle (T-level) und der Most comfortable level (C-level). Dabei ist es notwendig, den geeigneten Stimulusmodus zu finden, um eine ausreichend laute und über alle Elektroden möglichst gleichlaute Hörempfindung zu erreichen. Die Frage des Stimulusmodus wird im allgemeinen vom Implantattyp bestimmt; Common ground wird man bei Kleinkindern bevorzugen, um eine eventuelle Überstimulation durch mechanisch bedingten Kurzschluß zu vermeiden. Die Wahl, bipolar, bipolar +1, +2 oder gar +3 zu reizen, orientiert sich am Lautheitseindruck und damit an der Zahl noch vorhandener Spiralganglienzellen (Abb. 18.**14a** u. **b**). Weiter sind die Tonhöhenempfindung in den einzelnen Kanälen und ihre Zuordnung entsprechend der Elektrodenreihe zu kontrollieren (pitch ranking). Das setzt auch voraus, daß die Filtergrenzen der Frequenzbänder entsprechend der Zahl funktionierender Kanäle bestimmt wurden. Zur Feinanpassung des Sprachprozessors gehören u. a. die Berücksichtigung der intraoperativ erhobenen Daten der EABR oder EMLR und der Stapediusreflexschwelle. Das Ergebnis läßt sich zuverlässig anhand des Hörfeldes kontrollieren; dabei gibt der Patient seine subjektive Lautheitsempfindung aus Schmalbandgeräuschen unterschiedlicher Mittenfrequenzen und ansteigender Lautstärke wieder. Aus so gewonnenen Werten lassen sich die Anstiegssteilheit für die Lautheit und die frequenzbezogenen Kurven gleicher Lautheit ablesen – ggf. wertvolle Hinweise für die notwendige Korrektur des Tunings (Müller-Deile u. Mitarb. 1994).

Sonstige Einzelheiten des Sprachprozessortunings sind den audiologischen Handbüchern der Herstellerfirmen zu entnehmen.

Audiologische Erfolgstests beim Erwachsenen

Für die audiologischen Erfolgstests bei erwachsenen Cochlear-Implant-Trägern wurden zumeist spezielle Richtlinien empfohlen. So werden Vokal- und Konsonantenerkennen in Form der Konfusionstests abgefragt und

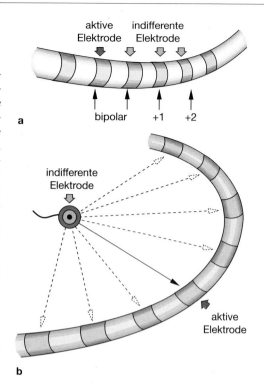

Abb. 18.**14a** u. **b** Gegenüberstellung des bipolaren Stimulusmodus **(a)** und des monopolaren Modus **(b)**

aufgezeichnet. Für die Konsonanten wird CVC-Sprachmaterial verwendet (ana, aba, ada …), für die Vokale ein Wechsel von Kurz-Lang-Varianten (bat – baat, bot – boot). Von den in der Audiometrie gebräuchlichen Sprachtests eignen sich nur wenige für die Cochlear-Implant-Patienten. Ohne Anspruch auf strenge Vergleichs- und Reproduzierbarkeit wird deshalb vielfach ein vorgesprochener Text (Speech tracking) abschnittsweise wiederholt – mit oder ohne Lippenlesen (LR). Der Normalhörende kann pro Minute etwa 100–120 Wörter verstehen und nachsprechen, Cochlear-Implant-Patienten ohne LR bis zu 80 Wörter pro Minute (WpM), durchschnittlich erreichen ~50 % der Patienten beim Speech tracking ~40 WpM.

Obwohl nicht speziell auf Cochlear-Implant-Träger abgestimmt, so kann auch bei ihnen der Freiburger Sprachtest – insbesondere in der Aachener Version – hinreichende Auskunft über den Verstehensgewinn geben. Er gewährt allerdings, wie das Speech tracking,

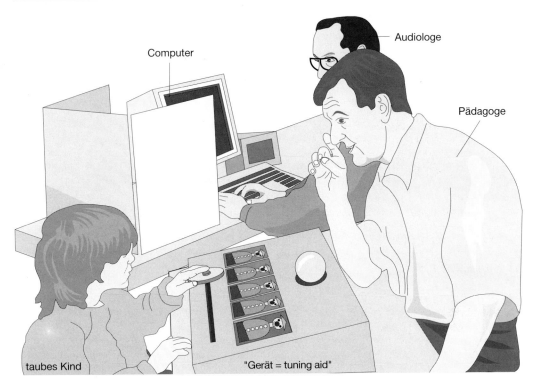

Abb. 18.**15** Situation während der Anpassung des Sprachprozessors. Der Pädagoge orientiert sich in engem gegenseitigen Kontakt mit dem Audiologen (im Hintergrund) weitgehend an den Reaktionen des Kindes

keinen Einblick in die Regeln von Phonemverwechslungen und deren mögliche Ursachen (vgl. Kapitel 13).

Große Hoffnungen setzte man deshalb auf den Reimtest nach Sotscheck (vgl. Kapitel 13). Doch auch nach Korrektur und Vervollständigung des Testmaterials unter Einbeziehung von Zweisilbern beträgt der Zeitaufwand noch 80–90 Minuten. Außerdem ist die statistische Auswertung der Konfusionsmatrizen wegen der unterschiedlichen Häufigkeit der einzelnen Phoneme erschwert. Der Test bleibt deshalb vorerst klinischen Studien vorbehalten.

Ein Test, bei dem alle *Phoneme* gleich häufig präsentiert werden, ist der Kieler Logotomtest (Müller-Deile u. Mitarb. 1994), sein Phoneminventar entspricht dem in Aachen verwendeten (Döring u. Hamacher 1992).

Eher wäre der Göttinger Satztest auch bei Cochlear-Implant-Trägern verwendbar (Müller-Deile u. Mitarb. 1994). Sätze kommen der alltäglichen Kommunikationssituation

am nächsten, wie auch schon der Marburger Satztest bei der Hörgeräteauswahl gezeigt hat. Dies gilt insbesondere für die Darbietung im Geräusch. Bisher existieren 20 Listen à 10 Sätze mit 4–7 Wörtern, zusätzliche Listen sind in Vorbereitung. An den vorhandenen Listen wird über die mangelnde Äquivalenz und die zu schnelle Aufsprache geklagt, zum mindesten für die Tests an Schwerhörigen (Kießling 1994); vorerst muß deshalb auch der Göttinger Satztest für den Vergleich der Ergebnisse nach Cochlear-Implant-Versorgung als begrenzt einsetzbar gelten.

Mehr Anklang scheint der Innsbrucker Satztest zu finden (v. Wallenberg, pers. Mitteilung), vielleicht auch, weil er von vornherein auf die speziellen Belange der Cochlear-Implant-Träger abgestimmt wurde. Er entstand aus einem Inventar von 220 Sätzen = 22 Listen à 10 Sätze mit 3–8 Zielwörtern, aufgenommen auf Tonband. Das Gesamtinventar wurde mit 7 Cochlear-Implant-Patienten getestet, die ein mittleres bis gutes offenes Sprachverstehen aufwiesen; sie mußten das Gehörte schriftlich festhalten. Für die 22 Listen ergab sich ein mittleres Satzverstehen von ~ 50 %. Listen, die eine um mehrere Prozentpunkte größere oder geringere Verständlichkeit brachten, wurden eliminiert. Es blieben 10 Listen à 10 Sätze mit 3–8 Zielwörtern, deren mittlere Verständlichkeit nur wenig vom Mittelwert abwich. Diese 10 Listen umfaßt der Innsbrucker Satztest (Tab. 18.2).

Tabelle 18.2 Innsbrucker Sätze nach v. Wallenberg. Der Test enthält 10 Listen mit je 10 Sätzen à 3–8 Wörter, insgesamt jeweils 53 Wörter. Gewertet wird die Summe verstandener Wörter

Testliste 1

1/ ... 4 .../ Niemand konnte Auskunft geben.

2/ ... 4 .../ Wie ist das geschehen?

3/ ... 8 .../ Die Nagel/schere bekommen Sie in der Apotheke.

4/ ... 3 .../ Beeil dich bitte!

5/ ... 7 .../ Ich freue mich über die schönen Blumen.

6/ ... 5 .../ Ich muß meine Verwandten besuchen.

7/ ... 5 .../ Morgen beginnt wieder die Schule.

8/ ... 5 .../ Sind Sie schon lange hier?

9/ ... 6 .../ Ich bin im Verkehr stecken/geblieben.

10/ ... 6 .../ Du mußt bald zu Hause sein.

Testliste 2

1/ ... 4 .../ Die Katze ist verschwunden.

2/ ... 5 .../ Gib Antwort auf meine Frage!

3/ ... 5 .../ Diese Musik macht mich nervös.

4/ ... 8 .../ Ich hatte ein langes Gespräch mit meiner Tante.

5/ ... 3 .../ Hier ist Rauchverbot.

6/ ... 6 .../ Hatte er nicht ein blaues Auto?

7 ... 4 .../ Der Autobus ist überfüllt.

8/ ... 6 .../ Der junge Mann findet keine Stelle.

9/ ... 7 .../ Die neue Sekretärin macht einen guten Eindruck.

10/ ... 5 .../ Schade, daß es heute regnet.

Testliste 3

1/ ... 4 .../ Bitte, kommen Sie herein!

2/ ... 5 .../ Hier können Sie nicht parken!

3/ ... 5 .../ Biegen Sie dort rechts ab!

4/ ... 8 .../ Die Frau macht jeden morgen einen Wald/lauf.

5/ ... 4 .../ Das Wochenende ist schön.

6/ ... 6 .../ Wer ist schuld an diesem Mißgeschick?

7/ ... 7 .../ Die Leder/jacke ist schon recht schmutzig.

8/ ... 3 .../ Mir ist schlecht.

9/ ... 5 .../ Das Buch ist sehr spannend.

10/ ... 6 .../ Der Warte/saal ist dort drüben.

Testliste 4

1/ ... 4 .../ Die Suppe ist versalzen.

2/ ... 7 .../ Das kleine Mädchen fährt mit dem Dreirad.

3/ ... 3 .../ Ich komme später.

4/ ... 6 .../ Meine Arbeit beginnt um acht Uhr.

5/ ... 4 .../ Bitte, entscheide dich bald.

6/ ... 5 .../ Diese Farbe steht dir gut.

7/ ... 5 .../ Die U-Bahn ist gerade abgefahren.

8/ ... 5 .../ Das war ein guter Witz.

9/ ... 8 .../ Wie weit ist es bis zur nächsten Tankstelle?

10/ ... 6 .../ Das Motor/boot gehört meinen Eltern.

Testliste 5

1/ ... 4 .../ Ich habe keinen Hunger.

2/ ... 3 .../ Laß das sein!

3/ ... 6 .../ Bei schlechtem Wetter entfällt die Wanderung.

4/ ... 5 .../ Mich hat eine Biene gestochen.

5/ ... 5 .../ Vergiß deine Bade/hose nicht!

6/ ... 6 .../ Der Mann hat einen schwarzen Bart.

7/ ... 8 .../ Der Doktor sagt, ich soll zu Hause bleiben.

8/ ... 5 .../ Welche Zigaretten/sorte rauchst du?

9/ ... 7 .../ In dieser Gegend bekommt man keinen Parkplatz.

10/ ... 4 .../ Der Apfel ist mehlig.

Tabelle 18.**2** (Fortsetzung)

Testliste 6

1/ ... 4 .../ Das Rätsel ist gelöst.
2/ ... 6 .../ Die Kinder stammen aus gutem Haus.
3/ ... 8 .../ Wie fährt man am besten zum Flug/
platz?
4/ ... 3 .../ Die Buben streiten.
5/ ... 4 .../ Die Ampel ist ausgefallen.

6/ ... 5 .../ Die Bestellung ist telefonisch erfolgt.
7/ ... 5 .../ Möchtest du ein Museum besuchen?
8/ ... 7/ .../ Der Rasen ist noch nicht gemäht
worden.
9/ ... 5 .../ Es ist alles in Ordnung.
10/ ... 6 .../ Zum Nachtisch möchte ich eine Torte.

Testliste 7

1/ ... 4 .../ Hast du dich erkältet?
2/ ... 3 .../ Das Pferd wiehert.
3/ ... 8 .../ Da unten führt eine Brücke über den
Bach.
4/ ... 6 .../ Ein bißchen Bewegung schadet dir nicht.
5/ ... 6 .../ Reicht mir bitte ein Blatt Papier!

6/ ... 4 .../ Ich brauche Ihren Reisepaß.
7/ ... 5 .../ Die Speisekarte ist sehr reichhaltig.
8/ ... 5 .../ Tag für Tag das gleiche.
9/ ... 5 .../ Abends gehen wir ins Kino.
10/ ... 7 .../ Der Fluß ist aus den Ufern getreten.

Testliste 8

1/ ... 5 .../ Die Tür ist frisch gestrichen.

2/ ... 6 .../ Soll ich dir meine Adresse geben?
3/ ... 5 .../ Der Fuß/gänger wurde angefahren.

4/ ... 3 .../ Kaum zu glauben.
5/ ... 4 .../ Mach die Tür zu!

6/ ... 7 .../ Heute wird es noch ein Gewitter
geben.
7/ ... 6 .../ Gibt es hier kein Post/amt?
8/ ... 8 .../ Der Ausflug findet nur bei schönem
Wetter statt.
9/ ... 4 .../ Welche Schuhgröße haben Sie?
10/ ... 5 .../ Hilfst du mir beim Aufräumen?

Testliste 9

1/ ... 4 .../ Wohin geht die Reise?
2/ ... 8 .../ Der Frühling ist für mich die schönste
Jahreszeit.
3/ ... 3 .../ Wer hat gelacht?
4/ ... 6 .../ Hast du diese Sendung schon gesehen?
5/ ... 4 .../ Hier ist dein Buch!

6/ ... 7 .../ Die Zeitung liegt auf dem Eß/tisch.
7/ ... 6 .../ Ich muß noch meine Koffer packen.
8/ ... 5 .../ Die Milch wird immer teurer.
9/ ... 5 .../ Nein danke, ich rauche nicht.
10/ ... 5 .../ Es werden viele Besucher erwartet.

Testliste 10

1/ ... 5 .../ Ist das Abendessen schon fertig?
2/ ... 5 .../ Haben Sie diesen Pullover gestrickt?

3/ ... 4 .../ Willst du keinen Salat?
4/ ... 4 .../ Draußen ist es kalt.

5/ ... 3 .../ Die Straßenbahn kommt.

6/ ... 5 .../ Gib mir meinen Mantel herüber!
7/ ... 6 .../ Vorige Woche begegnete ich meiner
Lehrerin.
8/ ... 6 .../ Es sind noch viele Fragen offen.
9/ ... 7 .../ Der Bub hat eine braune Schul/ta-
sche.
10/ ... 8 .../ Ruf sie an und sag ihr die Neuigkeiten!

Anpassung des Sprachprozessors bei Cochlear-Implant-Kleinkindern

Sie folgt grundsätzlich anderen Regeln als bei Erwachsenen oder auch bei älteren Kindern. Es ist das Feld einer engen Zusammenarbeit von Pädagogen und Audiologen und ähnelt in mancher Hisicht der pädagogischen Verhaltensbeobachtung zur Hörprüfung oder zur Hörgeräteanpassung (vgl. Kap. 3). Das „Hören" der Kleinkinder, insbesondere taubgeborener, ist zunächst nur an sehr diskreten Reaktionen der Augen oder der Mimik zu erkennen. Sie zu entdecken und richtig zu werten, ist das Geheimnis der ersten Sitzungen zur Anpassung des Sprachprozessors (Abb. 18.**15**). Zu ihrer Vorbereitung sollte schon ein spielerisches „Vortraining" wenige Tage nach der Operation erfolgt sein, möglichst unter Beteiligung von Kleinkindern, die den Sprachprozessor bereits tragen (Bertram 1994).

Parallel zur Vervollständigung und wiederholten Kontrolle des Sprachprozessor-Programms laufen die Übungen, aufgeteilt in

- Detektion von Phonemen,
- Perzeption prosodischer Merkmale,
- Identifikation von Wörtern und Sätzen sowie
- geschlossenes und offenes Sprachverstehen.

An dieser generellen Rangordnung auditiver Rehabilitation orientiert sich auch die der Cochlear Implant-*Kinder*. Für die Übungen ist viel Spielzeug zu verwenden, anfangs wird mit, später ohne Lippenlesen trainiert. Zugleich arbeiten die Tests mit Bildmaterial und lebender Sprache, vermeiden aber zunehmend die anfängliche Möglichkeit des Lippenlesens.

Der Hannover-Hörtest (Bertram 1993)* wurde gezielt für Cochlear Implant-*Kinder* entwickelt; er versucht, die unterschiedlichen Stufen der auditiven Perzeption zu objektivieren. In den 11 Subtests werden deshalb

➤ das Entdecken von Geräuschen und Sprachlauten,
➤ die Diskrimination von Silben,
➤ die Identifikation von Wörtern und Sätzen sowie
➤ das offene Sprachverstehen von Wörtern und Sätzen

geprüft. Neben dem Erfassen der erreichten Sprach*perzeption* dient ein Teil des Satzmaterials zur Beurteilung der Sprach*produktion*. Auf eine phonetische Ausgewogenheit verzichtet der Hannover-Hörtest, um nur Sprachmaterial anzubieten, das auch 3- und 4jährigen schon zugänglich ist.

Der Test of Auditory Perception of Speech (TAPS)** ist ebenfalls ausschließlich auf Cochlear Implant-Kinder abgestimmt und zwar für Kinder schon ab 3. Lebensjahr; er liegt in 4 Sprachversionen vor (Deutsch, Englisch, Spanisch und Französisch) und ist in 5 Testkategorien eingeteilt, nämlich in

➤ Detektion von Sprachlauten,
➤ Perzeption prosodischer Merkmale,
➤ Identifikation,
➤ Integration auditiver und visueller Information sowie
➤ offenes Sprachverstehen.

---

* Dipl.-Pädagoge Bodo Bertram, Cochlear Implant Centrum Hannover, Gehägestr. 28–30, D-30655 Hannover
** Entwickelt und mit genauer Anleitung und allem Bildmaterial zu beziehen bei Cochlear AG, Margarethenstr. 47, CH-4053 Basel

Wie der Hannover-Hörtest so ist auch der TAPS nur für Kinder mit dem Cochlear-Implant (oder dem Hörgerät?) zu verwenden. Es bleibt zu hoffen, daß bald international vergleichbare Ergebnisse bei Cochlear Implant-Kindern vorliegen.

Literatur

Almqvist, B., S. Harris, K.-E. Jönssen: The stimulogram. In Hochmair-Desoyer, I. J., E. S. Hochmair: Advances in Cochlear Implants. Manz, Wien 1994 (pp. 33–36)

Battmer, R. D., R. Laszig, E. Lehnhardt: Electrically elicited stapedius reflex in cochlear implant patients. Ear and Hear. 11 (1990) 370–374

Battmer, R. D., D. Gnadeberg, E. Lehnhardt, Th. Lenarz: An integrity test battery for the Nucleus Mini 22 Cochlear Implant System. Eurol. Arch. Otorhinolaryngol. 251 (1994) 205–209

Berliner, K. I.: Selection of cochlear implant patients. In: Cochlear Implants. Raven Press, New York 1985

Bertram, B.: Rehabilitation von Kindern mit einem Cochlear Implant (CI) im Cochlear Implant Centrum (CIC) Hannover. In Lehnhardt, E., B. Bertram: Rehabilitation der Cochlear-Implant-Kindern. Springer, Berlin 1991 (S. 63–103)

Bertram, B.: Besonderheiten der Hör-Sprecherziehung von CI-versorgten Kindern. In Lenarz, Th., E. Lehnhardt, B. Bertram: Cochlear Implant bei Kindern. Thieme, Stuttgart 1994 (S. 79–94)

Brown, C. J., P. J. Abbas, B. Gantz: Electrically evoked whole-nerve potentials: Data from human cochlear implant users. J. acoust. Soc. Amer. 88 (1990) 1385–1391

Brown, C. J., P. J. Abbas, H. Fryauf-Bertschy, D. Kelsay, B. J. Gantz: Intraoperative and postoperative electrically evoked auditory brain stem responses in Nucleus cochlear implant users: Implications for the fitting process. Ear and Hear. 15 (1994) 168–176

Burian, K., O. Klasek, B. Eisenwort: Extra- and intracochlear electric stimulation: Results of a clinical study on 70 patients. Quad. Audiol. 4 (1988) 554–560

Finkenzeller, P., E. Fellner: Hirnstammpotentiale nach elektrischer Reizung der Cochlea. Arch. Oto-Rhino-Laryngol., Suppl. 2 (1986), 271–273

Game, C. J. A., D. R. Thomson, W. P. R. Gibson: Measurements of auditory brainstem responses evoked by electrical stimulation with a cochlear implant. Brit. J. Audiol. 24 (1990) 145–149

Gantz, B. J., C. J. Brown, P. D. Abbas: Intraoperative measures of electrically evoked auditory nerve pomound action potential. Amer. J. Otol. 15 (1994) 137–144

Gnadeberg, D., R. D. Battmer, E. Lüllwitz, R. Laszig, U. Dybus, Th. Lenarz: Der Einfluß der Narkose auf den intraoperativ ausgelösten Stapediusreflex. Laryngo-Rhino-Otol. 73 (1994) 132–135

Harris, S., B. Almqvist, K. E. Jönsson: Stapedius reflex measurements in cochlear implant patients. In

Hochmair-Desoyer, I. J., E. S. Hochmair: Advances in Cochlear Implants. Manz, Wien 1994 (pp. 37–39)

Hochmair, E. S.: Advances in Cochlear Implants. Manz, Wien 1994 (pp. 37–39)

Honert, V. van den, P. H. Stypulkowski: Characterization of electrically evoked brainstem response (ABR) in cats and humans. Hear. Res. 21 (1986) 109–126

Jerger, J., T. A. Oliver, R. A. Chmiel: Prediction of dynamic range rom stapedius reflex in cochlear implant patients. Ear and Hear. 9 (1988) 4–8

Kasper, A., M. Pelizzone, P. Montandon: Electrically evoked auditory brainstem responses in cochlear implant patients. ORL 54 (1992) 285–294

Kießling, J., M. Schubert, I. Wagner: Sprachverständlichkeitsmessungen an Normalhörenden und Schallempfindungsschwerhörigen – Fünf Sprachtests im Vergleich
Teil 1: Audiol. Akust. 33 (1994) 1, 6–19
Teil 2: Audiol. Akust. 33 (1994) 2, 11–15

Kileny, P. R., J. I. Kemink: Electrically evoked middle-latency auditory potentials in cochlear implant candidates. Arch. Otolaryngol. 113 (1987) 1072–1077

Kileny, P. R., J. I. Kemink, J. M. Miller: Acoustic and eletric AMLR average data for six patients from „An intrasubject comparison of electric acoustic middle latency responses". Amer. J. Otol. 10 (1989) 23–27

Löwe, A., A. Hildmann: Hörmessungen bei Kindern. Eine Einführung für die klinische, pädagogische und pädiatrische Praxis sowie für die Arbeit in Kinderhörzentren, 3. Aufl. Edition Schindele, Heidelberg 1994

Marangos, N., E. Lehnhardt: Evozierte Potentiale nach elektrischer Stimulation des Promontoriums. Europ. Arch., Suppl. 2 (1992) 87

Miyamoto, R., D. Brown: Electrically evoked brainstem responses in cochlear implant recipients. Otolaryngol. Head Neck Surg. 96 (1987) 34–38

Montandon, P., L. Kasper, M. Pelizzone, O. Saudan, M. I. Kos: Diagnostic exploratory cochleotomy before cochlear implantation. In Hochmair-Desoyer, I. J., E. S. Hochmair: Advances in Cochlear Implants. Manz, Wien 1994 (pp. 75–78)

Müller-Deile, J., B. J. Schmidt, H. Rudert: Kieler Erfahrungen mit der Cochlear-Implant-Versorgung. Laryngo-Rhino-Otol. 73 (1994) 300–310

Pfennigsdorff, Th., R. Hartmann, R. Klinke: Elektrisch evozierte Potentiale vom Hörnerv: Eine präoperative Testmethode für Cochlea-Implantationen. Europ. Arch. Oto-Rhino-Laryngol., Suppl. 2 (1994) 263–264

Stephan, K., K. Müller-Welzl: Effect of stimulus duration on stapedius reflex in patients supplied with CI. In Hochmair-Desoyer, I. J., E. S. Hochmair: Advances in Cochlear Implants. Manz, Wien 1994 (pp. 40–43)

Stephan, K., K. Welzl-Müller, H. Stiglbrunner: Stapedius reflex threshold in cochlear implant patients. Audiology 27 (1988) 227–233

Stephan, K., K. Welzl-Müller, H. Stiglbrunner: Acoustic reflex in patients with cochlear implants (analog stimulation). Amer. J. Otol. 12 (1991) 48–51

Stypulkowski, P. H., C. van den Honert: Physiological properties of the electrically stimulated auditory nerve. I. Compound action potential recordings. Hear. Res. 14 (1984) 205–223

Sachverzeichnis